E-Book inside

Mit dem Kauf dieses Buchs erhalten Sie das zugehörige E-Book gratis. Sie können dabei aus zwei Dateiformaten wählen: EPUB (gängiges Format für E-Reader und Tablets) und PDF (für PC und Laptop). So kommen Sie an Ihr kostenloses E-Book:

Rufen Sie im Internet diese Website auf:
↗ http://www.junfermann.de/ebook-inside

Geben Sie den unten stehenden Code in das dafür vorgesehene Feld ein und klicken Sie → Code einlösen. Nach Eingabe Ihrer E-Mail-Adresse und Auswahl des E-Book-Formats erhalten Sie sofort einen Download-Link für das gewünschte E-Book an Ihre E-Mail-Adresse.

Bitte beachten Sie, dass der Code für Sie personalisiert wird und nur einmal gültig ist. Die Datei müssen Sie zunächst auf Ihrem Computer speichern, bevor Sie sie auf ein mobiles Endgerät überspielen können.

R228U69M

Sarah Peyton

Selbstresonanz – Im Einklang mit sich und seinem Leben

Erkenntnisse aus Neurobiologie, Gewaltfreier Kommunikation und Traumaforschung

www.junfermann.de

planetpsy.de

blogweise.junfermann.de

www.facebook.com/junfermann

x.com/junfermann

www.youtube.com/user/junfermann

www.instagram.com/junfermannverlag

SARAH PEYTON

SELBSTRESONANZ IM EINKLANG MIT SICH UND SEINEM LEBEN

ERKENNTNISSE AUS NEUROBIOLOGIE, GEWALTFREIER KOMMUNIKATION UND TRAUMAFORSCHUNG

VORWORT VON BONNIE BADENOCH

Aus dem Englischen von
Christine Sadler

Junfermann Verlag
Paderborn
2019

Die Originalausgabe erschien 2017 unter dem Titel *„Your Resonant Self. Guided Meditations and Exercises to Engage Your Brain's Capacity for Healing"* bei W. W. Norton & Company, Inc., 500 Fifth Avenue, New York, NY 10110.

Illustrationen Travis Kotzebue

Übersetzung Christine Sadler

Coverfoto © Josef – stock.adobe.com

Covergestaltung / Reihenentwurf JUNFERMANN Druck & Service GmbH & Co. KG, Paderborn

Satz & Layout JUNFERMANN Druck & Service GmbH & Co. KG, Paderborn

Bibliografische Information der Deutschen Nationalbibliothek
Die Deutsche Nationalbibliothek verzeichnet diese Publikation in der Deutschen Nationalbibliografie; detaillierte bibliografische Daten sind im Internet über http://dnb.d-nb.de abrufbar.

ISBN 978-3-95571-834-3
Dieses Buch erscheint parallel als E-Book.
ISBN 978-3-95571-938-8 (EPUB), 978-3-95571-940-1 (PDF).

MIX
Papier | Fördert gute Waldnutzung
FSC® C013205

Für Nick und Ben, in Dankbarkeit, Liebe und Zärtlichkeit.

Inhalt

Liste der Meditationen ... 11

Danksagung und: Wie dieses Buch geboren wurde ... 13

Vorwort ... 17

Einleitung ... 21

Resonanzfähigkeit 0.1: Was ist eine Resonanzfähigkeit? ... 25

Gehirnkonzept 0.1: Neuroplastizität ... 27

Resonanzfähigkeit 0.2: So, wie wir sind, ergeben wir einen Sinn ... 30

1. Wie wir mit uns selbst sprechen: Das Ruhezustandsnetzwerk ... 39

Resonanzfähigkeit 1.1: Klein anfangen, um Selbstwärme zu entdecken ... 39

Gehirnkonzept 1.1: Die grundlegende Geografie des Schädelhirns ... 44

Gehirnkonzept 1.2: Das Ruhezustandsnetzwerk ... 51

2. Das emotionale Gleichgewicht bewahren: Gesunde Selbstregulation ... 63

Gehirnkonzept 2.1: Das Gehirn in der Hand – ein Rundgang durch das Gehirn ... 63

Gehirnkonzept 2.2: Selbstregulation ... 67

3. Selbstfreundlichkeit entwickeln: Der resonierende Selbstbeobachter ... 81

Gehirnkonzept 3.1: Der Ursprung von Wärme – Fürsorge ... 83

Resonanzfähigkeit 3.1: Die Gefühlsnuancen ... 84

Resonanzfähigkeit 3.2: Wie kultiviere ich meinen resonierenden Selbstbeobachter? ... 91

4. Den inneren Kritiker zähmen: Hören, was er beitragen möchte ... 97

Gehirnkonzept 4.1: Die linke und die rechte Hemisphäre ... 101

Resonanzfähigkeit 4.1: Auf tiefe menschliche Sehnsüchte horchen ... 104

5. Die Angst beruhigen: Bewegung in Richtung Vertrauen 117
Gehirnkonzept 5.1: Angst und die emotionalen Schaltkreise 118
Resonanzfähigkeit 5.1: Einstimmung und Resonanz in Worte fassen 120
Gehirnkonzept 5.2: Neurotransmitter und der „Angstcocktail“ in unserem Gehirn 123
Resonanzfähigkeit 5.2: Resonanz für das Selbst üben (Selbstempathie) 125
Gehirnkonzept 5.3: Das Hamsterrad des Gehirns, der anteriore cinguläre Cortex 129
Resonanzfähigkeit 5.3: Die grundlegenden Ursachen der Angst identifizieren und angehen 131

6. Zeitreise mit Resonanz: Alte Schmerzen heilen 141
Gehirnkonzept 6.1: Zwei Wege, sich zu erinnern – implizite und explizite Erinnerung 144
Resonanzfähigkeit 6.1: Unser früheres Selbst begleiten, um ein Trauma zu heilen 148
Gehirnkonzept 6.2: Treffen Sie Ihren ventromedialen präfrontalen Cortex 151
Resonanzfähigkeit 6.2: Bei der Zeitreise mit nur einem Moment arbeiten 153

7. Die kreativen und beschützenden Geschenke der Wut einfordern 167
Gehirnkonzept 7.1: Was bei Wut in Körper und Gehirn vor sich geht 170
Gehirnkonzept 7.2: Die Formen der Wut verstehen 173
Resonanzfähigkeit 7.1: Resonanz für beide Beteiligten 177
Resonanzfähigkeit 7.2: Entstandenen Schaden reparieren 181

8. Uralte Furcht besiegen 185
Gehirnkonzept 8.1: Flucht – was bei Furcht in Körper und Gehirn vor sich geht 189
Resonanzfähigkeit 8.1: Dem furchtsamen Selbst warme Neugier und Resonanz entgegenbringen 191
Gehirnkonzept 8.2: Das enterische Nervensystem – das „Bauchhirn“ 194

9. Aus der Dissoziation zu uns selbst zurückkehren 199
Gehirnkonzept 9.1: Das Netzwerk der verkörperten Selbstwahrnehmung und die Insula 200
Gehirnkonzept 9.2: Die unverbundenen neuronalen Traumanetzwerke 205
Resonanzfähigkeit 9.1: Äußerste Behutsamkeit mit dem durch Trauma abgespaltenen Selbst 206

10. Bindung: Wie das Gehirn auf Begleitung reagiert 217
Gehirnkonzept 10.1: Bindung verändert unsere Herzfrequenz 218
Resonanzfähigkeit 10.1: Die Heilung alter Bindungswunden unterstützen 225

11. Selbsthass und desorganisierte Bindung heilen 233
Gehirnkonzept 11.1: Spiegelneurone 237
Resonanzfähigkeit 11.1: Das Willkommensfenster für Emotionen erweitern 245
Gehirnkonzept 11.2: Die Auswirkungen von Missbrauch auf das Gehirn 250
Resonanzfähigkeit 11.2: Scham in Selbstfreundlichkeit verwandeln 257

12. Sanft eine Depression heilen 261
Resonanzfähigkeit 12.1: Sanftheit und Anerkennung 265
Gehirnkonzept 12.1: An der Depression beteiligte Gehirnregionen 266

13. Süchte und Zwänge hinter sich lassen: Der Beitrag von Resonanz und Selbst-Verständnis 277
Gehirnkonzept 13.1: Trauma und die Neurobiologie der Sucht 278
Resonanzfähigkeit 13.1: Die implizite Last erleichtern 289

14. Freude, Gemeinschaft und eine nach außen gerichtete Stimme: Unseren resonierenden Selbstbeobachter in die Welt bringen 291
Gehirnkonzept 14.1: Der ventrale Vaguskomplex (soziales Engagement und Selbstverbindung) 292
Resonanzfähigkeit 14.1: Ihre Resonanz in die Welt tragen 295

Anhang 303
1. Checkliste zur Selbsteinschätzung 303
2. Internetressourcen 310
3. Literaturempfehlungen 312
4. Glossar 313

Quellenangaben 321
Index 339
Die Autorin 243

Liste der Meditationen

1.1 Atmen (1–5 Minuten) ... 41
2.1 Eine Zelle ... 78
3.1 Den resonierenden Selbstbeobachter finden ... 88
4.1 Empathie für den inneren Kritiker ... 108
5.1 Das pränatale Selbst ... 135
6.1 Der Prozess des Zeitreisens ... 155
7.1 Nachträgliches Einüben ... 174
8.1 Den eigenen sicheren Ort finden ... 192
9.1 Das abgespaltene Selbst zur Heimkehr einladen ... 207
10.1 Bindung in der Gemeinschaft ... 230
11.1 Eine der Geschichten des erbarmungslosen Ruhezustandsnetzwerks transformieren ... 241
11.2 Das Willkommensfenster für Emotionen erweitern ... 246
12.1 Mit einer Depression arbeiten, die auf ein erbarmungsloses Ruhezustandsnetzwerk zurückgeht ... 269
12.2 Sanft einer Depression begegnen, die auf lebenslange Einsamkeit zurückgeht ... 271
13.1 Einem heftigen Verlangen mit Sanftheit und offener Neugier begegnen ... 284
14.1 Meditation zur Unterstützung von Freude ... 294

Sie finden sämtliche Meditationen (als Download und zum Anhören) unter ↗ http://www.junfermann.de. Gehen Sie dafür auf die Einzelansicht dieses Buches und schauen Sie dort unter „Mediathek“.

Danksagung und: Wie dieses Buch geboren wurde

Im August 2012 kamen drei Frauen zu mir und sagten: „Sarah, wir wollen ein Buch, und wir wollen, dass du es schreibst, und wir werden dich dabei unterstützen." Zuvor hatte ich sieben Jahre lang das Wissen um die heilende Wirkung von resonanten Worten bei emotionalem Schmerz verknüpft mit Erkenntnissen aus der interpersonellen Neurobiologie. Dieser Wissenschaftszweig sorgt für ein immer tieferes Verständnis des Einflusses, den Beziehungen auf das Gehirn haben.

Ich spürte ein Flattern in meiner Brust und eine Mischung aus Freude, Furcht und Schmerz. Dass mir verlässliche Unterstützung angeboten wurde, überraschte mich, fühlte ich mich doch beim Schreiben so einsam. Vor Antritt dieser sieben Jahre langen Reise hatte es sich in der Innenwelt meines Kopfes nicht gut leben lassen. Der Gedanke, während des Schreibprozesses Zeit allein mit meinem Gehirn zu verbringen, war deshalb ein wenig beängstigend. War ich ausreichend geheilt, um leben zu können, was ich vermittelte? Oder würde ich mir selbst so schonungslos kritisch gegenüberstehen, dass ich jeden Satz verreißen und nie über den ersten Absatz hinauskommen würde? Ich gab meinen Freundinnen recht – das Buch musste geschrieben werden. Aber konnte ich es tun?

Die Frauen sagten, sie würden mit mir telefonieren, als Gruppe oder einzeln. Ich würde so mit ihnen sprechen, statt allein zu schreiben, und auch sie würden sich Notizen machen. Sie fanden für unser Vorhaben den Namen Pusteblumen-Projekt, in Anspielung an die Art, wie die Samen des Selbstmitgefühls von einer Person zu anderen fortgetragen werden, dort Wurzeln schlagen, erblühen und sich weiter verbreiten.

Diese drei Frauen waren Tamyra Freeman, die Initiatorin des Vorhabens, Deb Solheim, die mich auf meiner Reise begleitet hat, und Mika Maniwa, die ihre Fähigkeit mitbrachte, eine warmherzige Gemeinschaft aufzubauen und zu bewahren. Tamyras Kompetenz im Projektmanagement half uns, die unvorstellbare und überwältigende Aufgabe, „ein Buch", in realisierbare Einheiten und Kapitel aufzuteilen. Deb hatte gemeinsam mit mir den Stoff, aus dem das Buch werden sollte, sechs Jahre lang in einem Frauengefängnis unterrichtet. Mika war die tragende, ermutigende und unterstützende Säule, wenn es darum ging, diesem Stoff für das breite Publikum Leben einzuhauchen.

Zu Beginn des Arbeitsprozesses hielt mich dieses Team an der Hand, bei jedem Schritt des Weges – als sei ich ein Kleinkind, das Laufen lernt. In wöchentlichen Telefonsitzungen boten die Frauen mir emotionale Unterstützung für den Umgang mit meinen Ängsten und meiner Scham. Ich sollte ihnen etwas über die Inhalte erzählen und sie schrieben unsere Gespräche nieder. Als die Kapitel Form annahmen, lasen sie wiederholt jedes Wort und trugen so dazu bei, dass das Buch rund und vollständig werden konnte.

Niemals und unter keinen Umständen hätte ich dieses Buch geschrieben, wenn es Penny Walden nicht gäbe, die bereits alles wusste, was hier steht, noch bevor ich es in Forschungsarbeiten fand. Sie ist und bleibt meine geliebte Freundin und meine Inspiration. Mein Mann, Matt Wood, und mein jüngerer Sohn, Nick Wood, sind meine Quellen der Freude, des Spiels und der Erholung, die das Schreiben möglich machen. Susan Fusillo und Carol Ferris, die Worte reichen nicht aus, um zu sagen, was ich gern ausdrücken würde.

Während ich dieses Buch schrieb, starb mein Adoptivsohn, Benjamin Brick, im Alter von 32 Jahren an den Folgen eines Kindheitstraumas. Alles, worüber ich hier geschrieben habe, lernte ich in der Hoffnung, seinen Entwicklungsverlauf zu stoppen. Wir haben ihn verloren, doch ich hoffe, dass diese Darstellung andere auf der Suche nach einem einfacheren Weg unterstützen wird.

Bonnie Badenoch ist mein Vorbild, wenn es darum geht, die hier vorgestellte Methode zu leben, zu vermitteln und darüber zu schreiben. Sie empfahl das Manuskript meinem amerikanischen Verleger Norton. Danke, Bonnie, dass du die Rolle der Hebamme übernommen hast.

Alan Fogel, Psychologieprofessor und neurowissenschaftlicher Berater, und Deborah Malmud, Vizepräsidentin des Verlags Norton, ich weiß nicht, ob euch jemals für eure Arbeit als Doulas gedankt wurde, doch gilt euch mein demütiger Dank für eure Hilfe bei der Geburt dieses Buchs.

Travis Kotzebue möchte ich für die zauberhaften Abbildungen danken sowie dafür, dass er sie so bereitwillig angefertigt und zur Verfügung gestellt hat

Vor mehr als zehn Jahren hatte ich das große Glück, Susan Skye über die Neurowissenschaft der Traumaheilung mit resonanter Empathie sprechen zu hören. Ich besuchte alle ihre Vorträge und wurde recht bald ihre Schülerin, und blieb es fünf Jahre lang. Sie hat das Programms „New Depths“ kreiert, das sich auf neurowissenschaftliche Erkenntnisse und die Praxis der Gewaltfreien Kommunikation stützt und das wir viele Jahre lang gemeinsam unterrichtet haben.

Dan Miller und Gloria Lybecker, danke für eure Unterstützung, euer Mentoring und eure beständige Freundschaft. Dasselbe gilt für Patrice Schanck, die nicht sterben wollte, ohne dieses Buch gesehen zu haben, die wegen einer Krebserkrankung jedoch am 18. September 2016 von uns ging.

Zutiefst dankbar bin ich den neurowissenschaftlichen Forschern Michael Andresen und Laura Paret, die wertvolle Zeit auf mehr Klarheit und eine größerer Genauigkeit mehrerer Kapitel dieses Buchs verwendeten. Für etwaige Ungenauigkeiten oder mangelnde Klarheit bin ganz allein ich verantwortlich.

Ein Dank geht an die Frauen der Justizvollzugsanstalt Coffee Creek Correctional Facility in Oregon und die Männer des Gefängnisses Twin Rivers Unit in Washington. Ihr habt mir geholfen, die Vermittlung der hier vorgestellten Methode zu verbessern. Dafür bin ich euch zu ewigem Dank verpflichtet.

Danken möchte ich auch den Menschen, die mit diesem Ansatz im Ausland arbeiten: Olga Nguyen in Russland und Malaysia; Pernille Plantener und Joanna Berendt in Dänemark und Polen; Yuko Goto, Tsyuoshi Goto, Ken Anno und Shigeko Suzuki in Japan; Nat Fialho Bravo in Portugal und Vera Heim und Sylvie Hoerning in der Schweiz. Ich hoffe, dieses Buch bietet euch Unterstützung und Nahrung.

Und denen in Nordamerika: Amanda Blaine, Carolyn Blum, forest chaffee, Gail Donohue, Leigh Galbraith, Sandra Harrison, Satori Harrington, Clemie Hoshino, Celeste Kersey, Susan Jennings, Mika Maniwa, Jim Manske, Jori Manske, Vika Miller, Marilyn Mullen, Wendy Noel, Klarissa Oh, Mali Parke, Darilyn Platt, John Porter, Sam Qanat, Rosemary Renstad, Katherine Revoir, Peggy Smith, Sharran Szeleke, Kangs Trevens, Jessica Van Hoogevest und Angela Watrous – danke für eure Empathie, eure Unterstützung und euer Engagement für diese Methode und ihre Weitergabe.

Ebenfalls würdigen möchte ich die Gruppe von Zweitlesern: Melissa Banks, Bruce Campbell, Sofia Campbell, Susan D. Dixon, Alfred Joyell, Daniel Kingsley, Becky Lewis, Carol Lindsay, Alison McDonald, Jean McElhaney, Jonna Morgan, Dianna Myers, Nina Otazo, Bev Parsons, Carl Plesner, Shana Ritter, Rita Schmidt, Sharon Seymour, Peggy Smith, Philip D. Stewart, meine geliebte Carmen Votaw sowie Carla Adwell Webb. Danke für eure Sorgfalt und eure wohlüberlegten Kommentare.

Die anderen Stimmen, denen ich für diese Jahre der Liebe und Unterstützung danken möchte, sind mein Bruder James Peyton, Elena Peyton-Jones, Jennifer Jones, Kathryn Krogstad und Mikaela Wyman, außerdem Mari Alexander, Chuck Blevins, Eric Bowers, Jocelyn Brown, Phyllis Brzozowska, Janice Eng, M'Lyss Fruhling, Turiya Gearhart, Annie Harkey-Power, J.J. Jackson, Finn Ludlow, Daliah Lundquist, Frith Maier, Kristin Masters, Jane Peterson, Pam Raphael, Art Resnick, Evie Rolston,

Kerridwyn Schank, Michael Smyth, Noah Smyth, Liam Smyth, Tryg Steen, Kelly Stevens, Anastasia Stevens, Carolyn Stuart, Lia Stuart, Colleen Tootell, Elena Veselago, Kelly Wilson, Elizabeth Wood, Pat Wood und Charles Wohl.

Eine abschließende Bemerkung an meine Freunde, die geschlechtsneutrale Formulierungen befürworten: Dieses Buch war euch zu Ehren ursprünglich in geschlechtsgerechter Sprache geschrieben. Sie schaffte es nicht uneingeschränkt durch den Redaktionsprozess, doch hoffe ich, ihr werdet sie trotzdem hören.

Vorwort

Menschen, die aus einer Mischung aus Leidenschaft, Weisheit und persönlicher Erfahrung heraus schreiben, haben ihren Lesern etwas Einzigartiges zu bieten. Ihre Worte sind von einer Ganzheitlichkeit und Aufrichtigkeit, dass sie etwas verändern, wenn sie unseren Geist und unser Herz erreichen. Sarah ist solch ein Mensch.

Als ich sie vor acht Jahren kennenlernte, merkte ich, dass sie alles wissen wollte. Sofort vergrub ich mich in die einschlägigen Forschungsergebnisse, um ihre Fragen beantworten zu können. Sie hatte ihre Freude an den Nuancen der Hirnforschung (und vielen anderen Dingen) und zeigte ein besonderes Talent dafür, aus den von ihr zusammengetragenen Stücken eine Synthese zu bilden. Und als sie entdeckt hatte, wie Gehirne unabhängig voneinander und in Beziehungen funktionieren, begann sie auf dieser Basis eifrig zu üben. Mit Bescheidenheit und Humor erzählte sie von Hürden genauso wie von Erfolgen, von ihren anhaltenden Wunden genauso wie von ihrer Heilung. Dies machte sie zu einer außerordentlichen Freundin und Lehrerin, deren eigene Verletzlichkeit anderen die Sicherheit gab, sich ebenfalls zu öffnen. Als ich hörte, dass sie darüber nachdachte, ein Buch zu schreiben, freute ich mich sehr, den Kontakt zum Verlag Norton herstellen zu können und so dazu beizutragen, dass ihre Stimme bekannter wird.

Mit diesem Buch haben wir nun die Frucht dieser Jahre des Studiums und der Praxis vor uns liegen. Es soll jedem von uns helfen, eine mitfühlendere und sanftere Beziehung zu seinen inneren Stimmen zu entwickeln und damit Zugang zum Weg der Heilung zu finden. Diese Fähigkeit zu entwickeln heißt in der Folge unweigerlich, mehr Verständnis und Zuwendung für andere aufzubringen. Hierfür könnte es keinen geeigneteren Zeitpunkt geben als jetzt. Was unser angeborenes Potenzial für Verbindung und Empathie sowie die Wertschätzung von Unterschieden angeht, steht unsere Welt vor ernsthaften Herausforderungen. Ich glaube, das spüren wir alle, ganz unabhängig davon, wie wir meinen, dass sich die Probleme unserer Gesellschaft lindern ließen. Sarah bietet uns Übungen der Selbstwärme an – eine Grundlage und Unterstützung, um auf unseren angeborenen Drang nach Heilung zugreifen zu können. Dieser ist möglicherweise ein wesentlicher Bestandteil dauerhafter kultureller Veränderung. Wegen der Herausforderungen, vor denen wir heute stehen, stellt er fürwahr eine außerordentliche und besonders hilfreiche Ressource dar.

In jedem Kapitel werden klar formulierte Kernkonzepte mit geführten Meditationen und der Vorstellung wichtiger Teile des Gehirns verbunden. Ein wunderbarer Aufbau, bei dem zuerst unser Verstand angesprochen wird und wir dann Gelegenheit haben, uns durch wiederholte Beschäftigung mit den Meditationen in die Erfahrung zu vertiefen. Wir werden eingeladen, langsam und wohlwollend in das Reich unserer Innenwelt vorzudringen. Durch die neurowissenschaftlichen Informationen, die bisweilen mit schönen Illustrationen versehen sind, können wir uns ein Bild davon machen, was sich im Zuge dieser Erfahrungen in unserem verkörperten Gehirn und unserem Beziehungsgehirn abspielt. Es zeigt sich, dass unser Gehirn unser Wohlergehen in hohem Maße unterstützt und eindeutig für Heilung zugänglich ist. Deshalb erzeugen diese Abschnitte bei uns möglicherweise noch mehr Hoffnung und Dankbarkeit als die wissenschaftlichen Erkenntnisse. Ich kann mir vorstellen, jedes Kapitel mehr als einmal zu lesen, um die Informationen wiederholt aufzunehmen und die Meditationen mehrmals zu üben, bevor ich fortfahre. Es wäre wahrscheinlich sogar nützlich, jeweils zu überprüfen, wann unsere Innenwelt für das nächste Kapitel bereit ist. Das entspricht vielleicht nicht unseren üblichen Lesegewohnheiten, es wäre aber sicherlich eine respektvolle Vorgehensweise zum Erwerb genau der Fertigkeit, die Sarah uns anbietet – tiefes Zuhören, tief im Inneren.

In diesem Buch werden mehrere zentrale Ideen untersucht. Erstens sind wir dafür gemacht, uns in jeder Phase unseres Lebens zu verbinden. Gibt es keine anderen Menschen, die uns diese Verbindung bieten können, haben wir die Möglichkeit, unser eigener mitfühlender Selbstbeobachter zu werden. In diesem Zustand ist unser Geist in der Lage, mit einer Erfahrung beschäftigt zu sein und sich gleichzeitig selbst mit Freundlichkeit zu begegnen. Das ist eine Fähigkeit, die sich kultivieren lässt. Niemand ist folglich von der Heilung ausgeschlossen, weil es ihm an Begleitung fehlt. (Allerdings kann ich sagen, dass Sarah durch ihre von Mitgefühl durchdrungenen Worte eine überaus wunderbare und resonante Weggefährtin auf dieser Reise ist.)

Das zweite Prinzip, das unseren Weg erleichtern kann, lautet folgendermaßen: Jede Stimme, egal, wie schmerzlich oder verstörend, hat die Absicht, zu helfen. Allein diese Erkenntnis wirkt sich beruhigend auf den Krieg aus, der in unserem Inneren tobt – zwischen den Teilen von uns, die wir lieben oder zumindest tolerieren, und denen, die wir hassen und loswerden wollen. Wenn wir uns der Möglichkeit öffnen, dass jeder Teil seinen Wert hat, beginnt sich etwas Gewaltiges zu verändern. Sarahs unerschütterliche und mitfühlende Beschäftigung mit diesen häufig ungewollten Teilen ist eine wertvolle Ermutigung für uns, ebenfalls nachgiebig zu werden und uns ihnen zu öffnen.

Die dritte Botschaft lautet: Heilung ist ein allmählicher und machbarer Prozess, der seiner eigenen Logik und seinem eigenen zeitlichen Ablauf folgt. Von eher zugänglichen und tolerierbaren inneren Reisen führt uns Sarah hin zu solchen, die für viele von uns eine größere Herausforderung darstellen könnten. Ihr gütiges Verständnis, geboren aus ihrer persönlichen Erfahrung und so vielen Jahren der Arbeit mit verletzten anderen, schafft Platz für jeden von uns. In unserem eigenen Tempo können wir hier unseren Schwierigkeiten mit Mitgefühl begegnen, statt sie zu verurteilen. Und vielleicht können wir sogar sanfter mit unseren unvermeidlichen Urteilen umgehen. Solch ein weiter Raum der Akzeptanz ist eine schöne Umgebung für unsere allmähliche Entwicklung.

Ich vertraue darauf, dass dieses Buch einem jeden von uns eine gute Stütze auf seiner Reise hin zu größerer Resonanz und stärkerem Mitgefühl sein wird. Egal, wer wir sind, ob Heiler unterschiedlicher Couleur, Lehrer, Eltern, Klienten von Therapeuten, die nach dem Ansatz der Interpersonellen Neurobiologie (IPNB) arbeiten, oder einfach Menschen, die eine größere innere Harmonie finden wollen, Sarahs Angebot wird uns eine kostbare Quelle für Wachstum und Heilung sein.

Bonnie Badenoch
Vancouver, Washington
Dezember 2016

„Und es kam der Tag, da das Risiko, in der Knospe zu verharren, schmerzlicher wurde als das Risiko, zu blühen.“

Anaïs Nin

Einleitung

Wie hört sich Ihre innere Stimme an? Diejenige, die in Ihrem Kopf sitzt, die nur Sie allein hören können? Wenn Sie einen Moment innehalten, um wahrzunehmen, wie es sich anfühlt, Sie selbst zu sein, werden Sie feststellen, dass Sie eine bestimmte Einstellung zu sich haben. Vielleicht freuen Sie sich darüber, wer Sie sind, und sind glücklich, Ihre Leidenschaften zu leben und Ihren Beitrag zu leisten. (Falls es so ist, lesen Sie dieses Buch wahrscheinlich, um Ihren Beitrag für andere noch sinnvoller gestalten zu können.)

Menschen können von sich auch selbst enttäuscht sein. Sie können sich nach Erfolg oder Kompetenz oder Anmut sehnen. Sie können danach lechzen, ihre Begabungen besser zu kennen und auszudrücken. Sie können auf sich selbst böse oder niedergeschlagen sein oder mehr Kummer verspüren, als sie zu verkraften in der Lage sind. Für diese Menschen kann der emotionale Ton, der sich im Moment des Innehaltens einstellt, so überwältigend und schmerzhaft sein, dass sie es um jeden Preis vermeiden, mit ihren Gedanken allein zu sein. Das kann sogar so weit gehen, dass sie sich durch einen elektrischen Schlag – den sie vorher unter allen Umständen vermieden hätten – selbst Schmerzen zufügen. Alles ist besser, als nur dazusitzen und zu denken.[1] Menschen, die mit einer **Depression** und mit Scham zu kämpfen haben oder mit der Gefahr, von Zorn überwältigt zu werden, eignen sich Ausweichstechniken an, die ihnen helfen zu verhindern, dass sie allein mit ihrem Gehirn sind: Sie halten sich ständig beschäftigt, spielen endlos Solitaire, sind unablässig mit ihren Smartphones in sozialen Netzwerken unterwegs, arbeiten rund um die Uhr oder entwickeln Süchte, nur um nicht zu fühlen, wie es ist, sie selbst zu sein. (Wenn ich neue Begriffe einführe, definiere ich sie und hebe sie durch Fettdruck hervor. Am Ende des Buches können Sie diese Begriffe im Glossar nachschlagen. Eine gute Arbeitsdefinition für Depression könnte beispielsweise so lauten: Ein ständiges Gefühl bzw. ein anhaltender Zustand der Traurigkeit; Verlust von Glücksgefühl und Mangel an Interesse am Leben; kann einhergehen mit Erschöpfung und einem permanenten Gefühl der Überwältigung.)

Jeder Mensch hat eine innere Stimme.[2] Bei manchen drückt sie sich in Worten aus; bei anderen ist sie eher ein bestimmter Ton. Die innere Stimme kann ein kontinuierlicher Strom **emotionaler Wärme** sein; sie kann sich als Fluss schwieriger Emotionen äußern; bei wieder anderen erscheint sie möglicherweise emotionslos. Dann wird vielleicht analysiert, wie sich die Struktur und Planung unseres Soziallebens und unserer Beziehungen gestaltet, und kontrolliert, ob unser Leben in der Spur ist und alle beweglichen Teile in die richtige Richtung laufen.

Emotionale Wärme

Was ist **emotionale Wärme?** Die Erfahrung, dass ein Mensch einem anderen Zuneigung entgegenbringt, und ein Gefühl, willkommen zu sein. Auch auf körperlicher Ebene gibt es Wärme, wenn wir einander nah genug sind, um gegenseitig des anderen Körperwärme zu spüren. Dieser Begriff umfasst folglich auch Nähe und die Möglichkeit der Geborgenheit durch Körperkontakt.

Wie fühlt sie sich an? Wie eine sanfte Hitze in unserem Herzen, die sich in unserer Brust und unserem Bauch ausbreitet. Sie geht mit Entspannung und Geborgenheit einher. Sie gibt uns ein Gefühl von Zugehörigkeit.

Wo kommt sie her? Von dem Gefühl, umsorgt, bestärkt und gefördert zu werden. Wir empfinden Wärme, wenn wir wissen, dass wir wichtig sind.

Welche Kräfte, Gedanken oder Handlungen verringern die Wärme? Selbsthass, Selbstkritik und Selbsturteil reduzieren die Wärme massiv. Auch Menschen in unserer Umgebung können die Wärme mindern, wenn sie mit Augenverdrehen auf uns reagieren oder nur einen Mundwinkel heben, wenn sie mit uns reden, Menschen, die uns definieren oder etikettieren oder uns erzählen, wie wir uns fühlen. Auch wenn wir von uns selbst verlangen, perfekt zu sein, wird die Wärme reduziert.

Wie lässt sich emotionale Wärme nähren? Indem wir herausfinden, was sich für uns wirklich gut anfühlt und was für uns tatsächlich gut ist. Berührung, die sich angenehm und entspannend anfühlt, kann Wärme begünstigen. Resonanz sät Samen der Wärme und lässt diese wachsen, bis sie stark und widerstandsfähig ist. Treffen, bei denen nahrhafte und köstliche Speisen gemeinsam verzehrt werden und Menschen miteinander lachen, kann Wärme fördern. Bedingungslos akzeptiert zu werden kann uns Wärme schenken. Die Überraschung, geliebt zu werden, nährt Wärme.

Häufig kann die innere Stimme vollkommen emotionslos wirken. Aber unabhängig davon, in welchem Ton sie zu uns spricht, neigt sie dazu, sich in einem endlosen Strom des Geplappers zu ergießen – über das Gute, das Schlechte und das Abstoßende: darüber, wer wir sind, was wir getan haben, was wir vergessen haben und was die anderen Menschen in unserem Leben getan haben, nicht getan haben oder tun werden.

Sie glauben mir nicht? Unterbrechen Sie für einige Momente Ihre Lektüre und schauen Sie, was passiert. Warten Sie so lange, bis sich die Gedanken, die diese Worte hervorgerufen haben, beruhigt haben. Das Muster, das automatisch in unseren Köpfen abläuft, wenn unser Gehirn nicht gerade mit einer Aufgabe beschäftigt ist, ist unsere innere Stimme. Selbst wenn wir sie nicht hören können, ist es doch möglich, ihren Ton zu erahnen, und zwar an der Art, wie wir uns selbst behandeln oder über andere denken. Wenn wir Erfahrungen mit liebevollen und wertschätzenden wichtigen Menschen (wie Eltern, Großeltern, Lehrerinnen oder auch nur eine freundliche Nachbarin) im „Gepäck“ haben, sind unsere Gedanken durch einen leichten, sanften Ton gekennzeichnet.

Haben wir jedoch andere Lebenserfahrungen gemacht – etwa mit Eltern oder Ehepartnern, die uns verbessern wollen und nur mit uns sprechen, um uns „besser“ zu machen, die erschöpft sind und nach dem Leitsatz vorgehen, Kinder oder Partner soll man sehen und nicht hören, oder die von zu viel Geschäftigkeit umgeben oder zu überwältigt sind, um uns überhaupt zu sehen –, dann kann sich die innere Stimme ganz anders anhören. Bei vielen Menschen ist diese innere Stimme fortwährend negativ und manchmal sogar grausam.

Trotz alledem gibt es gute Nachrichten. Sie können Ihre innere Stimme hören, verstehen und sie – falls Ihnen nicht gefällt, wie sie Sie behandelt – verwandeln. Auf diesen Seiten möchte ich Sie zu Selbstmitgefühl und Selbst-Verständnis ermutigen. Menschen, die das verinnerlichen, brauchen auch nicht mehr so viel Ablenkung durch andauerndes Beschäftigtsein. Sie müssen nicht mehr ständig Fernseher, Computer oder Smartphone rund um die Uhr eingeschaltet lassen, sie brauchen weniger kulinarische Seelentröster oder regelmäßige Drinks.

Es zeigen sich andere Wahlmöglichkeiten und die Hoffnung keimt auf, auf eine neue Weise antworten zu können. Wenn die innere Stimme ruhiger und unterstützender wird, beginnen Menschen sich selbst zu mögen.

Das passiert unweigerlich, sobald eine Sache namens **Resonanz** ins Spiel kommt. Und das ist die Erfahrung, zu spüren, dass ein anderes Wesen uns vollkommen versteht und mit emotionaler Wärme und Wohlwollen betrachtet. *Wir wissen,* der andere könnte in unsere Haut schlüpfen, und unsere Gefühle und Sehnsüchte wären für ihn nachvollziehbar.

Was ist der Unterschied zwischen Empathie und Resonanz? Es gibt viele Definitionen für Empathie, darunter die, dass man sich in die Lage anderer Personen versetzt, sich in sie einfühlt, ihre Erfahrung versteht, ihren emotionalen Zustand deutet und ähnliche Emotionen empfindet. Keine dieser Erklärungen umfasst die Notwendigkeit, ein „Wir“ zu sein, das heißt, Teil einer Resonanz zu sein. Sind wir mit jemandem in Resonanz, sagt die Person, die empfängt: „Ja, du bist bei mir. Du verstehst mich.“ Dies kann verbal geschehen, es kann aber auch mit einem Seufzer und körperlicher Entspannung erfolgen. Ich kann Empathie für obdachlose Menschen empfinden, wenn ich an ihnen vorbeifahre, und sie werden es niemals wissen. Wir können aber nicht in Resonanz mit einer Person sein, solange wir keine Beziehung haben. Resonanz ist eine Erfahrung, zu der zwei Menschen gehören. Jemand kann nicht einfach behaupten, er sei mit uns in Resonanz. Es sind die Empfänger, die sagen dürfen, ob die Gegenwart oder die Sprache eines anderen sich resonant anfühlt oder nicht.

Vielleicht denken Sie: „Wenn ein besseres Gefühl von etwas abhängt, das zwischen zwei Personen passiert, bin ich geliefert. Ich habe niemand anders. Ich bin allein in dieser Welt." Aus diesem Grund habe ich dieses Buch geschrieben: Ich möchte Menschen die Möglichkeit geben, zu lernen, mit sich allein zu sein. Deshalb lautet der Titel *Selbstresonanz. Im Einklang mit sich und seinem Leben.* Um mit sich selbst resonant zu sein, müssen Sie zwei unterschiedliche Teile Ihrer selbst wahrnehmen: Ihr emotionales Selbst und Ihr resonantes Selbst. Ihr emotionales Selbst ist jenes, das sagen darf, ob der Teil von Ihnen, der versucht resonant zu sein, ins Schwarze trifft. Es ist nach wie vor eine Erfahrung, an der zwei Personen beteiligt sind, doch befinden sich diese beiden Personen in Ihnen.

- Falls Sie manchmal traurig sind und die Hoffnung auf eine baldige Heilung brauchen, ist dieses Buch das richtige für Sie.
- Falls Sie je alte Muster betrachten und sich nach positiver Veränderung sehnen, ist dieses Buch das richtige für Sie.
- Falls Sie manchmal das Gefühl haben, auf unsicherem Boden zu stehen und gern eine stabile Grundlage unter Ihren Füßen hätten, ist dieses Buch das richtige für Sie.
- Falls Sie ängstlich sind und sich Gelassenheit wünschen, ist dieses Buch das richtige für Sie.
- Falls Sie bisweilen fassungslos sind und in der Lage sein wollen, die Menschheit zu mögen, ist dieses Buch das richtige für Sie.
- Falls Sie depressiv sind und gern einen Grund zum Weitermachen hätten, ist dieses Buch das richtige für Sie.
- Falls Sie manchmal ein wenig Hoffnung brauchen, dass bei Ihnen im Grunde alles stimmt, ist dieses Buch das richtige für Sie.
- Und falls Sie gern etwas über das Gehirn lernen, ist dieses Buch das richtige für Sie.

Sie lesen gerade die besten Formulierungen, die ich finden konnte, um Ihr Gehirn dazu einzuladen, mit mir auf eine Lernreise zwecks Verwandlung Ihrer inneren Stimme zu gehen. Diese Reise folgt einem heilenden Weg der Verbindung mit dem Körper, der Aneignung von Wissen über das Gehirn und der **resonanten Sprache**. Die resonante Sprache vermittelt Menschen das Gefühl, verstanden zu werden. Ihr Ton ist gefühlvoll, sie berücksichtigt die gemeinsame Beziehung und geteilte Erinnerungen und äußert Anerkennung. Emotionen zu benennen gehört zu dieser Art von Sprache, genauso wie über Emotionen nachzudenken; sie beinhaltet Träume, Sehnsüchte, Bedürfnisse sowie Körperempfindungen; ihre Metaphern sind frisch, sie ist voller Bilder und Poesie.

Resonanzfähigkeit 0.1: Was ist eine Resonanzfähigkeit?

Mit Sprache können Menschen Verbindung herstellen, und sie können sich mittels Sprache trennen und andere von sich wegzustoßen. Eine Verbindung mit anderen oder dem Selbst entsteht, wenn die Worte resonant sind, während Worte, die kritisch, wertend oder versachlichend sind, das Gehirn spalten und Wärme im Keim ersticken. Die Art, wie Menschen sprechen, ist von Bedeutung, denn auf diese Weise offenbart sich, ob ihre Gedanken schlüssig sind, ob sie mit Integrität sprechen, wie sie ihr Gehirn benutzen und welches ihre tief verwurzelten Einstellungen zu sich selbst und anderen sind.[3] Die Art, wie Menschen mit sich selbst sprechen, kann zu langfristiger Selbstunterstützung und dauerhaftem Wohlbefinden führen oder zu Stress und einem Mangel an Resilienz. Ändern Menschen die Art, wie sie mit sich selbst reden, ändern sie die Arbeitsweise ihres Gehirns. Wenn wir Wärme für das Selbst empfinden möchten, ist die Sprache ein Ausgangspunkt. Im gesamten Buch wird es immer wieder um ein Verständnis dessen gehen, wie man Sprache so verwendet, dass die Gehirnintegration unterstützt wird. Die sich hierfür bietenden Möglichkeiten nenne ich **Resonanzfähigkeiten**. Wenn Menschen aufhören, sich zu vergleichen und zu kritisieren, und sich einem warmen Verständnis ihrer selbst annähern, um für sich selbst zu sorgen, sind sie auf dem Weg zu einem gesunden Gehirn.

Jedes Kapitel bietet die Chance, zu erleben, wie resonante Sprache das Gehirn mittels geführter Meditationen und Empathie verändern kann. Zur Unterstützung von Selbsterkenntnis und Selbstmitgefühl werden Sie dann etwas darüber lernen, wie das Ganzkörpergehirn funktioniert.

Wir werden feststellen, dass es vollkommen nachvollziehbar ist, dass wir so sind, wie wir sind. Und unsere alte Gewohnheit, uns selbst zu verunglimpfen, ist einfach nur der beste Versuch unseres Gehirns, auf uns achtzugeben. Wenn wir das verstehen, setzt eine neue Sanftheit ein. Wir lernen Fakten über unser Gehirn und erzeugen so neue Verbindungen, die es uns ermöglichen, uns selbst auf eine wohlwollendere und entspanntere Art zu sehen. Das Gesamtbild dessen, wer wir sind, wird größer und komplexer, wenn wir berücksichtigen, wie wir verdrahtet sind, wie die Gehirne und Verhaltensweisen anderer Menschen uns beeinflussen und welche Auswirkung die Gehirne vergangener Generationen auf unsere Muster des Denkens und Fühlens haben. Daraus geht eine lebendige und warme Neugier auf die Menschen und ihr Verhalten hervor, die das Leben auf Schritt und Tritt bereichert und interessanter macht.

Während Sie lesen, werde ich Ihr Gehirn also dazu auffordern, Dinge auf neue Art miteinander zu verknüpfen. Das geschieht zum Beispiel gerade jetzt, da ich Sie bitte, sich Ihr Selbstgefühl bewusst zu machen und gleichzeitig für sich selbst Zuneigung und Neugier zu empfinden und sich selbst willkommen zu heißen. Möglicherweise sind Sie noch nie dazu aufgefordert worden, sich selbst mit emotionaler Wärme zu betrachten.

Unser Gehirn wächst und verändert sich jederzeit in Reaktion auf unsere Erfahrungen. Richten wir unsere Aufmerksamkeit (1) auf das Bild, das wir von uns selbst haben, und (2) auf unsere Fähigkeit zu sanftem Verständnis, dann kultivieren wir mit einem Mal eine neue Art, mit uns selbst umzugehen. Das ist die Essenz dieses Buches. Wenn ich diese neuen Ideen vorstelle, indem ich über sie schreibe, und Sie sich in sie vertiefen, indem Sie sie lesen, fordern wir Ihr Gehirn dazu auf, sich zu verändern. Es soll auf diese Weise zu einem Ort werden, an dem es sich besser leben lässt.

Während dieser Reise durch das Gehirn und durch die Grundlagen resonanter Kommunikation werde ich Sie darum bitten, Ihre Körperempfindungen und Ihre emotionalen Reaktionen so weit wie möglich wahrzunehmen. Je mehr Sie es sich erlauben, zu fühlen – sowohl körperlich als auch emotional –, und die Verbindungen zwischen Ihren tiefsten Sehnsüchten und Ihren Emotionen zu sehen beginnen, umso eher ist Veränderung möglich.

Dieses Buch lädt Sie dazu ein, Ihren eigenen Lernprozess zu durchlaufen und Ihre Lebensgeschichte mit neuen Augen zu betrachten. Ungeachtet dessen, was Sie vielleicht denken, werden Sie nicht durch die Geschichte definiert, die Sie bislang gelebt haben. Sie sind nicht in Stein gemeißelt oder in Eis gefroren. Wenn Sie die Geschichte der Selbstbeschuldigung und des erstarrten **emotionalen Traumas** (der Momente, in denen das Geschehen um Sie herum für Ihren Gehirnkörper zu schwierig, furchterregend oder schmerzhaft ist, um es zu ertragen, und es Ihnen unmöglich ist, die Erfahrung zu integrieren) finden und auflösen, werden Sie erfahren, welches wirklich Ihre wahre und große Lebensgeschichte ist. Sind einmal alle Teile, die Einfluss auf Sie haben, aufgedeckt, werden Sie das Verständnis entwickeln, dass Ihre Entscheidungen immer Sinn ergeben haben. Egal, wie oft sie sich selbst einen Idioten genannt oder Getanes bereut haben: Sobald Sie verstehen, auf welche Weise die Erstarrung und der Selbstschutz des Gehirns sich auswirken, wissen Sie auch, dass Sie immer die Ihnen bestmöglichen Schritte unternommen haben. Wir bewegen uns in Richtung Heilung und nehmen dabei eine physische Veränderung unseres Gehirns vor.

Gehirnkonzept 0.1: Neuroplastizität

Der wissenschaftliche Name für die Veränderungsfähigkeit des Gehirns ist **Neuroplastizität**. Lange verstand ich diesen Begriff *(neuroplasticity)* nicht, da ich bei Plastik *(plastic)* an etwas Festes und Hartes dachte. In diesem Fall aber bedeutet das Wort „formbar". Der Ausdruck *neuroplastisch* meint, dass die **Neurone**, die Basiszellen unseres Gehirns, auf Lebenserfahrungen reagieren, indem sie wachsen und sich verändern. Auch die Art, wie sie sich miteinander verbinden, ändert sich.

Wenn sie das Wort *Gehirn* hören, denken die meisten Menschen sofort an das walnussförmige Organ mit unebener Oberfläche im Inneren des Schädels. Die Zellen, aus denen dieses Organ gebildet ist, sind jedoch untrennbar mit dem im ganzen Körper **verteilten Nervensystem** (sämtlichen Nerven des Körpers, einschließlich der Neurone des Schädelhirns) verbunden. Je mehr das Gehirn erforscht wird, umso weniger Unterscheidungen macht man zwischen dem **Schädelhirn** und dem gesamten Körpergehirn. Wenn ich in diesem Buch lediglich über das im Schädel angesiedelte Gehirn schreibe, werde ich vom Schädelhirn sprechen. Verwende ich das Wort **Gehirn**, beziehe ich mich auf das gesamte den Körper durchziehende Nervensystem einschließlich des Gehirns im Schädel. Gelegentlich werde ich die Begriffe *Gehirn im gesamten Körper, verteiltes Nervensystem* oder *Gehirnkörper* benutzen, um Sie daran zu erinnern, dass ich tatsächlich über eine Ganzkörper-und-Schädel-Erfahrung spreche.

Das Innere des Schädelhirns ist dicht gepackt mit Milliarden von Neuronen (der am besten untersuchte Typ von Gehirnzelle) und anderen, unterstützenden Gehirnzellen.[4] Diese innere Welt unterscheidet sich grundlegend von der äußeren Welt, deshalb ist es schwierig, sie mit uns vertrauten Bildern zu beschreiben. Sie funktioniert eher wie ein Quantenraum, folgt nicht den regulären physikalischen Gesetzen. Allerdings können Bilder aus der vertrauten Welt Menschen helfen, sich auf eine neue Art des Lernens einzustellen. Ich werde deshalb Vergleichsmöglichkeiten anbieten, jedoch immer mit der Einschränkung, dass sie der Komplexität des Gehirns nicht gerecht werden. Ich werde dann jeweils erklären, worin der wesentliche Unterschied besteht. Beispielsweise sehen Neurone aus wie kleine Bäume (und manche Wissenschaftler bezeichnen sie sogar so), ein jedes mit vielfachen Ästen oder Verästelungen (den sogenannten **Dendriten**) und einer einzelnen Wurzel (**Axon** genannt). Sie unterscheiden sich jedoch auf vielerlei Weise von Bäumen. Während Bäume mittels Gasen, die sie über ihre Blätter aussenden, und chemischen Substanzen, die sie über ihre Wurzeln abgeben, miteinander kommunizieren, reihen sich die dicht gepackten Neurone in der Hirnsubstanz in jede Richtung aneinander – Äste an Wurzeln – und nutzen unterschiedliche chemische Stoffe, um sich verschiedene Botschaften mitzuteilen. Hierbei fließen Energie und Information fast immer vom Axon eines Neurons zu einem Dendriten eines anderen. Neurone sind zudem sehr viel reaktionsfreudiger und veränderlicher als Bäume. Ist an einem Baum ein Ast gewachsen, bleibt er dort, bis er abgeschlagen wird oder abfällt. Im Gegensatz dazu befinden sich die Äste von Neuronen (ihre Dendriten) in einem ständigen Wandel, der ganz und gar davon abhängt, wie wir unser Gehirn benutzen.

Alle Menschen, auch Erwachsene, bilden jeden Tag in ihrem Schädelhirn Tausende neuer Neurone.[5] Man spricht hierbei von **Neurogenese**. Diese frischen Neurone helfen uns, neue Information und Wissen zu speichern. Hauptsächlich lernt das Gehirn jedoch durch die Bildung und Stärkung von **Assoziationen** zwischen bereits existierenden Neuronen. – In der mysteriösen Welt des Gehirns können Neurone und Hirnareale, die sich nicht einmal berühren, vom Gehirn als Ganzem verknüpft und gelesen werden.

Erinnerungen sind Ansammlungen zahlreicher Inputs aus vielen Quellen. Was wir „Lernen" nennen, ist ein interneuronaler Verbindungs- und Assoziationsprozess, an dem Millionen von Zellen beteiligt sind. Die strukturelle Organisation und Reorganisation der für das Lernen verantwortlichen Neurone machen das Wesen der Neuroplastizität aus. Im Folgenden finden Sie einige Beispiele dafür, wie sich das Gehirn in Reaktion auf Lernen verändert:

- Neurone bilden neue Ausstülpungen auf ihren Dendriten aus (sogenannte **Dornen**), die Information von den Axonen anderer Neurone empfangen können, um neue Verbindungen herzustellen. Manchmal wird das Erlernte lange Zeit erinnert und die Dornen bleiben bestehen, werden sogar selbst zu Dendriten. Manchmal werden Dinge vergessen, und die Dornen und Verbindungen verschwinden. Dieser Prozess wird als **neuronaler Umbau** bezeichnet.[6]
- Die Verbindungsstellen zwischen Neuronen, die **Synapsen**, bilden sich und verschwinden.
- Synapsen können die Art, wie sie chemische Stoffe erzeugen und empfangen, verändern. So sinkt beispielsweise im Gehirn von Methamphetamin-Konsumenten die Zahl der **Rezeptoren** (der Regionen an den Enden der Dendriten, die chemische Botschaften empfangen), die den Botenstoff **Dopamin** erkennen können. Das Methamphetamin erzeugt ein „High" (die Synapse empfängt eine sehr viel höhere Ausschüttung von Dopamin, als das Gehirn normalerweise produziert) und das Gehirn versucht so, einen Ausgleich herzustellen. Dann wieder kann die Zahl der Rezeptoren erhöht sein, etwa wenn es einen Mangel an bestimmten chemischen Stoffen gibt und nach diesen Substanzen gesucht wird. Wenn wir im Zuge unserer Heilung unser Gehirn mit emotionaler Wärme und Integration „bekannt machen", wirken wir u. U. auch verändernd auf das Gleichgewicht einiger der gehirnchemischer Stoffe ein, die auf unsere Stimmung einwirken und Einfluss auf unsere Sicht der Welt haben.

- Durch Wiederholung erhöhen sich die Zahl und die Stärke der Verbindungen und Assoziationen. Individuelle Neurone erzeugen normalerweise Verbindungen und Assoziationen, die denen ähneln, die sie bereits kennen. Die Erfahrung einer Bedrohung oder eines Traumas könnte also dafür sorgen, dass Neurone eher Verbindungen herstellen, die auf Bedrohung reagieren. Aus diesem Grund neigen die Überlebenden eines Traumas dazu, selbst dann Bedrohungen zu „sehen“ oder zu „fühlen“, wenn keine vorhanden sind.[7]

Beim Lesen dieses Buches wird Ihr Gehirn neue Assoziationen herstellen – zwischen Ihren eigenen Erkenntnissen und Erfahrungen der Vergangenheit und dem, was Sie hier lernen. So entsteht neues Wissen und Sie werden auf eine Ihnen bisher völlig unbekannte Art und Weise über sich selbst denken. Aha-Momente, Situationen, in denen Dinge auf ungewohnte Weise zusammenkommen, stärken unsere neuen Assoziationen und helfen uns dabei, uns einen anderen Reim auf die Welt zu machen.

Dieses Buch konzentriert sich auf das Gebiet der **interpersonellen Neurobiologie**. Hier laufen die Fäden aus allen Forschungsgebieten zusammen, die das Beziehungsgehirn untersuchen (nicht nur das Gehirn allein, sondern auch die Frage, wie Gehirne einander beeinflussen). Dazu gehören etwa die kognitive und die soziale Neurowissenschaft, die Bindungsforschung und die Psychologie. Ergänzen wir diese Erkenntnisse noch um das Verständnis der Wichtigkeit der Körperstimme und das Wissen darüber, wie resonante Empatie uns unterstützt, erkennen wir so langsam die Voraussetzungen für eine Veränderung des Gehirns.

So oft wollen wir unsere Probleme ganz allein lösen, und doch ist uns dies ohne fremde Hilfe nicht möglich. Um zu heilen und zu gedeihen, brauchen wir andere Menschen und deren Freundlichkeit und Güte. Wir sind soziale Tiere, dafür geschaffen, in Gruppen zu leben wie Bienen, Ameisen oder Elefanten. Unser Gehirn ist so beschaffen, dass es von anderen menschlichen Gehirnen beruhigt wird. Unser Nervensystem ist so aufgebaut, dass wir auf menschliche Gesichter und Stimmen fokussieren, wenn wir uns sicher fühlen (es sei denn, wir haben gelernt, dass wir bei anderen Menschen niemals sicher sind; dazu gleich mehr).[8] Wörter und Sprache machen es möglich, dass unsere Liebe und unsere Sorge füreinander (sowie unser Hass und unsere Verachtung) von einer Person zur anderen weitergetragen werden, vom Elternteil zum Kind, zwischen Partnern, zwischen Freunden und sogar über Entfernungen und Zeiten, über Kontinente und Generationen hinweg.

Hat eine Person jedoch gelernt, dass sie bei anderen Menschen nicht in Sicherheit ist, kann sie u. U. nur entspannen, wenn keine Leute in der Nähe sind – in der Natur, allein oder mit Tieren. Diese Person entscheidet sich vielleicht, mit einer Therapeutin zu arbeiten, deren Schwerpunkte darin liegen, zwischenmenschliche Bindungen neu aufzubauen sowie das Vertrauen, dass der Umgang mit anderen Menschen sicher sein kann. Auch in diesem Buch finden sich Inhalte, die bei solch einem Bemühen helfen.

Resonanzfähigkeit 0.2: So, wie wir sind, ergeben wir einen Sinn

Wie wir auf unserer Reise durch das Gehirn und den Körper sehen werden, ergeben unser Denken und Fühlen – und damit auch wir – einen Sinn. Unsere Panik hat einen Ursprung, unsere Sorgen sind verständlicher, als wir auf Anhieb erkennen, und der Schmerz, den wir immer schon in uns getragen haben, erfüllt einen Zweck.

Es gibt einen Weg, die Bereiche unserer Beziehung mit dem Selbst, die schmerzhaft sind, zu transformieren. Dieser Weg ist einfach und machbar, jedoch nicht immer leicht. Doch wenn wir etwas über unsere grundlegenden Gedankenmuster lernen, wenn uns klar wird, wie jedes Gehirn sich seiner selbst bedient, um zu funktionieren, dann geht uns auf, was wir alles mit Mitgefühl betrachten können: unsere Probleme, in denen wir feststecken, unsere Unfähigkeiten, unsere Kämpfe und sogar die Taten, die wir bereuen. Damit bekommen wir zudem die Gelegenheit, jetzt Verantwortung für diese Taten zu übernehmen, Schäden auszugleichen und das Geschehene wiedergutzumachen. Auch uns selbst können wir mit Wärme und Verständnis begegnen, indem wir uns von unserer besten Seite zeigen: uns selbst, unserer Familie und der Welt gegenüber. Je besser wir unser menschliches Gehirn und seine Neigungen verstehen, umso eher können wir unseren eigenen Stimmen der Verachtung, der Ignoranz und des Urteils eine heitere Skepsis entgegenbringen.

Beim tieferen Eintauchen in diese Welt der miteinander verbundenen Gehirne werden wir entdecken, welche Prägung jede wichtige Beziehung bei uns hinterlässt. Nicht nur die Erfahrungen im Mutterleib und in unserer frühen Kindheit mit unseren Eltern und anderen Betreuungspersonen beeinflussen uns zutiefst.[9] Genauso können uns fürsorgliche Erwachsenenbeziehungen transformieren und so ein Trauma aus der Vergangenheit aufwiegen.[10]

Zehn Jahre lang bot ich zu Begin dieses Jahrhunderts einmal die Woche Kurse über das Gehirn und unsere Art des Sprachgebrauchs in verschiedenen Gefängnissen an. In diesem Buch werde ich von meinen Erlebnissen berichten und Geschichten erzählen, um zu veranschaulichen, was an Lernen möglich ist. Ich lade Sie ein, beim Lesen dieser Geschichten darüber nachzudenken, auf welche Weise ein jeder von uns durch seine eigenen Gewohnheiten und Muster gefangen ist. Die primären menschlichen Muster des Leids, wie Angst, Depression und Sucht, sind unangenehm und schmerzhaft, und Menschen, die darin gefangen sind, verurteilen sich häufig selbst dafür. Wir werden lernen, dass jedes Muster irgendwie zum Überleben beigetragen hat, auch wenn es heute nicht mehr hilfreich ist. Auf den folgenden Seiten werden wir uns diese Muster ansehen und Wege betrachten, mit ihnen zu arbeiten.

Diese Einleitung öffnet das Tor zur Reise der Heilung und zu den Veränderungen, die eintreten können, wenn wir unser eigenes Gehirn verstehen. Und dass das Gehirn sich tatsächlich verändern kann, hat Ihnen das Konzept der Neuroplastizität gezeigt. Es folgt nun ein Überblick über den weiteren Verlauf unserer Reise, bei dem wir uns jedes Kapitel einmal ansehen werden. Ich werde Ihnen im Laufe des Buches unseren physischen Gehirnkörper vorstellen, Teil für Teil, Kapitel für Kapitel, und dabei relativ neue wissenschaftliche Entdeckungen aus der Welt der sozialen Neurowissenschaft und der Bindungsforschung präsentieren. Warum tue ich das? Weil die Beschäftigung mit diesen Erkenntnissen Spaß macht. Und wenn wir wissen, wie unser Gehirn arbeitet, erhalten wir damit eine Grundlage für Selbstmitgefühl.

Wenn Sie gleich die Kapitelübersicht durchlesen, denken Sie doch einmal darüber nach, inwiefern Ihr Leben besser sein könnte, wenn Sie diese Gehirnsysteme verstehen und die Muster verändern. Mein Anliegen ist, dass wir uns selbst kennen, uns selbst lieben und freundlicher zu uns sind.

Der Weg durch das Buch

Kapitel 1: Wie wir mit uns selbst sprechen: Das Ruhezustandsnetzwerk

Dieses Kapitel hilft uns beim Umgang mit der Überzeugung, dass etwas mit uns nicht stimmt. Es erläutert, welche Rolle Selbstwärme bei der Resonanz spielt. Die geführte Meditation unterstützt beim Erlernen der grundlegenden Fähigkeit, unserer Aufmerksamkeit mit Wärme zu begegnen – ein Samenkorn, aus dem eine generelle Zuneigung für das gesamte Selbst heranwachsen kann. Wir entwickeln ein Grundverständnis der Geografie des Gehirns. Außerdem beginnen wir zu hören, auf welche Art wir mit uns selbst reden (wir lernen unser Ruhezustandsnetzwerk kennen), und stellen uns vor, wie Wärme den Ton dieser Stimme ändern könnte.

Kapitel 2: Das emotionale Gleichgewicht bewahren: Gesunde Selbstregulation

Dieses Kapitel beschäftigt sich mit dem Nutzen emotional warmer Begleitung und erklärt, wie ein liebevoller Umgang mit uns selbst uns darin unterstützt, ausgeglichen zu bleiben und resilient zu werden. Jetzt gilt es, nicht nur unserer Aufmerksamkeit mit Wärme zu begegnen, sondern auch einem Teil des Selbst. Wir lernen, was wir tun können, um uns besser einzustimmen, und sehen, wie sich Resonanz entwickelt. Die geführte Meditation fängt im ganz Kleinen an: bei nur einer Zelle. Wir erfahren, wie unsere Emotionen reguliert werden, und machen Bekanntschaft mit der Amygdala und dem präfrontalen Cortex (PFC). Außerdem lernen wir, wie wir eine gesunde Beziehung zwischen den beiden begünstigen.

Kapitel 3: Selbstfreundlichkeit entwickeln: Der resonierende Selbstbeobachter

In diesem Kapitel geht es darum, wie wir für uns selbst Wärme empfinden und uns verstehen – eine Fähigkeit, zu der wir ständig Zugang haben. Die geführte Meditation lädt uns zum Entdecken unseres eigenen Selbstbeobachters ein. Die Bedeutung eines differenzierten Emotionsvokabulars wird aufgezeigt. Des Weiteren geht es in diesem Kapitel um Jaak Panksepps Schaltkreis der Fürsorge und darum, was dieser zu tun hat mit den neuronalen Fasern, die Selbstregulation ermöglichen.

Kapitel 4: Den inneren Kritiker zähmen: Hören, was er beitragen möchte

Wir beginnen, die Funktion und die Wünsche der selbstkritischen Stimme zu verstehen, was uns den Weg zum Selbstmitgefühl öffnet. Wir erfahren zudem, warum Menschen sich selbst ignorieren und warum sie nicht glauben, ihr Schmerz sei von Bedeutung. Es geht außerdem um die Bedeutung „großer Ideen“ oder Sehnsüchte und darum, welche Verbindung es zwischen Gefühlen und großen Ideen gibt. Die geführte Meditation bietet einen Ansatz für einen Dialog mit dem inneren Kritiker. Mithilfe neurowissenschaftlicher Erkenntnisse können wir leichter unterscheiden, wann die linke und wann die rechte Hemisphäre jeweils versucht, uns zu unterstützen.

Kapitel 5: Die Angst beruhigen: Bewegung in Richtung Vertrauen

Dieses Kapitel untersucht die Grundlagen der Angst und zeigt auf, wie sich Sorge in dynamischen Frieden umwandeln lässt. Die geführte Meditation bringt uns in Kontakt mit unserem allerfrühesten Dasein. Wir erfahren somit Anerkennung dafür, wie es war und ist, dieses Leben zu leben. Wir lernen die Fähigkeit zur Selbstempathie. Auch neurowissenschaftliche Konzepte werden behandelt. Aus Panksepps emotionalen Schaltkreisen folgert die Erkenntnis, dass Angst entweder Einsamkeit oder Furcht sein kann. Außerdem schauen wir uns den anterioren cingulären Cortex (ACC) genauer an und untersuchen, inwiefern er im Schädelhirn zum Hamsterrad der Sorge werden kann.

Kapitel 6: Zeitreise mit Resonanz: Alte Schmerzen heilen

In diesem Kapitel beginnen wir zu verstehen, warum schmerzhafte Erinnerungen so lebendig sind und wie wir in schwierigen Momenten eine Zeitreise zu unserem früheren Selbst unternehmen können, um die Traumaheilung einzuleiten. Erstaunlicherweise hilft uns die Lebendigkeit alter Erinnerungen, schneller zu heilen. Die geführte Meditation bietet eine persönliche Erfahrung dieser Entwicklung. Zu den neurowissenschaftlichen Konzepten dieses Kapitels gehören die Zeitlosigkeit, mit der die Amygdala Erinnerungen bewahrt, sowie eine Untersuchung der impliziten und der expliziten Erinnerung und ihrer Auswirkungen auf die Posttraumatische Belastungsstörung (PTBS).

Kapitel 7: Die kreativen und beschützenden Geschenke der Wut einfordern

Wir beginnen die Geschenke der Wut zu verstehen und begreifen, warum Menschen häufig glauben, Wut sei schlecht. Außerdem erkennen wir, wie sich alte Schmerzmuster auf gesunde Weise zum Ausdruck bringen lassen. Wir tragen das bislang Gelernte zusammen und sehen, dass es in jedem Konflikt mindestens zwei Parteien gibt. In der geführten Meditation entschlüsseln wir, was in Momenten der Wut mit uns geschieht. Wir lernen etwas darüber, welche Auswirkungen gegen andere Menschen gerichtete Wut hat. Auch erfahren wir, wie wir Schäden reparieren, um Beziehungen zu verbessern. In diesem Kapitel werfen wir einen ersten Blick auf die sympathische Aktivierung und auf die Art und Weise, wie der Körper auf unsere Anweisungen zu Kampf oder Flucht reagiert.

Kapitel 8: Uralte Furcht besiegen

Bis hierhin haben wir genug Verständnis und Resilienz aufgebaut, um die enorme Tragweite unserer Emotionen zu erfassen. In diesem Kapitel schauen wir uns an, wie Furcht das Nervensystem überrollen kann, und begegnen schrecklicher Furcht mit Zärtlichkeit. Mithilfe einer geführten Meditation erschaffen wir einen sicheren Ort, an dem wir frei von anhaltender Furcht sein können. Das wiederum hilft uns bei der Integration der Auswirkungen desorganisierter Bindung. Das neurowissenschaftliche Konzept in diesem Kapitel ist das enterische Nervensystem, auch Bauchhirn genannt.

Kapitel 9: Von der Dissoziation zu uns selbst zurückkehren

In diesem Kapitel decken wir Muster der Dissoziation auf und lernen, mithilfe äußerster Behutsamkeit zu uns selbst zurückzukehren. Neben den Wurzeln unseres Selbstgefühls entdecken und verstehen wir, wie Interaktionen mit anderen Menschen dazu beitragen können, dass wir wissen, wer wir sind. Die geführte Meditation lädt das abgespaltene Selbst zur Heimkehr ein. Außerdem wird in diesem Kapitel der Vagusnerv näher untersucht, insbesondere der dorsale Vaguskomplex und der von ihm ausgelöste Effekt der „Immobilität".

Kapitel 10: Bindung: Wie das Gehirn auf Begleitung reagiert

Wir beginnen die Bedeutung unserer frühesten Beziehungen zu verstehen. Wir sehen, wie die Gehirnmuster unserer Eltern und Großeltern in uns weiterleben und wie Muster der Selbst- und Dysregulation so von Generation zu Generation weitergegeben werden. Wenn wir lernen, wie sich alte Bindungswunden heilen und Nervensysteme entflechten lassen, können wir uns besser abgrenzen, aber auch besser miteinander verbinden. Die geführte Meditation erzeugt ein Gefühl dafür, wie sich durch eine warme, liebevolle Gemeinschaft eine andere und sicherere Art von Bindung erreichen lässt. Es folgt ein allgemeiner Überblick über alle vier Bindungstypen, unter Berücksichtigung dessen, was wir über den Vagusnerv wissen.

Kapitel 11: Selbsthass und desorganisierte Bindung heilen

In diesem Kapitel erfahren wir, wie Menschen, wenn sie keinen Zugang zu Resonanz haben, versuchen, sich mit Selbsthass selbst zu managen. Haben wir einmal verstanden, was wir uns mit Selbsthass zu erfüllen suchen, nähern wir uns dem Selbstmitgefühl und entwickeln Skepsis gegenüber der Stimme des erbarmungslosen Ruhezustandsnetzwerks. Wir unternehmen Schritte zur Heilung des Selbsthasses. Die zwei geführten Meditationen in diesem Kapitel zeigen uns eine Möglichkeit, eine erbarmungslose Variante der Geschichte über das Selbst zu tranformieren und ein wenig leichter mit Emotionen zu leben. Alle zuvor behandelten Fähigkeiten tragen zur Integration bei. Diese dient der Arbeit mit unserer eigenen desorganisierten Bindung. Das Kapitel stellt die Spiegelneurone vor und behandelt das neurowissenschaftliche Konzept des Willkommensfensters in Bezug auf Selbsthass. Unsere Fähigkeit, uns selbst willkommen zu heißen, wird durch Verständnis und Traumaheilung stabilisiert und erweitert. Wir erfahren zudem, dass Scham vielleicht ein Versuch ist, menschliche Zugehörigkeit herbeizuführen. Es wird die Fähigkeit vorgestellt, Scham mit Resonanz zu begegnen.

Kapitel 12: Sanft eine Depression heilen

Negatives Selbstgespräch ist eine wesentliche Komponente einer Depression. Bringen wir dem depressiven Gehirn sanfte Anerkennung und Resonanz entgegen und vermitteln wir ihm das Gefühl liebevoller, warmer Unterstützung, fördern wir Heilung und Resilienz. Wir untersuchen in diesem Kapitel Dialoge, die zwischen zwei Teilen des Selbst sowie mit anderen geführt werden. In den beiden geführten Meditationen geht es um Anerkennung der beiden Hauptformen der Depression – negatives Selbstgefühl und lebenslange Einsamkeit – und um Unterstützung für den Umgang mit ihnen. Im Zuge des Lernprozesses finden wir Ansatzpunkte für Empathie und Resonanz. Das neurowissenschaftliche Konzept in diesem Kapitel sind die Gehirnmuster bei einer Depression.

Kapitel 13: Süchte und Zwänge hinter sich lassen: Was Resonanz und Selbst-Verständnis beitragen

Negative Selbstgespräche verschlimmern nicht nur Depressionen, sondern tendenziell auch das Suchtverhalten. Wir nutzen die in früheren Kapiteln vorgestellten Werkzeuge und Konzepte, um einem Leben mit emotionaler Leichtigkeit näher zu kommen und zum Zwecke des Selbstmanagements nicht auf externe Substanzen oder Aktivitäten angewiesen zu sein. Wir sehen, welche Auswirkungen die Traumata vergangener Generationen auf unseren heutigen Körper haben. Die geführte Meditation lädt zur Untersuchung eines heftigen Verlangens ein und hilft bei der Erkenntnis, ob diesem Verlangen „Traumablasen" zugrunde liegen. Wir nutzen Erkenntnisse aus der neurowissenschaftlichen Forschung, um die Wurzeln der Sucht aufzudecken und zu verstehen, welche Rolle Dopamin, Selbstregulation, Dysregulation und die Bindungsschaltkreise spielen.

Kapitel 14: Freude, Gemeinschaft und unsere nach außen gerichtete Stimme: Unseren resonierenden Selbstbeobachter in die Welt bringen

In diesem Kapitel lernen wir, wie wichtig Empathie für Begeisterung, Vergnügen und Freude ist. Wir werfen einen Blick auf den gesamten Weg, den wir, beginnend mit dem ersten Kapitel, durch die Welt der interpersonellen Neurobiologie zurückgelegt haben. Im letzten neurowissenschaftlichen Konzept geht es um soziales Engagement* und die ventralen Zweige des Vagusnervs, deren Geschenke wir verstehen und genießen wollen. Zum Abschied werden Sie als Leser auf Ihre eigene Reise geschickt.

Anhänge

Die Checkliste zur Selbsteinschätzung gibt Ihnen die Möglichkeit, zu sehen, wo Sie stehen und worauf Sie Ihre Bemühungen konzentrieren möchten. Vielleicht hilft es Ihnen, über die hier aufgelisteten Punkte jeweils vor und nach dem Lesen eines Kapitels nachzudenken. So wird dieser Anhang für Sie zu einem Lerninstrument und einem Werkzeug, um Selbsterkenntnis zu gewinnen.

Es folgen Internetressourcen, darunter der Link zu meiner Website, auf der Sie sich (englischsprachige) Aufnahmen der geführten Meditationen herunterladen können. Die anderen aufgelisteten Websites sind Vorschläge, um sich näher über die in diesem Buch genannten Forscher und die Heilungsmethoden zu informieren. Auch die Literaturempfehlungen ermöglichen eine vertiefende Beschäftigung mit den Themen, und das Glossar soll Ihnen als Lern- und Informationsquelle dienen.

Dieses Buch wird Sie auf der vor Ihnen liegenden Reise als fürsorglicher, mitfühlender und fantasievoller Freund begleiten. Sie können die Übungen und Meditationen allein durchführen, mit einem Ihnen zuhörenden Partner oder Freund, mit einem Therapeuten oder in kleinen Gruppen. Menschen sind nicht dafür bestimmt, im Stillen zu leiden, zu glauben, sie seien Idioten, und sich in der Isolation selbst zu geißeln. Als menschliches Wesen sind Sie dafür geschaffen, geliebt zu werden. Wenn Sie sich sicher fühlen, sind Sie in Bestform und können anfangen zu erkennen, wer Sie wirklich sind und was Sie tatsächlich wollen. Außerdem werden Sie in der Lage sein, Ihre Mitmenschen müheloser und nuancierter zu verstehen.

Die Meditationen bilden eine „Blase“ bzw. einen Raum der Sicherheit und der Fürsorge, in den Sie eintreten können. Und dabei ist es egal, ob Sie sich eine Aufnahme anhören, Ihre Hand die Seiten des Buchs berührt oder Ihre Augen die Wörter auf einem Bildschirm betrachten. Die geführten Imaginationen erweitern die Erfahrung einer Welt, in der Sie wichtig sind, in der Sie zutiefst akzeptiert werden und in der Sie, in Ihrem Denken und Fühlen, einen Sinn ergeben. Wenn Menschen ihr Gehirn zu

* Im Original „social engagement“, ein zentraler Begriff in der Polyvagaltheorie (Porges), der in den deutschen Porges-Ausgaben mit „soziales Engagement“ übersetzt wurde. In diesem Kontext geht es nicht darum, dass sich jemand für etwas oder jemanden einsetzt. Gemeint ist die Fähigkeit, sich sicher zu fühlen und mit anderen in Kontakt zu gehen, zu kommunizieren, dazuzugehören. Wann immer in diesem Buch der Begriff „soziales Engagement“ auftaucht, ist er in diesem Sinne gemeint (siehe auch Glossar).

einem Ort machen, an dem es sich gut leben lässt, lernen sie, zu sich selbst zu halten. Sie hören auf, sich mit Verärgerung, Ungeduld oder Frustration selbst zu beschämen.

Sie sind dazu eingeladen, Ihren Weg der Heilung als Ihr eigener bester Freund zu gehen, in Begleitung all derer, die diesen Weg ebenfalls gegangen sind. Willkommen in diesem Buch. Willkommen zu Ihrem eigenen wunderbaren Leben.

1. Wie wir mit uns selbst sprechen: Das Ruhezustandsnetzwerk

„Stell dich nicht so an." „Was bin ich nur für ein Idiot!" „Werde ich es jemals lernen?"
(Oder vielleicht könnte ich fragen: „Kann ich nett zu mir sein, auch in diesem Moment?")

Viele Menschen glauben, dass mit ihnen etwas nicht stimmt, weil sie ihrem eigenen Gehirn glauben. Und ein Gehirn, das einen von Wärme geprägten Respekt nicht gewohnt ist, glaubt entweder, dass mit ihm selbst etwas nicht stimmt oder dass mit allen anderen etwas nicht stimmt.

Glauben Sie, dass Sie zu viel sind? Zu laut, zu groß, zu empfindlich? Glauben Sie, dass Sie nicht genug sind? Nicht zäh genug, nicht schlau genug, nicht stark genug?

Haben Sie eine dieser Überzeugungen? Falls ja, wie gehen Sie mit ihr um? Versuchen Sie, nicht an sie zu denken? Sind Sie immer mit etwas beschäftigt, um Ihre automatischen Gedanken ruhig zu halten? Nehmen Sie Substanzen oder lenken Sie sich ab, um die Überzeugung in den Hintergrund zu drängen?

Egal, ob Sie diese Überzeugung oder eine andere wenig angenehme Vorstellung von sich selbst haben, es gibt Möglichkeiten, Ihr Gehirn zu einem Ort zu machen, der sich leichter bewohnen lässt. Eigentlich ist Ihr Gehirn in der Lage, Wärme und Zuneigung für Sie zu empfinden – es gilt nur, klein anzufangen. Bevor wir die Konzepte weiter auszubreiten, die Resonanz ermöglichen, greifen wir im nächsten Abschnitt das auf, was wir in der Einleitung gelernt haben: das Gefühl, zutiefst gekannt zu werden, entweder von jemand anders oder von uns selbst.

Resonanzfähigkeit 1.1: Klein anfangen, um Selbstwärme zu entdecken

Für Menschen, die nie viel Wärme erfahren haben, kann es nahezu unvorstellbar sein, sich selbst Zuneigung entgegenzubringen. Es ist deshalb wichtig, den Entdeckungsprozess so einfach wie möglich zu gestalten. Wir machen es uns leichter, wenn wir nicht gleich versuchen, unser gesamtes erwachsenes Selbst mit all seinen Schichten von Schuld und Scham auf einmal zu mögen. Stattdessen fangen wir klein an (manchmal klein in dem Sinne, dass es um einen jungen Teil des Selbst geht, und manchmal klein im physischen Sinne, wie etwa mit einer einzelnen Zelle) und nähern uns dieser Aufgabe von so vielen verschiedenen Ansatzpunkten wie möglich. Manchmal wird Ihr Gehirn ganz unerwartet in einen Zustand der Selbstwärme versetzt werden; manchmal wird Ihnen modellhaft vorgeführt werden, wie Sie Ihre Aufmerksamkeit so lenken, dass Selbstzuneigung ein wenig leichter fällt; und manchmal werden die Geschichten und die Sprache Sie dazu ermutigen, Zärtlichkeit für sich selbst zu entwickeln. Sie müssen diese Aufgabe also nicht ganz allein bewältigen.

Unser primäres Werkzeug für Wachstum und Heilung: geführte Gehirnmeditationen praktizieren

Als primäres Werkzeug bietet Ihnen dieses Buch eine Reihe geführter Gehirnmeditationen an, in jedem Kapitel mindestens eine. Die Meditationen fordern unsere Aufmerksamkeit dazu auf, verschiedene Teile des Gehirns gleichzeitig aufzuwecken. Deshalb ist es so, als würden wir Regionen miteinander bekannt machen, die sich nie zuvor kennengelernt haben.

Sie können die jeweilige Meditation gern erst einmal durchlesen, dann die Augen schließen und sich ihren allgemeinen Ablauf vergegenwärtigen, bevor Sie sie durchführen. Falls Sie die Meditationen von mir gesprochen hören möchten (auf Englisch) und Zugang zum Internet haben, können Sie sich die Aufnahmen auf der Website www.yourresonantself.com kostenlos herunterladen. Ich persönlich praktiziere sämtliche Meditationen regelmäßig. Ich empfehle Ihnen, sich täglich auf eine Art und Weise mit sich selbst zu verbinden, die sich gut anfühlt. Und einige der hier vorgestellten Meditationen könnten Ihnen helfen, an diesem Ziel dranzubleiben. Schauen Sie, was bei Ihnen funktioniert. Nehmen Sie wahr, wie jede einzelne Meditation sich auf Sie auswirkt. Wie ist es für Sie, sich die Meditationen als Medizin für Ihren Geist vorzustellen und sie wegen der Wirkung anzuwenden, die sie auf Sie haben? Fühlen sie sich auf Anhieb nicht gut für Sie an, dann ignorieren Sie sie einfach oder probieren sie später noch einmal aus, vielleicht dann, wenn Sie das ganze Buch gelesen haben und Zeit hatten, ein tieferes Verständnis der Konzepte zu entwickeln. Die Meditationen sehen simpel aus, können Ihnen jedoch beim Lernen helfen und tief greifende Veränderung erzeugen. Die folgende geführte Meditation ist Ihre erste Einladung zu einer wärmeren, mit Leichtigkeit, Selbstakzeptanz und Sich-selbst-Willkommenheißen angereicherten Beziehung mit dem Selbst. Sie ist das erste Versprechen einer Hoffnung, dass sämtliche unserer Zellen sich tatsächlich am richtigen Platz befinden. – Sie müssen einfach nur wissen, was sie miteinander tun sollen.

Geführte Meditation 1.1: Atmen (1–5 Minuten)

Diese sehr kurze Meditation ist das Herzstück unserer Erkundungen. Sie ist eine Atemübung, die den ersten Funken Hoffnung ermöglicht, dass wir Wärme für uns selbst empfinden können. Sie bildet zudem die Grundlage für alle folgenden Meditationen.

Führen Sie vor Beginn der Meditation zunächst folgendes Atemexperiment durch, um Ihre Beziehung zu Ihrem Atem besser kennenzulernen: Fangen Sie an, Ihre Atemzüge zu zählen. Schauen Sie, wie viele Atemzüge Sie zählen können, bevor Sie vergessen, dass Sie zählen, und sich dabei ertappen, dass Sie an etwas anderes denken. Was hat Sie vom Zählen weggeführt? Können Sie den emotionalen Ton Ihrer Ablenkung identifizieren? Ist es Sorge oder Angst? Ist es Scham? Ist es eine Flut von Emotionen und Empfindungen, die Sie überschwemmen könnten, wenn Sie aufhören zu laufen, wenn Sie dem ablenkenden Fluss Ihres täglichen Lebens Einhalt gebieten? (Sollten Sie feststellen, dass da sehr viel emotionaler Schmerz ist oder dass es unerträglich oder langweilig ist, Atemzüge zu zählen, dann können Sie beruhigt sein: Diese Reaktion ist verständlich. Denn ohne liebevolle Selbst-Annahme ist Ihr Gehirn nicht unbedingt ein angenehmer Ruheort.)

Falls Sie eine angenehme Fokussierung und Entspannung erfahren, wenn Ihre Aufmerksamkeit auf Ihren Atem gerichtet ist, sind Sie auf dem Weg der Heilung und des Wohlbefindens schon weit vorangekommen.

Jetzt werden wir mit der eigentlichen Meditation beginnen. Versuchen Sie, mitzumachen und erneut bewusst zu atmen, diesmal mit der festen Absicht, Wärme für sich selbst zu empfinden.

Falls Ihnen jemand diese Zeilen vorliest und Sie gern die Augen schließen möchten, können Sie dies jetzt tun. Falls Sie selbst lesen, stellen Sie sich das Beschriebene einfach beim Lesen vor. Nehmen Sie wahr, dass Sie einen Körper haben. Sie haben Ellenbogen und Zehenknöchel und Ohrläppchen, und Sie haben einen Rumpf. Und Ihr Rumpf ist da, wo Ihre Lungen sind und wo Sie Atem und lebensspendenden Sauerstoff in sich aufnehmen. Nehmen Sie nun wahr, dass Sie ein atmendes Wesen sind und dass Sie vielleicht spüren können, wo in Ihrem Körper die Bewegung Ihres Atems am lebendigsten ist. Halten Sie einen Moment inne und schließen Sie die Augen, um festzustellen, ob Sie fühlen können, wie der Atem in Sie eintritt und aus Ihnen herausfließt. Wo können Sie dieses Gefühl am meisten spüren? In Ihrer Nase, Ihrer Stirnhöhle, Ihrem Mund oder Ihrem Hals? In Ihren Lungen? In Ihren Rippen? Fordern Sie Ihre Aufmerksamkeit auf, dort zu verweilen, wo die Empfindung am intensivsten ist. (Falls Sie verfolgen möchten, wie Sie sich fokussieren, zählen Sie Ihre Atemzüge. Dann sehen Sie, wie lange Sie mit Ihrer Aufmerksamkeit bei der Empfindung Ihres Atems bleiben können.)

Wann immer Ihre Aufmerksamkeit wandert – wie sie es nun einmal tut –, fordern Sie sie sanft und liebevoll dazu auf, zu Ihrem Atem zurückzukehren. Ihre Aufmerksamkeit möchte stets sicherstellen, dass Sie sich auf das konzentrieren, was am wichtigsten ist. Und wenn ihr die Meditation noch nicht so vertraut ist, glaubt sie normalerweise, so gut wie alles sei wichtiger als der Atem. Danken Sie Ihrer Aufmerksamkeit für ihre Selbstverpflichtung, Sie mit ihrer Wachsamkeit gegenüber dem, was ihr wichtig erscheint, dabei zu halten. Schauen Sie dann, ob sie bereit ist, zur Empfindung des Atmens zurückzukehren.

Möglicherweise nehmen Sie andere Körperempfindungen wahr, wie Unbehagen und Schmerzen. Erkennen Sie es an, dass Ihre Aufmerksamkeit versucht, Ihnen zu helfen. Finden Sie dann heraus, ob sie bereit ist, zu Ihrem Atem zurückzukehren.

Geräusche oder Veränderungen in Ihrer Umgebung können Ihre Aufmerksamkeit auf sich ziehen. Erkennen Sie dies dankbar an und bringen Sie sie zurück zu Ihrem Atem.

Vielleicht stellen Sie fest, dass Sie gerade Pläne für den Tag machen. Fordern Sie Ihre Aufmerksamkeit sanft und freundlich auf, zu der Empfindung des Atmens zurückzukehren. Sie könnten Ihre emotionale Wärme etwa zum Ausdruck bringen, indem Sie sagen: „Hallo Aufmerksamkeit, wie geht es dir? Wurdest du von etwas abgelenkt, von dem du meintest, es sei wirklich beunruhigend? Wolltest du zu meinem Wohlbefinden beitragen und auf mich achtgeben? Wir können uns später darum kümmern. Ich frage mich, ob du jetzt wohl bereit wärst, zu meinem Atem zurückzukehren?“ Vielleicht nehmen Sie in Gedanken wahr, dass Ihr Tonfall dem Klang, den Sie in Ihrem Kopf erzeugen, eine ruhige, respektvolle und liebevolle Note verleiht. Möglicherweise verwenden Sie gar keine Wörter, sondern stellen sich vor Ihrem geistigen Auge eine sanfte Hand vor, die Ihre Aufmerksamkeit zärtlich zu Ihrem Atem zurückstupst.

Wiederholen Sie diese Wiederzusammenführung von Aufmerksamkeit und Atem mehrere Male und schauen Sie, ob diese Art der Meditation sich anders anfühlt als die geführten Meditationen, die Sie eventuell in der Vergangenheit durchgeführt haben.

Wann immer es sich für Sie richtig anfühlt, danken Sie Ihrer Aufmerksamkeit für ihre Bemühungen. Sie erweitern Ihren Fokus, bis er Ihren Körper als Ganzes und das Gefühl mit einschließt, dass Sie ein Teil Ihrer Umwelt sind. Welche Geräusche hören Sie? Wie fühlt sich Ihr Körper an? Können Sie Ihre Füße auf dem Boden spüren? Was tun Ihre Hände? Schwingen Sie sanft hin und her oder bewegen Sie einen Körperteil, während Sie wieder vollständig zurückkommen und sich dem Aspekt Ihres Alltagslebens zuwenden, auf den Ihre Aufmerksamkeit sich richten möchte.

Warum sollte ich diese Meditation praktizieren?

Wie haben Sie diese Meditation erlebt? Wie war es für Sie, sich Ihrer Empfindung des Atmens mit Wärme zu widmen? War es Ihnen möglich, sich selbst mit Freundlichkeit zu begegnen? Können Sie nach dieser Meditation ein wenig mehr Zuneigung für sich selbst und für Ihre Aufmerksamkeit empfinden?

Oder hatten Sie das Gefühl, Sie würden diese Meditation „falsch" durchführen? Sehr häufig sind Menschen kritischer mit sich selbst als mit anderen. Wenn wir uns unser Gehirn von außen anschauen, fordern wir die inneren Richter dazu auf, eine kleine Pause einzulegen. Dies geschieht, indem wir ihnen Informationen über sie selbst geben sowie darüber, was es heißt, Mensch zu sein. In Kapitel 4 werden wir genauer untersuchen, wie man den inneren Kritiker zähmt.

Wenn Menschen das erste Mal zum Zählen ihrer Atemzüge aufgefordert werden, kommen sie häufig nicht einmal bis zwei. Selbst bis eins zählen kann ein Grauen davor hervorrufen, innezuhalten und das Innere seines Gehirns erleben zu müssen. Denn dieses kann ein steiniger, ungastlicher Ort sein, an dem das Selbst nicht willkommen ist. Ohne die Möglichkeit, Selbstwärme zu empfinden, kämpfen sich viele Menschen vermutlich voller Anspannung durch geführte Meditationen und geißeln sich selbst, dass sie alles falsch machen. Ständig beginnen sie wieder mit dem Zählen und verurteilen sich für ihr fehlendes Konzentrationsvermögen.

Für diese Menschen fühlt es sich an, als blieben sie bei einer Atemmeditation mitten in ihrer Gesteinslawine aus Scham, Selbstverachtung, Grauen, Depression und Verwirrung hängen. Erst wenn man sie eigens dazu auffordert, ihre Aufmerksamkeit mit Wärme und Sanftheit zu ihrem Atem zurückzubringen – wie in der eben durchgeführten Meditation –, schaffen sie es vielleicht, beim Zählen bis zwei oder sogar drei zu kommen, ohne in ihre ganz persönliche Hölle zu stürzen.

Sobald Menschen ein tieferes Gespür für die Möglichkeit entwickeln, sich selbst mit Wärme zu lieben, kann sich auch etwas an der Beziehung zum Inneren ihres Kopfes verändern. Das kann gleichzeitig dazu führen, dass sie mit der Aufforderung, still zu sein und sich selbst Aufmerksamkeit zu schenken, Frieden schließen und diese Aufforderung sogar begrüßen.

Ich bin Bonnie Badenoch (der Autorin des wunderbaren Buches *Gehirn und Psyche,* in dem es um die Anwendung all dieser Konzepte bei der Heilung von Beziehungen geht) täglich dankbar dafür, dass sie mich in einem Unikurs über die Wissenschaft des interpersonellen Gehirns erstmalig mit einer ähnlichen Atemmeditation bekannt gemacht hat. Die Wärme, die in dieser Übung zum Tragen kommt, überraschte mich und veränderte meine Beziehung zu mir selbst tief greifend. Auch heute noch praktiziere ich diese Meditation jeden Tag mehrere Male.

Wie fördert man ein Verständnis des Gehirns, welches zu Selbstmitgefühl führt? Indem man sich im Inneren seines Schädels auskennt. Ich wiederhole es noch einmal, das Schädelhirn ist nur ein Teil der Gesamtheit der Nerven, die den Körper durchziehen. Der nächste Abschnitt stellt folglich nur eine partielle Untersuchung des Ganzen dar.

Gehirnkonzept 1.1: Die grundlegende Geografie des Schädelhirns

Bevor die Neurowissenschaftler eine Ahnung davon hatten, was die unterschiedlichen Teile des Schädelhirns tun, konnten sie die Bereiche aufgrund ihres ungleichen Aussehens auseinanderhalten. Im 16. Jahrhundert benannten die ersten Anatome verschiedene Teile des Gehirns. Als das Mikroskop Einzug gehalten hatte, war der spanische Mediziner und Histologe Santiago Ramón y Cajal inspiriert von der Schönheit dessen, was er im Gehirn entdeckte. Weil es noch keine mikroskopischen Kameras gab, fertigte er per Hand Zeichnungen von dem Gesehenen an. Cajal zeichnete Hunderte zarter, präziser Bilder von der Anordnung der Gehirnzellen, der sogenannten Neurone, die er unter seinem Mikroskop betrachtete. Die in Abbildung 1.1 wiedergegebene Zeichnung entstand im späten 19. Jahrhundert, aber es dauerte noch fast hundert Jahre, bis Wissenschaftler entdeckten, dass die hier abgebildetete Struktur uns beim Bilden von Erinnerungen hilft. Es handelt sich um den Hippocampus (der Name ist das griechische Wort für „Seepferdchen", dessen Form die frühen Anatome sahen, als sie in den Hippocampus hineinschnitten). Wir werden etwas über den Hippocampus lernen, wenn wir uns in Kapitel 6 mit Erinnerungen und dem Gedächtnis beschäftigen.

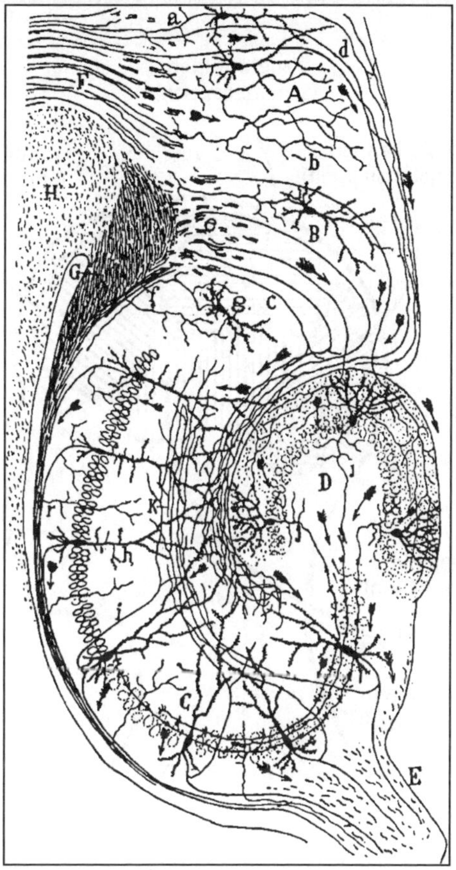

Abbildung 1.1: Ramón y Cajals Zeichnung eines Hippocampus

Als die Hirnforscher erstmals bestimmte Gehirnareale bestimmten Funktionen (wie Sprache, Sehvermögen oder Erinnerung) zuordnen konnten, entdeckten sie, dass alle Gehirne sehr ähnlich aufgebaut sind: Das Sprach-Areal einer Person kam dem Sprach-Areal einer anderen Person sehr nahe. Sie entdeckten zudem, dass sich auch die Windungen des Gewebes von Gehirn zu Gehirn sehr ähnelten.

Das bedeutete: Würde man den verschiedenen Hirnteilen Namen geben, könnten die Forscher miteinander über die unterschiedlichen Regionen des Gehirns reden, Forschungsergebnisse austauschen und gemeinsam Wissen über die Mysterien der Neurowissenschaft aufbauen. Also unterteilten sie das Gehirn in sogenannte Lappen (Teile des Schädelhirns), die sie entsprechend ihrer Anordnung im Schädel benannten (Abbildung 1.2).

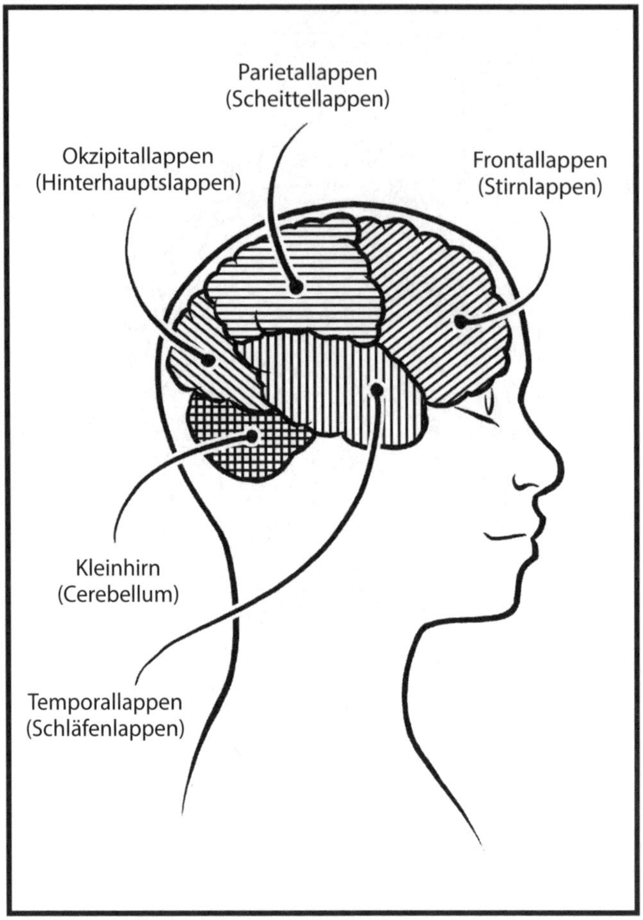

Abbildung 1.2: Die Gehirnlappen

Der **Cortex**, benannt nach dem lateinischen Wort für „Rinde", ist der Teil unseres Gehirns, der denkt. Er gleicht einer Haut, die das gesamte Gehirn bedeckt. Wäre das Schädelhirn eine Walnuss, wäre der Cortex die braune Haut, die das weiße Fruchtfleisch der Nuss umgibt. Der Cortex (auch graue Substanz genannt) und die tieferen neuronalen Verbindungen unter ihm (auch weiße Substanz genannt) sind in Lappen unterteilt. Der **Frontallappen (Stirnlappen)** trägt diesen Namen, weil er sich an der Stirnseite des Kopfes befindet. Noch genauer sind die Bezeichnungen, die Wissenschaftler einzelnen Bereichen des Frontallappens gegeben haben. Einer davon ist der präfrontale Cortex (PFC), also der vordere Teil des Frontallappens, der sich genau hinter der Stirn befindet. (Wir werden in Kapitel 2 sehr viel mehr über den **PFC** erfahren.) Die **Temporallappen (Schläfenlappen)** sind, wie der deutsche Name schon sagt, an den Schläfen angesiedelt. Das Wort *parietal* in der Bezeichnung **Parietallappen (Scheitellappen)** leitet sich von dem lateinischen Begriff *paries* ab, welcher „Wand" bedeutet. Auch das Wort **Okzipitallappen (Hinterhauptslappen)** hat seinen Ursprung im Lateinischen: *occiput* ist das lateinische Wort für Hinterkopf. Das **Kleinhirn**, dessen lateinischer Name **Cerebellum** „kleines Gehirn" bedeutet, liegt im hinteren, unteren Bereich des Gehirns.

Die frühen Hirnforscher waren Anatome. Also nutzten sie all ihre Anatomiebegriffe, um einander zu beschreiben, was sie gefunden und wo sie es gefunden hatten. Ausgehend von einer Mittellinie des Kopfes definierten sie Orte, die näher an dieser Linie oder weiter weg von ihr lagen bzw. näher zur Vorderseite des Kopfes oder weiter weg von dieser. Nach oben heißt **superior**, nach unten **inferior**, zur Mittellinie des Gehirns hin heißt **medial**, weg von der Mittellinie ist **lateral**, zur Vorderseite hin heißt **frontal** oder **anterior**, und zur Rückseite hin heißt **dorsal** oder **posterior** (Abbildung 1.3 a). Letztlich gibt es noch eine Trennlinie im Stirn- oder Frontallappen (Abbildung 1.3 b), mit der Wissenschaftler den PFC in einen nach vorne und unten ausgerichteten Bereich (**ventral** genannt) und einen leicht nach hinten und oben zeigenden Teil (ebenfalls **dorsal** genannt) unterteilen. Diese Trennlinie leuchtet ein, waren die Forscher doch an die Arbeit mit Tiergehirnen gewöhnt. Ginge der Mensch nicht aufrecht, sondern auf allen vieren, und würde er dabei das Kinn nach vorne ziehen, um sehen zu können, wäre der dorsale Teil des Gehirns stärker in Richtung Wirbelsäule ausgerichtet, gleich der Dorsal- oder Rückenflosse (Finne) bei einem Delfin.

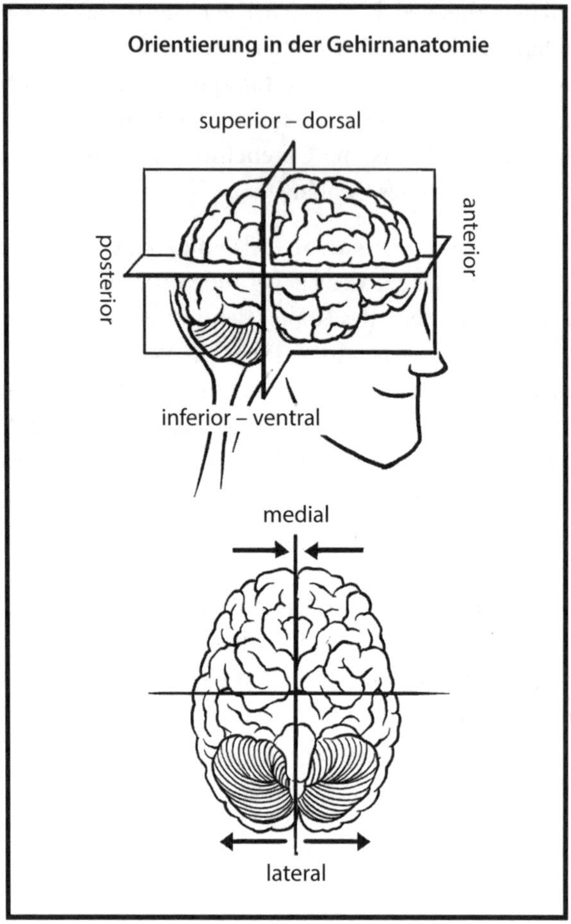

Abbildung 1.3 a: Lagebezeichnungen in der Gehirnanatomie (1)

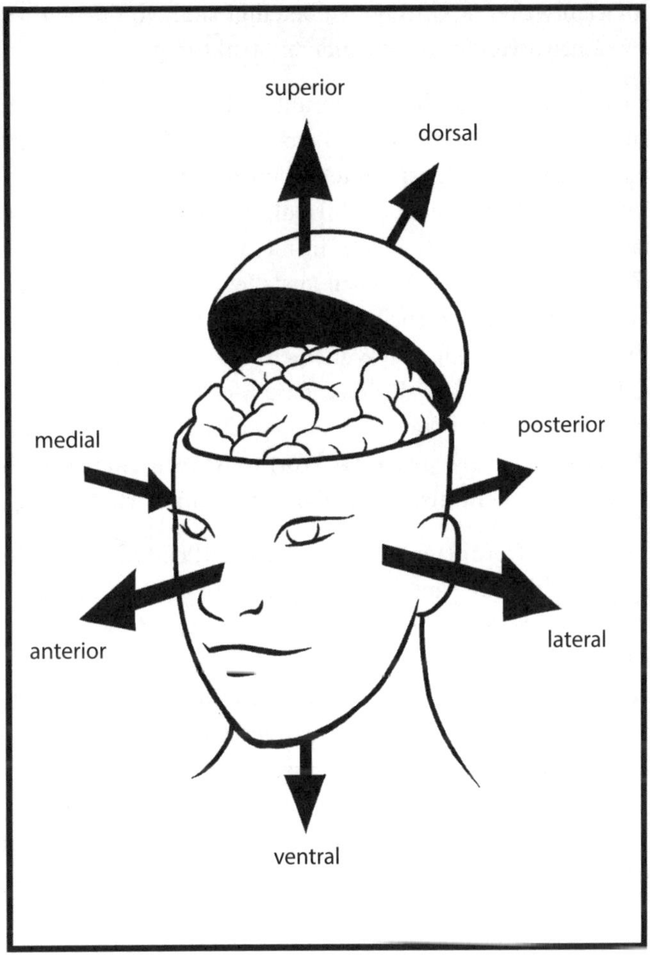

Abbildung 1.3 b: Lagebezeichnungen in der Gehirnanatomie (2)

Was wir tatsächlich über das Gehirn und den Geist „wissen"

Es gibt Dinge, die wir mit absoluter Sicherheit über das Gehirn und seine Arbeitsweise wissen. Und jeden Tag sammeln Forscher weitere Daten, die aufzeigen, wie komplex das Gehirn ist und wie wenig wir doch wissen. Allein in den vier Jahren, die ich an diesem Buch gearbeitet habe, wurde die Welt der Neurowissenschaft durch neue Entdeckungen und Konzepte revolutioniert. Mit jeder Entdeckung lernen wir wieder, wie wenig wir wissen – es stellt sich heraus, dass Strukturen, die wir zu verstehen glaubten, an vielen weiteren Funktionen beteiligt sind, von denen wir meinten, sie lägen in der Verantwortung gänzlich anderer Strukturen.

Es bleiben viele Rätsel. Einige Menschen unterscheiden zwischen dem „Geist“ und dem „Gehirn“ und meinen, der Geist sei das, was das Gehirn manifestiert. Andere sind der Ansicht, das Wort *Geist* deute darauf hin, dass wir etwas Größeres sind als Hirngewebe. Ich selbst sehe das Gehirn als grenzenlos und undefinierbar an. Es ist etwas, das ein aufgeregtes Kribbeln in meiner Brust erzeugt und über das ich gern nachsinne, staune und Recherchen anstelle. Ich bin überwältigt vom Gehirn. Das Wort *Geist* bringt mich zurück zur Dichotomie meiner Kindheit, Geist versus Körper, deshalb verwende ich das Wort Geist normalerweise, wenn ich über das menschliche Denken rede oder darüber, dass Menschen etwas beabsichtigen oder entscheiden. Ich lade Sie ein, herauszufinden, welche Wörter für Sie am besten geeignet sind. Falls Sie statt *Gehirn* lieber das Wort *Geist* verwenden und dieses Sie noch tiefer in die Welt der Geheimnisse und Wunder hineinführt, dann tun Sie das bitte.

Die in diesem Buch aufgeführten neurowissenschaftlichen Erkenntnisse basieren so weit wie möglich auf der jüngsten Forschung. Ich bin mir voll und ganz der Tatsache bewusst, dass die Dinge sich ändern und sich wieder ändern werden, dass sich schon in den Monaten nach Abschluss des Manuskripts und noch vor der Veröffentlichung des Buches etwas geändert hat. Aus diesem Grund werde ich bei den Konzepten ziemlich allgemein bleiben. Das Wichtigste ist das Grundverständnis: Wir alle haben ähnliche Gehirne, die sich, abhängig von unserer Lebenserfahrung, alle ähnlich verhalten. Und die Art, wie wir unser Gehirn nutzen, ergibt durchaus einen Sinn, auch dann, wenn es sich nicht sehr gut anfühlt. Selbst wenn es fehlgeleitet ist, versucht unser Gehirn doch lediglich, auf uns achtzugeben.

Die Arbeitsweise des Gehirns untersuchen

Wir wissen nun, wie Wissenschaftler die Geografie des Schädelhirns aufgliedern, und wir haben die Grenzen der Forschung zur Arbeitsweise des Gehirns akzeptiert. Kommen wir jetzt also zu unseren Untersuchungen zurück. Als Erstes möchte ich Sie auffordern, Ihr Gehirn dafür zu nutzen, an etwas Äußeres zu denken: Wie viele Straßenblöcke, Landkreise, Bundesländer oder Länder liegen zwischen Ihrem Geburtsort und dem Ort, an dem Sie sich jetzt gerade befinden?

Diese Frage hat nichts mit dem Buch zu tun. Ich gebe Ihrem Gehirn einfach eine Aufgabe, die es bewusst lösen muss. Hören Sie jetzt auf, über diese Frage der Entfernung nachzudenken und lassen Sie Ihren Geist frei umherschweifen. Lassen Sie ihn wandern, wohin immer er will. Welches ist der nächste Gedanke Ihres Gehirns? Ist es ein kreativer Gedanke, eine soziale Überlegung oder eine Sorge? Erinnern Sie sich plötzlich an etwas, das Sie vergessen haben?

Bei jemandem, der unter Stress steht, kann das Gehirn eine oder mehrere der folgenden Reaktionen zeigen: Es macht sich Sorgen über Dinge, die sich nicht kontrollieren lassen, es erinnert sich an Aufgaben und soziale Nettigkeiten, die vergessen wurden, es wärmt Ereignisse wieder auf, probt und plant zukünftige Unterhaltungen, überprüft Verpflichtungen, beurteilt vergangene Leistungen, führt Dialoge, untersucht Ressentiments, kritisiert sich selbst und andere, grübelt, beschuldigt oder überdenkt Schamgefühle.

Bei weniger Stress oder weniger traumatischen Erfahrungen im bisherigen Leben nutzt unser Gehirn seine Energien möglicherweise für neutralere oder sogar angenehme Beschäftigungen: Es lässt den Geist umherwandern, ergeht sich in Tagträumen, reflektiert über Erinnerungen, denkt über die Zukunft nach, lässt mentale Simulationen ablaufen, spekuliert, warum Menschen bestimmte Dinge tun, oder denkt kreativ.

Welche dieser Muster sind Ihnen am besten vertraut? Was tut Ihr Gehirn, wenn Sie aufhören, seine Aufmerksamkeit auf die äußere Welt zu lenken? Welche dieser Möglichkeiten wendet Ihr Gehirn am liebsten an, wenn es den Lauf Ihres Lebens verbessern will? Neurowissenschaftler haben kürzlich Folgendes herausgefunden: Sobald wir unser Gehirn nicht mehr auffordern, etwas zu tun, bei dem der Fokus nach außen gerichtet ist, versucht es automatisch, integrativ tätig zu werden und mit der Welt sozialer Verbindungen zurechtzukommen.[11] Hierum geht es in unserem nächsten Abschnitt.

Gehirnkonzept 1.2: Das Ruhezustandsnetzwerk

Das **Ruhezustandsnetzwerk**, auch *Default Mode Network* oder Standardnetzwerk genannt, ist das Netzwerk des menschlichen Gehirns, welches das Hirn automatisch nutzt, um

- sich an alles zu erinnern, was es für die soziale Interaktion benötigt,
- zu überdenken, was wir und andere gesagt und getan oder nicht gesagt und getan haben,
- neue Erfahrungen zu integrieren,
- kreativ zu sein.

Das Ruhezustandsnetzwerk ist aktiv, wenn wir der äußeren Welt keine Aufmerksamkeit schenken. Unser Gehirn führt automatisch Erinnerung und Denken zusammen und integriert beide mit unserem Selbstgefühl. Die Forschung zeigt, dass alle Menschen über das Ruhezustandsnetzwerk verfügen und es bereits im winzigen Gehirn zwei Tage alter Säuglinge in Betrieb ist. Sobald wir aufhören, uns auf äußere Dinge zu konzentrieren, springt es umgehend an. Hierfür reicht schon die kürzeste Zeit, etwa eine Sekunde zwischen dem Lösen zweier Algebraaufgaben.[12] Wir nutzen das Ruhezustandsnetzwerk aber auch bewusst, etwa wenn wir auf das autobiografische Gedächtnis zurückgreifen, uns die Zukunft ausmalen, unsere Vorstellungskraft nutzen oder uns in die Lage eines anderen Menschen hineinversetzen.[13] Schon morgens beim Aufwachen können wir uns dieses spontanen Gehirnmusters bewusst werden. Es zieht sich durch unsere Tage und begleitet uns immerfort, selbst unter Narkose[14] und wenn wir abends einschlafen. Es scheint der Garten zu sein, in dem unsere nächtlichen Träume wachsen.[15] Im Laufe des Tages verändert es sich, weil wir die Ereignisse dieses Tages integrieren. Aus diesem Grund fühlen wir uns möglicherweise beim Aufwachen manchmal so anders als beim Einschlafen.[16]

Noch immer haben Wissenschaftler nicht alle Geheimnisse des Ruhezustandsnetzwerks entschlüsselt und wissen nicht, auf welche Gehirnteile es sich mit größter Regelmäßigkeit stützt. Das Wichtigste ist jedoch: Die Teile des Gehirns, die wir für diese automatische Integration des Selbst und der sozialen Verbindungen nutzen, sind ganz andere als diejenigen, die wir einsetzen, wenn wir uns auf das Erledigen von Aufgaben in der äußeren Welt konzentrieren. Erlernen wir also beispielsweise eine neue Tätigkeit, schaltet sich das Ruhezustandsnetzwerk ab, da die fokussierte Aufmerksamkeit sich einschaltet. Erst wenn wir die Tätigkeit mit einem gewissen Automatismus ausführen können, wird wieder das Ruhezustandsnetzwerk aktiv.[17]

Unser Schädelhirn kann auf unterschiedliche Art und Weise fokussieren, und in unseren Gedankenmustern zeigt sich eine jede ganz anders. Je nachdem, was wir tun – die Welt betrachten, Entscheidungen fällen, zwischen wichtig und unwichtig unterscheiden, zuhören, empfinden und uns bewegen usw. –, sind unterschiedliche Netzwerke aktiv, wird das Gehirn auf andere Art genutzt. In Abbildung 1.4 sehen Sie den Unterschied zwischen dem Ruhezustandsnetzwerk und dem **Netzwerk der fokussierten visuellen Aufmerksamkeit.** Dieses Netzwerk schaltet das Ruhezustandsnetzwerk am vollständigsten aus; es geht in Betrieb, wenn wir etwas Neues oder Fesselndes tun, wie etwa Videospiele spielen. Möglicherweise sind Videospiele deshalb so beliebt, weil sie das Ruhezustandsnetzwerk komplett außer Betrieb setzen können.[18]

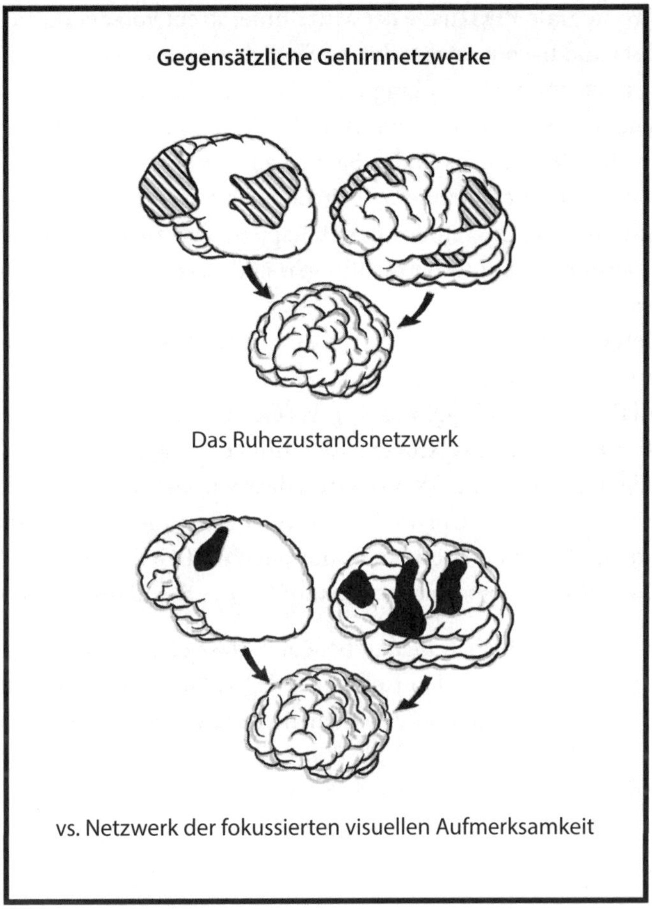

Abbildung 1.4: Gegensätzliche Gehirnnetzwerke. Das Ruhezustandsnetzwerk nutzt andere Teile des Gehirns als das Netzwerk der fokussierten visuellen Aufmerksamkeit

Es folgen nun die Namen der Hirnteile, die das Ruhezustandsnetzwerk bei seiner Arbeit mit einbezieht (falls Sie bei der Beschreibung von Hirnteilen inzwischen mit den Augen rollen, dann überspringen Sie die Auflistung einfach). Die Richtungsbegriffe und die Regionen werden Ihnen aus unserem vorherigen Abschnitt über die Gehirnanatomie bekannt sein:

- Der **mediale PFC** ist für das retrospektive und das prospektive Gedächtnis zuständig und macht es uns möglich, uns in andere hineinzuversetzen.[19]
- Der **dorsomediale PFC** (nahe der Mittellinie, strebt von der Stirn aufwärts und nach hinten) ist für das Überdenken unserer eigenen Autobiografie zuständig und hilft uns, uns in den vergangenen, gegenwärtigen und zukünftigen sozialen Kontext unserer Welt zu versetzen.[20,21,22]

- Der **ventromediale PFC** (nahe der Mittellinie, strebt von der dorsal-ventralen Linie abwärts und nach vorne – schauen Sie sich zum genaueren Verständnis dieser Richtung noch einmal Abbildung 1.3 b an) ist für die Verbindung von Körper und emotionalem Bewusstsein zuständig und hilft bei der Emotionssteuerung[23] (mehr zu diesem Teil des Gehirns finden Sie in Kapitel 6).
- Der **Precuneus** (dieser lateinische Begriff bedeutet „vorderer Teil eines Keils"; befindet sich im hinteren Teil des Parietallappens) ist zuständig für das Bewahren von Erinnerungen an und Betrachtungen über das Selbst und dafür, das zu verfolgen, was andere tun.[24]
- Der **parietale Cortex** ist zuständig für die Selbsterkenntnis insgesamt und für die Orientierung im Raum.[25]
- **Der mediale Temporallappen** ist für das Gedächtnis zuständig.[26]
- Der **posteriore cinguläre Cortex** (der hintere Teil eines gürtelförmigen Abschnitts der Großhirnrinde) sorgt dafür, dass wir alles integrieren können.[27]
- Der anteriore cinguläre Cortex **(ACC)**, vor dem posterioren cingulären Cortex gelegen, dient der Integration von Emotionen und Gedanken (wird von einigen, aber nicht von allen Forschern als Bestandteil des Standardnetzwerks gesehen).[28]

Denken Sie daran, der Begriff *medial* bedeutet, dass etwas nahe der Mittellinie des Gehirns liegt, wo die zwei Hemisphären oder Gehirnhälften aufeinandertreffen. Diese Region um die Mittelinie des Gehirns herum enthält die meisten Bereiche, dank derer wir wissen, wer wir sind. Das Ruhezustandswerk scheint diese Areale deshalb für das soziale Gedächtnis heranzuziehen. (Diese Liste ist nicht vollständig, und unterschiedliche Forscher führen unterschiedliche Regionen als Bestandteile des Ruhezustandsnetzwerks an.)

Die soziale Welt von uns Menschen ist außerordentlich komplex. Es ist spannend, einen Blick darauf zu werfen, wie unser Ruhezustandsnetzwerk ständig versucht, uns beim sozialen Überleben zu unterstützen. Erinnerungen helfen uns nicht nur, uns Dinge ins Gedächtnis zu rufen; unser Ruhezustandsnetzwerk scheint sie auch zu nutzen, um Prognosen darüber anzustellen, was als Nächstes passieren wird und was Menschen wahrscheinlich beabsichtigen oder denken.[29] Dies soll uns helfen, uns in und mit unseren Gruppen und Gemeinschaften zu bewegen und mit ihnen zu wachsen.[30]

Mehrere Faktoren verändern die Art, wie unser Ruhezustandsnetzwerk mit unserem auf die Außenwelt fokussierten Gehirn interagiert. Dazu gehören Angst (hierüber sprechen wir in Kapitel 4), Traumata (Kapitel 6) und Depressionen (Kapitel 12). Mit zunehmendem Alter werden zudem die Grenzen zwischen unserer äußeren Betrachtung der Welt und unserem Ruhezustandsnetzwerk immer poröser. Dies deutet vielleicht auf die Fähigkeit älterer Erwachsener hin, Erfahrungen aus der Vergangenheit auf das heutige Leben anzuwenden.[31]

Wenn der Standardmodus schmerzhaft ist: Das erbarmungslose Ruhezustandsnetzwerk

Das normale Ruhezustandsnetzwerk, das dem Gehirn beim Integrieren der Erfahrungen des Lebens hilft, benötigt für seine Arbeit die Verknüpfung und Funktionsfähigkeit sämtlicher Regionen des Netzwerks. Sind die Verknüpfungen zwischen den Regionen unterbrochen (was durch Trauma, Angst, Depression oder andere Krankheiten geschehen kann, welche die Konnektivität – d. h. die Vernetzung – im Gehirn und die Funktion der Neurotransmitter stören), können wir davon ausgehen, dass das Gehirn – wann immer es versucht, zur Ruhe zu kommen – „negative" und sich selbst schwächende Gedanken zu spinnen beginnt. Je nachdem, welche frühen Erfahrungen eine Person mit anderen gemacht hat und wie viele Traumata sie durchlebt hat,[32] kann das Ruhezustandsnetzwerk automatisch Selbstvorwürfe und Selbstbeleidigung statt Neutralität als Standardeinstellung übernehmen. Das bedeutet, dass Menschen die Gewohnheit haben können, sich ohne Atempause selbst zu geißeln (oder andere zu beschuldigen, ohne auch nur bewusst darüber nachzudenken). Fühlen Menschen sich schlecht, kann dieser emotionale Ton ihre automatischen Gedanken durchziehen und, wann immer eine bewusst gesteuerte Aktivität beendet ist, hervorblitzen wie ein Messer in der Dunkelheit.[33]

Das Hauptproblem für die Arbeit des erbarmungslosen Ruhezustandsnetzwerks ist also die Konnektivität. Eine der Hirnregionen, die einwandfrei mit dem Ruhezustandsnetzwerk verbunden sein müssen, ist der **Gyrus frontalis inferior** oder die untere Stirnwindung, eine Struktur im vorderen Gehirnabschnitt (Abbildung 1.5). Gibt es Konnektivitätsprobleme zwischen dieser Region und dem Ruhezustandsnetzwerk, scheinen diese zu einer Verknüpfung von negativen Gedanken, Interpretationen des eigenen Lebens und dem Selbstgefühl zu führen.[34] Diese Region bewertet offensichtlich das Geschehen und trägt, wenn alles gut funktioniert, zur Ruhe des Gehirns bei.[35]

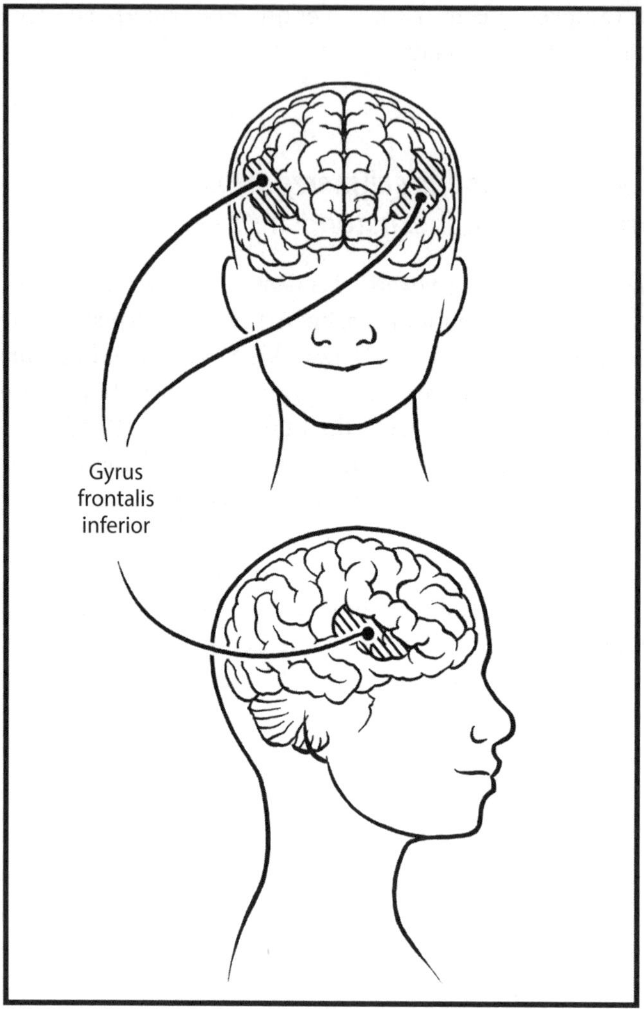

Abbildung 1.5: Der Gyrus frontalis inferior

Je mehr emotionalen Schmerz eine Person überlebt hat, umso größer ist die Wahrscheinlichkeit, dass das Ruhezustandsnetzwerk vergiftet ist. Wie wir in diesem Buch sehen werden, ist warme, feinfühlige Fürsorge die Art von emotionaler Unterstützung, die bei Menschen (und auch bei anderen Säugetieren) für den besten Gesundheitszustand und das größte Wohlbefinden sorgt. Je weniger Fürsorge und Aufmerksamkeit Menschen bekommen – insbesondere, wenn etwas Schwieriges oder Schmerzhaftes passiert ist –, umso geringer ist auf lange Sicht ihr Wohlbefinden.

Und wenn Menschen Leid zugefügt wird (Missbrauch und Vernachlässigung jeder Art), weist ihr Gehirn die physischen Folgen dieses Leids auf.

Einige dieser physischen Folgen zeigen sich in der Konnektivität der unterschiedlichen Teile des Ruhezustandsnetzwerks, einige in der Art und Weise, wie dieses Netzwerk sich mit anderen Teilen des Gehirns verbindet. Diese schadhaften Verbindungen gehören zu den Faktoren, die Depression, Angst und zumindest einigen, wenn nicht gar allen üblichen psychischen Erkrankungen Vorschub leisten. Wenn das Ruhezustandsnetzwerk erbarmungslos ist, verstärkt es die allgemeine Unzufriedenheit oder die diagnostizierten Störungen. Es bringt Menschen dazu, sich selbst abzuwerten und grausam zu anderen zu sein, und bewirkt Hilf- und Hoffnungslosigkeit. Stehen Menschen unter dem Einfluss ihrer eigenen erbarmungslosen Selbstabneigung, können sie nicht glauben, dass andere sich etwas aus ihnen machen. Deshalb ist es ihnen nicht möglich, Beziehungen einzugehen, und mit größerer Wahrscheinlichkeit werden sie isoliert sein. Eine unabdingbare Voraussetzung für eine Verbesserung des Lebens ist die Veränderung des Tons, in dem Menschen automatisch mit sich selbst sprechen.

Wie in der Einleitung erwähnt, sind Langeweile mit sich selbst, unbestreitbare Neugier oder das Bedürfnis, dem eigenen Denken und dem Umgang mit dem Ruhezustandsnetzwerk aus dem Weg zu gehen, ein so großer Antrieb, dass viele Menschen, die 15 Minuten lang allein in einem Raum gelassen werden, sich lieber kleine Elektroschocks zufügen, als einfach nur zu sitzen und nichts zu tun.[36] Der ständige Strom der Ablenkung und Information durch die sozialen Medien hilft Menschen vielleicht teilweise dabei, mit dem traumatisierten und unfreundlichen Selbstgespräch fertigzuwerden, das einsetzt, sobald sie zur Ruhe kommen. All dies kann unterhalb der Ebene der bewussten Wahrnehmung stattfinden. Deshalb ist es wichtig, über das Ruhezustandsnetzwerk Bescheid zu wissen und, wenn es erbarmungslos ist, es erkennen und benennen zu können. Menschen können es sich angewöhnen, sich ständig beschäftigt zu halten, beim Autofahren Textnachrichten zu schreiben, gefühllos zu bleiben, Videospiele zu spielen,[37] Zigaretten zu rauchen (wodurch das Ruhezustandsnetzwerk ebenfalls komplett ausgeschaltet wird)[38] oder anderen Süchten oder Zwängen nachzugehen, ohne auch nur zu erkennen, dass sie einen grausamen Selbstbeobachter haben und diese Aktivitäten ihn zum Schweigen bringen.

Sind Menschen hingegen mit warmherzigen Eltern aufgewachsen, die feinfühlig auf ihr Kind eingingen, und haben sie wenige traumatische Erfahrungen gemacht, kann ihr Ruhezustandsnetzwerk einen positiven oder ermutigenden Ton haben (was für viele kaum vorstellbar ist). Das Ruhezustandsnetzwerk scheint derart wichtig für die psychische Gesundheit des Menschen zu sein, dass einige Forscher es sogar zur Messung des Wohlbefindens nutzen wollen. Entscheidend wäre dabei die Art und Weise, wie dieses Netzwerk auf Aufnahmen zu sehen ist, die mittels **funktioneller Magnetresonanztomografie** erstellt werden (fMRT; ein bildgebendes Verfahren, mit dem sich die inneren Abläufe des Gehirns darstellen lassen, indem Durchblutungsänderungen sichtbar gemacht werden).[39]

Wenn wir Selbstmitgefühl integriert haben (wenn wir sanft, offen und freundlich zu uns selbst und anderen sein können), fühlt sich unser Leben ganz anders an als ein mit einem erbarmungslosen Ruhezustandsnetzwerk gelebtes. Welche hilfreichen Ansätze gibt es für diejenigen unter uns, die mit ihrer Herkunftsfamilie nicht so sehr viel Glück hatten und die ihr erbarmungsloses Ruhezustandsnetzwerk heilen müssen? Was können wir tun, um uns in unserem eigenen Kopf wohl und willkommen zu fühlen? Hier sind ein paar konkrete Schritte, die Sie unternehmen können. Wählen Sie aus, mit welchem Sie beginnen möchten. Ihr Anfangspunkt ist der, der sich für Sie gut anfühlt.

- Beginnen Sie mit einer für Sie machbaren Meditationspraxis, in der Selbstwärme gefördert wird.
- Lernen Sie etwas über das Gehirn, um das Selbst mit Mitgefühl betrachten und das erbarmungslose Ruhezustandsnetzwerk erkennen zu können.
- Erlernen Sie die resonante Sprache und machen Sie Selbstresonanz zum neuen Standard, indem Sie Wörter für Ihre emotionale Erfahrung finden und dem Selbst mit Verständnis begegnen.
- Entwickeln Sie ein Körperbewusstsein; dies kann die gesamte Konnektivität zwischen Körper und Gehirn verbessern und sogar das Wohlbefinden des Herzens steigern.[40]
- Entgiften Sie das Ruhezustandsnetzwerk durch Traumaheilung; dies trägt dazu bei, dass der Ton der auf uns selbst bezogenen Gedanken von Selbstvernichtung zu Selbstmitgefühl wechselt.
- Lesen Sie Romane und Lyrik; hierdurch wird das Erkennen der Gefühle, Bedürfnisse, Ideen, Absichten, Erwartungen und Meinungen, die Sie bei anderen vermuten (Theory of Mind), gefördert und das Ruhezustandsnetzwerk integriert.[41]
- Spielen Sie Theater und lesen Sie gemeinsam mit anderen Theaterstücke laut vor – auch dies verbessert die Theory of Mind.[42]

[Als positiver Nebeneffekt führen sowohl Körperbewusstsein als auch Traumaheilung zur Reduktion der Posttraumatischen Belastungsstörung **(PTBS)**, eine Erkrankung, bei der das Gehirn Schwierigkeiten hat, sich von einem traumatischen Ereignis zu erholen. Zu den Anzeichen der PTBS gehören sich aufdrängende Erinnerungen an das Ereignis und anhaltende Dissoziation.]

Die ersten fünf Schritte in der Auflistung werden durch die Angebote unterstützt, mit denen wir hier arbeiten. Sämtliche dieser Aktivitäten können von jedem Leser und jeder Leserin dieses Buches durchgeführt werden. Die letzten zwei Schritte waren für mich selbst überraschend und ich war erfreut, als ich die Forschungsergebnisse dazu entdeckte. Ich habe sie deshalb in die Liste mit aufgenommen, vielleicht bereiten Sie Ihnen ja ebenfalls Freude.

Trotz der nach innen gerichteten Aufmerksamkeit ist Meditation überrachenderweise etwas dem Wesen nach völlig anderes als das, was geschieht, wenn das Ruhezustandsnetzwerk aktiv ist. Gleichzeitig hat das Meditieren etwas an sich, das das Ruhezustandsnetzwerk beruhigt, besänftigt und integriert. Bei Menschen, die seit langer Zeit meditieren, lassen sich physische Veränderungen in der Reaktion ihres Gehirns auf Selbstkritik und Eigenlob feststellen (es reagiert weit weniger stark). Außerdem kommt es zu Veränderungen im Ruhezustandsnetzwerk; dessen Effizienz und Integration werden erhöht, was auf fMRT-Aufnahmen sichtbar ist.[43] Bei den geführten Meditationen in diesem Buch handelt es sich nicht um traditionelle Achtsamkeitsmeditationen – mit Ausnahme der in diesem Kapitel vorgestellten. Hier liegt die Aufmerksamkeit auf dem Atem und der Akzeptanz des gegenwärtigen Moments. Die folgenden Meditationen laden Sie dazu ein, emotionale Erfahrungen zu benennen und das Gefühl zu haben, in Ihrem eigenen Gehirn liebevoll und warm begleitet zu werden.

Die Achtsamkeitsmeditation soll zwar integrativ im Gehirn wirken, und dennoch kann es vorkommen, dass zwischen dem bei der Meditation genutzten Netzwerk und dem Ruhezustandsnetzwerk eine Trennung bestehen bleibt. Dies ist wichtig zu wissen, erklärt es doch, warum man auch nach jahrzehntelanger Achtsamkeitspraxis immer noch ein erbarmungsloses Ruhezustandsnetzwerk haben kann, das zuschlägt, sobald man sich vom Meditationskissen erhebt.[44] Es zeigt zudem, warum es zur Heilung eines vergifteten Ruhezustandsnetzwerks entscheidend ist, sich auf beide Aspekte der Gehirnunterstützung zu konzentrieren. Die geführten Meditationen in diesem Buch bieten spezielle Werkzeuge, um den Ton des Ruhezustandsnetzwerks zu verändern, und fördern die Entwicklung einer persönlichen und warmen Achtsamkeitspraxis.

Möglicherweise glaubt ein Teil von Ihnen, es sei selbstsüchtig, für sich selbst zu sorgen. Doch bevor Sie aufhören, weiterzulesen, denken Sie einmal über Folgendes nach: Mit einem erbarmungslosen Ruhezustandsnetzwerk zu leben kommt einem permanenten Selbstangriff gleich – und das könnte ein Hinweis auf eine PTBS sein.[45] In der Forschung steht man noch ziemlich am Anfang und erkennt allmählich, dass die unterschiedlichen Formen der Angst – u.a. allgemeine Angst, soziale Angst, posttraumatischer Stress, Zwangsstörungen und Panik – jeweils auf ihre ganz eigene Art die Macht über unser Ruhezustandsnetzwerk übernehmen und uns das Leben schwer machen. Dies wird auf fMRT-Aufnahmen deutlich.[46]

Ganz gleich, welche dieser Varianten der Grausamkeit das Ruhezustandsnetzwerk eines Menschen aufweist, sie alle führen zu Störungen des Cortisolspiegels (**Cortisol** ist ein Hormon, das Gehirn und Körper gemeinsam bilden, um bei Stress Ressourcen zu mobilisieren und, sobald wieder Sicherheit herrscht, die Stressreaktion abzustellen) sowie zu Angst, depressiven Neigungen, Erschöpfung und einer Beeinträchtigung des Immunsystems.

Es mag hart sein, etwas über diese Störungen zu lesen, aber denken Sie daran: Jeder Schritt, den wir in Richtung eines sanften Umgangs mit uns selbst gehen, bringt uns dem Wohlbefinden näher. Lassen Sie mich verdeutlichen, welche Faktoren den Weg zum Selbstmitgefühl weisen. Wir wissen, dass der Ton des Ruhezustandsnetzwerks sich zum Besseren wendet, wenn wir …

- verstehen, warum wir etwas tun,
- den Groll uns selbst gegenüber loslassen,
- unser erbarmungsloses Ruhezustandsnetzwerk erkennen,
- innehalten und seiner Stimme mit Mitgefühl zuhören,
- unser gebrochenes Herz heilen,
- mit zunehmender Präsenz die Überlebensstrategie der Dissoziation aufgeben,
- Verärgerung, Wutprobleme, Reizbarkeit und aggressives Verhalten im Straßenverkehr hinter uns lassen und stabile Ruhe und Resilienz entwickeln,
- von Müdigkeit, Erschöpfung und Schlafstörungen zu Erholung, Entspannung und Revitalisierung wechseln,
- uns von mangelnder Selbstachtung zu Selbstbewusstsein und Selbstvertrauen bewegen,
- aufhören, Angst vor Einsamkeit zu haben, und anfangen, das Alleinsein zu genießen,
- uns von Scham hin zur Zugehörigkeit bewegen – so, wie wir sind,
- Selbsthass hinter uns lassen und beginnen, uns an der Person zu erfreuen, die wir von Geburt an sein sollten,
- spüren, dass unsere Panikanfälle und unsere Furcht nachlassen und wir das Gefühl haben, in dieser Welt ziemlich sicher zu sein,
- von Neid und Eifersucht zu Zufriedenheit und Freude wechseln,
- Entscheidungen fällen, die unser Wohlbefinden unterstützen, wozu gehört, dass wir uns für nahrhaftes Essen, durststillende Getränke, sichere Umgebungen, warmherzige Freunde, sinnvolle Beiträge, eine Arbeit, die uns ernährt, und Zeit zum Spielen entscheiden.

Ob Sie es glauben oder nicht: Wenn Sie in nicht allzu ferner Zukunft Ihren inneren Kritiker sagen hören: „Wie konntest du nur so dumm sein?“, empfinden Sie möglicherweise keine Scham, sondern antworten der Stimme stattdessen mit folgender Frage: „Willst du wirklich dazu beitragen, dass ich in der Welt Erfolg habe?“

Sobald die zuverlässigen Methoden zur Entwicklung von Selbstwärme Eingang in unser System gefunden haben, können wir uns entspannen und jeden negativen, automatisch einsetzenden emotionalen Ton verwandeln. Wenn wir einmal so weit sind, können wir für uns selbst ein von Wärme geprägtes Miteinander erschaffen. Der Körper entspannt sich und das Leben folgt nun seinem wahren, organischen Plan. Beim Entgiften unserer inneren Stimme können wir anfangen, Offenheit gegenüber Erfahrungen zu kultivieren. Und wenn wir offen sind, haben wir die Tendenz, fantasievoll, kreativ und abstrakt zu denken – dies sorgt für ein besonders gutes Funktionieren unseres Ruhezustandsnetzwerks.[47]

Das Wichtigste, an das es zu denken gilt: Wenn wir für uns selbst Zuneigung und Zärtlichkeit empfinden, laden wir unser Gehirn und unseren Körper auf den Weg zur Heilung ein. Unser Gehirn kann sich nicht mühelos entwickeln, wenn wir uns nicht selbst mit Wohlwollen sehen können. Doch manchmal kennen wir niemanden, der sich selbst wirklich Wärme entgegenbringt, und so fehlt uns hierfür ein Vorbild. Und genau hier setzt dieses Buch an. Das Mitgefühl, das wir für andere haben, können wir uns selbst zuwenden und dieser Einladung zur Selbstfürsorge folgen – egal, wie alt wir sind.

Wir verfügen jetzt über eine auf Erfahrungen basierende Grundlage für die weitere Arbeit. In Kapitel 2 wird es darum gehen, wie und warum uns Resonanz – jemanden zu haben, der zutiefst und wahrhaftig versteht, wie die Dinge für uns sind – verändert. Außerdem erfahren Sie in Kapitel 2, dass es Gehirnstrukturen gibt, die Alarm schlagen können, gleichzeitig aber selbst-responsiv sind. Mit einigen Auswirkungen dieser Strukturen werden wir uns beschäftigen.

2. Das emotionale Gleichgewicht bewahren: Gesunde Selbstregulation

„Ich reagiere immer zu schnell und zu heftig" oder „Ich bin zu sensibel."
(Tatsächlich: „Durch Selbstresonanz finde ich dauerhafte Unterstützung, Ruhe und Ausgeglichenheit.")

Stellen Sie sich nur einen Augenblick lang vor, Sie würden auf den Seiten dieses Buches ruhen und mit tiefer Akzeptanz willkommen sein und körperlich gehalten werden. Überrascht Sie dieses Bild? Können Sie es vielleicht heraufbeschwören, und sei es nur einen Herzschlag lang? Manchmal empfinden wir ganz überraschend Wärme, auch wenn wir dies nie zuvor für möglich gehalten haben.

Warum ist es wichtig, Wärme ins Spiel zu bringen, wenn wir über das emotionale Gleichgewicht sprechen? Weil Kinder gefestigt und resilient werden, wenn Eltern und Umgebung feinfühlig auf ihre Bedürfnisse eingehen und sie so ins Leben begleiten. Wenn wir das Gefühl haben, in dieser Welt dazuzugehören und wichtig zu sein, wird alles leichter. Wir entspannen, bis hin zur Unerschütterlichkeit, und entwickeln eine Art süßer Neugier auf uns selbst und andere.

Mit Wärme fällt das Leben leichter. Wenn wir Resonanz für uns selbst als Ressource integriert haben, auf die wir zurückgreifen können, brauchen wir keine Hilfsmittel oder Substanzen, um für uns selbst zu sorgen. Wir müssen uns nicht mit Schokolade, Wein oder Bourbon Whiskey verarzten. Wenn wir nach einer schwierigen Phase wieder ins Gleichgewicht kommen, ohne Heilmittel wie Substanzen oder Verhaltensregeln und ohne uns selbst oder anderen Leid zuzufügen, fühlen wir uns besser und können wir häufiger solide und fundierte Entscheidungen treffen.

Lassen Sie uns nun einen Rundgang unternehmen durch die Landschaft des Schädelhirns, in der sich die Rückkehr ins emotionale Gleichgewicht abspielt.

Gehirnkonzept 2.1: Das Gehirn in der Hand – ein Rundgang durch das Gehirn

Wir können uns eine Vorstellung vom Gehirn machen, wenn wir den Arm und die Hand als Modell nutzen. Die Finger sind über dem Daumen geschlossen, sodass sich eine Faust ergibt (Abbildung 2.1).[48] Der Unterarm repräsentiert die Wirbelsäule, die Handwurzel stellt den Hirnstamm dar (den Teil des Gehirns, der für alles zuständig ist, was automatisch geschieht: Atmen, Körpertemperatur und Herzfrequenz regulieren etc.). Der Daumen steht für das **limbische System**, ein tief im Inneren des Schädelhirns gelegenes Gehirnareal, das uns hilft, Emotionen zu verarbeiten, uns zu erinnern und zu binden sowie auf Gefahren zu achten (zu diesem System gehören die Amygdala und der Hippocampus, die an späterer Stelle noch wichtig werden). Das limbische System befindet sich in der Mitte des Gehirns. Die Finger weisen die Unebenheiten auf, die wir uns normalerweise vorstellen, wenn wir an das Schädelhirn denken. Dessen Oberfläche, **Cortex** genannt, ist für die Interpretation unserer Welt zuständig. Der Cortex speichert sämtliche Empfindungen und Wahrnehmungen, die eine Erinnerung ausmachen. Er ist der Hirnteil, mit dem wir alles planen, kreieren und verstehen. Außerdem steuert er die Bewegungen unseres Körpers.

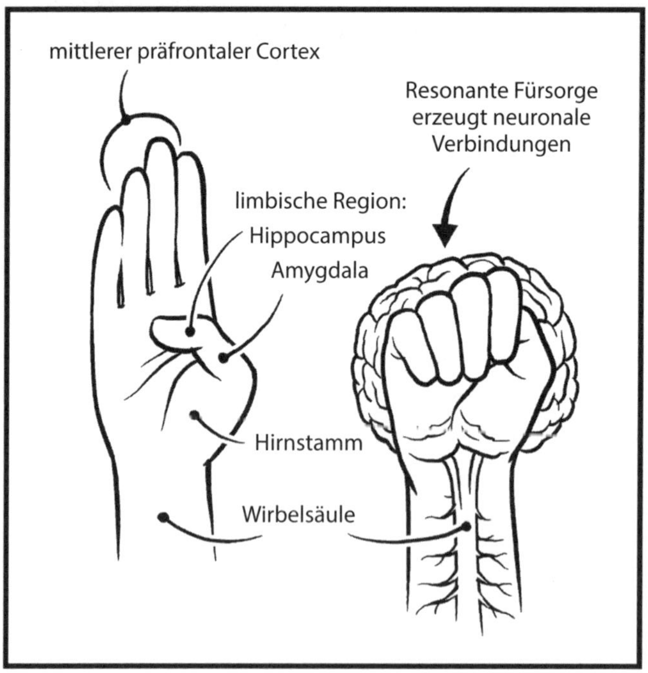

Abbildung 2.1: Das Gehirn in der Hand (nach Daniel Siegel)

Das limbische System liegt tief im Herzen des Gehirns und dient auch, was ein wenig verwirrend ist, als Tor für alles, was ins Hirn eindringt. Sämtliche Empfindungen (aus der Innenwelt) und sämtliche Wahrnehmungen (aus der Außenwelt) gelangen durch das limbische System ins Gehirn. Hier legt der Star des emotionalen Gehirns, ein Organ mit Namen **Amygdala**, emotionale und unbewusste Erinnerungen an und filtert alles, was hineinströmt. Die Amygdala sortiert automatisch die Erfahrungen, die wir heute machen, um Ähnlichkeiten mit schwierigen oder gefährlichen Situationen aus unserer Vergangenheit zu erkennen und, wenn sie eine Übereinstimmung erkennt, die emotionalen Alarmglocken des Körpers zu läuten. Ist ein Mensch im Wachzustand, beteiligt sich die Amygdala an den Gehirnwellen hoher elektrischer Aktivität mit einer Frequenz von zwölf bis hundert Schwingungen pro Sekunde.[49,50] Im Wesentlichen stellt sie dabei folgende Fragen: „Bin ich in Sicherheit, bin ich wichtig? Bin ich in Sicherheit, bin ich wichtig?"

Die Amygdala erkennt grobe Übereinstimmungen zwischen Erfahrungen und deren emotionaler Bedeutung.[51,52] Riecht jemand beispielsweise das aus der Kindheit vertraute Aftershave des psychisch labilen Onkels, kann sich seine Alarmbereitschaft erhöhen, auch wenn der Onkel schon vor Jahrzehnten gestorben ist. Oder jemand, der körperliche Misshandlung erfahren hat, sieht, wie sich eine Hand nähert, um ihm einen freundlichen Puff mit der Faust zu geben. Doch statt sich an einer netten Berührung zu erfreuen, weicht er möglicherweise zurück. Die Amygdala löst den emotionalen Alarm aus, sobald ein Gefühl von Gefahr besteht – vergangener oder gegenwärtiger –, aber sie stellt auch positive Verbindungen her: Sieht eine Person jemanden im Profil und fühlt sich an eine geliebte Lehrerin erinnert, entspannt sich ihr Körper.

Je mehr ein Mensch einst mit Wärme und Zuneigung erzogen wurde, umso stärker sind die vom präfrontalen Cortex (PFC) zur Amygdala verlaufenden Verbindungen ausgeprägt und umso weniger schnell und heftig reagiert er auf äußere Reize.[53] Je mehr Traumata jemand überlebt hat und je weniger emotionale Unterstützung er erhalten hat, umso eher wird die Amygdala die dominante Kraft sein. Die stabileren Energie- und Informationsströme verlaufen dann in die entgegengesetzte Richtung, von der Amygdala zum PFC. Das bedeutet, dass eine traumatisierte Person unmittelbarer und stärker auf äußere Reize reagiert. Jedes Mal, wenn die Amygdala die Alarmglocke läutet, müssen die Betroffenen herausfinden, wie sie mit ihren reflexartigen, durch die Amygdala befeuerten Reaktionen auf die Welt umgehen sollen. Ihre Reaktionen können heftig und von großer Überzeugungskraft sein. Manchmal ist es egal, welche Beweise es gibt; die Menschen glauben ihrem eigenen Alarmsystem. (So ist manch einer vielleicht niemals wirklich von der Treue des Ehepartners überzeugt, obwohl es daran überhaupt nichts zu rütteln gibt.) Manchmal wiederum glauben Menschen ihrem eigenen emotionalen Alarmsystem überhaupt nicht, egal, was um sie herum passiert. (So halten Menschen vielleicht blind an etwas fest, obwohl sie viele Signale erhalten, dass das nicht sicher ist, wie beispielweise mit einem Partner zusammenbleiben, der sie zum Sex zwingt.) Natürlich ist keine dieser Situationen ideal. Die allerbeste Option sieht so aus, dass eine Person den denkenden Teil ihres Gehirns, den Cortex, einsetzen kann, um den Stimmen der Amygdala und der Intuition zu lauschen und unter Berücksichtigung aller Hinweise – der sachlichen und der emotionalen – die beste Entscheidung zu treffen.

Antheas Geschichte

Es war an einem Nachmittag in einem Frauengefängnis. Anthea hatte in den zurückliegenden zehn Wochen des zwölfwöchigen Kurses kein Wort gesprochen, doch jetzt hob sie die Hand. „Ich wollte Ihnen erzählen, was mir gestern passiert ist", sagte sie. „Ich bin seit zwölf Jahren im Gefängnis. Bei mir wurden sechs verschiedene psychische Probleme diagnostiziert und ich habe an zehn Kursen zur Aggressionsbewältigung teilgenommen, ohne dass sich meine Selbstbeherrschung verbessert hätte. Aber gestern war ich mit meiner Bewährungshelferin zusammen, und sie machte mich so wütend, dass ich ihr eine verpassen wollte. In der Vergangenheit hätte ich einfach zugeschlagen. Aber gestern erinnerte ich mich daran, wie Sie vor uns gestanden und über das Gehirn gesprochen haben und wie Sie Ihre Hand geöffnet und geschlossen haben, um uns zu zeigen, was passiert, wenn wir wütend werden. Ich konnte mich nicht mehr daran erinnern, was besser war, ob meine Hand geöffnet oder geschlossen sein sollte. Aber zum ersten Mal in meinem Leben habe ich nicht zugehauen, als ich daran dachte, es zu tun."

Daniel Siegel, der Synthetiker und Begründer der interpersonellen Neurobiologie, erklärt diese sehr hilfreiche Methode, die Hand als Modell des Gehirns zu nutzen, in fast all seinen Seminaren und Vorträgen. Überall auf der Welt nutzen Menschen heute dieses Handmodell, darunter Tausende von Schülerinnen und Schülern, denen ich im Gefängnis etwas über das Gehirn und die Sprache beigebracht habe. Viele von ihnen erzählen mir, sie würden nun beim Gang durchs Gefängnis (und diejenigen, die das Gefängnis bereits verlassen haben, tun dies nun bei ihrem Gang durchs Leben) ihre Finger um die Daumen legen und sie wieder lösen, um so an Selbstregulation zu denken.

Gehirnkonzept 2.2: Selbstregulation

Blättern Sie noch einmal kurz zurück zur Abbildung 2.1. Schauen Sie sich an, wie die Finger sich um den Daumen schließen können, der die Amygdala repräsentiert, einen Teil des limbischen Systems. Wenn die Hand geschlossen ist, berühren die Fingerkuppen des Zeige- und Mittelfingers leicht den Daumen. Dieser Teil des Gehirns (beim Handmodell symbolisiert durch die ersten zwei Fingerglieder) ist der PFC. Wenn der PFC die Amygdala unterstützt und reguliert, sind Menschen in der Lage, auf ihre eigenen Ängste, Verärgerungen und Sorgen mit Flexibilität, Fürsorge, Resonanz und Feinfühligkeit zu reagieren.[54,55] Dies ist eine gehirnbezogene Definition unseres neuen Lieblingskonzepts, der **Selbstregulation** (Abbildung 2.2). In der Alltagssprache würde man es vielleicht so definieren: *die Fähigkeit, Körperfunktionen zu steuern, mit starken Emotionen umzugehen und die Konzentration und Aufmerksamkeit aufrechtzuerhalten.*

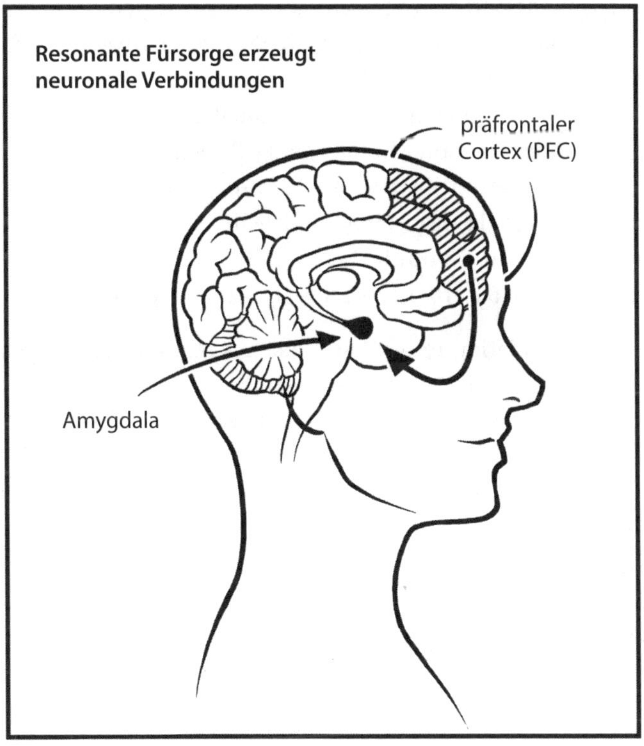

Abbildung 2.2: Selbstregulation: präfrontaler Cortex und Amygdala

Sämtliche anderen Strategien in Reaktion auf Stress könnten wir im Unterschied dazu als **Selbstmanagement** bezeichnen. Hierzu gehören: uns selbst, andere und die Umgebung kontrollieren; Selbstkritik und sogar Selbsthass (mehr dazu in Kapitel 11). Insbesondere Süchte und Zwänge bieten sich an, den „erbarmungslosen" Gedankenmustern zu entkommen, die im Ruhezustand vom gleichnamigen Netzwerk erzeugt werden. Und von **Dysregulation** können wir sprechen, wenn diese Strategien keinen Erfolg bringen, wenn Menschen z. B. Wutanfälle haben, gewalttätig und missbräuchlich handeln oder mit den Nachwirkungen einer Posttraumatischen Belastungsstörung (PTBS) leben müssen. Wie im vorangegangenen Kapitel erwähnt, sind die PTBS und die mit ihr einhergehenden, sich aufdrängenden Erinnerungen mit dafür verantwortlich, dass das Gehirn zu einem erbarmungslosen Ort wird, wenn das Ruhezustandsnetzwerk auf die eigene Person losgeht und das Selbstgefühl verändert. Mit so einem Gehirn zu leben ist schmerzhaft.[56]

Zwar beginnt der Begriff Selbstregulation auch mit dem Wort *selbst*, doch das bedeutet nicht, dass wir die Regulation ganz allein vornehmen müssten. Selbstregulation und Selbstmanagement sind die unterschiedlichen Strategien zur Selbstfürsorge, die wir in uns tragen, abhängig davon, wie unsere Bezugspersonen mit sich selbst umgegangen sind. Wissenschaftlich ausgedrückt ist Selbstregulation immer eine internalisierte Ko-Regulation; sie entsteht durch gesunde Beziehungen. Dasselbe gilt für die Dysregulation – auf der Grundlage ungesunder Beziehungen entwickeln Menschen ungesunde Regulationsgewohnheiten. Wenn unser Leben nach dem Trauma weitergeht, reagiert die Amygdala nicht länger auf reale Bedrohungen; vielmehr reagiert sie auf innere Stimmen und nimmt diese als Bedrohungen wahr. Dies gehört zur Stressschleife, die durch das erbarmungslose Ruhezustandsnetzwerk erzeugt wird.

Sind wir zur Selbstregulation in der Lage, hat uns irgendjemand irgendwie und irgendwo das Gefühl gegeben, dass man uns als die erkennt, die wir sind, dass unser Denken und Fühlen einen Sinn ergibt und dass wir uns auf diese Person verlassen können. Doch nicht jeder hat das Glück, von Wärme umgeben zu sein, diese verinnerlichen zu können und sie schließlich in sich zu tragen. Denjenigen von uns, die in ihren ursprünglichen Beziehungen diese Wärme nicht in ihr Inneres bringen konnten, steht diese Arbeit nun bevor. Doch sobald wir lernen, die erbarmungslosen Gedanken des Ruhezustandsnetzwerks zu besänftigen, beruhigt sich das gesamte Gehirn. Deshalb wollen wir uns jetzt mehr damit beschäftigen, wie man sich selbst Wärme entgegenbringt.

Der auf sich selbst reagierende PFC

Nach Aussage des Forschers Moshe Szyf befindet sich unsere Mutter in jeder Zelle unseres PFC.[57] Das bedeutet, dass Menschen, die mit einer traumatisierten Mutter aufgewachsen sind, die Verantwortung haben, ihre verinnerlichte Herkunftsmutter in eine warme, verständnisvolle und resonante Mutter zu verwandeln. So unterstützen sie langfristig ihre Gesundheit und ihr Wohlbefinden. Wieder liegt der schwierige Teil darin, dass man hierfür lernen muss, Wärme und Resonanz nach innen zu wenden. Das mag schwer erscheinen, ist jedoch machbar. Und es ist der Schlüssel zu dauerhaftem Wohlbefinden und anhaltender Gehirngesundheit. Da Gehirne glücklicherweise immer auf der Suche nach dem sind, das ihnen hilft, besser zu funktionieren, ist es nützlich, sich in der Realität oder in der Literatur Vorbilder zu suchen. Das sind Menschen, die es uns ermöglichen zu verstehen, was die Stimme einer warmherzigen, verständnisvollen und resonanten Mutter überhaupt ist, und sie für uns erlebbar machen.

> *Eine Anmerkung zum Geschlecht von „Mutter"*: Die Forschung zeigt, dass, unabhängig vom Geschlecht, der primäre Elternteil, der unsere Beziehung mit uns selbst fördert, immer als „Mutter" fungiert – auch wenn dieser Elternteil ein Mann ist. Der sekundäre Elternteil, egal ob männlich oder weiblich, fungiert als „Vater" und fördert das, was wir in Beziehung zur Welt erwarten.

Wann immer wir eine wirksame Resonanzerfahrung haben, eine Erfahrung also, bei der sich eine andere Person mit warmer Neugier auf uns einstimmt und uns das Gefühl gibt, verstanden zu werden, lernen wir uns selbst ein wenig besser kennen. Und jedes Mal erzeugen wir Erinnerungen, auf die wir uns stützen können: Erinnerungen, die uns sagen, wie es sich anfühlen würde, den Teil unserer selbst zu nähren, der die Emotion empfindet. (Das Symbol hierfür wäre, Ihre Finger eng um Ihren Daumen zu legen.) Dies verbessert unsere Fähigkeit zur Selbstregulation und zur Selbstempathie und lenkt die inneren Gedankenmuster des Ruhezustandsnetzwerks in positivere Richtungen.

Der PFC ist ein sehr großer Teil des Gehirns und trägt auf vielerlei Wegen zu unserem Menschsein bei. Neben Selbstregulation gehört hierzu auch, dass er Entscheidungen trifft, plant, abstrakt denkt und Probleme löst. Der PFC wird uns helfen, das Nützliche aus diesem Buch zu lernen, und uns den Weg zum Erkunden neuer Möglichkeiten weisen.

Schauen wir uns einmal die Werkzeuge und Fertigkeiten der Selbstregulation an, die uns helfen, Selbstwärme zu empfinden und feinfühlig auf uns selbst zu reagieren. Mit ihrer Hilfe können wir diese Fähigkeiten erlangen, falls sie uns nicht in unserer Kindheit mit auf den Weg gegeben wurden. Der Forscher Matthew Lieberman hat herausgefunden, dass Gehirne hauptsächlich auf dreierlei Weise in ihr emotionales Gleichgewicht zurückfinden:[58]

1. Wir identifizieren, was wir fühlen (**Benennen von Emotionen**).
2. Wir denken anders über die Situation (**Umdeutung**).
3. Wir denken an etwas anderes als an das, was uns beschäftigt (**Ablenkung**).

Ein anderer Forscher, James Coan, hat dem Puzzle aus Möglichkeiten, wie unser Gehirn wieder zur Ruhe findet, noch ein weiteres Teil hinzugefügt:

4. Die tatsächliche oder vorgestellte Präsenz eines Menschen, von dem wir glauben, dass er uns mag (**Begleitung**).[59]

Im Folgenden soll jeder dieser Ansätze zur Selbstregulation kurz beschrieben werden.

Benennen unserer Emotionen

Falls Sie Zweifel haben, dass das Reden über Emotionen Ihnen helfen wird, sind Sie in guter Gesellschaft. Die Forschung zeigt, dass die meisten Menschen nicht glauben, es sei hilfreich, Emotionen in Worte zu fassen. Obwohl die Wirksamkeit dieser Methode mittels fMRT zu sehen ist, sind sie nicht der Ansicht, die Situation würde sich verbessern, imdem man das, was gerade passiert, beim Namen nennt.[60] Scheinbar kommen viele Menschen zurecht, ohne ihren Emotionen oder ihrem Körper Aufmerksamkeit zu schenken, und das Benennen von Gefühlen ist ungewohnt und deshalb unangenehm. Aber das zu bennenen, was gerade passiert, hat nicht nur eine beruhigende Wirkung. Tun wir dies gemeinsam mit einem fürsorglichen anderen, können daraus liebevolle und vertraute Beziehungen hervorgehen. Wie alt wir sind, spielt keine Rolle. Diese Beziehungen in uns hineinzuholen (in unser Gehirn und dort als Erinnerung zu bewahren) hilft uns, uns in der Welt sicherer zu fühlen.[61] Langfristig bringt das unerwartete Vorteile mit sich. So verbessert es etwa die Funktion des Immunsystems, das Gefühl von Sinn und Bedeutung im Leben, die Resilienz gegenüber Trauma, Depression oder posttraumatischem Stress und die Beziehungen mit anderen und uns selbst.[62]

Warum also reden Menschen nicht über ihre Emotionen, wo es doch so hilfreich ist? Es kann sehr gute Gründe dafür geben, warum Menschen den Teil ihres Gehirns ausgeschaltet haben, der sie über die emotionale Reaktion ihres Körpers auf die Welt informiert.[63] Wenn das Schädelhirn keine Möglichkeit hat, auf die Botschaften des Körpergehirns zu reagieren (wenn etwa die mit intensiven Emotionen einhergehenen Empfindungen des Brennens, Brodelns, Verkrampfens, Windens nie anerkannt wurden oder wenn jede dieser unveränderlichen Empfindungen sich anfühlt wie heftiger Hunger oder das Verlangen nach einem Suchtmittel), muss die betreffende Person unter Umständen lernen, das Körpergehirn zu ignorieren. Mit anderen

Worten: Werden Emotionen zur unvermeidlichen und unerträglichen Höllenfahrt, kann es absolut hilfreich sein, Körperempfindungen auszuschalten, um besser in der Welt zurechtzukommen. Nicht zu wissen, was im Körper vor sich geht, wird so zur soliden Überlebensstrategie. Die Verbindung mit dem Körper kann unerträglich sein, und deshalb ist es wichtig, diese Reise langsam anzugehen. Das hier zu lesen ist scheinbar einfach und unemotional, es kann aber alte Traumata wachrufen und alten Schmerz neu entfachen.

Verlangsamen Sie Ihr Tempo, falls Sie feststellen, dass dies bei Ihnen der Fall ist. Wenn wir langsam genug vorgehen, können wir gleichzeitig die Fähigkeit zu einer resonanten, beruhigenden Antwort aufbauen und die Stimme des Körpers wecken.

Es scheint wichtig zu sein, eine emotionale Erfahrung in ihrer Vollständigkeit zu erfassen. Wenn ich mit einer Klientin am Benennen arbeite und wir nur einen Teil des emotionalen Geschehens verstehen, nicht aber das große Ganze, kann die Klientin sich nicht entspannen. Dies wird teilweise von der Forschung belegt: Wir erkennen einen Unterschied zwischen den Wörtern, die wir zum Benennen einer Emotion verwenden, und ob diese Wörter zu unserer Erfahrung passen ist von Bedeutung. Steht ein Wort mit einer Emotion im Einklang, nimmt die Aktivität in der Amygdala ab.[64] Und eine weniger aktive Amygdala bedeutet Entspannung für den restlichen Körper und auch ein sinkendes Stressniveau. Die von Herbert Benson entwickelte Entspannungsreaktion[65] zeigt, dass eine zusätzliche Ebene der Entspannung erreicht ist, wenn wir in Verbindung mit Wörtern kommen, die für „große Ideen" stehen, etwa *Liebe, Fürsorge, Zärtlichkeit, Erkundung, Integrität, Spiel* und *Unterstützung.* (Wir werden hiermit genauer in Kapitel 4 arbeiten.)

Obwohl es so lebensdienlich ist, auf die Botschaften des Körpers zu achten, kann es doch schwerfallen, in dieser schnelllebigen Welt hierfür Unterstützung und Freiraum zu finden. Lassen Sie sich deshalb von diesem Buch beim Lesen daran erinnern, langsamer zu werden, um sich mit sich selbst zu verbinden.

Es ist auch in anderer Hinsicht hilfreich, die innere Erfahrung in Worte zu fassen. Können Menschen die vom Körper ausgesandten Botschaften nicht deuten, leiden sie unter einem Persönlichkeitsmerkmal, das Wissenschaftler als **Alexithymie** oder Gefühlsblindheit bezeichnen. Haben Sie jemals jemanden getroffen, der gestresst und wütend war, es aber anscheinend gar nicht bemerkte? Möglicherweise wusste diese Person überhaupt nichts von ihrer erhöhten Herzfrequenz, einer Anspannung im Bauch oder in ihren zusammengezogenen Augenbrauen. Von Alexithymie betroffenen Menschen fällt es schwer, ihre Emotionen zu identifizieren, geschweige denn über sie zu reden. Wenn Menschen nicht wissen, was sie empfinden, können sie nichts zur Verbesserung der Situation unternehmen. Das Immunsystem gefühlsblinder Menschen ist erhöhtem Stress ausgesetzt,[66] und die Betroffenen haben größere Schwierigkeiten mit ihren Beziehungen. Es besteht ebenfalls eine Verbindung zwischen Gefühlsblindheit und Depressionen.[67] Betroffene leiden außerdem stärker unter posttraumatischem Stress,[68] und einige Forschungsergebnisse deuten sogar auf eine kürzere Lebenserwartung hin.

Um es zusammenzufassen: Eine bewusste Praxis zum Benennen von Emotionen zu entwickeln ist eine der besten und gleichzeitig der eigenen Intuition am stärksten zuwiderlaufenden Formen der Selbstregulation (= das Gehirn sorgt für sich selbst, ohne dafür auf äußere Verhaltensweisen oder Substanzen angewiesen zu sein; beim Selbstmanagement hingegen kommen Umgehungslösungen, z. B. Formen der Sucht, zum Zuge). Erfolgt das Benennen der Emotionen mit Wärme, kann es die mütterliche Beziehung zwischen dem PFC und der Amygdala fördern, die sicher gebundene Kinder mühelos in ihrer Kindheit mitbekommen. Sobald Menschen benennen, was vor sich geht, lernen sie erfreulicherweise, sich selbst durch ihre emotionalen Erfahrungen hindurch zu begleiten; dabei unterstützen sie sich selbst und ihr Immunsystem.

Umdeutung

Wann immer wir unsere Sichtweise einer Angelegenheit oder eines Ereignisses ändern, nehmen wir eine Umdeutung vor. Stellen Sie sich vor, jemand, der die zulässige Höchstgeschwindigkeit überschreitet, schneidet Sie auf der Schnellstraße. Wenn Sie sich vorstellen, in welcher Notlage er möglicherweise ist – vielleicht fährt er jemanden ins Krankenhaus oder holt ein krankes Kind von der Schule ab –, reagieren Sie eventuell nicht mehr (ganz so) verärgert.

Auch wenn wir uns selbst insgesamt betrachten, also das „große Bild" in den Blick nehmen, ist das eine Art der Umdeutung. So erinnern wir uns daran, dass es in der Vergangenheit wohl eine Verletzung gab und dass es womöglich nicht nötig ist, in der Gegenwart ärgerlich oder ängstlich zu sein. (Eine Umdeutung, bei der wir uns selbst an das erinnern, was wahr ist, ist häufig eine Kombination aus Benennen und Begleitung; siehe unten.) Wenn dies spontan geschieht, wissen wir, dass alte Gehirnmuster sich zu verändern beginnen. Die Verschiebung der Sichtweise führt häufig dazu, dass Menschen ihren Groll oder ihren Schock loslassen, und unterstützt die Rückkehr zur Ruhe.

Wir deuten ebenfalls um, wenn wir unser Gehirn als „einfach ein Gehirn" betrachten. Sehen wir die Ähnlichkeiten zwischen unserem Gehirn und dem Gehirn anderer Tiere, nehmen wir die zuvor unsichtbaren Strukturen wahr, die in natürlichen Beziehungen zueinander stehen. Zudem beginnen wir die „schönen Beschränkungen" zu schätzen, in denen wir leben. Wir Menschen sind ein unendliches Wunder, gehalten durch das Netzwerk unserer neuronalen Verbindungen. Mit dieser Information können wir unsere Menschlichkeit zugleich beklagen und begrüßen und unsere Neuroplastizität entdecken – unsere Fähigkeit zu Veränderung und Wachstum.

Umdeutung ist Selbstregulation und nicht Selbstmanagement, denn auch hierbei sorgt das Gehirn für sich selbst, indem es auf seine eigenen Ressourcen zurückgreift. Mithilfe ihrer Spiritualität, Integrität und ihres Verständnisses der Welt versuchen Menschen ihren Weg durch dieses in ethischer und emotionaler Hinsicht für uns alle herausfordernde Leben zu finden. Wert darauf zu legen, dem Selbst mit Wärme zu begegnen, kann eine Art der Umdeutung sein, die das Wachstum der neuronalen Fasern der Zuneigung und der Resonanz unterstützt. Diese haben das Potenzial, unser Leben zu verändern.

Ablenkung

Sich von dem abzulenken, was passiert ist oder woran sie gerade gedacht haben, ist eine weitere Möglichkeit, wie Menschen wieder zur Ruhe finden. Sie denken bewusst an etwas anderes, erinnern sich zum Beispiel an jemanden, der sie liebt, denken an eine glückliche Zeit in ihrem Leben, versenken sich in ein Gebet oder eine Meditation, lassen noch einmal Sportereignisse oder Filmszenen im Kopf ablaufen, stellen sich einen schönen Flecken in der Natur vor oder planen sogar ihren Urlaub.

Die Ablenkung ist eine weitere Form der Selbstregulation (und nicht des Selbstmanagements), weil es sich hierbei um eine innere Entscheidung des Gehirns handelt, die nicht auf äußeres Handeln angewiesen ist. Wenn wir unsere Gedanken auf eine Art und Weise verändern, die Wärme beinhaltet – vielleicht Denkthemen wählen, die uns beruhigen und besänftigen, quasi als Geschenke an uns selbst –, scheinen die Fasern zu wachsen, die ein langfristiges Wohlbefinden unterstützen.

Begleitung

Vernachlässigte Kinder, die beziehungslos alleingelassen werden, sind trotz ausreichender Versorgung mit Nahrung und Schutz im Alter von fünf Jahren so ausgehungert, dass ihr Gehirn erheblich weniger wiegt als die Gehirne von Kindern, die durch Beziehungen genährt wurden – die begleitet wurden.[69]

James Coans Forschung zeigt uns, dass wir Hügel als weniger steil und Schmerzen als weniger intensiv empfinden, wenn jemand bei uns ist.[70] Das ermöglicht uns zu verstehen, welch zutiefst soziale Wesen wir Menschen sind. Ist jemand bei uns, beruhigt sich die Amygdala, das Alarmzentrum des Gehirns. Haben wir das Gefühl, unterstützt zu werden, sinken die Cortisolwerte und das Stressniveau. Wir empfinden Schmerz als weniger stark. Aufgaben fallen uns leichter. Unser gesamter Gehirnkörper ist dafür gemacht, dass wir die Erinnerung an unterstützende Menschen *die ganze Zeit* in uns tragen. Wir sind nicht für das Alleinsein bestimmt.

Begleitet zu werden ist wichtiger als alles andere: wichtiger als Stress, Trauma, Überwältigung und Tragödie. Wenn wir das Gefühl haben, uns darauf verlassen zu können, dass Menschen verlässlich und liebevoll sind, können wir diese Menschen in unser Gehirn „importieren". Ihre Fürsorge für uns wird dann als Teil des größeren Konzepts der Selbstregulation in das Netz aus Verbindungen zwischen dem PFC und der Amygdala integriert.

Doch wenn Menschen immer schon eine Quelle des Schmerzes und des Misstrauens waren, kann sich das als schwierig erweisen. Dies zeigt sich auch in der Struktur des kompletten Gehirnkörpers. Die Empfindungen von „Sicherheit" und „Gefahr" sind unterschiedliche Zustände des komplexen neuronalen Netzwerks, zu dem sowohl das Gehirn als auch Teile des Nervensystems gehören, die sich in den Körper hinein erstrecken. Die Amygdala spielt eine tragende Rolle, denn sie verändert im Gehirn den Fluss der chemischen Stoffe, die kommunizieren, wenn sich der gesamte Gehirnkörper auf Gefahr vorbereiten sollte. Der vollständige Alarmierungsprozess kann reguliert oder dysreguliert ablaufen, je nach der Art der Verbindungen zwischen dem PFC und der Amygdala. Diese wiederum sind durch mehrere Faktoren bedingt: Abhängig von den Lebenserfahrungen, Erinnerungen und Fertigkeiten, die eine Person erworben oder nicht erworben hat, können Beziehungen als grundsätzlich gefährlich codiert werden oder gar als etwas, das sich nicht überleben lässt. Auf dem Hintergrund negativer Erfahrungen weisen Menschen u. U. die Wärme, die andere ihnen entgegenbringen, automatisch als unglaubwürdig zurück. Entgegen solcher im Lauf des Lebens aufgebauten Erwartungen kann es tatsächlich wahr sein, dass Menschen uns mögen, durch uns inspiriert werden, in unserer Nähe sein wollen und unsere Geschenke zu schätzen wissen. Haben wir aber sämtliche Beziehungen als gefährlich codiert, sind wir möglicherweise nicht einmal in der Lage zu begreifen, dass jemand uns mögen könnte.

Es stimmt, Menschen sind nicht frei von Fehlern: Sie ärgern sich über uns, sie verschwinden plötzlich, wenn wir wünschten, sie wären da, sie sagen, sie würden etwas tun, und vergessen es dann, oder sie sind überfordert und können sich nicht so zeigen, wie wir (und sie) es gerne hätten. Wie leicht passiert es, dass wir sie einfach abschreiben – sie und ihre Wärme und ihre Liebe – und sie nicht in unser Inneres holen, damit sie Teil unseres Teams werden. Begleitet zu werden hat teilweise auch mit Absicht zu tun. Wir müssen Beziehungen im realen Leben bewusst die Tür öffnen. Wir müssen uns von Menschen lieben lassen. Um die Erfahrung des Begleitetwerdens zu machen, können wir nicht auf Perfektion warten.

Fragen Sie sich, ob Sie bereit sind, von Menschen geliebt zu werden. Und ob Sie bereit sind, Wärme, Liebe und Bestärkung von Menschen anzunehmen, die grundsätzlich fehlerhaft sind, gelegentlich unzuverlässig und sich manchmal im Griff ihres eigenen Traumas befinden. Dies ist keine Aufforderung, in einer durch Missbrauch oder Vernachlässigung gekennzeichneten Beziehung zu bleiben. Vielmehr möchte ich behutsam die Möglichkeit aufgezeigen, dass diese Menschen Wärme oder Zuneigung für uns empfunden haben und sogar weiterhin empfinden und dass wir ihre Liebe in uns tragen dürfen, selbst wenn es schwerfällt oder selbst nachdem eine schwierige Beziehung zu Ende gegangen ist.

Benennen und Begleitung kombinieren

Wenn wir beginnen, unsere Erfahrung zu benennen, stellen wir möglicherweise fest, dass unser Körper flexibler wird und beweglicher reagiert, insbesondere dann, wenn wir das Benennen mit Wärme kombinieren. Über die eigenen Gefühle Bescheid zu wissen wird zu etwas Verlockendem, denn mit diesem Wissen können wir Dinge auf neue Art lösen. Und wir können uns besser fühlen, statt für immer in den unerträglichen Empfindungen festzuhängen, die mit schwierigen (aber unbenannten) Gefühlen verbunden sind.

Eine noch nicht benannte emotionale Erfahrung ist weiterhin im Körper präsent, etwa in Form eines flüchtigen Gesichtsausdrucks oder einer kurzen Geste. Sie kann auch Einfluss darauf haben, wie wir über Menschen oder Ereignisse denken. Alan Fogel schreibt in seinem Buch *Body Sense* (dt. *Selbstwahrnehmung und Embodiment in der Körperpsychotherapie*): „Genau wie Emotionen, derer wir uns nicht bewusst sind, sich in unseren Handlungen und Ausdrücken zeigen können, können Gedanken verkörperte Erfahrungen offenbaren, derer wir uns möglicherweise nicht bewusst sind." Manchmal kommen wir der emotionalen Grundlage unserer Gedanken auf die Spur, indem wir unseren Worten lauschen. Enthalten sie eine Beurteilung? Könnte da noch nicht benannte Verachtung oder Verärgerung sein? Lässt sich alter Groll vernehmen? Ist es möglich, dass wir Hoffnungslosigkeit oder Entmutigung fühlen?

Viele Menschen haben nie die Kombination aus Benennen und Wärme erfahren, und so ändert sich auch nichts in ihrem Körper. Ärgern sie sich etwa über einen Kollegen und niemand versteht sie, können sie jahrelang verärgert bleiben. Ein uralter Herzschmerz kann weiter wehtun wie ein wunder Zahn und jederzeit aufflammen, wenn er von einem herumschweifenden Gedanken getroffen wird. Und es ist möglich, bei der Erinnerung an einen Kindheitsschmerz immer noch Angst und Scham zu empfinden, auch wenn mittlerweile 70 Jahre vergangen sind. Wird die Emotion endlich erkannt und benannt, kann sich das Körpergehirn langsam in die vom Schädelhirn empfangene Botschaft hinein entspannen.

Was spricht gegen Mitgefühl für sich selbst?

Es ist ja gut und schön, über Selbstfreundlichkeit, Selbstmitgefühl oder Selbstresonanz zu sprechen, was aber, wenn diese Konzepte fremd und indiskutabel erscheinen? Die Vorstellung, einen solchen Umgang mit sich selbst zu pflegen, kann der Kultur der Familie oder der Gemeinschaft zuwiderlaufen. Die Überzeugung, dass andere wichtiger sind oder dass das Selbst keiner Wärme oder keines Mitgefühls wert ist, wird dann leicht zum Hindernis. Zudem glauben manche Menschen, dass sie in ihrer persönlichen Entwicklung nie vorankommen und sich nie verbessern werden, wenn sie freundlich zu und mit sich selbst sind.

Andere wiederum haben keine Ahnung, was das Wort *Mitgefühl* bedeuten könnte. Selbst wenn sie die Definition aus dem Wörterbuch kennen, kann das Wort sie dennoch stark verunsichern. Was sollen sie denn tun, um Mitgefühl zu finden?

Bei allen Vorteilen, die eine verständnisvolle Hinwendung zum Selbst mit sich bringt, kann es doch gefährlich erscheinen, sich in Richtung Selbstwärme zu bewegen. Hält man uns vielleicht für selbstbezogen oder selbstsüchtig, wenn wir verletzlich und wohlwollend zu und vor allem über uns sprechen? Und Selbstverbindung – das möchte man eventuell lieber verstecken, als anderen davon zu erzählen. Für einige Menschen bedeutet das Wort *Selbstmitgefühl,* sich für etwas zu entschuldigen, das man bereut. Dabei heißt es doch, nachsichtig zu sein, sich um inneres Verständnis zu bemühen, Selbstakzeptanz zu entwickeln und ein Gefühl für den eigenen Wert zu bekommen.

Es kann schon reichen, derartige Bedenken und Vorwürfe ans Tageslicht zu bringen, und sie zerplatzen wie Seifenblasen. Manchmal hingegen verändern sich die Selbstvorwürfe nicht. Eine mögliche Ursache für diese Unveränderlichkeit ist das menschliche Bedürfnis nach Zugehörigkeit. In manchen familiären und landesspezifischen Kulturen werden Bescheidenheit und Demut und sogar Selbstbeschuldigung hochgeschätzt. Solche Kulturen machen es Menschen unter Umständen schwer, sich dem Selbst zuzuwenden, erscheint doch Selbstmitgefühl als etwas Unanständiges. Falls dies auf Sie zutrifft: Beugen Sie sich dieser wichtigen Stimme in Ihrem Inneren und, sofern möglich, lesen Sie weiter. Denn die Art der Selbstwärme, die in diesem Buch beschrieben wird, unterscheidet sich stark von Stolz, Selbsterhöhung oder Rechtfertigung.

In der besten aller möglichen Welten aufgewachsen zu sein, heißt: Unsere Eltern waren in der Lage, verständnisvoll mit uns zu reden, wenn wir aufgewühlt waren. Sie kombinierten die beiden goldenen Regulationsstrategien, Benennen und Begleitung, und erzeugten so eine integrierte Form der Regulation, die wir Selbstregulation nennen. Wenn wir Glück hatten, lernten wir uns selbst durch unsere Beziehung mit unserer Mutter und unserem Vater tiefer und mit größerem Wohlwollen kennen.[71] Andernfalls verfügen wir über die natürliche Fähigkeit, mit anderen Menschen und uns selbst genauso umzugehen, wie unsere Eltern es mit uns taten. Ziehen wir zum Vergleich noch einmal das Handmodell heran: In der besten aller möglichen Welten ist es so, als würden unsere Finger, die unseren PFC symbolisieren, sich von Natur aus um unseren Daumen rollen, sich an ihn schmiegen und ihn unterstützen. Dieser Daumen steht bekanntlich für unser Emotionszentrum – unsere Amygdala. Jedoch sind nur wenige von uns in dieser Welt aufgewachsen.

Was können wir also tun, wenn wir ohne Benennen oder Begleitung groß geworden sind? Gibt es für uns irgendeine Hoffnung? Ja! Wir müssen einfach robuste neue Verbindungen wachsen lassen, um den Weg der Selbstregulation zu unterstützen. Sämtliche Informationen, Aktivitäten und Meditationen, die Ihnen in diesem Buch angeboten werden, zielen darauf ab, die neuronalen Verbindungen für die Selbstfürsorge zu stärken. Das Wissen, das wir uns über das Gehirn aneignen, sagt uns, warum es wichtig ist, der emotionalen Erfahrung einen Namen zu geben *(Benennen)*. Daneben hilft es uns, das Gesamtbild unserer selbst im Kontext der bedeutenden Beziehungen in unserem Leben zu sehen *(Umdeutung)*. Es lässt uns außerdem gesunde Möglichkeiten erkennen, uns selbst abzulenken *(Ablenkung)*, und erinnert uns daran, warum es so hilfreich ist, andere Menschen im Leben zu haben *(Begleitung)*. Und glücklicherweise befinden sich die Leitungsbahnen aus selbstregulierenden Neuronen in den Gehirnarealen, die mit zunehmendem Alter noch effektiver werden.[72] Die Hoffnungen auf Heilung wird dadurch noch realer.

Wenn wir einen Schritt zurücktreten und uns selbst betrachten, statt einfach nur ohne Selbstreflexion vorschnell zu reagieren, passiert etwas Grundlegendes. Wir können in einer nicht urteilenden Haltung ruhen, wenn wir uns selbst als ein von Natur aus automatisch agierendes Gehirn sehen, das durch unser Leben darauf trainiert wurde, auf eine bestimmte Art und Weise zu reagieren, und gleichzeitig sind wir fähig, uns zu verändern. Sobald Sanftheit uns selbst gegenüber zur Option wird, keimt auch die Hoffnung, dass wir Zuneigung erfahren können, egal wie unsere Vergangenheit ausgesehen haben mag. Wenn wir einmal lernen, dass dies möglich ist, können wir es nicht mehr verlernen. Möglicherweise ist dies noch wichtiger als alle verfügbaren Fakten. Doch das Wissen, das wir uns über das Gehirn aneignen, unterstützt den großen Gedanken, dass wir tatsächlich in unserem Denken und Fühlen einen Sinn ergeben und der Wärme und der Unterstützung würdig sind.

Sich selbst mit Sanftheit zu begegnen – das kann eine radikale und ungewohnte Vorstellung sein. Die folgende geführte Meditation ermöglicht Ihnen, mit dem Empfinden von Wärme und Zärtlichkeit für Sie selbst zu experimentieren. Falls Sie eine innere Stimme haben, die Ihnen sagt, es sei selbstsüchtig, für sich selbst zu sorgen, erinnern Sie die Stimme daran, dass diese Praxis Ihre Liebe für andere verstärkt. Außerdem versetzt sie Sie in die Lage, Ihren Kindern, Ihren Freunden und sogar Ihren Tieren das bestmögliche und am stärksten zur Gesundheit beitragende Gehirn zu präsentieren, das diese sich zum Vorbild nehmen können.

Geführte Meditation 2.1: Eine Zelle

Wie ist das, wenn man Sie auffordert, sich selbst Wärme entgegenzubringen? Falls Sie meinen, das sei ein bisschen viel verlangt, kann die folgende Meditation Ihnen die Aufgabe möglicherweise erleichtern. Sie müssen nicht gleich für Ihr gesamtes Selbst Güte empfinden, sondern brauchen vorerst nur mit einem kleinen Teil sanft umzugehen.

Falls Ihnen jemand diese Zeilen vorliest und es Ihre Vorstellungskraft unterstützt, schließen Sie die Augen. Falls Sie selbst lesen, stellen Sie sich das Beschriebene einfach beim Lesen vor. Beginnen Sie behutsam, indem Sie sich fragen, welches Ihr Gefühl für Ihren gesamten Körper ist. Nehmen Sie wahr, dass Sie Zehen, Knöchel, Knie, Hüften, Finger, Handgelenke, Ellenbogen, Schultern, Rippen, einen Magen und einen Rücken haben und dass Sie beim Atmen spüren können, wie Ihr Atem ein- und ausströmt. Ja, Sie sind ein atmendes Wesen, und vielleicht können Sie das Gefühl in Ihrem Körper wahrnehmen, wenn Ihr Atem sich bewegt. Wo ist Ihre Empfindung des Atmens am lebendigsten? Fordern Sie Ihre Aufmerksamkeit auf, dort zu verweilen.

Egal, wohin Ihr Fokus wandert, seien Sie warm und annehmend, wenn Sie Ihre Aufmerksamkeit darum bitten, an diesem Ort lebendiger Empfindung zu verweilen. Probieren Sie einmal, Ihre Aufmerksamkeit als neugierigen oder misstrauischen Hundewelpen zu sehen oder als ein übereifriges Kleinkind, und schauen Sie dann, ob Ihnen dies mehr Leichtigkeit verschafft.

Lassen Sie Ihre Stimme sanft und auf warme Weise neugierig klingen, wenn Sie mit Ihrer Aufmerksamkeit sprechen: „Hallo Aufmerksamkeit, wärest du wohl bereit, zu meinem Atem zu kommen?" Und wenn Sie Ihre Aufmerksamkeit bitten, ihren Fokus zu ändern, lassen Sie Ihr Gefühl oder Ihre Absicht milde und respektvoll sein. Wird Ihre Aufmerksamkeit zu anderen Teilen Ihres Körpers oder zu anderen Gedanken hingezogen, danken Sie ihr für ihre permanenten Bemühungen, Ihr Wohlbefinden dadurch zu unterstützen, dass sie sich dem zuwendet, was ihr am wichtigsten erscheint. Dann fordern Sie sie sanft und freundlich auf, zu Ihrem Atem zurückzukehren.

Strecken Sie nun mit geschlossenen Augen eine Hand vor sich aus, mit der Handfläche nach oben. Nehmen Sie in Ihrer Vorstellung eine winzige Zelle aus Ihrem Körper und legen Sie sie in Ihre Handfläche. Was denken Sie über diese kleine pulsierende Einheit? Können Sie sehen, dass sie in einer Beziehung zu der größeren Welt steht? Dass sie eine zarte Haut besitzt, die sie von all Ihren anderen Zellen getrennt hält, die aber trotzdem Kommunikation zulässt? Dass sie den Ton der sie umgebenden Emotionen wahrnimmt und auf sie reagiert? Wenn wir uns mit unterschiedlichen Teilen unseres Körpers verbinden, stellen wir manchmal fest, dass diese Teile tatsächlich zu unserem Ganzen beitragen wollen. Glauben Sie, dass diese Zelle Sie gern hat und das Beste für Sie will? Können Sie Wärme und Zuneigung für sie empfinden? Wie sieht es mit Dankbarkeit aus?

Nehmen Sie wahr, ob diese eine Zelle, als Repräsentantin Ihres Ganzen, einen großen Teil ihrer Zeit in irgendeiner bestimmten Emotion verbringt. Wäre sie einsam oder traurig, wenn sie einen emotionalen Ton hätte? Braucht sie Beruhigung und Trost? Ist sie ängstlich oder besorgt und sehnt sie sich nach Sicherheit und Berechenbarkeit? Ist sie verärgert oder wütend und will sie Respekt und Beachtung? Ist sie eine glückliche Zelle? Ist sie froh, anerkannt und geschätzt zu werden? Würde sie sich, zufrieden, wie sie ist, an Gesellschaft erfreuen? Achten Sie darauf, ob es Ihnen möglich ist, Wertschätzung für den Beitrag zu empfinden, den sie zu Ihrem Leben leistet. Wie fühlt sich diese Zelle jetzt, wo Ihre Aufmerksamkeit auf ihr ruht? Entspannt sie sich ein wenig?

Bringen Sie diese Zelle jetzt in Ihrer Vorstellung wieder in Ihren Körper zurück. Lassen Sie sie den Zellen um sie herum von ihrer Erfahrung berichten. Wie ist das? Falls die Erfahrung angenehm war, lässt diese Zelle vielleicht alle anderen Zellen in Ihrem Körper wissen, dass es möglich ist, mit Wärme und Zuwendung umgeben zu werden. Ein warmer Schein kann dann irgendwo seinen Anfang nehmen und sich sanft in Ihnen ausbreiten.

Richten Sie Ihre Aufmerksamkeit wieder auf Ihren Körper als Ganzes. Fällt es Ihnen leichter, Wärme für Ihr gesamtes Selbst zu empfinden, nachdem Sie einem winzigen Teil von Ihnen Wärme entgegengebracht haben? Unabhängig davon, ob Sie diese Frage mit Ja oder Nein beantworten, bitten Sie Ihre Aufmerksamkeit wahrzunehmen, wie es für Sie ist, ein physisches Wesen in der Schwerkraft zu sein. Wo fühlen Sie, dass Ihr Körper Oberflächen berührt? Können Sie Ihr eigenes Gewicht und Ihre eigene Präsenz spüren? Stehen Ihre Füße auf dem Boden? Sitzt Ihr Gesäß auf einem Stuhl? Wo befinden sich Ihre Arme und Ihre Hände? Was hält sie oben? Wie steht es um das Gleichgewicht Ihres Kopfes auf Ihrer Wirbelsäule? Nehmen Sie wahr, dass Sie von der Erde getragen werden. Lassen Sie die Schwerkraft nur einen kleinen Augenblick lang die Liebe der Erde für Sie und Ihr Gewicht sein. Und kehren Sie dann sanft in die Gegenwart zurück und wenden Sie sich der Sache zu, der Sie als Nächstes Ihre Aufmerksamkeit schenken wollen …

Warum sollte ich diese Meditation praktizieren?

Wir sind alle imstande, Wärme und Zuneigung für andere zu empfinden, wissen aber häufig nicht, wie wir unsere natürliche Fähigkeit zum Mitgefühl nach innen wenden und auf den Kern unseres Wesens richten sollen. Indem wir eine unserer Zellen nehmen und außerhalb unseres Körpers ablegen, können wir diese Meditation mit unserer natürlichen Fähigkeit nähren, Wärme für andere zu empfinden. Bringen wir die Zelle dann wieder in unseren Körper zurück, laden wir die neuronalen Fasern dazu ein, Botschaften der Akzeptanz und der Resonanz in eine für uns ungewohnte Richtung zu lenken: rückwärts und abwärts zu unserem Selbstgefühl und zur Amygdala. Hierdurch entsteht ein Nest aus neuronalen Fasern, das unser emotionales Wesen schützend halten wird.

Mit dieser Meditation untersuchen wir: Ist uns eine Verbindung mit dem Selbst eher möglich, wenn wir den Schwierigkeitsgrad reduzieren? Dies tun wir, indem wir uns auf nur eine Zelle konzentrieren und Sanftheit und Wärme mit unserer Vorstellung davon vereinigen, wer wir sind. Auf diese Weise werden die Fasern der Selbstregulation gefestigt, was diese Technik zu einem Eckpfeiler der heilenden Kraft der in diesem Buch behandelten Methode macht.

Gestärkt durch Hoffnung und die Anfänge von Selbstmitgefühl, werden wir nun das nächste Kapitel dafür nutzen, unseren resonierenden Selbstbeobachter zu treffen und mehr darüber zu lernen, wie man Erfahrungen – speziell unsere Emotionen und unsere Sehnsüchte – benennt.

3. Selbstfreundlichkeit entwickeln: Der resonierende Selbstbeobachter

„Niemand versteht mich; ich bin ganz allein."
(Tatsächlich: „Ich kann immer begleitet werden.")

Selbstfreundlichkeit ist ein kniffliges Konzept. Das Wort **Einstimmung** bezeichnet die Erfahrung, dass jemand mit Wärme, Respekt und Neugier seine Aufmerksamkeit auf uns richtet. Diese Person fragt sich, wie es ist, an unserer Stelle zu sein,[73] und nutzt jede zur Verfügung stehende Form menschlicher Sensibilität, um sich auf uns einzustellen.

Einstimmung ist eine wesentliche Voraussetzung für **Resonanz**, und beide zusammen bilden den Leim stabiler Beziehungen. Wie Sie sich vielleicht erinnern, ist Resonanz das, was passiert, wenn wir spüren, dass die andere Person uns wirklich versteht. Diese Person konzentriert sich auf uns, was wir an ihren Worten, Gesichtsausdrücken, Gesten, Lauten oder ihrer warmen, fürsorglichen, nonverbalen Präsenz erkennen können. Und wenn wir das Gefühl haben, verstanden zu werden, verbinden wir uns vorübergehend zu einem vollständigen Paar.[74] Es spielt keine Rolle, wie alt wir sind: Erfahren wir Resonanz, geht es uns wie einer Pflanze, die das Wasser und die Nährstoffe erhält, die sie zum Wachsen braucht. Resonante Aufmerksamkeit und Sprache verändern die Art, wie wir Erinnerungen speichern. Sie verändern die Art, wie wir uns selbst sehen. Und mit unseren neuen Augen fangen wir an, unsere Erfahrungen der Scham, der Wut, des Schreckens und der Selbstzweifel in das Gefühl zu verwandeln, dass wir genügen – und zwar genau so, wie wir sind. Wir sind dann imstande, uns zu vertrauen, für uns selbst einzutreten und zu glauben, dass die Welt ein sicherer Ort ist.

Doch Resonanz, die Erfahrung, die uns am stärksten beruhigt, ist Mangelware. Es ist eine Tragödie, dass das Wissen, das uns darin unterstützt, ganzer, kreativer und selbstbestimmter zu werden, nirgendwo explizit vermittelt wird. Resonanz ist eine natürliche menschliche Fähigkeit, die uns allen zur Verfügung steht – wir müssen lediglich an ihre Macht erinnert werden und dahin geführt werden, sie zu leben. Ich werde modellhaft zeigen, wie sich Resonanz durch den Einsatz von Worten erzeugen lässt. Ich werde den Prozess in Abschnitte unterteilen, damit wir seine beweglichen Teile sehen und uns daran erinnern können, wie wir in Resonanz treten, speziell mit uns selbst. Ich sage „erinnern", da es sich hierbei um ein vergessenes Geburtsrecht des Menschseins zu handeln scheint.

Wenn ich mich auf andere Menschen einstimme, frage ich mich, was wohl gerade in ihnen vorgeht. Ich fange an, ihnen Beachtung zu schenken. Ich nehme wahr, wie ihr Gesicht und ihr Körper aussehen; ich bemerke den Klang ihrer Stimme; ich registriere den Inhalt ihrer Worte. Während ich sie in mich aufnehme, stimme ich mich auf sie ein. Fangen wir beide an zu spüren, dass das Wahrgenommene für den anderen wahr ist, beginnen wir gemeinsam zu resonieren: im Gleichklang zu sein.

So wie wir in der Lage sind, uns auf einen anderen Menschen einzustimmen und mit ihm zu resonieren, sind wir auch imstande, uns selbst diese Aufmerksamkeit und Fürsorge entgegenzubringen. Das heißt, wir können lernen, uns mit der Wärme und dem Wohlwollen nach innen zu wenden, die wir normalerweise für andere aufsparen. Anfangs ist das vielleicht etwas ungewohnt und schwierig, denn nur selten führt uns jemand modellhaft vor, wie man sich eigentlich sich selbst zuwendet. Wir wissen deshalb möglicherweise nicht so recht, wie das geht.

Die Vorstellung, wie es sich tatsächlich anfühlt, Wärme für sich selbst zu empfinden, fällt ein wenig leichter, wenn wir jene Teile des Gehirns personifizieren, die zu Selbstwärme und Selbstregulation in der Lage sind. Wir tun dies, indem wir diese komplexe und gesunde Integration von Gehirn und Körper als **resonierenden Selbstbeobachter** bezeichnen. Wollen wir ein traumatisiertes oder zuvor unbegleitetes Gehirn in einen angenehmen und unterstützenden Ort verwandeln, müssen wir in diesem Gehirn die Hoffnung erwecken, dass es möglich ist, dem Selbst Fürsorge und Resonanz entgegenzubringen. Außerdem müssen wir uns daran erinnern, dass wir zu warmer Neugier, einfühlsamer Selbstregulation und kontinuierlicher Selbstbegleitung fähig sind.

All dies bedeutet: Wenn wir uns stärker darauf einlassen, uns selbst mit Wärme zu begegnen, kommt der resonierende Selbstbeobachter zum Vorschein – die Erfahrung, sich unterstützt und gehalten zu fühlen. Im Gehirn äußert er sich als müheloser, sich selbst tragender Dialog zwischen dem präfrontalen Cortex (PFC) und der Amygdala / dem limbischen System. Hierdurch wird das erbarmungslose und traumatisierte Ruhezustandsnetzwerk – die automatische Stimme des Selbsthasses und der Selbstanklage – in ein freundliches, resonantes Ruhezustandsnetzwerk umgewandelt, das zur Selbstbegleitung fähig ist. Und wo im Gehirn geschieht das? Der Schlüsselbereich für die Selbstregulation ist, wie Sie aus Kapitel 2 wissen, der PFC (siehe Abbildung 2.2). Hier werden Emotionen wahrgenommen und benannt und hier können wir die Absicht halten, uns auf uns selbst und auf andere einzustimmen.

Gehirnkonzept 3.1: Der Ursprung von Wärme – Fürsorge

Wenn sie erstmals etwas über die Bedeutung von Wärme lernen, erkennen viele Menschen Folgendes: Sie sind in Familien aufgewachsen, die entweder stark durch Trauma und Sucht belastet oder so sehr auf Leistung fokussiert waren, dass nie oder nur sehr selten Zuneigung bekundet wurde. Machmal irritiert diese Menschen das Wort *Wärme,* manchmal verwirrt es sie sogar. Selten sagen sie: „Ich liebe dich", und körperliche Berührung empfinden sie häufig als aufdringlich und fordernd. Entsprechend wichtig ist für sie diese Information: Jeder Mensch wird mit den Gehirnteilen geboren, die für Bindung und Verbindung genutzt werden. Selbst wenn Sie nie die Möglichkeit gehabt haben, Wärme für sich selbst zu empfinden, ist Ihr Gehirn doch bereit, dies zu lernen. Es wartet sogar darauf.

Ein weiterer sehr wichtiger Teil des Bildes vom resonierenden Selbstbeobachter sind die tieferen Hirnstrukturen, die durch den Hirnstamm laufen und eine Verbindung zum Körper herstellen. Durch sie wird Selbstfürsorge zu einer umfassenden, voll verkörperten und komplexen Erfahrung, die Schädel- und Körpergehirn vereint.

Der Mensch ist daran gewöhnt, sich als ein Wesen zu sehen, das sich von anderen Tieren unterscheidet. Was die Hirnstruktur anbelangt, sind wir aber offensichtlich Teil des Tier-Kontinuums. Der Emotionsforscher Jaak Panksepp hat gezeigt, dass sämtliche Säugetiere, darunter die Menschen, über sieben grundlegende emotionale Systeme oder **emotionale Schaltkreise** verfügen, die unsere unterschiedlichen Lebensenergien enthalten.[75] Es gibt einen **Schaltkreis der WUT**, der die gleichnamige Emotion steuert, **Schaltkreise der FURCHT, SUCHE, LUST, PANIK/TRAUER** und des **SPIELS** sowie insbesondere einen, der als **Schaltkreis der FÜRSORGE** bezeichnet wird. (Panksepp nutzt Großbuchstaben, um zwischen den Schaltkreisen und den regulären menschlichen Emotionen zu unterscheiden.) Ein jeder steuert unterschiedliche Emotionen. Machen wir also grundlegende emotionale Erfahrungen, werden in unserem Gehirn die Regionen aktiv, die auch bei einer Maus aktiviert würden, wenn sie diese Erfahrungen machte. In späteren Kapiteln werden wir mehr über die anderen Schaltkreise lernen, im Moment aber soll es hauptsächlich um unserer Fähigkeit zur Fürsorge gehen.

Wenn wir emotionale Wärme füreinander, für Tiere oder für uns selbst empfinden, fließen in unserem Gehirn Energie und Informationen nach einem bestimmten Muster. Dieses Muster verläuft über und unter der Amygdala sowie um sie herum und verbindet das limbische System, den Hirnstamm und den Körper. Das können wir wahrnehmen, z. B. wenn wir jemandem geholfen haben und anschließend Zufriedenheit verspüren oder wenn unsere Brust von einem süßen Kribbeln erfüllt ist, weil wir an jemanden denken, der uns viel bedeutet.

Unsere Gehirnverbindungen zum Schaltkreis der FÜRSORGE sind ein Geschenk aus jeder unserer positiven Beziehungen. Sie erzeugen Assoziationen innerhalb der Fasern, die mit zunehmendem Alter zu den komplexesten in unserem Schädelhirn werden und immer mehr Dendriten bilden, welche sich miteinander verbinden: die Fasern des PFC.[76] Gemeinsam erschaffen diese Verbindungen zwischen dem PFC, dem Schaltkreis der FÜRSORGE und dem Körper unsere Fähigkeit zu warmen Beziehungen mit uns selbst und anderen. Glücklicherweise neigen wir dazu, in unserem Gehirn einen automatischen, ständig arbeitenden Schaltkreis der Selbstregulation zu erzeugen, durch den wir beim Älterwerden zunehmend ruhiger bleiben.[77]

Resonanzfähigkeit 3.1: Die Gefühlsnuancen

Wieder einmal sehen wir das Zusammenwirken von Wärme, Absicht und Handlung, das für den resonierenden Selbstbeobachter kennzeichnend ist. Das passiert ganz mühelos, solange wir nonverbal kommunizieren und andere durch liebevollen Augenkontakt oder einfühlsame Berührung wissen lassen, dass wir sie mögen. Aber sobald wir unseren Mund öffnen, ist die resonante Verbindung in Gefahr, denn der für Sprache zuständige Teil unseres Gehirns ist nicht gleichzeitig für Beziehung zuständig.[78] Wenn wir nicht wissen, welche Wörter Verbindung herstellen, verprellen wir möglicherweise unsere Liebsten, wann immer wir etwas sagen – ohne uns unseres Tuns bewusst zu sein.

Emotionen zu bennen ist eine Form der Sprache, die uns mit anderen verbindet. Manche Menschen scheinen nur drei emotionale Zustände zu kennen: glücklich, traurig und wütend. Wenn wir jedoch präzise in Worte fassen, was in uns vorgeht, geschieht für unser Gehirn etwas Magisches. Dieser Abschnitt führt Sie in die vielen Schattierungen von Gefühlen ein.

Wie Sie aus Kapitel 2 wissen, kommuniziert das Körpergehirn mit dem Schädelhirn durch Emotionen und emotionaler Alarm wird beruhigt und reguliert, sobald wir benennen, was passiert. Verärgerung, Angst, Überwältigung, Verwirrung, Bestürzung, Furcht, Scham, Trauer, Entsetzen, Wut und Schrecken sind nur einige der Möglichkeiten. Aber auch ignorierte Anlässe, etwas zu feiern, oder nicht von anderen geteilte Gefühle des Vergnügens, der Begeisterung und der Freude können zur Erstarrung und zur Trennung vom Selbst führen, manchmal sogar zu Scham und Hoffnungslosigkeit. (Mehr zum Thema Feiern finden Sie in Kapitel 14.) Menschen sind gesellige Wesen, dafür gemacht, die wichtigen Ereignisse ihres Lebens mit anderen „Stammesmitgliedern“ zu teilen und verstanden zu werden.[79]

Alles gut und schön, mögen Sie denken, aber soll ich tatsächlich über meine Gefühle reden? Ich habe es ja versucht, aber es hat nicht geholfen.

Es stimmt: Es hilft nicht, mit jemandem über Emotionen zu sprechen, der nicht resonant ist oder der einem sagt, man irre sich, das sei doch ganz anders, der das Thema wechselt oder Probleme zu lösen versucht. Dann hilft es wirklich nicht, Gefühle zu benennen. Wenn aber Resonanz in Aktion tritt, wenn ein anderer Körper ein gewisses Verständnis dafür hat, welche Gefühle im Spiel sind, oder wenn Menschen lernen, mit sich selbst zu resonieren, sieht die Sache anders aus. Um jedem möglicherweise vorhandenen Glauben entgegenzuwirken, es sei keine gute Idee, über Gefühle zu sprechen, möchte ich darauf hinweisen, wie wichtig es ist, die Geschenke der Emotionen zu verstehen.[80]

Die Geschenke der Emotionen

- Sie bringen Lebendigkeit, Farbe und Nuancen in unsere täglichen Erfahrungen.
- Sie lassen uns wissen, was wichtig ist.
- Sie helfen uns beim Lernen und machen uns fähig zur Veränderung.
- Sie weisen uns den Weg zu dem, nach dem wir uns am meisten sehnen.
- Ihr Ausdruck verbessert unsere Gesundheit und verringert posttraumatischen Stress.
- Sie helfen uns, Entscheidungen zu treffen.
- Sie bereichern Erfahrungen von Verbindung und Sexualität.
- Sie spielen eine wichtige Rolle bei der Erinnerung.
- Sie ermöglichen uns das Überschreiten der Grenze zu unserer unbewussten Welt und den Beginn der Heilung (mehr dazu in Kapitel 8).

Emotional lebendige Beziehungen nähren den Körper und die Seele. Es hilft so sehr, zu jemandem sagen zu können: „Ich habe Bauchschmerzen“, und ihn antworten zu hören: „Darf ich dich fragen, ob du Angst hast?“ Oder jemandem zu erzählen, dass man nervös ist, und die Person möchte gern wissen, ob diese Empfindungen mit Aufregung, Freude oder der Sorge vor Enttäuschung in Zusammenhang stehen. Am Anfang eines Gefühlsvokabulars steht die Erfahrung, auf echtes, warmes Interesse zu stoßen. Sie ist auch ein wichtiger Teil des Erlebnisses, das Sie beim Lesen dieses Buches haben.

Ich lade Sie ein, einen Blick auf die Liste „angenehmer“ und „unangenehmer“ Gefühle zu werfen und darauf zu achten, wie viele unterschiedliche Emotionen Sie genau in dieser Minute empfinden. Menschen haben „angenehme“ Gefühle, wenn die Dinge gut laufen und sie den Eindruck haben, in Sicherheit und wichtig zu sein. Sie haben

„unangenehme“ Gefühle, wenn die Dinge nicht gut laufen und sie den Eindruck haben, in Gefahr und unbedeutend zu sein. Vielleicht stellen Sie fest, dass Sie sehr viel komplexer strukturiert sind, als Sie selbst dachten.

„Angenehme“ Gefühle

aufgeregt
aufgeschlossen
ausgelassen
begeistert
begierig
behaglich
beschwingt
beseelt
betört
dankbar
enthusiastisch
entzückt
erholt
energiegeladen
erleichtert
erregt
erstaunt
erwartungsvoll
fasziniert
freudig
freundlich
friedlich
froh
fröhlich
gefesselt
gelassen
gerührt
gestärkt
glücklich
glückselig
heiter
hingerissen
hocherfreut
hoffnungsvoll
inspiriert
intensiv
interessiert
jubilierend
liebevoll
milde
mitfühlend
neugierig
offen
ruhig
sensibel
sicher
stolz
strahlend
tatkräftig
überrascht
überschwänglich
überwältigt
verblüfft
vergnügt
verständnisvoll
vertrauensvoll
verzückt
warm
wertschätzend
wohlwollend
zärtlich
zufrieden
zuständig
zuversichtlich

„Unangenehme" Gefühle

abgeneigt
ärgerlich
alarmiert
angeekelt
angespannt
ängstlich
aufgebracht
aufgewühlt
ausgebremst
bange
bedrückt
beklommen
bekümmert
beleidigt
beschämt
besorgt
bestürzt
betäubt
betroffen
betrübt
beunruhigt
bitter
böse
deprimiert
desinteressiert
durcheinander
echauffiert
eifersüchtig
eingeschüchtert
einsam
elend
empört
entmutigt
entnervt
entrüstet
entsetzt
enttäuscht
erledigt
ermüdet
erschöpft
erschrocken
erschüttert
fassungslos
feindselig
frustriert
furchtsam
geknickt
gelangweilt
gemein
genervt
gereizt
getrennt
gleichgültig
gramerfüllt
griesgrämig
haltlos
hilflos
irritiert
kalt
kribbelig
melancholisch
missgünstig
missmutig
misstrauisch
müde
mutlos
neidisch
nervös
niedergeschlagen
panisch
perplex
rachsüchtig
ratlos
reumütig
ruhelos
schmerzerfüllt
schockiert
schüchtern
schwermütig
sehnsüchtig
skeptisch
teilnahmslos
traurig
trübsinnig
überrascht
überwältigt
unbehaglich
unbeteiligt
ungeduldig
ungläubig
unglücklich
unruhig
unschlüssig
unsicher
unter Druck
untröstlich
verachtend
verängstigt
verärgert
verdrossen
verlegen
verletzlich
verletzt
verloren
verschlossen
verstimmt
verstört
verwirrt
verwundert
verzagt
verzweifelt
von Abscheu erfüllt
von Grauen erfüllt
vorsichtig
widerwillig
wütend
zappelig
zerknirscht
zögernd
zornig

Geführte Meditation 3.1: Den resonierenden Selbstbeobachter finden

In dieser geführten Meditation treffen wir unseren resonierenden Selbstbeobachter. Sie zeigt uns einen neuen Weg, auf uns selbst zu reagieren: mit Selbstfürsorge und Selbstverbindung.

Falls Ihnen jemand diese Zeilen vorliest, schließen Sie jetzt die Augen. Falls Sie selbst lesen, stellen Sie sich das Beschriebene einfach beim Lesen vor. Nehmen Sie als Erstes wahr, dass Sie atmen. Schauen Sie, ob es möglich ist, mit Ihrer Vorstellungskraft auf dem Luftstrom zu reiten, der in Ihren Körper hinein- und aus ihm herausströmt. Achten Sie darauf, welche Formen Ihr Atem beim Einatmen in Ihren Lungen entfaltet. Nehmen Sie für einen Moment die Empfindungen Ihres Atems wahr und stellen Sie fest, ob Ihre Aufmerksamkeit bereit ist, bei ihnen zu verweilen. Wann immer Ihre Aufmerksamkeit wandert, bringen Sie sie sanft und mit Wärme zurück zu dem, worauf sie sich richten soll.

Stellen Sie sich vor, Sie stehen an einem Tor und können einen Weg sehen, der sich vor Ihnen erstreckt. Er führt hinein in eine Landschaft, die Sie lieben: Strand, Garten, Regenwald, Gehwege einer Stadt, Wüste oder Berge. Öffnen Sie das Tor, betreten Sie den Weg und gehen Sie los. Wie fühlt sich die Oberfläche des Weges unter Ihren Füßen an? Was riechen Sie? Was sehen Sie, was schmecken Sie, was fühlen Sie auf Ihrer Haut? Was hören Sie? Sind irgendwelche Vogelgesänge oder Geräusche zu vernehmen? Können Sie den Wind hören, der Blätter oder Grashalme zum Rauschen bringt?

Falls es sich um einen vertrauten Ort handelt, machen Sie ihn mithilfe Ihrer Fantasie geheimnisvoller, sodass es Dinge gibt, von denen Sie nichts wissen. Vor Ihnen liegt eine Kurve, die Sie in ein verborgenes Gebiet führt. Als Sie um die Ecke biegen, taucht ein schöner und gemütlicher Platz zum Sitzen auf, ein umgefallener Baumstamm oder ein sonnenerwärmter Felsblock oder eine Bank. Setzen Sie sich hin und ruhen Sie sich aus und genießen Sie diesen Platz.

Während Sie sich ausruhen, stellen Sie sich vor, dass eine Präsenz da ist, eine Präsenz, die Sie sehen und lieben kann und die Sie zutiefst kennt, die Sie ganz genau kennt. Diese Präsenz empfindet Zuneigung für Sie und interessiert sich für Ihr Wohlbefinden. Diese Präsenz kennt jedes Detail von Ihnen und weiß, warum Sie Dinge auf Ihre Art tun. Diese Präsenz sieht das Beste in Ihnen, hat ein sehr großmütiges und offenes Herz, kennt Ihre besten Absichten und die Liebe, die Ihren Handlungen und Plänen zugrunde liegt.

Wie ist es, mit Augen der Liebe betrachtet zu werden?

Wenn Sie fühlen können, wie sich diese Liebe Ihnen nähert, haben Sie Ihren resonierenden Selbstbeobachter gefunden. Auf Ihrer weiteren Reise wird diese Gestalt Ihre Begleitung sein.

Sollten Sie sich diese Präsenz nicht ausmalen können, möchte ich Sie bitten, sich vorzustellen, dass dieses Buch Ihr mitfühlender und resonierender Selbstbeobachter ist und dass von seinen Seiten Liebe, Akzeptanz, Sanftheit und Willkommenheißen ausgehen.

Diese Präsenz ist neugierig und offen, wartet behutsam darauf, dass Sie sie bemerken. Sie stimmt sich auf Sie ein, macht sich Gedanken über Ihre Erfahrungen sowie darüber, ob sie die Bedeutung versteht, die Sie diesen Erfahrungen zuschreiben. Wenn Sie Ihre Aufmerksamkeit auf sie richten, können Sie sehen, wer sie ist. Diese Präsenz kann Ihr bestes Selbst sein, eine geliebte Großmutter, eine Lehrerin, eine spirituelle Persönlichkeit, ein Tier oder ein Freund bzw. eine Freundin. Sie glaubt nicht, sie sei besser oder schlauer als Sie; sie liebt Sie einfach und ist auf Sie fokussiert.

Nehmen Sie sich ein paar Minuten Zeit, um zu fühlen, wie Ihr Körper darauf reagiert, gemocht zu werden, jemanden zu haben, der sich für Ihre Erfahrung interessiert.

Wenn Sie bereit sind, laden Sie Ihren resonierenden Selbstbeobachter dazu ein, den Weg mit Ihnen zurückzugehen.

Während Sie sich beide dem Ende Ihres Weges nähern, sehen Sie Ihren atmenden Körper auf der anderen Seite des Tores sitzen.

Reiten Sie auf Ihrem Atem zurück in Ihren Körper, nehmen Sie dabei Ihren resonierenden Selbstbeobachter mit und lassen Sie diese Präsenz sich in Ihnen niederlassen.

Spüren Sie, wo Ihr Selbstbeobachter zur Ruhe kommt. In Ihrem Herzen? In Ihrem Bauch?

Achten Sie darauf, wie es Ihrem Körper geht. Heißen Sie Ihre Empfindungen und Emotionen willkommen. Möglicherweise fühlen Sie Wut, Freude, Kummer und Schmerz, Vergnügen oder Frustration. Was immer in Ihnen vor sich geht, ist wichtig und führt Sie zu Ihren tieferen Bedürfnissen. Vielleicht feiern Sie Selbstverbindung oder beklagen Selbsthass oder Bitterkeit. Was immer Sie erfahren, ist von Bedeutung.

Wenn Sie künftig mit dieser Meditation arbeiten, werden all jene, die diesen Weg vor Ihnen gegangen sind, Sie mit Verständnis und Resonanz halten und Ihrem mitfühlenden und resonierenden Selbstbeobachter ihre Stärke und Erfahrung leihen. Sie sind auf diesem Weg nicht allein.

Öffnen Sie jetzt die Augen und kehren Sie vollständig zu Ihrer Atmung, Ihrem Körper und dem gegenwärtigen Augenblick zurück.

Warum sollte ich diese Meditation praktizieren?

Wenn wir unsere Aufmerksamkeit gleichzeitig auf unterschiedliche Teile des Gehirns richten, stärken wir die neuronalen Assoziationen zwischen diesen Bereichen. Der Neurowissenschaftler Donald Hebb drückte diesen Vorgang 1949 folgendermaßen aus: „Neurone, die zusammen feuern, verbinden sich miteinander."[81,82] Das heißt, wenn wir unsere Vorstellungskraft nutzen, um unser normales, alltägliches Selbst und unser Bedürfnis nach Fürsorge und Sanftheit mit dem Teil von uns in

Beziehung zu bringen, der zum Empfinden von Wärme imstande ist, aktivieren wir zeitgleich diese Bereiche und stärken damit diese Assoziationen in unserem Gehirn.

Sobald wir unserem resonierenden Selbstbeobachter eine konkrete Form geben und ihn als ein Wesen sehen, das wir uns mühelos ins Bewusstsein rufen können, erleichtern wir das anhaltende Feuern und Sichverbinden dieser Selbstwärme-Fasern. In dieser Meditation treffen wir erstmalig unseren Selbstbeobachter, sie kann für uns aber ebenfalls zu einer fortdauernden Übung dafür werden, Wärme für uns selbst zu entwickeln und zu empfinden. Der resonierende Selbstbeobachter ist kein bestimmter Teil des Gehirns; er verkörpert vielmehr eine Gehirnfunktion, die jeder Mensch fördern und entwickeln kann.

Wenn wir uns mit Sanftheit zu uns hin- statt mit Verachtung von uns abwenden, beteiligen wir uns an einer radikalen Revolution. Diese vollkommen veränderte Haltung gegenüber uns selbst verändert von Grund auf unsere Vorstellungen von Kindererziehung, Ehe und Partnerschaft, von Freundschaften sowie von Beziehungen zwischen Arbeitgebern und Arbeitnehmern. Mit Resonanz in unseren Beziehungen, anstelle von Bewertungen, Kritik, Beurteilung und Verurteilung, verändern wir die Struktur unseres Gehirns. Wir entwickeln die neuronalen Verbindungen, welche die Fähigkeit des PFC stärken, die Amygdala und den Körper zu beruhigen und zu besänftigen.[83] Empathie für uns selbst und andere – auch bei dieser Art von geführter Meditation – trägt erwiesenermaßen zur Selbstregulation bei.

Wir leben in einer Gesellschaft, die sich weitgehend mit äußeren Hilfsmitteln steuert, in einer Welt, in der wir unsere Probleme mit Gefängnissen, Medikamenten und Bestrafungen zu regeln versuchen, statt unsere menschliche Beziehungsfähigkeit zu nutzen, um positive, nachhaltige Veränderung herbeizuführen. Verlagern wir uns auf innere Regulation, profitieren davon nicht nur wir selbst, weil wir jetzt das gesamte Potenzial des PFC ausschöpfen. Nein, wir setzen uns damit auch für eine andere Welt ein.

Den resonierenden Selbstbeobachter treffen: Erfahrungen mit der Meditation

Dieser Ansatz plädiert für einen Weg der Sanftheit, der Wärme und des Verständnisses. Für einige Menschen ist das so, als würde man sagen: „Wir müssen diese Wolken da oben erreichen, um zu heilen.“ Die Vorstellung, dass wir uns selbst mit Zärtlichkeit betrachten können, kann genauso undenkbar sein wie die Fähigkeit, zu fliegen.

Was am Anfang völlig undenkbar erscheinen mag, ändert sich, wenn wir die grundlegenden Übungen durchführen. Dann nämlich zeigen sich allerlei neue Optionen. Für einige Menschen brachte Meditation 3.1 außergewöhnliche Erfahrungen mit sich, denn sie empfanden zum ersten Mal eine verinnerlichte Wärme. Aber das ist nicht das Einzige, was passieren kann.

Es gibt auch Menschen, die bei ihrer ersten Begegnung mit dieser Meditation wütend oder verzweifelt sind, weil sie bisher in ihrem Leben niemanden hatten, der sie mit Fürsorge umgeben hat. Manchmal versuchen Menschen der Meditation zu folgen und stellen dann fest: Da ist keine Wärme, und sie sind voller Misstrauen gegenüber dem resonierenden Selbstbeobachter. Wenn Ihnen so etwas passiert ist, ist das eine wichtige Information darüber, wie wenig Grund zu vertrauen Sie bisher hatten.

Ganz gleich, was während einer Meditation geschieht, der resonierende Selbstbeobachter ist groß und verständnisvoll genug, um mit Empathie zu reagieren. Einer Person, die beispielsweise wütend auf ihn ist, würde der Selbstbeobachter in etwa so antworten: „Brauchst du Verständnis für das enorme Ausmaß deiner Wut? Warst du so lange allein, dass es für dich unvorstellbar ist, dass jemand Liebe für dich empfinden kann?“ (Mehr zu diesem Punkt weiter unten.)

Wieder andere führen die Meditation durch, haben aber ein Gefühl der Leere. Sie laden ihren resonierenden Selbstbeobachter ein, aber niemand meldet sich. Falls Ihnen die Vorstellung schwerfällt, sich mit Sanftheit sich selbst zuzuwenden, könnte der folgende Abschnitt Ihnen helfen. Er stellt Ihnen weitere Möglichkeiten vor, Ihren Selbstbeobachter zu kultivieren.

Resonanzfähigkeit 3.2: Wie kultiviere ich meinen resonierenden Selbstbeobachter?

In Kapitel 2 haben wir verschiedene Wege kennengelernt, das Gehirn zur Selbstregulation zu veranlassen: das Benennen von Emotionen, das Umdeuten einer Situation in einer Weise, dass wir uns wohler mit ihr fühlen, Ablenkung und das Sich-Erden in warmen Beziehungen und Gemeinschaften (Begleitung). Auf dieser Grundlage werden wir jetzt aufbauen, indem wir der Selbstwärme die Tür öffnen und Fähigkeiten lernen, die uns beim Integrieren von Resonanz helfen. Jedes Kapitel dieses Buches knüpft an zuvor behandelte Fähigkeiten zur Unterstützung von Gehirngesundheit und Wohlbefinden an.

- Wenn Sie jemals von anderen geliebt worden sind (von einem Eltern- oder Großelternteil, einer Tante oder einem Onkel, einer geliebten Lehrerin oder Freundin oder auch von einem Haustier), betrachten Sie sich selbst mit deren Augen.
  - Was geschieht im Herzen dieser Menschen, wenn sie Sie anschauen?

- Denken Sie an ein Kind oder an ein Tier, für das Sie Zärtlichkeit, Zuneigung oder Liebe empfinden.
  - Schließen Sie die Augen und stellen Sie sich vor, wie Sie dieses kleine Wesen halten. Wie fühlt es sich an, wenn einem das Wohlbefinden eines anderen am Herzen liegt?
  - Wenn Sie diese Wärme spüren können, lassen Sie vor Ihrem geistigen Auge sanft ein Bild Ihres jüngeren Selbst auftauchen und ersetzen das Kind oder Tier durch dieses Bild von Ihnen.
  - Dies mag am Anfang schwierig erscheinen, da die Dendriten, die Ihre Fähigkeit zum Mitgefühl und das Bild Ihres jüngeren Selbst verknüpfen sollen, es ganz und gar nicht gewohnt sind, in Ihrem Gehirn eine Verbindung herzustellen. Es mag sogar nahezu unmöglich scheinen, aber allein, indem Sie diese Worte lesen, haben Sie einen Ausgangspunkt, von dem aus Sie Brücken schlagen können zwischen Ihrem Selbstgefühl und Ihrer Fähigkeit, zu lieben.

- Vielleicht ist Ihre Selbst-Wertschätzung derart stark im Mangel und Sie können nicht glauben, es verdient zu haben, geliebt zu werden (wie es bei vielen Menschen der Fall ist – Sie stehen damit nicht allein), dass Sie sich fragen: Gab es einen Zeitpunkt in Ihrem Leben, an dem Sie völlig schuldlos waren?
  - Haben Sie das Gefühl, ein reines und liebenswertes Baby, Kleinkind, junges Kind gewesen zu sein?
  - Gibt es einen Punkt, an dem Ihr Selbstgefühl von Trauma, Missbrauch oder Schmerz überschattet wurde?
  - Haben Sie das Gefühl, sie wurden „schlecht“ geboren? Falls ja, können Sie irgendwelche Bilder Ihrer Seele aus der Zeit vor Ihrer Geburt sehen? Nehmen Sie wahr, wie Ihre Seele sich Ihnen darstellt.
  - Lassen Sie etwas Größeres als Sie selbst Ihre Seele umarmen und Ihnen Verständnis anbieten.
  - Wir müssen nichts verändern; das Sonderbare aber ist, dass unsere Erfahrung sich häufig wandelt, wenn wir das Vorhandene anerkennen. So könnten wir zu dieser Seele sagen: „Bist du erschöpft vom Tragen dieser Last aus Schmerz und Scham? Sehnst du dich nach Heilung und Unterstützung und nach einer Welt, in der du willkommen und wichtig bist und dazugehörst?“

- Manchmal empfinden wir vielleicht Misstrauen, Bestürzung, Ärger oder sogar mörderische Wut, wenn wir den resonierenden Selbstbeobachter in unsere Innenwelt holen. Unabhängig davon, wie die Reaktion des kindlichen Selbst oder des inneren Selbst ausfällt, können wir lernen, dieser Reaktion auf neue Art zu begegnen. Ist unser inneres Selbst beispielsweise misstrauisch, können wir es fragen: „Hast du keine Hoffnung, dass du jemals wirklich gesehen wirst? Fällt es dir schwer zu glauben, dass du tatsächlich wichtig bist? Befürchtest du, wenn du dich der Wärme öffnest, eine weitere niederschmetternde Enttäuschung, wenn sie weg ist?"
  - Wenn unser inneres Selbst oder inneres Kind wütend ist, können wir versuchen, mithilfe von Metaphern Vermutungen anzustellen und die Empfindung dieser Wut zu erfassen: „Ist es so, als stünde die Welt in Flammen und du wärest der Einzige mit einem Asbestanzug? Ist deine Wut wie ein Vulkan, der ausbrechen und die Welt zerstören wird? Ist die Wut so heftig, dass du ein Messer nehmen und in die Welt hineinschneiden und sie bluten sehen willst?"
  - Vermutungen dieser Art können das enorme Ausmaß unserer Wut, Ausgeschlossenheit, Entfremdung und Enttäuschung, unseres Schmerzes, Kummers, Schreckens und schließlich unserer Liebe zu einem kleinen Teil erfassen. Achten Sie, während Sie diese Vermutungen anstellen, auf Ihre Körperempfindungen und nehmen Sie auch kleine Veränderungen wahr, die es Ihnen ermöglichen, Emotionsnuancen zu erraten. Beobachten Sie Ihren Körper, um sich selbst besser kennenzulernen.
  - Manchmal ist es erschreckend, die Intensität der Emotionen und des Leidens zu hören, die von einem jüngeren Selbst herrühren können. Sollten irgendwelche Emotionen beängstigend für Sie sein, brauchen Sie möglicherweise zusätzliche Unterstützung, um diesem Teil Ihrer selbst Raum zu gewähren. Sie könnten dafür einen Therapeuten aufsuchen oder einen Peer-Berater, der Ihnen ein Gefühl der Wärme und Begleitung gibt. Manchmal werden Freunde oder Partner als hilfreich empfunden. Es gibt nicht den einen richtigen Weg. Das Wichtigste ist, dass die unterstützende Person keine Angst vor Emotionen hat und dass Sie das Gefühl haben, zutiefst verstanden zu werden, nachdem Sie sich mitgeteilt haben.
  - Bisweilen fürchten Menschen sich davor, über Wut zu sprechen, aus Angst, sie könnten anderen Schaden zufügen. Vielleicht hilft das Wissen, dass resonante Empathie nicht dasselbe ist wie Zustimmung zu oder Billigung von Gewalt. Resonante Empathie findet statt, wenn jemand anders – oder das Selbst – versteht, warum die Emotion in dieser Stärke vorhanden ist, und sagen kann: „Natürlich empfindest du so stark", ohne irgendeinen Handlungsvorschlag zu machen.

- Und eine der wichtigsten Aktivitäten zur Stärkung des resonierenden Selbstbeobachters ist immer, mit der Aufmerksamkeit bei unserem Atem zu bleiben und sie mit Wärme dorthin zurückzulenken, wenn sie abschweift.

Ein Wort der Warnung: Wenn in einer Meditation ein jüngeres Selbst erscheint und dieser Teil ist tot oder schläft und lässt sich nicht aufwecken, ist das etwas beängstigend. Als ich erstmals versuchte, mich mit meinem jüngeren Selbst zu verbinden, war dieses vollkommen schmutzbedeckt und reagierte überhaupt nicht. Das geschah Jahre, bevor ich es verstand, meinem inneren Teil mit Empathie zu begegnen. Ich wusste nicht, was ich tun sollte, und es gab auch niemanden, der mir dabei helfen konnte. Also begann ich mir einfach vorzustellen, ich säße wortlos bei diesem jüngeren Selbst, bei „ihr". Es dauerte Jahre, bis sie reagierte oder auch nur bemerkte, dass ein mitfühlender resonierender Selbstbeobachter anwesend war. Weil ich etwas über Resonanz gelernt hatte, war ich in der Lage, diesem böse zugerichteten und kaputten Teil eine andere Art von Aufmerksamkeit entgegenzubringen. Als ich ihr empathisch Fragen stellte, wurde sie lebendig. Es waren Fragen wie diese: „Bist du halb tot vor Erschöpfung und Angst und wegen des Schmerzes anderer Menschen? Ist es so, als hättest du in einer Kloake aus Vernachlässigung oder Horror und Misshandlung gelebt? Musst du sanft in warmem Wasser gebadet werden, damit wir diesen ganzen Dreck von dir runterbekommen, herausfinden, wo deine Verletzungen sind, und sie behandeln können? Bist du entsetzt und bestürzt über den Schmerz der Welt und über die Art, wie Menschen ihren Unmut aneinander auslassen? Sehnst du dich so sehr nach deiner eigenen Heilung und Transformation und wünschst du dir das auch für alle anderen?"

Eine Grundbedingung für ein zur Selbstfreundlichkeit fähiges Gehirn ist es, den Samen für einen resonierenden Selbstbeobachter zu legen und ihn zum Wachsen zu bringen. Wir müssen gleichzeitig die Gehirnzentren aufwecken, in denen unser Selbstgefühl verankert ist, und die neuronalen Leitungsbahnen, die den PFC und die Amygdala verbinden. Je mehr wir dies tun, umso eher sind wir in der Lage, uns selbst mit Mitgefühl zu begegnen. Es muss uns zur Gewohnheit werden, denn dann kann uns diese ein gutes Leben verschaffen – ein Leben, in dem wir wichtig sind und dazugehören, in dem wir für uns selbst eintreten und für diejenigen sorgen können, die wir lieben. Es ist nicht so, dass wir andere nicht lieben können, wenn wir uns selbst nicht lieben; selbst Menschen, die sich im Selbsthass verfangen haben, können tiefes Mitgefühl für die Welt empfinden (siehe Kapitel 11). Aber wenn wir uns selbst heilen, bieten wir jedem, mit dem wir in Kontakt kommen, einen anderen Weg an. Und leichte, glückliche Atemzüge und ein Gefühl der Gnade und des Vertrauens gehen mit der Fähigkeit einher, sich selbst zu lieben.

Camillas Geschichte

Bevor ich zu Sarah in den Kurs kam, hatte ich keine Ahnung, dass es mir möglich war, mit Mitgefühl an mich selbst zu denken. Ich war acht Jahre alt, als mein Vater mich auf die Straße setzte und schrie, ich sei eine Hure. Ich vermute, ich glaubte ihm. Als ich im Kurs erstmals hörte, dass über einen resonierenden Selbstbeobachter gesprochen wurde, dachte ich einfach, das habe nichts mit mir zu tun. Aber ich hatte Interesse daran, etwas über das Gehirn zu lernen, und so blieb ich im Kurs. Ich war anfangs einfach so schockiert, dass ich im Gefängnis saß. Es dauerte ganze zwölf Wochen, dass der Schock nachließ und ich zuhören konnte. Und dann begann ich, auf diese Art mit meinen Kindern am Telefon zu reden, und das hat die Dinge verändert. Manchmal kann ich sogar sanfter und wärmer zu mir selbst sein. Ich bin in meinen eigenen Augen wieder zum Menschen geworden, mit Selbstachtung und Glaube und Vertrauen.

In Kapitel 4 werden wir die überraschende Fähigkeit üben, dem hinterhältigen Ruhezustandsnetzwerk mit Resonanz zu begegnen. Wenn wir aufhören, die inneren Stimmen zu bekämpfen, und anfangen, ihnen zuzuhören, sind wir fähig zu einer tief greifenden Veränderung.

4. Den inneren Kritiker zähmen: Hören, was er beitragen möchte

„Mit mir stimmt etwas nicht."
(Tatsächlich: „Ich genüge. Meine Geschichte ist wichtig.")

Das Leben mit dem inneren Kritiker

In Kapitel 1 haben wir gelernt, dass das Ruhezustandsnetzwerk, das fortwährend soziale Interaktionen überprüft, erbarmungslos werden kann, und zwar dann, wenn eine Person ein Trauma durchlebt oder niemals Resonanz erfahren hat. Als Munition nutzt es unsere Missverständnisse, Fehler, Unvollkommenheiten, sozialen Ausrutscher oder die Momente, in denen wir das Gefühl haben, keine Rücksicht auf die Bedürfnisse anderer genommen zu haben.

Wegen seiner negativen Kommentare zu jedem Gedanken und jeder Handlung wird das erbarmungslose Ruhezustandsnetzwerk häufig als „innerer Kritiker" bezeichnet. Diese Stimme reicht von Selbstzweifel bis Selbstverachtung. In Kapitel 11 werden wir Selbstgeringschätzung und Selbsthass näher untersuchen; dieses Kapitel beschäftigt sich mit den Gewohnheiten der Selbstbewertung, der Selbstkritik und der Selbstignoranz: „Was stimmt nicht mit mir?" „Kann ich nicht mal irgendwas richtig machen?" „Wie konnte ich nur so dumm sein?" „Worüber beklage ich mich eigentlich?" „Was ist mein Problem? Ich hatte als Kind ein Zuhause und genug zu essen." „Ich bin zu sensibel."

Bisweilen wollen Menschen, die dem ständigen Dialog mit dem inneren Kritiker zuhören, ihn sofort wieder abstellen. Die Gründe hierfür sind schlicht und einfach Erschöpfung, Überwältigung, Hoffnungslosigkeit oder ein Verlangen nach Frieden und Ruhe. Manche Menschen fragen sogar, warum überhaupt irgendjemand diese Stimme hören will. Wird der Stimme jedoch nie richtig zugehört, verändert sie sich nie und wir müssen alles Mögliche tun, um sie zu unterdrücken.

Es gibt Selbsthilferatgeber und Bücher zum Thema Achtsamkeit, die ihren Lesern empfehlen, mit den Emotionen „zu sitzen" und sie wirklich zu spüren. Dann, so heißt es in den Büchern, hielten die Emotionen lediglich Minuten oder im Höchstfall eine Stunde an. Meiner Meinung nach ist das eine optimistische Behauptung von jemandem, der keine Erfahrung mit einem erbarmungslosen Ruhezustandsnetzwerk gemacht hat. Es ist möglich, dass Menschen, die sich gewohnheitsmäßig auf brutale Weise selbst Vorwürfe machen, über Tage, Wochen oder das gesamte Leben hinweg keine Veränderung ihrer mit Emotionen verbundenen Empfindungen erleben. Warum? Weil die Inneren-Kritiker-Stimmen ihren Wirt jahrzehntelang ununterbrochen kannibalisieren, wenn ihnen nicht mit Verständnis begegnet wird. Sie verstummen nur vorübergehend, nämlich dann, wenn der Wirt seine Gehirnfunktion beeinflussen und in eines der anderen Netzwerke wechseln kann, z. B. in das Netzwerk der fokussierten visuellen Aufmerksamkeit (siehe Abbildung 1.4), das beim Videospielen aktiviert wird.

Schichten der Inneren-Kritiker-Stimmen

Wenn wir einmal auf die Stimmen des Ruhezustandsnetzwerks horchen, stellen wir fest, dass es viele Schichten selbstkritischer Äußerungen gibt. Schauen wir uns einmal die Ebenen des Selbstvorwurfs an, wo die Stimmen im Hintergrund laufen können wie ein beständiger Begleitkommentar zum täglichen Leben.

- Die erste Stimme tut jedes Bedürfnis nach heilender Arbeit ab und fragt sich, warum einer Person oder dem Selbst eine Kindheit bzw. Vergangenheit zu schaffen machen soll, in der „nichts passiert ist".
- Die zweite Stimme vergleicht das Selbst mit anderen und bewertet das. („Guck mal, diese Person da hat es geschafft, ihre Probleme zu lösen. Was ist los mit dir?")
- Die dritte Stimme kann nahezu unsichtbar sein. Sie äußert sich als Scham, Dissoziation oder Wunsch zusammenzuschrumpfen, in Reaktion auf eine negative Selbstbewertung. („Ich wünschte, ich wäre tot." „Ich sollte nicht hier sein.")
- Die vierte Stimme könnte eine Stimme des Vorwurfs sein, die das Selbst dafür angreift, dass es schrumpft und verschwindet. („Was für ein Idiot bist du eigentlich?")
- Es kann eine fünfte Schicht geben, die versucht, den Angriff abzumildern, indem sie Fehler eingesteht und die Worte „Ich bin so dumm, ich bin so dumm" oder „Das ist alles zu viel für mich, das ist alles zu viel für mich" ununterbrochen wiederholt wie ein Mantra – gleich einem schuldigen Kriminellen, der versucht, einem unangenehmen Polizeiverhör ein Ende zu machen.
- Und die sechste Schicht kommt hinzu, wenn eine Person mit der heilenden Arbeit beginnt und sich vorwirft, dass sie sich selbst Vorwürfe macht und bewertet und auf dem Weg der Heilung noch nicht weiter vorangekommen ist.

Den meisten Kontakt haben Menschen mit der ersten Schicht, Selbstignoranz. Häufig ist sie die erste Verteidigungslinie, die sie davon abhält, zu fühlen. Ein Teil dessen, was es bedeutet, mit einem nicht integrierten Gehirn zu leben, ist, nicht zu verstehen, wie schlimm die Dinge wirklich sind. Ohne aktiven resonierenden Selbstbeobachter (siehe Kapitel 3) untergraben Menschen sich selbst und schenken sich keine Beachtung. Sie machen es sich auf diese Weise unmöglich, sich selbst ernst zu nehmen, vom Spüren ihrer Körperempfindungen und von Heilungserfahrung gar nicht zu reden.

Versteht eine Person schließlich, dass die abtuende Stimme keine Macht über die Realität hat, kann die Heilungsarbeit beginnen. Horchen Sie auf die innere Stimme, die sagt: „Worüber beklagst du dich? Du hast es doch leicht, verglichen mit Menschen, die in Kriegsgebieten leben." Bringen Sie Ihrer eigenen Selbstignoranz eine gesunde Skepsis entgegen und wechseln Sie stattdessen zu einer warmen Neugier. Finden Sie heraus, welcher Schmerz, welche Enttäuschungen und welche Sehnsüchte hinter diesem Bemühen zur Selbstregulation lauern.

Eine andere Erscheinungsform der Selbstignoranz ist das Gefühl, nie zu genügen. Kann diese Stimme jemals mit etwas vollkommen glücklich sein? Oder sehnt sie sich immer nach der höchsten Anerkennung? Gibt sie sich lediglich mit einem Abschluss als Jahrgangsbestem zufrieden, mit einem Rhodes-Stipendium, einer MacArthur Fellowship, einem *New York Times*-Bestseller, einem Vertrag als Topmodel und Fotos auf der Titelseite, mit einem Oscar *und* einem Platz auf der *Forbes*-Liste der reichsten Menschen? Und was wäre, wenn diese Auszeichnungen tatsächlich erlangt würden – würde die Stimme uns dann beschuldigen, ein Blender oder Betrüger zu sein? Ist es möglich, dass die kritische Stimme so hohe Ansprüche stellt, dass sie eigentlich unmenschlich ist? Man kann gut und gerne sein Leben lang versuchen, die Anerkennung dieser Roboterstimme zu gewinnen – ihre Vorstellungen von Perfektion werden immer unerreichbar sein.

Es gibt noch eine andere Art von Ignoranz: dass Menschen keine Ahnung haben, dass gerade etwas mit ihnen geschieht. Sie reagieren zwar körperlich auf ihre Umwelt, „wissen" aber dennoch nicht, dass das Leben ihnen gerade irgendwie mitspielt. Das geht aus Untersuchungen hervor, bei denen Herzfrequenz und Blutdruck von Probanden aufgezeichnet wurden, denen man erschütternde Bilder gezeigt hatte. Manche Versuchspersonen behaupteten, dies hätte keinen Einfluss auf sie, obwohl ihre Vitalparameter entgegen ihrer Überzeugung ganz klar reagiert hatten.[84] Daraus folgt: Menschen, die sich ihres Körpers und ihrer Emotionen nicht bewusst sind, kennen auch nicht die emotionalen Folgen ihrer Handlungen. Und sollten sie dennoch einen emotionalen Schmerz ganz leise wahrnehmen, können sie dies übergehen. Auch diese Form der Selbstignoranz läuft darauf hinaus, dass Menschen sich selbst nicht ernst nehmen.

Eine Anmerkung für diejenigen, die Partner, Chefs oder Freunde haben, die größtenteils losgelöst von körperlichen und emotionalen Informationen leben: Wenn wir sie fragen, was mit ihnen los ist, und sie antworten „Nichts", und wir sehen allerlei Anzeichen dafür, dass es ihnen nicht gut geht, dann erzählen sie uns ihre Wahrheit. Manchmal fühlen sie sich tatsächlich nicht ängstlich, traurig oder wütend, weil der fühlende Teil ihres Wesens nicht anwesend ist. Manchmal verspüren sie ein Gefühl, wissen aber nicht, wie sie es in Worte fassen sollen. Dieses Wissen kann uns helfen, mit unserer Sorge umzugehen, der andere könnte verrückt sein oder lügen. (Ein Teil des Gehirns, der anteriore cinguläre Cortex, spürt Abweichungen auf zwischen dem, was Menschen sagen, und dem, was sie tun. Entdeckt er eine Unstimmigkeit,[85] kann er Angstgefühle in uns auslösen und er lässt uns Gefahr wittern. Diese Gehirnregion ist Teil des in Kapitel 1 vorgestellten Ruhezustandsnetzwerks. (Wir werden in Kapitel 5 mehr über sie erfahren, wenn es um das Thema Angst geht.) Das Wissen, dass andere Menschen sich dessen, was mit ihnen geschieht, möglicherweise gar nicht bewusst sind, kann sehr beruhigend sein. Es schafft ein Verständnis für das, was sich gerade abspielt, und hilft uns, den Schritt von Beschuldigung zu Mitgefühl zu gehen.

Erfahren Menschen, ohne dass sie es wissen, eine emotionale Belastung, kann sich allmählich ein Druck aufbauen, der in eine plötzliche und scheinbar unerklärliche Explosion mündet, die ein Ausdruck eines unregulierten Leidens ist: unberechenbare Wutanfälle, ein schwarzes Loch der Verzweiflung oder unbändiges Schluchzen. Die Betroffenen fühlen sich so, als stünden sie neben sich und würden ihre eigene Hoffnungslosigkeit sehen, und sind gleichzeitig unfähig, diese zu verstehen.

Bei Menschen, deren Gehirn ein wenig besser integriert ist, kann zeitweise ein wenig Verständnis ihrer selbst aufblinken. Für einen kurzen Moment sehen sie das große Ganze des Lebens, bevor sie es wieder aus dem Blick verlieren. Kurzfristig sehen und verstehen sie den Schmerz klar und deutlich, und dann verschwimmt wieder alles. Dies geschieht, wenn Menschen Momente erleben, in denen sie sich selbst glauben und *an* sich selbst glauben und den Glauben dann wieder verlieren. Menschen suchen immer nach einem Gleichgewicht.

Sobald wir dies verstehen (und wir brauchen einen resonierenden Selbstbeobachter, um zu verstehen, wie schmerzhaft es ist, mit einer kritischen Stimme zu leben, die nie zufrieden ist), kann sich etwas in unserem Inneren entspannen. Die schneidend scharfe Stimme der Beurteilung kann mit ein wenig Humor genommen werden; wir begegnen den unsinnigen Ansprüchen des Selbst mit Gelassenheit. Vielleicht geben wir nicht gleich alle Versuche auf, perfekt sein zu wollen, aber wir können die Überzeugung loslassen, dass wir Perfektionismus erreichen sollten. So langsam können Zweifel aufkommen, dass die Innere-Kritiker-Stimme stets die Wahrheit sagt.

Ohne es zu wissen, nutzen einige Menschen die Stimme des inneren Kritikers unter Umständen dafür, sich in dem durch fehlende Wärme entstandenen Vakuum um das Selbst zu kümmern. Mit der Stimme der frostigen Bewertung und des kühlen

Vergleichs versuchen sie, sich selbst zu verbessern, und folgen damit häufig dem Vorbild ihrer Eltern, Großeltern und Urgroßeltern. (Mehr zu **generationsübergreifender Traumatisierung** in Kapitel 11. Mit diesem Begiff wird beschrieben, wie sich die Auswirkungen schwieriger historischer und persönlicher Ereignisse in der Neurobiologie der Kinder und Enkelkinder eines Traumaüberlebenden zeigen.) Schauen wir nun, ob die Forschung zu den beiden Gehirnhälften **(Hemisphären)** und deren Stärken uns etwas dazu sagen kann, ob die These stimmt, dass mehr Selbstmitgefühl entsteht, wenn wir uns mit allen Facetten der selbstkritischen Stimme auf neue Art verbinden.

Gehirnkonzept 4.1: Die linke und die rechte Hemisphäre

Das Gehirn hat die Form einer Walnuss und seine linke und seine rechte Hälfte gleichen einander optisch nahezu spiegelbildlich. Die zwei Gehirnhälften werden **linke** und **rechte Hemisphäre** genannt. Sie unterscheiden sich in ihrer Struktur, und diese Unterschiede könnten uns helfen, Selbstmitgefühl zu empfinden.

Es ist verlockend, in ein Schwarz-Weiß-Denken zu verfallen und die Hemisphären im Geiste zu trennen. Sie sind genau genommen aber nie wirklich getrennt. Sofern nicht eine Hemisphäre durch einen Unfall oder eine Krankheit zerstört wurde, hat jeder Mensch zwei Hemisphären, und beide sind bei allem, was wir tun, aktiv und leisten ihren Beitrag. Jede Hemisphäre ist spezialisiert und wird gleichzeitig voll von der anderen Hemisphäre unterstützt. Alan Fogel drückt dies folgendermaßen aus: „Ein einfaches Bild hierfür ist das, dass eine Person, die Rechtshänder ist, beispielsweise immer noch ihre linke Hand benutzen muss, um das Papier zu halten, auf dem sie schreibt, oder das Glas, das sie aufschraubt. Sie benutzt ihren rechten Arm zum Werfen, aber ihr linker Arm schwingt, um sie im Gleichgewicht zu halten" (A. Fogel, persönliche Kommunikation, 20. Juli 2016).

Die linke und die rechte Hemisphäre leisten beide ihren Beitrag zum Ruhezustandsnetzwerk, unabhängig davon, ob dieses erbarmungslos oder von Wärme geprägt ist. Die linke Hemisphäre ist für die Alltagssprache zuständig. Ist sie mit der regulierten rechten Hemisphäre integriert, lässt sie uns eine Sprache verwenden, die uns mit uns selbst und anderen verbindet und vereint. Wenn sie nicht integriert oder mit einer dysregulierten rechten Hemisphäre verbunden ist, zeigt sich das in einer destruktiven, trennenden, vergleichenden, kritisierenden und abtuenden Sprache.

Bei einem Trauma tragen beide Hemisphären dessen Erbe und Brüche in sich. Bei einer Depression zeigen sich diese insbesondere in der rechten Hemisphäre. Beide Hemisphären bringen uns den Nutzen der integrierten, resilienten Fasern des emotional gesunden Gehirns. Es geht tendenziell eher von der linken Hemisphäre aus, das

Selbst als schlecht oder gut, perfekt oder unvollkommen, wertvoll oder wertlos zu sehen. Und der rechten Hemisphäre dürfte es leichter fallen, Menschen in ihrer vollen Komplexität und Wandelbarkeit zu sehen, als Wesen, die fürsorglich, zeitweise aber auch gleichgültig sein können; die so, wie sie sind, ganz sind, die aber auch nach Heilung und Veränderung streben. In der rechten Hemisphäre wird außerdem die integrierte Karte des Körpers erstellt und Emotionen werden hier entschlüsselt.[86,87] Wir nutzen also hauptsächlich diese Gehirnhälfte, wenn wir die emotionale Erfahrung des Körpers erfassen und deuten und wenn wir die Emotionen anderer anhand ihrer Sprache entschlüsseln und soziale Signale verstehen.[88]

Die linke Hemisphäre hingegen ist nicht für Einstimmung prädestiniert,[89] weil sie Resonanz nicht „hören" kann. Sie ist nicht auf Verständnis, sondern sehr stark auf Handlung ausgerichtet, weshalb sie sich auf ihre ganz eigene Art um uns zu kümmern versucht. Menschen sind für sie nicht wirklich unbegrenzte, interessante, einzigartige Individuen.[90] Vielmehr sieht sie Menschen als Werkzeuge und Funktionen, als Wege, Dinge zu erledigen: Ehefrau, Ehemann, Gehilfe, Kind, Lehrer, Tischler, Chirurg.[91] Bei ihr ist zudem unser Bewusstsein für soziale Hierarchien zu finden. Deshalb sieht sie Menschen (und das Selbst) als mehr oder weniger talentiert, wohlhabend, sicher, begünstigt, gut aussehend, mächtig usw. als andere an.[92]

Wissenschaftler haben diese unterschiedlichen Sichtweisen der Welt erkannt und die Struktur des Gehirns untersucht, um die Wurzeln dieser Unterschiede zu finden. Eine Studie zeigt, dass die linke Hemisphäre anders verdrahtet ist als die rechte.[93] Es gibt noch weitere strukturelle Abweichungen, die aber nicht ganz so wichtig sind. Wesentlich ist, zu verstehen, wie man die Stimme des Gehirns hört und wie man sich in Richtung Integration bewegt.

Metaphern aus der realen Welt sind für die Beschreibung der Quantenumgebung des Gehirns immer unangemessen. Jedoch könnten wir uns einem Verständnis nähern, wenn wir die Verschaltung der linken Hemisphäre mit einem auf den Kopf gestellten Obstgarten vergleichen, in dem die Blätter und Äste benachbarter Bäume sich jeweils nach den Wurzeln des anderen ausstrecken und diese berühren. (Denken Sie daran: Auch wenn Wissenschaftler von Dendriten-„Bäumen" sprechen, verbinden sich die Äste doch immer mit den Wurzeln des benachbarten Baumes, die Wurzeln mit den Ästen usw.) Im Gegensatz dazu ähnelt die rechte Hemisphäre mit ihren die gesamte Gehirnhälfte durchziehenden Verschaltungen eher einem Dschungel. Wie Weinreben erstrecken sie sich über große Entfernungen und verbinden recht weit auseinanderliegende Pflanzen und Bäume.[94] Diese strukturellen Unterschiede bewirken, dass wir mit der linken Hemisphäre messen und vergleichen (und kritisieren), während wir die neuronalen Netzwerke der rechten Hemisphäre mit ihren weitreichenden Verbindungen und Assoziationen dafür nutzen, das größere Ganze zu sehen.[95]

Die beiden Hemisphären stehen in einem ständigen Dialog miteinander. Sie tun dieselben Dinge, aber sie tun sie auf unterschiedliche Weise. Das bedeutet, dass Menschen zwei Möglichkeiten haben, sich selbst und die Welt zu sehen. Wie der Psychiater und Buchautor Iain McGilchrist schreibt, beabsichtige die linke Hemisphäre, „zu einer richtigen Antwort zu gelangen (‚entweder / oder')"; die rechte Hemisphäre sei hingegen „eher in der Lage, mit Ambivalenz zu leben und mit der Möglichkeit, dass zwei scheinbar unvereinbare Optionen wahr sind (‚sowohl / als auch').[96]

Indem wir etwas über die Hemisphären lernen, erkennen wir nach und nach, wie sich schädliche und unterstützende Muster des Reagierens auf uns selbst voneinander unterscheiden.

Die Hemisphären und der resonierende Selbstbeobachter

Beide Hemisphären sind für die Sprache zuständig, wobei sich die wichtigsten Sprachzentren für den Alltagsgebrauch in der linken Gehirnhälfte befinden. Die rechte Hemisphäre hingegen „surrt" bei poetischer,[97] metaphorischer[98] und emotionaler Sprache (sogar bei Schimpfwörtern),[99] auch bei familiären Beziehungen,[100] nonverbaler Kommunikation[101] und tiefen Werten, die Gefühle motivieren[102] (alle diese Sprachformen sind in der Einleitung dieses Buches als Varianten der resonanten Sprache aufgelistet). Diese Gehirnhälfte leistet also einen großen Beitrag zum resonierenden Selbstbeobachter.

Jede der Hemisphären wirkt an unserem Wohlbefinden mit und jede trägt zur Selbstverunglimpfung bei. Der innere Kritiker schöpft aus beiden Hemisphären, um Schichten des Vergleichs, der Bewertung, des Schmerzes, der Härte, der Niedergeschlagenheit, der Verleugnung und der unmenschlichen Ansprüche hinzuzufügen. Der resonierende Selbstbeobachter bringt Ganzheit, Verständnis, Selbstmitgefühl, Wertschätzung von Schönheit sowie die Kraft, durch Träume zutiefst motiviert zu werden. Ohne einen resonierenden Selbstbeobachter kann es passieren, dass Menschen sich selbst in Stücke reißen und gleichzeitig bestreiten, dass sie Schmerzen haben. Ständig erwarten sie von sich Perfektion und verlieren dabei ihre Menschlichkeit aus dem Blick oder scheren sich nicht um sie. Im schlimmsten Fall werden sie zu Sklaven dieser Stimme. Im besten Fall hören Menschen mit einer gewissen Vorsicht zu, glauben nicht, dass die Stimme die Wahrheit sagt, nutzen aber deren Scharfsinn, Klarheit und hohe Ansprüche, um sich zu motivieren, zu handeln, Ziele zu erreichen, ein gutes Gleichgewicht zu erreichen und um weiter voranzukommen.

Damit wir ein von Wärme geprägtes Ruhezustandsnetzwerk und einen resonierenden Selbstbeobachter haben können, müssen beide Hemisphären optimal arbeiten.

Der präfrontale Cortex (PFC) verknüpft sich dann mit dem limbischen System, um einen beständigen Strom der Wärme und der Regulation fließen zu lassen, und beide Hemisphären unterstützen Aktivität und Funktionsfähigkeit. Menschliche Präsenz entsteht im Miteinander durch eine lebendige Qualität von Blicken, Stimme, Gesten und Berührungen. Auch die Wahl der Worte ist wichtig. Um Resonanz verbal zum Ausdruck zu bringen, hilft es uns, die tiefen Sehnsüchte und Werte zu verstehen. So können wir uns auf Emotionen einen Reim machen.

Resonanzfähigkeit 4.1: Auf tiefe menschliche Sehnsüchte horchen

Meine Teilnehmer an den Gefängnis-Kursen über das Gehirn und unsere Art des Sprachgebrauchs hatten nur eingeschränkten Kontakt zu ihren Familien: Telefongespräche, Briefe, einige Besuche. Ich erwartete deshalb nicht, dass sie ihre in den Kursen erworbenen Fähigkeiten mit ihren Verwandten ausprobieren könnten. Folglich war ich sehr überrascht, als eine der Frauen von ihren Gesprächen mit Familienmitgliedern erzählte. Während Sie ihre Geschichte lesen, wird Ihnen auffallen, dass sie sich nicht auf die Gefühle beschränkte. Sie fragte ihre Angehörigen auch, was ihren Emotionen wohl zugrunde liegen könnte.

> „Meine Mutter und ihr Bruder haben fünf Jahre nicht miteinander gesprochen", sagte sie. „Bei uns war es Tradition gewesen, jedes Jahr mit der ganzen Familie Thanksgiving zu feiern. Aber nachdem mein Großvater in eine Einrichtung für betreutes Wohnen gezogen und die älteste Tochter meines Onkels gestorben war, zerfiel die Familie. Also beschloss ich, meine neuen Fähigkeiten an meiner Familie auszuprobieren. Ich telefonierte mit meiner Mutter, und sie sprach darüber, wie böse sie auf ihren Bruder war. Ich fragte sie: ‚Mama, bist du böse auf den Onkel? Hättest du gern Anerkennung und Wertschätzung, wenn du darüber nachdenkst, wie viel du dafür getan hast, Opa das betreute Wohnen zu ersparen? Und brauchst du vielleicht Verständnis?' Und meine Mutter sagte: ‚Ja!' Dann rief mein Onkel an, und er sprach darüber, wie böse er auf meine Mutter war. ‚Onkel', sagte ich, ‚bist du verzweifelt, wenn du über die Reaktion meiner Mutter auf den Tod deiner Tochter nachdenkst? Machst du dir Sorgen, dass meine Mutter deinen Kummer über deine Tochter nicht versteht? Brauchst du Verständnis? Und willst du trauern können?' Und mein Onkel sagte: ‚Ja!' Und jetzt feiern sie Thanksgiving zusammen! Ich wünschte, ich könnte dabei Mäuschen spielen."

Diese Geschichte zeigt uns, dass wir nicht ohne Grund Gefühle haben. Wir haben Gefühle, weil uns Dinge wirklich wichtig sind – große Dinge wie Liebe, Verständnis, Anerkennung, Wertschätzung, Glaube, Frieden, Vertrauen und Fürsorge. Dies sind Konzepte, für die die rechte Hemisphäre zuständig ist. Die linke Hemisphäre, unser Motor des Tuns, wird angetrieben von dem, was uns am wichtigsten ist, was uns ganz besonders am Herzen liegt. Sie handelt aufgrund der Werte, in denen wir verwurzelt sind und aus denen wir unsere Stärke ziehen. Marshall Rosenberg war der Erste, der ausführlich über die Verknüpfung von Gefühlen und Bedürfnissen schrieb.[103] Er nannte seinen Ansatz des zwischenmenschlichen Miteinanders *Gewaltfreie Kommunikation.* Ich stütze meinen Unterricht über Kommunikation auf Rosenbergs Buch *Nonviolent Communication: A Language of Life*[104] (dt. *Gewaltfreie Kommunikation: Eine Sprache des Lebens*), da es so viel Klarheit darüber schafft, welche Art von Sprache uns verbindet und welche Worte und Gewohnheiten uns trennen. Ein unerwarteter Zusatznutzen von Rosenbergs Werk ist die Tatsache, dass die beschriebene Methode das Gehirn integriert und Menschen zusammenbringt. Sie weckt beide Hemisphären auf und hilft ihnen, zusammenzuarbeiten.

Zu entdecken, dass hinter Gefühlen Botschaften und Sehnsüchte stecken, kann eine Überraschung sein, denn häufig wissen Menschen nichts von ihnen. (Rosenberg verwendet das Wort *Bedürfnisse,* um diese tiefen Botschaften zu beschreiben, aber manche Menschen ziehen Begriffe vor wie *Werte, Prinzipien, große Ideen, Qualitäten* oder *was uns am Herzen liegt.* Es ist egal, wie sie genannt werden – auf der Ebene des Gehirns funktionieren sie alle. Das einzig Wichtige ist, dass das Benennen dieser Botschaften Menschen hilft, sich auf andere einzustimmen und mit ihnen zu resonieren.)

Selbst wenn Menschen bestreiten, Bedürfnisse zu haben: Es sind ihre Sehnsüchte, durch die ihr Leben beständig zusammengewoben wird. Selbst in der schwierigsten Situation werden wir angetrieben durch das, was wir wollen. Und in jeder schwierigen Situation gibt es eine komplexe Schichtung von befriedigten oder nicht befriedigten Bedürfnissen. Wenn Menschen sich mit ihren Sehnsüchten verbinden, irritiert es sie anfangs vielleicht, dass ihre Herzen wohl doch größer sind, als sie ursprünglich meinten, und dass sie wirklich Integrität, Wahrheit oder etwas Globales für alle wollen, wie etwa das Wohl sämtlicher Kinder.

Diese Komplexität liegt schwierigen Entscheidungen zugrunde. Treffen Erwachsene beispielsweise die Wahl, in einem Zuhause zu leben, in dem häusliche Gewalt oder emotionaler Missbrauch herrschen, versuchen sie hiermit möglicherweise ihre Sehnsüchte nach Liebe und Verbindung zu befriedigen. Oder vielleicht ist es gefährlich, zu gehen, und sie räumen ihrem Überleben oder der finanziellen Sicherheit oder dem Wohl ihrer Kinder Priorität ein. Und gleichzeitig werden andere Bedürfnisse in dieser Situation unter Umständen nicht erfüllt. Es dürfte diesen Personen schwerfallen, auf Respekt, Fürsorge, Wärme, Zärtlichkeit, körperliche Sicherheit, Wohlbefinden und Gegenseitigkeit auch nur zu hoffen. Ähnlich komplex kann es in einer Ehe ohne Liebe aussehen. Oder wir bekommen mit, wie unsere Freunde ihre Lebenskraft in eine Beziehung stecken, ohne viel zurückzubekommen. Sich um einen gefährdeten Familienangehörigen oder einen undankbaren Freund zu kümmern, kann von dem Wunsch ausgehen, etwas beizutragen, und von der Erleichterung, wenn Stabilität herrscht. Hier hat das Verlangen nach Gegenseitigkeit, Anerkennung oder Wertschätzung jedoch keine Priorität.

Im Folgenden finden Sie eine Liste universeller menschlicher Bedürfnisse und Werte. Jedes Bedürfnis katapultiert uns in den PFC und ermöglicht es uns, das größere Ganze zu sehen. Das Identifizieren der tiefen Sehnsüchte, die im Spiel sind, leitet uns zur Selbstregulationsfähigkeit der Umdeutung. Einige Bedürfnisse, wie Effizienz und Optimismus, bringen uns mehr in Kontakt mit den Werten der linken Hemisphäre. Andere, wie Liebe und Vertrauen, führen uns in die Tiefen der rechten Hemisphäre.

Universelle menschliche Bedürfnisse und Werte		
Selbstständigkeit:		
Wahlmöglichkeit Freiheit	Unabhängigkeit Kraft, Handlungsmacht	Selbstverantwortung
Integrität:		
Authentizität Individualität, ein vollständiges Selbst sein	Heilung Sinn / Bedeutung	Ganzheit
Wertschätzung:		
Anerkennung Akzeptanz, Selbstakzeptanz	Rücksicht, sich selbst wichtig sein	Gesehen werden erkannt werden als der, der man ist
Selbstausdruck:		
Kreativität Wachstum	Bestimmung Leidenschaft	Arbeit Spontaneität
Interdependenz:		
Mitwirkung Gemeinschaft Rücksicht Kooperation Freundschaft	Harmonie, Frieden Leichtigkeit Gegenseitigkeit Das Wohl derer, die wir lieben	Erhaltung von Leben Respekt, einander als ganz sehen Unterstützung, Hilfe Vertrauen, Ehrlichkeit

Universelle menschliche Bedürfnisse und Werte		
Pflege, Nährendes:		
Zuneigung Resonanz	Fürsorge, Selbstfürsorge Trost, Wärme	Empathie Güte, Zärtlichkeit
Überleben (nährende Grundlagen):		
Luft, Wasser, Nahrung, Schutz Berührung	Bewegung Gesundheit, Wohlbefinden, Erholung, Schlaf	Sicherheit Sex
Feiern:		
Lebendigkeit Vergnügen Tod, Trauern	Spaß, Spiel Humor Freude	Leidenschaft Flow
Verbindung:		
Zugehörigkeit, Einbezogensein Kommunikation Liebe, Intimität, Nähe Freundschaft Gesellschaft	Teilnahme, Partnerschaft Beziehung, Gegenseitigkeit Berechenbarkeit Zuverlässigkeit	Gemeinsame / geteilte Werte Gemeinsame / geteilte Geschichte, Realität, Kultur
Sicherheit:		
Beständigkeit Verlässlichkeit, Stabilität	Ordnung, Struktur Berechenbarkeit	Schutz Vertrauen Würde
Geistig:		
Verständnis / Klarheit Information	Lernen Stimulation	
Spirituell:		
Schönheit Verbindung mit dem Leben	Vertrauen, Hoffnung Harmonie Inspiration	Ruhe Gelassenheit Präsenz

Die Liste kann niemals vollständig sein. Beachten Sie, dass alle diese Wörter abstrakte Konzepte sind. Bei keinem geht es darum, dass jemand Bestimmtes etwas Bestimmtes tut – wir *brauchen* es beispielsweise nicht, dass unser Partner einem Urlaub auf Hawaii zustimmt oder unsere Kinder ihre Aufgaben im Haushalt umgehend erledigen. Wir *wollen* vielleicht, dass sie diese Dinge tun, aber unter dieser Oberfläche ist etwas Grundlegenderes im Spiel. Wenn wir die Wünsche untersuchen, die diesen Handlungen zugrunde liegen, stellen wir möglicherweise fest, dass das, wonach wir uns wirklich sehnen, Unterstützung, eine gemeinsame/geteilte Realität, Verbindung, Partnerschaft und Verantwortung beinhaltet. Erfreulicherweise ermöglichen es uns viele verschiedene Strategien – abgesehen von der, dass wir wissen wollen, wohin wir reisen oder wie schnell jemand anders reagiert –, mit unseren tiefsten Werten in Fühlung zu bleiben.

Die Suche nach diesen Werten, in denen unser Verhalten seine Wurzeln hat, ist so beruhigend und tief greifend, dass ihre Einfachheit jeder Intuition widerspricht. Lassen Sie uns dieses grundlegende Verständnis nun dem inneren Kritiker in der nächsten geführten Meditation nahebringen.

Geführte Meditation 4.1: Empathie für den inneren Kritiker

Was will der Kritiker wirklich von uns? Was wäre, wenn Sie den Unterschied zwischen der Stimme Ihres inneren Kritikers (die eher eine Stimme der linken Hemisphäre ist) und Ihres Ruhezustandsnetzwerks (die eher eine Stimme der rechten Hemisphäre ist) erkennen könnten? Wie würden diese beiden Stimmen interagieren?

Falls Sie diese Frage ein wenig verwirrt, halten Sie für einen Moment inne und fragen sich, wie Sie sich fühlen, wenn Sie bei etwas „versagen", z. B.: „Wie ist es für mich, zu meditieren?" (Andere Fragemöglichkeiten: „Wie ist es für mich, in der Öffentlichkeit einen Vortrag zu halten oder etwas zu präsentieren?" „Wie wäre es, etwas Neues auszuprobieren, wie Schreiben, Kochen, Tanzen, öffentliches Singen?") Am lautesten schreit der innere Kritiker, wenn er mit der Herausforderung des Selbstausdrucks konfrontiert ist, denn ihm liegt so sehr an Unverwundbarkeit. Doch Menschen sind am verwundbarsten, wenn sie ihre Anstrengungen in die Welt hinaustragen, ohne zu wissen, ob jemand mit ihrer Lebensenergie resonieren wird.

Was wäre, wenn das Ruhezustandsnetzwerk auf die Befürchtungen des inneren Kritikers mit Resonanz reagieren würde? Würde anerkannt werden, wie besorgt diese Stimme ist? Würde der Kritiker ein wenig entspannen, wenn er hörte, dass er auf Verständnis trifft für seine Hoffnungslosigkeit und Erschöpfung? Diese Meditation untersucht weitere Möglichkeiten, auf den Selbstkritiker zu reagieren.

Bevor Sie loslegen, fertigen Sie eine Liste der Urteile an, die Sie über sich selbst fällen. Beschimpfen Sie sich selbst? Verwenden Sie Adjektive, die andeuten, dass Sie unrecht haben oder schlecht sind, etwa *dumm, idiotisch, hoffnungslos, ungeschickt* oder *unfähig*? Vergleichen Sie sich mit anderen und schneiden Sie dabei schlecht ab? Fühlen Sie Resignation, Ablehnung, Verachtung oder Gleichgültigkeit, wenn Sie an sich selbst denken? Ist Verärgerung, Ungeduld oder sogar Wut vorhanden? (Hier beginnen Sie die Stimme der linken Hemisphäre zu hören.)

Die nicht getröstete rechte Hemisphäre ist bei der Erfahrung des inneren Kritikers ebenfalls im Spiel. Empfinden Sie Traurigkeit, Niedergeschlagenheit oder Furcht angesichts Ihrer Existenz in dieser Welt? Gehört die Heftigkeit von Ekel, Selbstverabscheuung oder Entsetzen zu Ihrer Erfahrung? (Falls Ihnen eine derart heftige Reaktion auf das Selbst vertraut ist, sollten Sie auf jeden Fall auch Kapitel 11 lesen, in dem es um das Verständnis von Selbsthass geht.)

Wählen Sie das Urteil aus, das es am meisten in sich hat – die Behauptung, auf die Ihr Körper am stärksten reagiert. Und lassen Sie uns nun, da Sie einen Ausgangspunkt für die Vorstellung haben, wie Ihr innerer Kritiker sich anhört, mit der Meditation anfangen.

Beginnen Sie mit Ihrem Körper und der Frage, wo im Raum er sich befindet. Wo sind Ihre Schultern im Verhältnis zu Ihrem Magen? Wo sind Ihre Ellenbogen im Verhältnis zu Ihren Hüften? Wo sind Ihre Füße und Ihre Knie, und wie steht Ihre Stirn zu ihnen im Verhältnis?

Lenken Sie Ihre Aufmerksamkeit jetzt auf Ihren Atem. Können Sie die Form spüren, die er beim Einatmen in Ihren Lungen bildet? Wie tief reicht diese Form in Ihren Oberkörper hinein? Können Sie beim Atmen irgendwelche Veränderungen in Ihrem Bauch wahrnehmen? Was geschieht mit der Form, wenn Sie ausatmen? Laden Sie Ihre Aufmerksamkeit ein, bei der sich wandelnden Form Ihres Atems in Ihrer Brust und Ihrem Zwerchfell zu bleiben. Wenn Ihre Aufmerksamkeit von Ihrem Gefühl für die Atem-Form wegwandert, fordern Sie sie sanft und mit Wärme zur Rückkehr auf.

Laden Sie sich nun selbst dazu ein, wieder in die Stimme Ihres Kritikers einzutauchen. Sprechen Sie die Worte, die Sie finden, laut aus. Was geschieht in Ihrem Körper? Hören Sie auf zu atmen? Welche Empfindungen auch immer Sie bemerken, und selbst wenn es in Richtung Leere oder Taubheit geht, schauen Sie, ob es ein Emotionswort gibt, das ansatzweise beschreibt, was Sie fühlen. Und welches sind die tieferen Sehnsüchte, die den Worten zugrunde liegen?

Während Sie langsam die unten aufgelisteten Vermutungen lesen, wählen Sie jene aus, die auf Sie zutreffen, und verwerfen den Rest. Es kann sich überwältigend anfühlen, diese möglichen tiefen Beweggründe für Selbstkritik zu lesen. Achten Sie auf Ihre Reaktion, und begegnen Sie sich mit Sanftheit. Falls Sie sich eine Aufnahme dieses Textes anhören, unterbrechen oder stoppen Sie sie, wann immer Sie mögen. Der Zweck dieser Meditation liegt darin, behutsam zu untersuchen, wie der Kritiker versucht, einen Beitrag zu leisten, und wie es ist, das Herz des inneren Kritikers zu hören. Kehren Sie beim Durchlesen der Liste zu den Worten des Kritikers zurück und finden Sie heraus, welche Fragen wirklich auf die tieferen, unter der Kritik liegenden Bedürfnisse abgestimmt sind. Wenn Sie auf eine stoßen, die für Sie passt, hören Sie auf zu lesen und lassen die Frage in Ihr Bewusstsein dringen. Schauen Sie, ob sie Ihnen eine Möglichkeit bietet, diesen inneren Richter auf andere Art zu sehen.

Falls keiner der Vorschläge wirklich auf Sie zutrifft, inspiriert die Liste Sie vielleicht dazu, sich Ihre eigenen Fragen zu Bedürfnissen und Werten für den Kritiker zu überlegen. Beobachten Sie hierfür Ihre Körpermuster der Anspannung und der Entspannung. Als Erkundungshilfe können Sie die Liste der Bedürfnisse und Werte aus dem vorherigen Abschnitt nutzen.

Bleiben Sie fürs Erste dabei, der Stimme des Kritikers Resonanz zu bieten – gleich werden wir dem Teil von Ihnen, der die Urteile empfängt, Empathie entgegenbringen. Die Äußerungen bewegen sich auf dem Spektrum der Selbstkritik von mild bis heftig:

- Kritiker, fühlst du dich entmutigt und liebst du Perfektion?
- Hast du die Hoffnung aufgegeben und schätzt du Verantwortung?
- Bist du enttäuscht und wünschst du dir, dass Versprechen eingehalten werden?
- Sehnst du dich nach Fokussierung, Kompetenz und Leistung?
- Kritisches Selbst, bist du misstrauisch? Wünschst du dir Verlässlichkeit und dass Dinge bis zum Ende durchgezogen werden?
- Bist du ungeduldig und sehnst du dich nach Veränderung und Wandel?
- Bist du skeptisch und wünschst du dir Glaube und Vertrauen?
- Innerer Kritiker, zweifelst du und willst du Bestätigung?
- Bist du verärgert und sehnst du dich nach Präzision?
- Bist du gelangweilt und willst du Originalität und authentischen Selbstausdruck?
- Bist du enttäuscht und lechzt du nach Kompetenz und Können?
- Fühlst du Verachtung und sehnst du dich nach Handlungsfähigkeit?
- Bist du wütend und willst du Erfolg?
- Verzehrt dich die Hoffnungslosigkeit und brauchst du Anerkennung für die Anstrengung, die deine beständigen und nie ins Schwarze treffenden Versuche dich kosten?

Für den wirklich heftigen inneren Kritiker:

- Bist du aufgebracht und zornig und würdest du als Anerkennung der ungeheueren Größe deiner Wut gern die Welt zerstören?
- Gibt es Momente, in denen du das Selbst gern vernichten würdest? Sehnst du dich nach Frieden?

Und schließlich die wichtigste Frage:

- Ist dieser innere Kritiker verzweifelt und will er einfach nur einen Beitrag leisten?

Haben Sie weitere Vermutungen, was dem Schmerz des inneren Kritikers zugrunde liegen könnte?

Verlagern Sie jetzt Ihren Fokus und schauen Sie, was passiert, wenn Sie Ihre Aufmerksamkeit auf den Teil Ihrer selbst richten, der das Urteil empfängt.

Was geschieht in Ihrem Körper, wenn Sie die Worte der Selbstkritik hören? Hören Sie auf zu atmen, wenn Sie sie entgegennehmen? Welche Empfindungen auch immer Sie bemerken, und selbst wenn Sie einen Schritt in die Leere oder Taubheit tun, schauen Sie, ob es ein Emotionswort gibt, das ansatzweise beschreibt, was Sie fühlen. Und welches sind die tieferen Sehnsüchte, die den Worten zugrunde liegen? Wenn Sie die Vermutungen hören, wählen Sie diejenigen aus, die auf Sie zutreffen, und verwerfen den Rest. Falls Sie sich dazu inspiriert fühlen, überlegen Sie sich eigene Vermutungen. Beobachten Sie hierfür Ihre Körpermuster der Anspannung und der Entspannung.

- Selbst, bist du sehr klein geworden und schämst dich und brauchst du Unterstützung und Bestärkung?
- Bist du traurig und musst du wissen, dass du genau so geliebt wirst, wie du bist?
- Bist du durcheinander und brauchst du Verständnis?
- Bist du ständig besorgt und brauchst du Erleichterung und Hoffnung?
- Bist du hoffnungslos und sehnst du dich nach Akzeptanz?
- Fühlst du dich erschöpft und überwältigt, und brauchst du Anerkennung für die schwere Last der Kritik und die Tatsache, dass es sehr hart gewesen ist, diese Bürde so viele Jahre zu tragen?
- Bist du verwirrt und sehnst du dich nach Klarheit?
- Hast du Angst und brauchst du Schutz und Raum zum Atmen?
- Bist du verzweifelt und in Panik und brauchst du festen Boden unter den Füßen?
- Hast du dichtgemacht, um die Hoffnungslosigkeit des Nie-Genügens zu überleben?
- Bist du der Versuche müde und brauchst du Leichtigkeit?
- Bist du misstrauisch und brauchst du Hoffnung auf Veränderung und Wandlung?
- Kannst du es nicht vertragen, kritisiert zu werden? Sehnst du dich nach Akzeptanz und Unterstützung?
- Ärgerst du dich darüber, beurteilt zu werden, und würdest du gern Respekt bekommen?
- Bist du einsam und brauchst du Zugehörigkeit und Liebe?

Nehmen Sie jetzt wahr, was mit beiden Teilen von Ihnen bei der Anerkennung Ihrer jeweiligen Erfahrung geschehen ist. Hat sich irgendetwas in Ihrem Körper verändert?

Wenn Sie sich wieder Ihrem Atem zuwenden, lassen Sie Ihren resonierenden Selbstbeobachter eine Perspektive von außen und von oben einnehmen, sodass Sie von der Decke oder vom Himmel aus auf sich herabblicken. Hilft Ihnen der Wechsel des Blickwinkels, aus dem Sie sich betrachten, Ihre gewohnten Urteile zu verändern? Können Sie sich selbst mit Wärme und Akzeptanz sehen? Können Sie Ihre Leistungen und Ihre Lasten mit Mitgefühl anerkennen?

Kehren Sie dahin zurück, Ihre Aufmerksamkeit sanft und warm auf der Form Ihres Atems ruhen zu lassen. Falls Sie sich selbst Angst eingejagt oder erschreckt haben, indem Sie den inneren Kritiker in der Meditation haben zu Wort kommen lassen, bekunden Sie dem zitternden, verletzlichen oder wütenden Teil von Ihnen, der auf die Einmischung reagiert hat, Empathie. Dieser Teil von Ihnen freut sich möglicherweise an einer Vermutung zu seinen Bedürfnissen, wie etwa: „Sehnst du dich nach einem sicheren Ort und Schutz, damit es sich gut anfühlt, zu erkunden und zu lernen?" oder „Bist du schockiert und wütend, sehnst du dich nach Respekt und Rücksicht?" Beobachten Sie Ihren Körper und nehmen Sie wahr, wie er auf Ihre Anerkennung seiner Erfahrung reagiert.

Kehren Sie nun wieder zu Ihrem Atem zurück sowie zu der organischen Form, die er in Ihren Lungen bildet. Verfolgen Sie, wie sich die Luft durch Ausweitung und Zusammenziehen bewegt. Kommen Sie allmählich und behutsam, wann immer Sie bereit sind, zur Sanftheit und zu einer Verbindung mit der äußeren Welt zurück.

Beachten Sie, dass es einen Unterschied gibt, ob Sie sich selbst mit einem harten und bewertenden Blick betrachten oder aber mit einem weichen Blick und dabei wahrnehmen, wie Sie selbst wechselseitig mit Ihrer Umgebung verbunden sind; Sie sehen die Komplexität Ihrer Erfahrung, Ihrer Emotionen, jegliche Jahrestage, jegliche lebenslangen Kämpfe und die Werte, die Sie leben möchten. Nehmen Sie wahr, dass die Stimme des inneren Kritikers möglicherweise nicht so stark ist, wenn Sie sich das größere Ganze Ihres Lebens ansehen.

Warum sollte ich diese Meditation praktizieren?

In dieser Meditation sind wir eingeladen, die Beziehung zwischen dem kritischen Selbst und dem Teil zu betrachten, der anfällig für Kritik ist, und damit zu dem Verständnis zu gelangen, dass Menschen mehr sind als diese beiden Teile. Wenn wir einmal gelernt haben, die Stimme des kritischen Selbsturteils zu identifizieren, sehen wir auch, wo ihre Beschränkungen liegen, und vertrauen ihren Bewertungen nicht mehr so ohne Weiteres. Das versetzt uns gleichzeitig in die Lage, nach der echten Stimme der Wahrheit zu suchen – nach dem warmen, starken und ressourcevollen Teil des Selbst.

Werden die inneren Stimmen klar und deutlich gehört, erkennen wir: Alles, was wir tun, ist ein Versuch, ein Bedürfnis zu erfüllen. Nach besten Kräften versuchen wir, uns um uns selbst und um andere zu kümmern, auch wenn wir dabei manchmal auf tragische Weise das missachten, was den Beteiligten eigentlich am Herzen liegt.

Doch was passiert, wenn die tiefsten Sehnsüchte dieser Stimmen gehört werden? Sie können sich wandeln und wir haben die Gelegenheit, aus dem Hamsterrad des Nichtgenügens auszusteigen. Wir dürfen die Person werden, die wir immer bestimmt waren zu sein. Endlich können wir das nach außen treten lassen, was in uns lebt und nur darauf wartet, sich zu zeigen.

Achten Sie darauf, ob die Stimme Ihres inneren Kritikers irgendwelche vertrauten Formulierungen verwendet. Vielleicht ist derjenige, der mit Ihnen spricht, gar nicht Sie selbst. Vielleicht ist Ihr innerer Richter eigentlich ein Elternteil oder ein ehemaliger Lehrer – und wenn ja, wer wäre er dann? Verwendet dieser Teil von Ihnen Worte, die Ihre Eltern benutzten, wenn sie von Ihnen oder von sich selbst enttäuscht waren? Haben Ihre Eltern sich zutiefst etwas für Sie ersehnt oder haben bereits Ihre Großeltern sich sehnlichst etwas für Ihre Eltern erhofft? Falls ja, um welche Sehnsüchte handelte es sich?

Auf die kritische innere Stimme reagieren: Was wir bisher gelernt haben

Im Lauf dieser Arbeit gelingt es uns mehr und mehr, die unterschiedlichen Arten innerer Stimmen zu hören, zu identifizieren und uns an sie zu wenden:

- Die Stimme der Leugnung, Ignoranz, Kritik und Verachtung (linke Hemisphäre)
  - Das ist keine vertrauenswürdige Stimme. Ihr zu glauben, bringt Schwierigkeiten mit sich. Zeigen Sie hier eine gesunde Skepsis.
  - Wie lautet die tiefere Botschaft dieser Stimme? Eine resonante Antwort würde nach dem Bedürfnis nach Anerkennung fragen – dafür, dass die Innenwelt nicht mit genügend Ressourcen ausgestattet ist; für das Gefühl der Erschöpfung oder die Tatsache, dass trotz mehrfacher Anläufe das Ziel nicht erreicht wurde, die Sehnsüchte sich nicht erfüllen ließen. Andere Möglichkeiten wären Fragen wie folgende: „Sehnst du dich nach meinem Wohlbefinden?" Oder: „Willst du, dass ich überlebe?" Oder: „Glaubst du, dass diese Welt gnadenlos ist?" Wenn es uns gelingt, von dieser Stimme das Beste zu übernehmen, können wir ihre Änderungs- und Verbesserungsempfehlungen nutzen, ohne durch sie gelähmt oder blockiert zu werden. Gleichgewicht, Urteilsvermögen, hohe Ansprüche und Verbesserungsbestrebungen sind für diese Stimme Herzenssachen, zu denen wir Zugang gewinnen.
  - So wie uns Rückenwind hilft, kann uns auch die Energie der kritischen Stimme helfen, wenn wir sie einfangen. Mit ihr kommen wir unseren tiefen Sehnsüchten näher sowie einem Gefühl für das große Ganze unseres Lebens. Unsere Entscheidungen und Handlungen werden dann von Integrität bestimmt.
  - Mit dem Besten von dieser Stimme bekommen wir einen ausgeglichenen, integrierten und koordinierten Blick für unseren Weg durch diese Welt. Wir nutzen sowohl die linke als auch die rechte Hemisphäre und kombinieren Integrität und Organisation, Tatkraft und Großzügigkeit.

- Die Stimme des Schmerzes, der Depression, der Überwältigung, der Hoffnungslosigkeit und der Lähmung (rechte Hemisphäre)
  - Das ist die Stimme der ungetrauerten Trauer. Wenn wir nicht nach den Ursachen der Trauer suchen, werden wir Schwierigkeiten haben (mehr dazu in Kapitel 12, zum Thema Depressionen).
  - Mit dem Besten von dieser Stimme erkennen wir demütig unseren eigenen Schmerz und unsere Menschlichkeit an, ohne in Lähmung und Unfähigkeit zu verfallen.
  - Wenn wir dieser Stimme mit Stärke, Resilienz und Selbstmitgefühl zuhören, finden wir zur Trauer und können sie sehr sanft und unterstützend halten. Wir bieten Resonanz und Verständnis, ohne uns dabei selbst zu verlieren.
  - Mit dem Besten von dieser Stimme lassen sich unsere Sehnsüchte verwirklichen, mit Kraft und Integrität. Angetrieben von unseren größten Träumen werden wir aktiver und tun mehr in dieser Welt.

Wie leben wir, nachdem der innere Richter verstanden, entschlüsselt und ausgeschaltet wurde?

Wie wird es sein, mit Sanftheit und Selbst-Verständnis zu leben, wenn der resonierende Selbstbeobachter beginnt, zu Ihrem Wohlbefinden beizutragen? Erste Aufschlüsse gibt die folgende Liste. Achten Sie beim Lesen darauf, welche Punkte gut für Sie erreichbar sind, welche eine Herausforderung darstellen und welche für Sie noch vollkommen undenkbar sind:

- Sie beginnen, das einfache Atmen zu genießen.
- Sie finden Gefallen an den Augenblicken, in denen Sie ruhig und allein sind.
- Sie stimmen sich auf Ihre Körperstimme ein und hören Ihre eigene Intuition.
- Sie stellen fest, dass die Menschen um Sie herum interessant sind und dass sich in ihren Worten und Entscheidungen ihr Herz offenbart.
- Sie sind aufmerksam für alle Schichten an Erfahrungen, die Menschen beim Sprechen zu erkennen geben.
- Sie ehren die Spuren, welche die Lebensreise in den Gesichtern der Menschen hinterlassen hat.
- Sie haben Freude an Einladungen anderer, in Kontakt zu kommen und Zeit miteinander zu verbringen.
- Sie verstehen, dass Getrenntsein und die Fähigkeit, anderen emotionale Verletzungen zuzufügen, das Ergebnis eines ungeheilten Traumas oder eines Lebens ohne Begleitung sind.

- Sie sind bereit, die Stimmen der Selbstverunglimpfung, Selbstkritik und Selbstverabscheuung herauszufordern.
- Sie erkennen allmählich, was Sie wirklich lieben und was für Sie von Bedeutung ist.
- Sie sind bereit, Maßnahmen zu ergreifen, um die Welt zu erschaffen, in der Sie leben möchten.
- Sie werden fähig, Ihre Träume zu beschreiben und um das zu bitten, nach dem Sie sich sehnen.
- Sie öffnen sich, um zu empfangen, was das Leben Ihnen gibt, und entdecken die darin enthaltenen Geschenke.
- Sie halten inne, wenn Sie Schmerzen haben, und ehren Ihre tiefsten Sehnsüchte und das, was Sie zutiefst lieben.
- Sie werden aus sich selbst klug.
- Sie verstehen und sehen, welche Gnade es war, die Sie an diesen Punkt geführt hat.
- Sie wissen, dass Sie ein hochkomplexes menschliches Wesen sind, schön in Ihrer Einzigartigkeit.
- Sie entwickeln Ihre Fähigkeit zu Ehrfurcht, Staunen und Neugier.
- Sie werden anfällig für Liebe wie für Schmerz.
- Wie Sie Ihre Zeit und Lebensenergie verwenden, entscheiden Sie auf Grundlage dessen, was Ihnen Freude bereitet.
- Sie genießen das Gefühl einer Beziehung im Hier und Jetzt.
- Sie lassen es zu, dass Ihr Herz sich öffnet.

So sonderbar es klingen mag: Falls Sie gerade erst am Anfang Ihrer Reise stehen, liegt all das Angenehme noch vor Ihnen. Wenn wir die Stimmen der Furcht und des Getrenntseins hören und uns dann in die Ursachen dieser Erfahrungen einfühlen, beruhigen wir unser Gehirn. Gleichzeitig machen wir den Weg frei, auf dem sich das Beste der rechten Hemisphäre (Empathie, Wärme, Resonanz, Verständnis) mit dem Besten der linken (Klarheit, Handeln, Tatkraft) integrieren kann.

Und doch ist es vielleicht nur schwer vorstellbar. Wenn Ihr innerer Kritiker skeptisch ist, wird er möglicherweise mit Unglauben auf die Vorstellung reagieren, dass das Leben besser sein könnte. Wenn Sie diese ungläubige Stimme hören, fragen Sie sie doch einmal, ob sie versucht, Sie vor dem Schmerz der Entmutigung zu beschützen. Und Sie können ihr dafür danken, dass sie sich so große Mühe gibt, auf Sie zu achten.

In Kapitel 5 werfen wir einen Blick auf die physischen Folgen der Tatsache, dass wir die Stimmen unseres alles andere als mitfühlenden Selbstbeobachters in unserem Körper tragen – und darauf, wie wir der Erfahrung von Angst mit Resonanz begegnen.

5. Die Angst beruhigen: Bewegung in Richtung Vertrauen

„Wenn ich mich entspanne, bricht die Hölle aus."
(Tatsächlich: „Ich kann mir selbst und anderen vertrauen.")

Angst ist eine Emotion, die der Körper als Warnhinweis interpretiert, dass etwas nicht stimmt. Sie kann einen Menschen regelrecht auffressen: Genau unter der Oberfläche des Bewusstseins nagt das Gefühl, dass etwas nicht in Ordnung ist. Angst kann sich wie ein Brennen anfühlen oder wie ein irritierender elektrischer Strom unter der Haut, häufig in der Brust. Manchmal wird sie von Unruhe, Beklemmung oder einem Spannungsgefühl im Bauch begleitet. Angst ist eine schwache, in Empfindungen verpackte Reizung, mit der zu leben anstrengend ist. Manche Menschen ertragen sie über Jahre oder gar Jahrzehnte. Ist der Körper einmal langsam genug und seine Stimme wirklich vernehmbar, entdecken wir vielleicht, dass er versucht, auf uns zu achten. Die Erfahrung der Angst versucht der Körper häufig mit Nahrung zu dämpfen, die er uns zwanghaft essen lässt, oder mit dem Trinken von Alkohol, dem Rauchen von Marihuana oder der Hingabe an süchtig machende Aktivitäten.

Wie auch immer die Erfahrung der Angst aussieht, Fortschritte auf dem Weg in Richtung Frieden und Wohlbefinden gibt es dann, wenn man den Empfindungen des Körpers sorgfältige Beachtung schenkt.

Panksepps emotionale Schaltkreise

Emotionaler Schaltkreis	Was für diesen Schaltkreis wichtig ist (Bedürfnisse, Sehnsüchte, Werte)	Beteiligte menschliche Emotionen (Gefühle)
FÜRSORGE	Mitwirkung, Zuwendung, Liebe, Empathie, Harmonie, Zugehörigkeit, Wärme, Resonanz, Schutz	Zärtlichkeit, Zufriedenheit, Liebe, Beschützenwollen
LUST	sexueller Ausdruck, körperliche Intimität, Partnerschaft	Begierde, Begehren
SPIEL	Spiel, Spaß, Selbstausdruck, Kreativität	Unterhaltung, Freude, Begeisterung, Glück, Überraschung

Emotionaler Schaltkreis	Was für diesen Schaltkreis wichtig ist (Bedürfnisse, Sehnsüchte, Werte)	Beteiligte menschliche Emotionen (Gefühle)
FURCHT	Sicherheit, Berechenbarkeit, Ruhe	Angst, Furcht, Schrecken, Entsetzen
WUT	für etwas eintreten, Handlungsfähigkeit, Effektivität, wichtig sein, Zweck, Respekt, Freiheit	Verärgerung, Verachtung, Wut, Hass, Zorn
PANIK/ TRAUER	Verbindung, Liebe, Freundschaft, Präsenz	Angst, Traurigkeit, Einsamkeit, Kummer, Bestürzung, Verlegenheit, Schuld, Scham, Sehnsucht
SUCHE	Überleben, Befriedigung	Zufriedenheit, Erleichterung, Stolz, Erregung

Gehirnkonzept 5.1: Angst und die emotionalen Schaltkreise

Im besten aller möglichen Gehirne unterstützt der präfrontale Cortex (PFC) aktiv die emotionale Regulation. Je weniger Aktivität im PFC herrscht, umso mehr leidet das Gehirn. Das ist eine Form der Dysregulation. Ein Gehirn mit einem inaktiven PFC ist mit größerer Wahrscheinlichkeit ein ängstliches Gehirn.[105] Deshalb ist es so wichtig, den resonierenden Selbstbeobachter zu wecken. Denn begegnen wir unseren schwierigen emotionalen Momenten bewusst mit Wärme, stärken wir die Muster neuronaler Verbindung, die das Wohlbefinden unterstützen.

Der Neurowissenschaftler Jaak Panksepp – der Mann, der entdeckte, dass Ratten lachen können[106] – hat sein Leben lang untersucht, inwieweit unsere Emotionen fest darauf programmiert sind, entlang bestimmter Leitungsbahnen im Gehirn zu verlaufen. Wie in Kapitel 3 beschrieben, unterschied Panksepp sieben einzelne Bahnen, denen unsere Motivationen und Emotionen folgen, und nannte sie emotionale Schaltkreise.[107] Über den Schaltkreis der FÜRSORGE haben wir bereits an früherer Stelle etwas erfahren. Hier sind wir an den Schaltkreisen der FURCHT und der PANIK/TRAUER interessiert. Die auf Panksepps Arbeit basierende Tabelle (s. o.) zeigt, was für jeden einzelnen der sieben Schaltkreise wichtig ist und welche unserer menschlichen Emotionen an jedem beteiligt sind.

Beachten Sie, dass *Angst* sowohl in Verbindung mit FURCHT als auch mit PANIK/TRAUER auftritt. Als Panksepp den Schaltkreis der PANIK/TRAUER entdeckte, sah er, dass dieser am aktivsten bei kleinen Säugetieren ist, die von ihren Müttern getrennt wurden. PANIK ist die einsame, suchende Stimme des Robbenjungen, das am Strand liegen gelassen wurde, während seine Mutter auszog, um Fische zu jagen. PANIK ist der wimmernde Schrei hungriger Kätzchen, wenn ihre Mutter sie verlassen hat.

Und PANIK gibt es auch bei Menschen: Wir verfügen über einen gänzlich eigenständigen Schaltkreis, der aktiv wird, wenn wir von einer für uns wichtigen Person getrennt sind. Nicht, dass wir Angst vor Gefahr hätten; wir wurden alleine gelassen, und unser gesamtes Schädel-Körper-Gehirn weiß das. Wir sind hier auf dem Gebiet der Verlassenheit; der Trauer, wenn die Kinder aus dem Haus gehen (empty nest); des menschlichen Herzschmerzes und der emotionalen Verwüstung beim Tod geliebter Menschen. Hier können wir aber auch schlichte Traurigkeit oder Einsamkeit spüren.

Panksepp erkannte, dass die Angst, die mit FURCHT verbunden ist, sich sehr von der Angst unterscheidet, die mit PANIK / TRAUER verbunden ist, auch wenn sie sich im Inneren genauso anfühlt.[108] Dies ist wichtig zu wissen, denn wenn wir ein Gefühl dafür haben, mit welcher Art von Schaltkreis wir es gerade zu tun haben, haben wir auch eher ein Gefühl dafür, welche Variante der Resonanz für uns am hilfreichsten ist. Wenn wir aus Einsamkeit ängstlich sind, wollen wir normalerweise keine Sicherheit oder keinen Schutz. Und gewöhnlich brauchen wir keine Intimität, wenn wir ängstlich sind, weil wir um unser Leben fürchten oder uns Sorgen um die Zukunft machen.

Es ist auch möglich, die mit FURCHT und die mit PANIK in Verbindung stehende Angst gleichzeitig zu empfinden.[109] Wir machen uns Sorgen, allein für die Hypothek aufkommen zu müssen, und wünschen uns gleichzeitig einen Partner, der die Last des Lebens mit uns teilt. Wir fühlen uns einsam und haben zugleich das Gefühl, dass physische Gefahr besteht, weil wir nicht begleitet werden. Ein weiteres Beispiel für eine Mischung aus beiden Formen der Angst ist der verwirrende, ängstliche Schmerz, den eine Person fühlen kann, wenn ein Angehöriger von einer Sucht beherrscht wird: Sie fürchtet sich vielleicht vor negativen Konsequenzen und will deshalb den Angehörigen gerne aus dem Haus bekommen, und zugleich kann sie Sehnsucht nach der Präsenz dieses Menschen haben.

In solchen Situationen kann es nötig sein, den gegenwärtigen Verlust anzuerkennen. Auch ist es möglich, dass es sich bei den heutigen Erfahrungen um ferne Echos alter, nicht verarbeiteter Gefühle handelt, die von früheren Verlusten herrühren. Wenn wir etwa in den mittleren Lebensjahren eine Freunschaft neu schließen oder eine bestehende beenden, kann das den großen Kummer zurückbringen, den uns der Verlust einer Freundschaft in der Grundschule verursachte. Dies zu verstehen kann beruhigend sein. Wir sollten zumindest überprüfen, ob die Vergangenheit mit im Spiel ist, wenn wir von Stress übermannt werden. Manchmal kann es helfen, zu sehen, dass unsere Angst uralt ist, und wir uns einfach aktuelle Erfahrungen suchen, um zu begreifen, warum wir heute immer noch ängstlich sind. Ohne den Blick auf die Vergangenheit glauben wir möglicherweise, eine Lösung der heutigen Probleme könnte uns Frieden bringen. Doch wenn sich der Frieden nicht einstellt, obwohl wir uns um diese eine Angelegenheit gekümmert haben? Dann widmen wir uns der nächsten Sorge und dann wieder der nächsten und finden doch nie die so sehr ersehnte Ruhe – weil wir am falschen Ort suchen. (Mehr zu dem Thema, wie man Probleme aus der Vergangenheit löst, finden Sie in Kapitel 6.)

Bei Menschen, die häusliche Gewalt erfahren, in einem Kriegsgebiet leben, mit der drohenden Zwangsversteigerung ihres Eigenheims fertig werden müssen oder andere aktuelle Traumata durchleben, ruft die Unmittelbarkeit des Geschehens natürlich eine enorme und wohlbegründete gegenwärtige Angst hervor.

Falls Sie mit einer gemischten Angst leben, denken Sie einmal darüber nach, wie viel Prozent Ihrer Empfindungen mit Verlassenheit zu tun haben könnten und wie viel Prozent mit der Furcht vor Dingen, die noch nicht geschehen sind, oder mit einer aktuellen Gefahr. Wie erleben Sie diese Unruhe? Egal, mit welcher Variante von Angst Sie zu tun haben: Sie sorgt dafür, dass Ihr Gehirn härter arbeitet, und setzt Sie unter Stress. Wenn Sie sich wirklich damit vertraut machen können, wie die Erfahrung der Angst für Sie persönlich aussieht, wird es Ihrem resonierenden Selbstbeobachter leichter fallen, mit Fürsorge zu reagieren.

Unabhängig von der jeweiligen Situation wird es in irgendeiner Weise hilfreich sein, die emotionale Erfahrung zu benennen und den resonierenden Selbstbeobachter zu wecken. In der nun folgenden Resonanzfähigkeit finden Sie einige Beispiele dafür, wie wir Emotionen und Sehnsüchte zusammenführen können, wenn wir mit uns selbst auf die beschriebene neue Art sprechen.

Resonanzfähigkeit 5.1: Einstimmung und Resonanz in Worte fassen

Eine Möglichkeit, eine emotionale Erfahrung in Worte zu fassen, besteht darin, unsere Körperempfindungen, die Emotionen, mit denen sie in Verbindung stehen könnten, und die den Emotionen zugrunde liegenden großen Ideen oder Sehnsüchte zusammenzuführen. Dies tun wir auf der Basis warmer Neugier dem Selbst gegenüber. Wir machen uns Gedanken darüber, was in diesem Augenblick für uns am wichtigsten ist. Im Rahmen eines inneren Dialogs mit dem Selbst fragen wir dann, ob unsere gefühlte Wahrnehmung dessen, was gerade in uns vorgeht, annähernd stimmt. Hierbei erkennen wir an, dass der resonierende Selbstbeobachter über die

Komplexität unserer Gefühle nicht mit absoluter Sicherheit Bescheid wissen kann, was uns wiederum Raum für Selbstentdeckung gibt.

Diese Art der Erkundung stützt sich auf die Vorstellung, dass wir meistens nicht ohne Grund Gefühle haben. Ein Beispiel: Sie ärgern sich über einen Kollegen, der für ein gemeinsam durchgeführtes Projekt mehr Lorbeeren geerntet hat, als ihm zustehen. Sie können sich dann entscheiden, lange Zeit sauer auf ihn zu bleiben. Sie können aber auch Ihren eigenen Ärger verstehen und sehen, dass es bei Ihnen eine Sehnsucht nach einer Kombination aus Anerkennung, Mitwirkung, Integrität und Partnerschaft gibt. Möglicherweise stellen Sie dann fest, dass das Gefühl der Verärgerung dahinschmilzt.

Als Zeichen von Respekt endet diese Art der Erkundung immer mit einem Fragezeichen statt mit einem Punkt – etwa so: „Selbst, ich frage mich, ob du heute traurig bist und einfach trauern musst?“ im Gegensatz zu: „Ich weiß, dass du traurig bist und trauern musst.“ Die Frage, die gestellt wird, ist eine offene Frage und zielt auf einen tiefen, möglicherweise wichtigen Wert ab, nicht jedoch auf einen Wunsch, dass wir etwas Bestimmtes tun. In der Antwort kann z. B. „ein Bedürfnis nach Anerkennung und Wahrheit“ zum Ausdruck kommen statt eines Verlangens, „unseren Chef wissen zu lassen, dass der Kollege nicht viel zu diesem Projekt beigetragen hat“.

Wir können unsere Vermutungen auf Körperempfindungen und Emotionen gründen, die eindeutig erscheinen, oder wir können sie auf die Worte gründen, die wir uns selbst sagen hören. Zum Beispiel könnte ich sagen: „Ich hasse sie.“ Höre ich, als mein eigener resonierender Selbstbeobachter, nicht genau hin, antworte ich mir selbst vielleicht: „Das Wort ‚hassen‘ sagen wir doch nicht, Liebling“ und übersehe dabei die tiefere Bedeutung, die sich etwa folgendermaßen anhören könnte: „Da ist eine Gruppe Mädchen, die Dinge zu mir sagen, die weh tun, und eine von ihnen war mal meine beste Freundin.“ Das ist eine Art des Verstehens, die uns beim normalen Zuhören sehr leicht entgehen kann, sie lässt sich aber über eine andere Ebene des Nachdenkens erlangen.

Uns selbst tief zuzuhören hat nichts damit zu tun, eine Situation zu lösen. In einem meiner Kurse erzählte eine Frau von einer Gruppe ehemaliger Freundinnen, mit denen sie in ihrem fortschreitenden Gesundungsprozess immer weniger Zeit verbrachte. Sie war sehr wütend auf diese Frauen und befürchtete, sie könnte physisch auf sie losgehen und so wieder den Boden unter den Füßen verlieren, den sie gerade gewonnen hatte. Sie sah sich die Liste universeller menschlicher Bedürfnisse und Werte an (siehe Kapitel 4), um herauszufinden, was ihr so wichtig war. Die Wörter, die für sie herausstachen, waren *Respekt, Wahlmöglichkeit, Selbstständigkeit, Ehrlichkeit, Schutz* und *Sicherheit.* Als die Frau jede Sehnsucht laut benannte, entspannte sie sich allmählich. „Das fängt an, Sinn zu ergeben“, sagte sie, und sie erzählte uns, sie sei nicht mehr wütend und habe keine Angst mehr, eine Schlägerei zu beginnen. Dann meinte sie: „Jetzt bin ich einfach nur traurig. Ich bin ihretwegen traurig und ich bin meinetwegen traurig. Veränderung fällt schwer. Ich habe keine Angst, dass ich jetzt auf sie losgehen würde.“ Wie deutlich aus der Geschicht hervorgeht, änderte sich die äußere Situation der Frau überhaupt nicht. Aber sie war in der Lage, ihren resonierenden Selbstbeobachter zu wecken und mit sich selbst in Resonanz zu treten.

Das Anstellen von Vermutungen dazu, was für uns selbst oder eine andere Person wichtig sein könnte, ist ein heiliger und zugleich radikaler Akt, der Vertrauen in die Menschlichkeit und in die Kraft der Wahrheit voraussetzt. Er ermöglicht uns den Kontakt mit unserer eigenen Mitte. Und die Qualitäten, die wir dort finden, sind unvergänglich – sie werden nicht durch äußere Umstände verändert. Sie wurden einfach nur durch Traumata, fehlende Unterstützung, Verletzung, Schmerz oder geringe Ressourcen (Armut, schlechte Gesundheit, kein Zugang zur Natur oder zu viele zeitliche Anforderungen) verschüttet. Wenn wir Bedürfnisse und Werte benennen und uns Gedanken darüber machen, was auf der tiefsten Ebene wichtig ist, entweder für uns selbst oder für die vor uns sitzende Person, wecken wir diese Qualitäten wieder und erinnern uns daran, wer wir wirklich sind (oder erinnern die andere Person daran, wer sie wirklich ist).

Falls sich nichts verändert, wenn wir als unser eigener resonierender Selbstbeobachter fungieren oder jemand anders mit uns resoniert, ist da möglicherweise ein alter Schmerz aus der Kindheit, der uns starr bleiben lässt. Und selbst diese Erfahrung lässt sich benennen. Wie wir in Kapitel 6 sehen werden, kann unser Körper sich entspannen und unsere Vorstellung davon, wer wir sind, kann sich vollkommen verändern. Und zwar dann, wenn wir das Gefühl, das wir als Kind hatten, wirklich kennen und mit ihm resonieren, und wenn wir beginnen, uns selbst zu kennen und mit uns zu resonieren.

Und wenn wir oder andere Zeit darauf verwenden, uns zu verstehen und mit uns in Verbindung zu treten, empfangen wir die Botschaft, dass wir wichtig sind. Wie bereits erwähnt, fragt die Amygdala: „Bin ich in Sicherheit? Bin ich wichtig?“ Warme Aufmerksamkeit, die von unserem eigenen resonierenden Selbstbeobachter oder von einer anderen Person ausgeht, beantwortet diese Fragen mit einem eindeutigen „Ja!“ Unsere menschlichen Verunsicherungen werden gelindert durch Wärme und Klarheit, durch Genauigkeit und Verständnis und durch das starke Gefühl, dass unsere Botschaft empfangen wurde.

Und warum fühlt sich unsere Angst so unangenehm an, egal, ob ihre Wurzeln in der Vergangenheit oder in der Gegenwart, in der Furcht oder in der Panik liegen?

Gehirnkonzept 5.2: Neurotransmitter und der „Angstcocktail“ in unserem Gehirn

Manche Menschen sind ständig ängstlich. Sie leben mit einem unguten Gefühl im Bauch, von dem sie glauben, es definiere sie. Es gehört schon so lange zu ihrer Erfahrung des Lebendigseins dazu, dass sie sich nicht vorstellen können, ohne es zu existieren. Wenn Menschen diese Empfindung erstmals benennen, verwenden sie am häufigsten das Wort *Angst*. Viele andere leben schon so lange mit ihr, dass sie sich der Angst nicht einmal bewusst sind. Wie ein Ellenbogen oder ein großer Zeh ist sie einfach ein Teil von ihnen. Manchmal bedarf es der neuen Erfahrung der Resonanz, damit diese Menschen in ihrem Körper wirklich echte Entspannung fühlen können. Und erst dann vermögen sie zu erkennen, dass sie Angst in sich tragen, solange sie denken können.

Es gibt viele Wege, mit Angst zu arbeiten, darunter die medikamentöse oder psychotherapeutische Behandlung, Akupunktur und Yoga. Der hier beschriebene Ansatz der körperbasierten Empathie lässt sich allein oder ergänzend zu einer dieser Methoden verfolgen.

Das Gehirn wird von einem Cocktail aus chemischen Stoffen (Botenstoffen) angetrieben, die **Neurotransmitter** genannt werden. Sie lassen die Neurone miteinander kommunizieren. Ist eine Person ängstlich, steigen der Adrenalin-[110] und der Cortisolspiegel.[111] Das zitternde Gefühl der Angst ist manchmal schwer zu ändern. Dies liegt zum Teil daran, dass es kein biochemisches Gleichgewicht notwendiger Botenstoffe – darunter (erneut) Adrenalin, Serotonin, Dopamin[112] und Oxytocin[113] – mehr gibt, wenn der Cortisolspiegel über einen langen Zeitraum erhöht ist. (Und das kann eine Depression zur Folge haben.)[114] Es bestehen ebenfalls Zusammenhänge zwischen Angst und dem Vorrat an Gamma-Aminobuttersäure **(GABA)**[115], dem natürlichen Beruhigungsmittel des Gehirns, sowie den anderen beruhigenden Neurotransmittern, darunter die **endogenen Opioide**, die **Endocannabinoide** und die **endogenen Benzodiazepine**.[116] (Ja, das Gehirn erzeugt seine eigenen morphium-, marihuana- und valiumähnlichen Substanzen.) Wenn die Angst stark wird, übernimmt die Amygdala die Führung, und die Produktion dieser beruhigenden Neurotransmitter geht zurück. Plötzlich haben wir weniger Zugang zum PFC[117] und deshalb ein geringeres Vermögen, unsere Emotionen zu regulieren. So wird das unfreundliche Ruhezustandsnetzwerk negativ, und das heißt, die Handlungen einer Person erfolgen eher als unmittelbare Reaktionen auf einen Reiz und weniger überlegt, und die unklugen Entscheidungen können noch größeren Stress hervorrufen. Dieser zusätzliche Stress sorgt dafür, dass Menschen noch weniger effektiv sind und in eine sich selbst verstärkende Negativschleife geraten. Cortisol ist ein Maßstab für unser Wohlbefinden. Und genau wie Goldlöckchen aus dem englischen Märchen mit den drei Bären möchte dieser Botenstoff, dass alles gerade richtig ist. Zu viel Cortisol ist schädlich, und zu wenig ist ebenfalls nicht gut für uns.

Wird der Stress chronisch, belastet dies den Körper und das Gehirn. Es kommt zu einem Cortisolmangel, dessen Folge Erschöpfung sein kann, die den Schlaf, die Funktionsfähigkeit, das Gedächtnis, die Stimmung und das Immunsystem beeinträchtigt.[118] Ratten, die unter chronischem Stress stehen, zeigen sich weniger schlau und kreativ und verlassen sich auf alte Routinen und automatische Reaktionen. Der Teil des Rattengehirns, der Entscheidungen fällt und mit seinen Zielen in Kontakt bleiben kann, schrumpft, und neues Territorium im Gehirn wird zum Entwickeln von Gewohnheiten statt zum Denken in Anspruch genommen. Die Ratte beginnt völlig mechanisch zu leben und vertraut immer und immer wieder auf dasselbe Verhalten, statt etwas Neues auszuprobieren.[119] Der Grund hierfür ist der, dass Stress und Angst die chemischen Vorgänge im Gehirn der Ratte verändert haben. Dies ähnelt sehr dem Prozess, der bei Angst im menschlichen Gehirn stattfindet. (Eine weitere Sache, vor der man Angst haben muss!) Wenn Menschen von Stress und Angst heilen, stellen sie fest, dass sie flexibler werden und sich weniger von Gewohnheiten beherrschen lassen. Könnten Menschen ihre eigenen Neurotransmitter sehen, würden sie zudem beobachten, wie diese bei der Heilung wieder ins Gleichgewicht kommen.

Es sollten in erster Linie die Formen von Unterstützung genutzt werden, die am besten funktionieren. Viele Menschen, die zur Behandlung von Leiden wie Angst und Depression Medikamente einnehmen, stellen fest, dass die Entwicklung des resonierenden Selbstbeobachters es ihnen erlaubt, weniger Medikamente zu nehmen. Je schwächer und je weniger glaubwürdig die Stimme des Selbstkritikers wird, desto entspannter und geringer belastet fühlt sich der Mensch. Er braucht deshalb auch weniger Medikamente, um die Angst und Depression in Schach zu halten.

Manche Menschen, die den hier vorgestellten Ansatz zur Selbstfürsorge ausprobieren, entdecken, dass sie erstmals in der Lage sind, mit Ärzten in Kontakt zu treten und Unterstützung in Form von Medikamenten oder einer Therapie zu erhalten. Die durch Resonanz gewonnene Klarheit lässt den Aufruhr und das Chaos im Kopf ausreichend zur Ruhe kommen, sodass sie ihren Bedarf an Unterstützung äußern können. „Ich wusste nicht einmal, dass ich depressiv war oder dass es Hilfe gab", erzählte mir jemand. „Jetzt, wo ich weiß, was los ist, weiß ich, wie ich Hilfe bekommen kann." Hier sehen wir die Macht der Resonanz. Wenn Menschen resonante Wärme erfahren, erhöhen sie den natürlichen Fluss sämtlicher beruhigender Neurotransmitter und sind imstande, bessere Entscheidungen im Hinblick auf ihre Selbstfürsorge zu treffen. Folgen Sie also dem Körper, wo immer er Sie hinführt.

Die nächste Resonanzfähigkeit verschafft Ihnen etwas Übung darin, die körperlichen (oder somatischen) Empfindungen, die Listen der „angenehmen" und „unangenehmen" Gefühle (Kapitel 3) und die Auflistung universeller menschlicher Bedürfnisse und Werte (Kapitel 4) zu nutzen, um mit dem Selbst zu resonieren. Dieser Ansatz wird Selbstempathie genannt.

Resonanzfähigkeit 5.2: Resonanz für das Selbst üben (Selbstempathie)

Das folgende Rezept für körperbasierte Empathie kann beim Meditieren oder Tagebuchschreiben angewendet werden. Einige Menschen nehmen sogar per Smartphone ihre eigene Stimme auf und führen dann ein Gespräch mit sich selbst. Wenn wir das Wesen unserer Erfahrung erfassen, indem wir unsere Körperempfindungen wahrnehmen und unsere Emotionen und Sehnsüchte verstehen, verwandelt sich unsere Innenwelt. Schauen wir uns an, wie diese Art der Erfahrung aussehen könnte.

Rezept für Selbstempathie

1. Beschreiben Sie so genau wie möglich die Details eines Erlebnisses, das kürzlich bei Ihnen eine heftige negative emotionale Reaktion ausgelöst hat. Können Sie den Augenblick benennen, der für Sie am schlimmsten war? Falls ja, welcher war das? Falls Sie nicht wissen, welcher Moment der schlimmste war, arbeiten Sie mit der Erfahrung insgesamt.
2. Richten Sie Ihre Aufmerksamkeit auf Ihren Körper, speziell auf das Innere Ihres Magens und Bauchraumes, auf das Innere Ihrer Brust und das Gefühl Ihres Herzens und Ihrer Lungen sowie auf Ihren Hals und Ihre Gesichtsmuskeln.
3. Was geschieht in Ihrem Körper, wenn Sie an den Trigger (Auslöser) der emotionalen Reaktion denken? Seien Sie bei der Beschreibung der Empfindungen so präzise wie möglich. Beispiele wären: Anspannung im oberen Bauch, leichte Darmkrämpfe, Rippen fühlen sich blockiert an, Zwerchfell bewegt sich nicht mehr, Kloß im Hals oder Tränen schießen in die Augen.
4. Wählen Sie die Körperempfindung aus, die am lebendigsten ist.
5. Fragen Sie sich, welchen emotionalen Geschmack diese Empfindung wohl hat. Vielleicht Traurigkeit, Verärgerung, Wut, Furcht, Schock, Entsetzen, Hoffnungslosigkeit? Oder etwas Subtileres, wie etwa Bestürzung, Resignation, Verachtung oder Scham? (Sie können die Liste der Gefühle aus Kapitel 3 nutzen.)

6. Wenn Ihr Körper bei einer oder mehreren Emotionen Ja sagt, stellen Sie sich folgende Frage: Wenn diese Emotion einen Sinn ergeben würde, nach was würde ich mich dann sehnen? (Sie können die Liste der universellen menschlichen Bedürfnisse aus Kapitel 4 nutzen, um festzustellen, welche Dinge für Sie in dieser Situation wichtig sind.)
7. Kehren Sie zu Ihrer Erinnerung an den Trigger zurück.
8. Was geschieht jetzt in Ihrem Körper?
9. Wenn diese Empfindungen Emotionen wären, welche Emotionen wären es dann?
10. Und welche Bedürfnisse liegen diesen Gefühlen zugrunde?
11. Wenn Sie weiter mit diesen Schichten der Empfindungen, Gefühle und Bedürfnisse arbeiten, kann Ihre Erfahrung der Verärgerung oder anderer Emotionen anfangen, sich zu verändern. Falls Sie immer noch möchten, dass eine bestimmte Person etwas Bestimmtes tut, haben Sie möglicherweise das Bedürfnis, den Unterschied zwischen Ihrer Idealvorstellung von dieser Beziehung und der aktuellen Realität zu betrauern.
12. Hat sich Ihre Körperempfindung in irgendeiner Weise abgeschwächt? (Sie hören nicht deshalb hin, weil Sie Ihren Körper ändern wollen; Sie hören hin, um die Botschaften zu empfangen, von denen Ihr Körper möchte, dass Sie sie verstehen. Veränderungen des Körpers sind Teil des Dialogs. Dieser Dialog ähnelt einem Gespräch, das Sie mit jemand anders führen und bei dem Sie diesem anderen zuhören, um ihn wirklich zu verstehen. Sie hören nicht zu, damit der andere weiterredet oder ganz mit dem Reden aufhört.)
13. Während sich das Gespräch mit Ihrem Körper entwickelt, schauen Sie, ob irgendwelche anderen Gefühle oder Bedürfnisse an die Oberfläche des Bewusstseins treten und anerkannt werden möchten.

Wir lassen unseren Körper mit Ja, Nein und mit Klärung antworten. Wir fügen unserer Erfahrung die Macht der simplen Äußerung „natürlich" hinzu. „Natürlich bin ich traurig. Dies ist der Todestag meiner Mutter, und ich brauche Zeit und Unterstützung, um trauern zu können." „Natürlich bin ich verärgert oder sogar aufgebracht, wenn mein Nachbar einen Baum auf unserer Grundstücksgrenze gefällt hat. Ich habe diesen Baum geliebt, und er hat Schatten und Sichtschutz geboten. Er war mein alter Freund." „Natürlich bin ich wütend und will ich Wahlmöglichkeiten haben. Und ich muss in der Lage sein, den Verlust zu betrauern." „Natürlich bin ich besorgt. Da sind endlos viele Anforderungen, von Angehörigen und Freunden und auch am Arbeitsplatz, und ich kann das unmöglich alles erledigen. Ich habe es gern, wenn ich meine Verpflichtungen erfüllen und mir selbst gegenüber integer sein kann."

Sobald wir diese innere Freundlichkeit fühlen, tun wir einen riesigen Schritt in Richtung Selbstregulation. Wir kommen dahin, dass wir wirksam und beruhigend auf unsere emotionale Erfahrung eingehen können und nicht mehr schutzlos unserer erhöhten Reaktivität und unseren Impulsen ausgesetzt sind. Erstmals haben wir eine Wahl.

Der Körper muss sich nicht verändern, damit wir uns selbst besser kennenlernen können. Aber häufig entspannt er sich im Zuge des Dialogs. Das ist ein Paradox, denn wir *versuchen* nicht, irgendetwas zu verändern. Wir versuchen auch nicht, zu wünschen, wir würden anders reagieren oder hätten diese Reaktion nicht. Wir fordern nicht, dass unser Körper umgehend ruhig oder glücklich oder entspannt sei. Wir versuchen einfach nur, mit Wärme zu benennen, was wirklich passiert. Was auch immer geschieht, diese Art des resonanten Selbstgesprächs kann unserem Körper Frieden bringen.

Angst: Welche Rolle spielt die Vergangenheit unserer Eltern?

Wenn wir in unserem Heilungsprozess bedeutende Fortschritte machen, indem wir traumatische Erfahrungen aus der Vergangenheit auflösen und schwierige Erinnerungen integrieren, kann uns bewusst werden, dass wir es mit der Übertragung von Schmerz über mehrere Generationen hinweg zu tun haben. Die Wissenschaft der **Epigenetik**, in deren Rahmen Untersuchungen an den Kindern von Überlebenden des Holocaust[120] und des Terroranschlags vom 11. September 2001[121] vorgenommen wurden, zeigt Folgendes: Die stressbedingten Veränderungen, die zukünftige Eltern durchmachen, können auf deren ungeborene Kinder übertragen werden und sich in den Cortisolwerten dieser Kinder widerspiegeln, wenn sie erwachsen sind.

Wir beginnen zu heilen, wenn wir unsere Geschichte im Zusammenhang mit dem Leben unserer Familienangehörigen über viele Generationen hinweg betrachten. Wir fangen an, unsere Eltern, unsere Großeltern und deren Eltern als Teile des Mosaiks der Menschheitsgeschichte zu sehen, die ihre Stärken durch die Zeit hindurch weitergegeben haben: Resilienz, Entschlossenheit, Überlebenskraft, Liebe zur Kunst, Kreativität, Erfindungsgabe und mehr. Zusätzlich offenbaren unsere Familiengeschichten die historischen Traumata, von denen unsere Vorfahren getroffen wurden: Armut, Krieg, Vertreibung, Hungersnöte, Krankheit, finanzielle Katastrophen und andere Schrecken. Ein jedes dieser Traumata hinterlässt seine eigenen Lasten der Angst, der Depression, der Dissoziation, des Missbrauchs und / oder der Sucht. Jede dieser schwierigen Lebensweisen half jemandem in unserer Familie beim Umgang mit dem Unerträglichen, hinterließ aber auch ein Erbe, mit dem es sich ebenfalls schwer leben lässt.

Angst ist etwas Selbstverständliches, wenn wir befürchten, dass schlimme Dinge passieren. Und da unseren Vorfahren so häufig schlimme Dinge widerfahren sind, weil sie in den vergangenen Jahrhunderten gelebt haben, kann unsere Angst auf historischen Fakten beruhen, ohne dass wir es wissen. Ein Gefühl für die historischen Traumata, die Auswirkungen auf unsere Familie hatten, kann uns sehr helfen, den größeren Zusammenhang der Übertragung von Sorge und Stress von einer Generation zur nächsten zu sehen.

Halten Sie einen Moment lang inne und denken Sie darüber nach, was Sie über Ihre Familiengeschichte wissen. Waren Ihre Vorfahren Landbesitzer? Wie verhielt es sich mit Reichtum oder Armut in der Vergangenheit Ihrer Familie? Wie kam Ihre Familie in die Gegend, in der Sie geboren wurden? Wann erreichten Ihre Vorfahren den Kontinent, auf dem Sie leben? Mit welcher Geschichte der Diskriminierung aufgrund von Religion, Rasse, Nationalität oder Klasse lebten die vorhergehenden Generationen Ihrer Familie? Wie viele Male verlor Ihre Familie alles und musste noch einmal von vorne anfangen? Was mussten Ihre Vorfahren in puncto Wehrdienst, Kriegserfahrung, Völkermord oder Epidemien durchleiden?

Im zwanzigsten Jahrhundert gab es die Gräuel des Ersten und Zweiten Weltkriegs; den Korea- und den Vietnamkrieg; verheerende Staubstürme („Dust Bowl“) und die Große Depression; Internatsschulen für die nordamerikanischen Ureinwohner; die Influenza-Pandemie „Spanische Grippe“ zwischen 1918 und 1920; die Genozide in Deutschland, Palästina, Afrika, Kambodscha, Indonesien und anderswo; und die Hungersnöte in Afrika.

Im 19. Jahrhundert sahen wir Sklaverei; den Bürgerkrieg in Nordamerika; die weltweite Vertreibung, Dezimierung und Ausrottung indigener Völker, deren Land kolonisiert wurde; die auf der ganzen Welt ausgetragenen Kriege der Imperien Großbritannien, Russland, Japan und Deutschland; Kriege in ganz Südamerika, Asien und Afrika; Armut; und Hunger, darunter die Hungersnöte in Europa, welche Wellen von Einwanderern nach Nordamerika schwappen ließen.

Dies ist unsere Menschheitsgeschichte, und sie hat uns beeinflusst. Jedes historische Ereignis hat Wogen persönlicher Traumata erzeugt, die noch immer gegen unsere Füße schlagen: Sie verändern die Art und Weise, wie unsere Gene uns bei der Stressbewältigung helfen. Und unsere Geschichte hat auch jetzt noch Einfluss auf uns, weil wir unsere Zukunftserwartung bewusst oder unbewusst auf den Ereignissen der Vergangenheit aufbauen.

Wir verspüren teilweise deshalb Angst, weil wir über die Fähigkeit verfügen, zeitlich nach vorne zu schauen, um zu prognostizieren, was als Nächstes passieren wird. Ebenso haben wir das Vermögen, zeitlich zurückzuschauen, um das, was wir zuvor getan haben, noch einmal zu überdenken und um zu prüfen, ob wir uns jetzt anders verhalten sollten. Mit anderen Worten können wir durch Erfahrung lernen und tun dies auch. Und unser Gehirn versucht, uns dabei zu helfen, und wird damit zu einer Erwartungsmaschine.

Gehirnkonzept 5.3: Das Hamsterrad des Gehirns, der anteriore cinguläre Cortex

Wenn wir Angst vor zukünftigen Ereignissen haben, ist es fast so, als kletterten wir in unserem Gehirn in ein winziges Hamsterrad und durchliefen mögliche Szenarien, um Probleme zu lösen oder zu verhindern. Selbst wenn wir wissen, wir können die Vergangenheit nicht ändern, und uns der Tatsache bewusst sind, dass wir immer und immer wieder dieselben Zukunftsszenarien durchspielen, ohne voranzukommen, kann es uns beinah unmöglich sein, aus diesem Hamsterrad auszusteigen. Oft müssen wir direkt mit dem schuldigen oder ängstlichen Teil unserer selbst sprechen, um festzustellen, ob wir eine Verbindung zu ihm herstellen und ihn regulieren können.

So könnte eine Mutter, die sich Sorgen um ein Kind macht, sich fragen: „Spielst du alle Szenarien durch, um zu sehen, ob du einen besseren Weg finden kannst, auf dein Kind einzugehen? Hast du das Gefühl, wenn du aufhören würdest, dir Sorgen zu machen, würdest du die Hoffnung aufgeben? Liebst du dein Kind so sehr, dass du alles dir Mögliche tun würdest, um zu seinem Wohl beizutragen oder es gar zu retten? Bist du erschöpft und sehnst du dich nach Unterstützung und Anerkennung und Erholung?“ Diese Art des inneren Dialogs kann Eltern Kraft geben und ihnen helfen, das Hamsterrad zu verlassen.

Ein anderes Beispiel sind Sorgen rund um die Themen Geld und Arbeit. Stellen Sie sich vor, Sie wachen nachts um drei Uhr auf. Dann könnten Sie mit sich selbst beispielsweise folgende Unterhaltung führen: „Gehst du gerade alle Möglichkeiten durch, um zu sehen, wie du diese Zahlung leisten / dieses Gespräch mit deinem Chef führen kannst? Hast du nicht schon an die vierzehn Mal einen Plan gemacht, wie du hiermit umgehen willst, was du sagen wirst und was sie sagen werden, und beginnst trotzdem jedes Mal wieder von vorne, wenn du fertig bist? Sitzt in dir eine so tief verwurzelte Furcht vor Verlust, dass es dir kaum möglich ist, dir Leichtigkeit vorzustellen? Sehnst du dich nach Befreiung und Gnade? Rennst du vor Scham und Reue auf einer endlos erscheinenden Landstraße davon und kannst trotzdem diese Emotionen niemals abschütteln? Hast du das Verlangen nach Selbstvergebung?“

Machen wir uns besser mit dem Hamsterrad des Gehirns vertraut. Seine Fachbezeichnung ist anteriorer cingulärer Cortex (**ACC**).[122] Der ACC liegt zwischen dem PFC und dem limbischen System (Abbildung 5.1) und wird häufig dem limbischen

System zugeordnet, obwohl er von seiner Struktur her dem übrigen Cortex gleicht.[123] Manche Forscher sehen den ACC als Teil des Ruhezustandsnetzwerks an und manche nicht. Der ACC ist wichtig, wenn es darum geht, das unfreundliche Ruhezustandsnetzwerk zu verstehen und zu tranformieren, denn Probleme mit der Verbindung zwischen ACC und Ruhezustandsnetzwerk gehören zum Bild der Depression, der Angst, der PTBS[124] und der Sucht[125]. Der ACC ist eine Quelle der wiederkehrenden, unerbittlichen negativen Gedanken, die Teil des erbarmungslosen Ruhezustandsnetzwerks sind. Haben wir einmal diese unaufhörlichen Wiederholungen erkannt, sehen wir, dass wir nicht unsere Gedanken sind und dass diese Gedanken nicht die Stimme der Wahrheit sind. Wir haben einen ACC in jeder Hemisphäre. In diesen Arealen laufen Zeit, Lernen und Erinnerung zusammen, und hier überprüfen wir sämtliche unserer Vorhersagen anhand von Ergebnissen.[126] Die ACCs versuchen, Vergangenheit und Gegenwart zusammenzuführen, damit wir unser Leben verbessern können. Sind sie nicht einwandfrei mit dem Ruhezustandsnetwerk verbunden, fällt es uns eher schwer, uns vorzustellen, dass wir leicht durchs Leben kommen.[127]

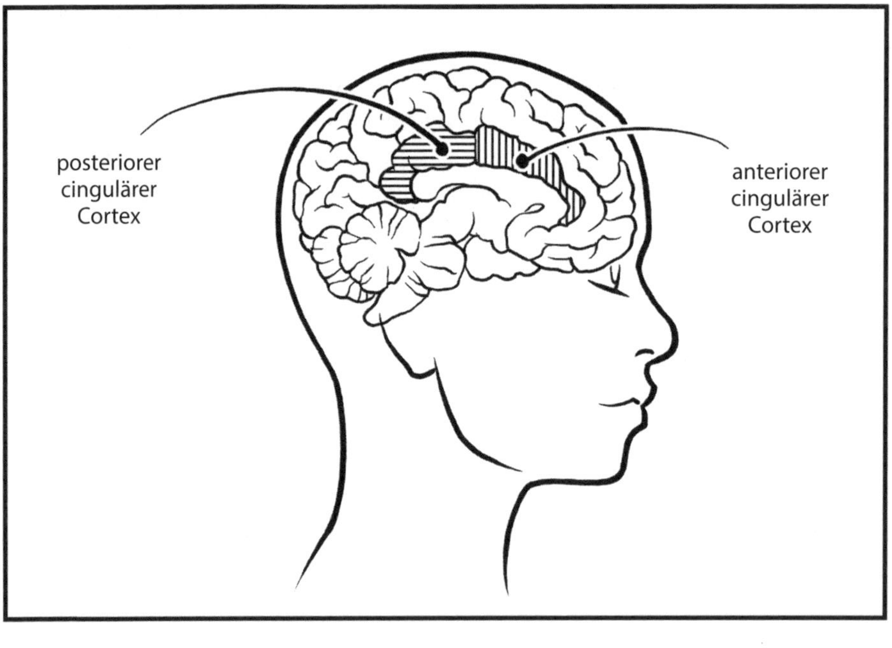

Abbildung 5.1: Die Lage des anterioren cingulären Cortex

In einer schlaflosen Nacht, wenn Sie es müde geworden sind, dieselbe beunruhigende Situation wieder und wieder im Geiste zu wälzen, ohne zu neuen Ergebnissen zu gelangen, könnten Sie zu Ihrem ACC sagen: „Ich frage mich, ob du versuchst, mich zu beschützen, indem du ewig wachsam bleibst. Wärest du bereit anzuerkennen, dass du schon über jedes mögliche Szenario nachgedacht hast und dir Schlaf jetzt vielleicht mehr nützen würde?" Beobachten Sie einfach, wie Ihr Körper reagiert. Jeder von uns muss seinen eigenen surrenden, vibrierenden, verbindenden Weg finden, mit sich selbst zu sprechen, um den resonierenden Selbstbeobachter zum Leben zu erwecken.

Wir nutzen unseren ACC nicht nur zur Problemlösung; wir nutzen ihn auch dann, wenn wir sehen wollen, ob das Innere eines Menschen mit seinem Äußeren im Einklang steht.[128] Passt der Rat, den wir bekommen, zu den Handlungen der Person, die uns diesen Rat gibt? Bewegen ungenannte Motivationen eine Person in eine Richtung, während sie darüber spricht, sich in eine ganz andere Richtung zu bewegen? Auf einer höheren Ebene lautet die Frage, ob die Maßnahmen, die ein Verband, ein Betrieb oder ein Unternehmen ergreift, mit seinen erklärten Absichten übereinstimmen. Das Verhältnis zwischen Worten und Taten wird vom ACC anhand der Kriterien Aufrichtigkeit, Übereinstimmung, Authentizität, Integrität und Wahrheit gemessen. Diskrepanzen sind eine weitere grundlegende Ursache für Angst.

Resonanzfähigkeit 5.3: Die grundlegenden Ursachen der Angst identifizieren und angehen

Schauen wir uns an, was wir bisher über einige Ausgangspunkte von Angst gelernt haben und an welchen anderen Stellen Angst ihren Anfang nehmen kann. Betrachten wir zudem die Möglichkeiten, die wir haben, um unter Einsatz resonierender Selbstwärme mit der Angst zu arbeiten.

Dieser Ansatz, der Angst mit Resonanz zu begegnen, beinhaltet, dass wir bei den Körperempfindungen verweilen. Wir lassen sie die wichtigen Gefühle offenbaren und vermuten dann, welche Sehnsüchte, Hoffnungen, Träume, Wünsche und Bedürfnisse in uns lebendig sein könnten. Es gibt natürlich noch viele andere Heilungsansätze. Das Wichtigste ist, dass Sie für sich weiter erkunden, welcher Weg am besten für Sie funktioniert. So finden Sie schließlich heraus, wie es sich anfühlt, in einem wirklich entspannten Körper zu stecken.

Es folgen nun einige Fragen, mit denen Sie sich in Ihrem Tagebuch beschäftigen können, um Ihre Angstgeschichte sowie mögliche Methoden zur Integration der in diesem Buch vermittelten Fähigkeiten und Kenntnisse zu untersuchen.

- Dies könnte eine schwierige Frage sein: Wie ist es Ihrer Vorstellung nach im Leib Ihrer Mutter gewesen, als sie mit Ihnen schwanger war, insbesondere im dritten bis sechsten Monat? In welchem emotionalen Zustand könnte Ihre Mutter gewesen sein? Hat sie warme Unterstützung bekommen? Bereits vor der Geburt können wir im Schoß unserer Mutter Stress und Angst erfahren. Wenn unsere Mutter ängstlich ist, sind wir ängstlich. Säuglinge von Müttern, die (vor allem in den mittleren drei Monaten der Schwangerschaft) unter einem höheren Maß an Stress und Depression leiden, sind nach Verlassen des Mutterleibs schwerer zu beruhigen als Säuglinge von Müttern, die es in der Schwangerschaft leichter hatten.[129] Ist dies unsere früheste Erfahrung, werden wir möglicherweise mit dem Glauben geboren, Angst sei der Normalzustand.
  - *Resonanzbasierter Ansatz:* Arbeiten Sie mit der in diesem Kapitel vorgestellten geführten Meditation, um Ihrem pränatalen Selbst Empathie entgegenzubringen. Wenn Sie möchten, können Sie einen resonierenden Beobachter mit einbeziehen, der auch Ihre schwangere Mutter mit Wärme umgibt. Wie reagiert Ihr Körper darauf?

- Nach unserer Geburt können frühe Erfahrungen des Verlusts, darunter Tod, Adoption, Unberechenbarkeit, emotionale Instabilität und Suchtverhalten bei Betreuungspersonen, uns eine Bürde der Angst aufladen. Hatten Sie als Kind Angst? Mussten Sie mit Missbrauch, Vernachlässigung, finanzieller Unsicherheit oder einem gewalttätigen Geschwisterkind leben? Mussten Sie häusliche Gewalt mitansehen? Welche Erfahrungen machten Sie mit Traumata? Mit Tod, Verlust, Gewalt, Unfällen, Katastrophen, Notfällen? Mit unsicheren Beschäftigungsverhältnissen oder finanziellen Problemen? Mit Süchten oder Zwängen? Mit Depressionen oder anderen psychischen Erkrankungen? Mit körperlichen Gesundheitsproblemen oder Diagnosen?
  - *Resonanzbasierter Ansatz:* Bringen Sie dem Selbst, das den schwierigen Moment erlebt hat, Resonanz entgegen. Schauen Sie, ob Ihr Gefühl für das frühere Selbst sich verändert, wenn Sie Körperempfindungen, Emotionen und Sehnsüchte benennen.

- Was haben Sie von sich gedacht, als Sie klein waren? In der Grundschule? In der weiterführenden Schule? Im frühen Erwachsenenalter? Gab es einen Punkt, an dem Sie sich mochten, und gab es dann einen, an dem sich das änderte und Sie ängstlich wurden? Falls ja, was passierte zu dem Zeitpunkt, als die Dinge plötzlich anders wurden?

  - *Resonanzbasierter Ansatz:* Widmen Sie sich den Erinnerungen, die immer noch mit deutlichen Körperempfindungen verbunden sind. Schauen Sie, wie es ist, wenn Ihr resonierender Selbstbeobachter jeder dieser Erinnerungen mit Wärme und Verständnis begegnet.

- Gehören Sie einer gesellschaftlichen Gruppe oder einer Gruppe mit bestimmten körperlichen Merkmalen an, die in Ihrer Welt nicht als „mächtig" abgestempelt ist? Die Erfahrung, aufgrund von Etikettierungen und -ismen abgelehnt oder marginalisiert zu werden, hat auf der Zellebene Ihres Immunsystems Auswirkungen auf Ihre Gesundheit und erzeugt Stress und Angst.
  - *Resonanzbasierter Ansatz:* Üben Sie Anerkennung und Selbstausdruck, ohne die Bürde auf sich zu nehmen, den anderen zu belehren. Lassen Sie sich in diesen Momenten von Ihrem resonierenden Selbstbeobachter halten.

- Welches waren die Erfahrungen Ihrer Eltern und Großeltern mit historischen oder familiären Traumata? Die Wurzeln unserer Angst können zurückreichen in eine Zeit noch vor unserer Zeugung, zu früheren Generationen unserer Familie. Nach der aktuellen Forschung ergibt sich jetzt folgendes Bild: Wenn unsere Eltern oder Großeltern Traumata wie Hungersnöte,[130] die Konzentrationslager des Zweiten Weltkrieges[131] oder den Völkermord von Ruanda[132] überlebt haben, wirkt sich dies auf die Genexpression in der DNA aus. Man erkennt Zusammenhänge zwischen diesen epigenetischen Veränderungen und Arten der Stressreaktion. Für uns bedeutet das: Bereits ab dem Zeitpunkt der Zeugung gibt es für unsere Entwicklung eine Blaupause, die uns möglicherweise überempfindlich und hyperwachsam werden lässt. Dies ist der erste mögliche Ausgangspunkt unserer Angst.
  - *Resonanzbasierter Ansatz:* Schauen Sie, was in Ihrem Körper passiert, wenn Sie Ihren resonierenden Selbstbeobachter dazu veranlassen, das Bild Ihres Eltern- oder Großelternteils in Ihr Herz zu holen und Sie dessen Sorgen, Traumata und tiefen Sehnsüchte würdigen.

- Welche Form der Angst ist bei Ihnen größer? Wirkt Ihre Angst mehr wie Einsamkeit oder wie Kummer? Entspannt Ihr Körper sich eher, wenn Sie sich vorstellen, von einer warmen Präsenz begleitet zu werden? Das könnte ein Hinweis darauf sein, dass Sie Hilfe beim Umgang mit dem Alleinsein benötigen. Beruhigen und entspannen Sie sich eher, wenn die Menschen, die Sie lieben, in Sicherheit und beschützt sind, und wenn Sie wissen, dass es ihnen gut geht? Dies würde darauf hindeuten, dass Sie Hilfe beim Umgang mit Furcht brauchen.
  - *Resonanzbasierter Ansatz:* Spüren Sie die Empfindungen in Ihrem Körper auf, die Sie die Emotion der Angst identifizieren lassen. Schauen Sie, was in Ihrem Körper geschieht, wenn Sie Ihren resonierenden Selbstbeobachter Vermutungen zu Bedürfnissen nach Wärme und Präsenz anstellen lassen. Und schauen

Sie nun, was passiert, wenn Sie Ihrem Körper Vermutungen dazu anbieten, wie sehr er sich womöglich nach Gewissheit, Sicherheit oder Geborgenheit sehnt.

- Wie ist es um das Wohlbefinden der Menschen bestellt, die Sie gern haben? Gibt es Freunde oder Familienangehörige, um die Sie sich Sorgen machen, über die Sie in schlaflosen Nächten nachdenken?
  - *Resonanzbasierter Ansatz:* Erkennen Sie die Tiefe der Liebe und/oder der Trauer an, die Ihrer Sorge zugrunde liegt. Benennen Sie die Komplexität der Emotionen, das Durcheinander aus Liebe, Wärme, Furcht, Ärger, Groll, Bitterkeit, Hass, Sorge, Anteilnahme, Zärtlichkeit und Hilflosigkeit, und schauen Sie, was mit Ihrem Körper geschieht, wenn Sie diese Gefühle mit Ihren tiefsten Sehnsüchten verbinden.

- Angst empfinden wir auch dann, wenn wir aufgrund früher traumatischer oder Missbrauchs-Erfahrungen glauben, mit uns stimme etwas nicht. Dann haben wir unser Selbstgefühl mit Scham, Furcht oder Selbstekel verknüpft.
  - *Resonanzbasierter Ansatz:* Was passiert, wenn Sie Vermutungen zu Bedürfnissen oder Sehnsüchten für den Teil von Ihnen anstellen, der herablassend oder kritisch ist? Und was passiert, wenn Sie dasselbe für den Teil des Selbst tun, der das Urteil empfängt?

- Auch andere psychische Gesundheitsprobleme können zur Ängstlichkeit beitragen. Beispielsweise ist bei 50 Prozent aller Depressionen auch Angst mit im Spiel. Angst kann in eine Depression übergehen und eine Depression kann Angstzustände hervorrufen.
  - *Resonanzbasierter Ansatz:* Kapitel 11 und 12 enthalten Informationen dazu, wie man diesen Ansatz auf eine Depression anwendet.

- Es gibt auch Angst vor der Angst. Haben Sie, wenn Sie eine Zeit lang ängstlich gewesen sind, zunehmend mehr Angst vor Ihrer Angst?
  - *Resonanzbasierter Ansatz:* Resonanz, Resonanz, Resonanz für unser ängstliches Selbst.

Geführte Meditation 5.1: Das pränatale Selbst

Hinweis: Sollten Sie irgendwelche Bedenken haben oder ein Unbehagen dagegen verspüren, sich mit Ihrem pränatalen Selbst zu verbinden, überspringen Sie diese Meditation jetzt einfach und führen Sie sie dann durch, wenn der richtige Zeitpunkt gekommen ist. Falls Sie sich in die Meditation begeben und feststellen, dass sie verstörender ist als erwartet, beenden Sie sie sanft und richten Ihre Aufmerksamkeit wieder auf Ihren Atem. Stellen Sie Vermutungen zu Gefühlen und Bedürfnissen an, die Ihr verstörtes Selbst gern hören würde.

Beginnen Sie mit Ihrem Gefühl, als physisches Wesen zu existieren, als der erwachsene Mensch, der Sie heute sind. Welche Teile Ihres Körpers kommen Ihnen als Erstes in den Sinn? Ist Ihr Magen voll? Gibt es irgendwo Schmerzen oder Beschwerden, die Ihre Aufmerksamkeit auf sich ziehen?

Falls Sie Beschwerden bemerkt haben, erkennen Sie das jeweilige Unbehagen an und fragen Ihre Aufmerksamkeit, ob sie sich um diesen Teil Ihres Körpers Sorgen macht und sich sehnlichst wünscht, dass es ihm gut gehen möge. Danken Sie Ihrer Aufmerksamkeit für ihre Fürsorge Ihnen gegenüber und für ihre Wachsamkeit. Fragen Sie den Teil, der Beschwerden hat, ob er verängstigt ist und wissen muss, dass er geschätzt wird. Sollte er traurig wirken, fragen Sie ihn, ob er Unterstützung beim Trauern oder eine Anerkennung seiner Einsamkeit braucht oder ob er Sehnsucht nach einer Zufriedenheit hat, wie man sie in einer Partnerschaft miteinander teilt.

Stellen Sie jetzt fest, welches Ihr Grundniveau der Angst ist. Wie hoch ist der Grad beständiger Anspannung oder Unruhe in Ihrer Brust, in Ihrem Magen? Wie sieht es mit den großen Muskeln in Ihren Armen oder Ihren Beinen und in Ihren Schultern aus? Sind sie angespannt oder entspannt?

Und was geschieht mit den Muskeln Ihres Gesichts, zwischen Ihren Augenbrauen und um Ihren Mund herum?

Wenn Sie Ihren Körper untersucht haben, schauen Sie, ob Ihre Aufmerksamkeit bereit ist, sich auf Ihren Atem zu richten. Tun Sie insgesamt zehn bis fünfzehn Atemzüge und zählen Sie dabei sanft und freundlich mit, so weit Sie kommen. Beginnen Sie wieder bei eins, wenn Ihre Aufmerksamkeit abgeschweift ist, aber wenden Sie sich dem nächsten Teil der Meditation zu, wenn Sie zehn- bis fünfzehnmal geatmet haben.

Laden Sie Ihre Aufmerksamkeit jetzt ein, umherzuwandern, um Ihre Vorstellungskraft zu befeuern. Lassen Sie einen Teil von sich in Ihre Vergangenheit schlüpfen, in den winzigen Körper, der Sie vor Ihrer Geburt gewesen sind, im Leib Ihrer Mutter. Wie ist es da? Ist Ihnen warm oder kalt? Ist dort genug Platz oder ist es beengt?

Und was geschieht mit Ihrer Mutter? Ist sie ängstlich, angespannt, durcheinander oder besorgt? Oder ist sie entspannt und gelassen? Hat sie Unterstützung oder ist sie allein? Genießt sie finanzielle Sicherheit? Oder macht sie sich Sorgen wegen mangelnder Stabilität? Und wie ist es, das Kleine in ihrem Bauch zu sein? Können Sie fühlen, wie es ihm geht?

Verlagern Sie Ihre Aufmerksamkeit zu dem Teil von Ihnen, der Sie von außen sehen kann, und betrachten Sie sich mit Wärme im Leib Ihrer Mutter. Was empfinden Sie gegenüber diesem winzigen ungeborenen Kind? Fühlen Sie Zärtlichkeit?

Falls ja, lassen Sie einen anderen Teil von sich die Rolle Ihres resonierenden Selbstbeobachters einnehmen. Stellen Sie sich vor, Sie werden zu einem goldenen Licht der Wärme und Beruhigung, das in den Raum der Gebärmutter eindringt, um dieses kleine Wesen mit Liebe und Sanftheit zu wiegen und zu halten.

Falls Sie keine Zärtlichkeit für das Ungeborene empfinden, schauen Sie, was passiert, wenn Sie in der Zeit noch weiter zurückgehen, zu dem Funken Ihres Daseins vor der Empfängnis. Sind Sie damit einverstanden, dass Sie auf diesem Planeten existieren? Kümmern Sie sich nicht um den Rest dieser Meditation und konzentrieren Sie sich auf diesen essenziellen Funken. Stellen Sie Vermutungen darüber an, wie es ist, in dieses Leben einzutreten.

Falls Sie Zärtlichkeit für Ihr pränatales Selbst verspüren, hat Ihr Selbstbeobachter jetzt Gelegenheit, das Gefühl anzuerkennen, das Sie in Bezug auf die Erfahrung vor der Geburt haben. Hier sind einige mögliche resonante Vermutungen für Ihr jüngeres Selbst. Wenn sie sich nicht richtig anfühlen, stellen Sie Ihre eigenen Vermutungen dazu an, was dieses pränatale Selbst empfinden könnte und wonach es sich sehnt.

„Ist dir kalt und brauchst du Wärme?“

„Fühlst du dich eingeengt? Sehnst du dich nach einer feinfühligen Reaktion auf deine Signale und nach Bewegungsfreiheit?“

„Fühlst du dich ängstlich und allein? Wäre es großartig, ein Gefühl der Präsenz um sich zu haben?“

„Bist du einsam und fürchtest du dich und brauchst du Sicherheit und zärtlichen Schutz?“

„Bist du in Sorge, und willst du einfach nur, dass es deiner Mama gut geht?“

Was geschieht im Körper des Kindes, während Sie ihm diese Fürsorge entgegenbringen? Entspannt sich der winzige Körper? Falls dieses kleine Wesen sich zu entspannen beginnt, schauen Sie, ob es gern mit Ihnen mitkommen würde, um sich für immer in Ihrem Herzen einzunisten.

Manchmal wollen die Kleinen ihre Mutter nicht verlassen. Trifft das bei Ihnen zu, teilen Sie dem Kleinen mit, dass es diese Trennung bereits überlebt hat und dass Sie jetzt erwachsen sind. Lassen Sie Ihr jüngeres Selbst wissen, dass es zu Ihnen gehört. Sagen Sie ihm, dass auch Ihre Mutter kommen kann, um im goldenen Licht Ihres Herzens gehalten und geliebt zu werden, unabhängig davon, ob Ihre Mutter lebendig ist oder tot.

Manchmal haben die Kleinen Angst, dass unser Herz nicht wärmer sein wird, als der Mutterleib es war. Gehen Sie in diesem Fall selbst in Ihr Herz und erzählen dem Ungeborenen, was Sie dort vorfinden. Ist es kalt, sagen Sie Ihrem jüngeren Selbst, dass Sie Ihr Herz heilen werden, damit es warm wird, und dass Sie dann zurückkommen und die Einladung wiederholen.

Wie auch immer der jüngere Teil auf Sie reagiert, bleiben Sie bei Ihrer resonanten, verständnisvollen Haltung. Bieten Sie Hoffnung auf zukünftige Heilung und Wiederzusammenführung und halten Sie selbst an dieser Hoffnung fest.

Unabhängig davon, was in der Meditation passiert ist, achten Sie zu Beginn der Übergangsphase zwischen der Meditation und Ihrem Alltag darauf, dass Sie dem jungen Selbst so viel Fürsorge und Unterstützung zukommen lassen haben, wie dieses Kleine akzeptiert.

Fangen Sie nun an, sich wieder mit Ihrem heutigen Erwachsenenkörper zu verbinden, mit Ihrem Atem, Ihren Lungen, Ihren Rippen, den kleinen Bewegungen, die Sie beim Atmen machen.

Bevor Sie in Ihrem eigenen Tempo vollständig in Ihr jetziges Leben zurückkehren, beobachten Sie, was in Ihrem Körper insgesamt mit der Angst geschehen ist, die Sie zu Beginn dieser Meditation wahrgenommen haben. Ist sie noch dieselbe? Ist sie ein bisschen anders? Was immer Sie feststellen, danken Sie sich selbst für Ihre Präsenz, für Ihre Selbstverpflichtung zur Heilung und für Ihre Fürsorge. Kehren Sie dann sanft in Ihr normales Leben zurück.

Warum sollte ich diese Meditation praktizieren?

Angst hat eine tief greifende Wirkung auf uns. Sie beeinflusst die Herzfrequenz und die **Herzfrequenzvariabilität**[133,134] (das wechselnde Tempo unseres Herzschlags), den Blutdruck,[135] die Funktion des Immunsystems,[136] unsere Art der Nahrungsverdauung,[137] die Aufmerksamkeit, das Lernen, die Konzentration und das Gedächtnis;[138] die Stimmung, die Wahrnehmung, die Entspannung, die Wachsamkeit und den Schlaf.[139] Wenn Menschen nicht genug Unterstützung bekommen oder spüren, dass Sie allein und verlassen sind oder dass die Welt ein gefährlicher Ort ist, werden Gehirn und Körper voneinander getrennt. Wir sind darauf ausgelegt, in unterstützenden und warmen Gemeinschaften zu gedeihen.[140] Im besten Fall haben wir das Gefühl, dass, selbst wenn die Welt gefährlich ist, es einzelne Regionen gibt, die gut sind und dass wir manchmal in Sicherheit sein können. Und wenn wir in die Zukunft blicken, dann brauchen wir die Aussicht, dass sie mit einiger Wahrscheinlichkeit schön sein wird, dass einige Menschen uns unterstützen werden und dass wir wichtig sind.

Worte der Hoffnung: Vielleicht lesen Sie diese Worte und halten das Gesagte für unmöglich. Unter Umständen herrscht in der Welt, in der Sie leben, Gewalt, innerhalb oder außerhalb Ihres Zuhauses. Vielleicht fühlen Sie sich, schon solange Sie denken können, allein. Es ist wichtig, anzuerkennen, dass die Welt sehr viel weniger unterstützend, lustig, sicher und warm sein kann, als jeder es sich wünschen würde. Aber selbst wenn dem so ist: Indem wir daran arbeiten, Selbstmitgefühl und Verständnis zu entwickeln, sind wir eher in der Lage, freundliche und lustige und warme Menschen zu erkennen. Wir können besser entscheiden, wie wir sicher und verbunden und gleichzeitig unserem Herzen gegenüber integer sein können. Allein dieses Buch zu lesen bewirkt eine bedeutende Veränderung des Gehirns und schafft damit eine günstigere Voraussetzung für Selbstwärme.

Wie in Meditation 5.1 können wir jederzeit mithilfe unseres resonierenden Selbstbeobachters eine Zeitreise durch unser Leben unternehmen. In Kapitel 6 werden wir mehr darüber erfahren, warum dies wirkungsvoll und möglich ist und wie es zu unserem Wohlbefinden beiträgt. Zunächst einmal ist es wichtig zu wissen, dass Wärme stets unsere wichtigste Zutat zur Heilung ist. Mit Wärme wechseln wir in die sich ständig verändernden, flexiblen und sensibel reagierenden Bindungsschaltkreise, die den PFC mit dem limbischen System verbinden. Hier kann sich etwas bewegen und hier ist Selbst-Verständnis möglich. Mit Wärme beruhigen wir das Hamsterrad unseres ACC. Ohne Wärme sind wir frierende Wanderer in einer sich nicht verändernden Welt und stecken für immer fest in unserem Schmerz. Es gibt keine falschen Antworten. Das Wichtigste ist unsere eigene individuelle Reise. Der nächste Abschnitt vermittelt Ihnen eine allgemeine Vorstellung davon, wie unsere Reise aussehen könnte.

Angst in dynamischen Frieden umwandeln

Wenn wir mit uns selbst in Resonanz treten oder andere uns mit Resonanz begegnen, sehen wir folgende Veränderungen, die zur Verringerung der Angst beitragen:

1. Wir entwickeln ein wohltuendes Neuronennest, das unser vormals oder zurzeit ängstliches Selbst hält und beruhigt.
2. Resonanz hilft beim Ausbalancieren der chemischen Stoffe in unserem Gehirn.
3. Wir sehen, dass unsere Handlungen und Verhaltensweisen ins Gleichgewicht kommen.
4. Wir stellen fest, dass es in der Welt warme, gefestigte und verlässliche Menschen gibt.
5. Es fällt uns leichter zu vertrauen und auf andere zuzugehen, um Unterstützung zu erhalten und Freundschaften zu schließen.
6. Unser Körper fühlt sich allmählich wohler, unser Immunsystem verbessert sich und wir finden Zugang zu innerem Frieden und innerer Lebendigkeit.

Untersuchen Sie Ihr eigenes Hamsterrad, den Teil Ihrer selbst, der sich so verzweifelt danach sehnt, dass alles gut wird. Ist dieser Teil von Ihnen bereit, einen Augenblick zum Stillstand zu kommen? Wie hat es ihm gefallen, die Fragen und Informationen aus diesem Kapitel zu hören? Gab es irgendwelche Vermutungen zu Gefühlen und Bedürfnissen, die hilfreich waren?

In Kapitel 6 werfen wir einen Blick auf die praktischen Grundlagen des Umgangs mit Zeit und Trauma. Wenn aktuelle Geschehnisse uns aufgrund von Ereignissen aus unserer Vergangenheit in einen Zustand der Angst, Wut oder Hoffnungslosigkeit versetzen, hilft uns dieses Wissen, Verständnis und Mitgefühl zu entwickeln. Des Weiteren bietet das Kapitel uns solide Werkzeuge, um in eine Gegenwart zurückzukehren, in der wir mit sämtlichen Ressourcen ausgestattet sind.

6. Zeitreise mit Resonanz: Alte Schmerzen heilen

„Ich kann meiner Vergangenheit nicht entkommen; ich stecke fest.“
(Tatsächlich: „Resonanz bringt mich in die Gegenwart.“)

Eine besondere Anmerkung über Traumata von einer Leserin

„Ich hätte gern ein Neonschild, auf dem steht: ‚Hey Leute, wir wagen uns hinein in das Land der Traumata. Achtet darauf, dass ihr Unterstützung habt!‘ und: ‚Geht in eurem eigenen Tempo – geht super langsam, wenn es sein muss. Öffnet die Büchse der Pandora nicht ganz allein.‘ Nicht ohne Grund bleiben die traumatisierten Teile in der Zeit eingefroren, stimmt's?“

Diese Leserin hat recht; unsere traumatisierten Teile haben gute Gründe, in der Zeit eingefroren zu bleiben. In diesem Kapitel werden wir erfahren, wie abgespaltene Erinnerungen uns beschützen. Gehen Sie beim Lesen sehr behutsam mit sich um. Schließen Sie das Buch, wenn Sie möchten, legen Sie lange Pausen ein und scheuen Sie sich nicht davor, das Kapitel zu überspringen, wenn Ihr Körper sich bei dieser Vorstellung entspannt.

Alte Schmerzen können Landminen im Gehirn sein

Haben Sie schon einmal eine ganz gewöhnliche Unterhaltung mit einer neuen Bekanntschaft geführt, dabei das Gefühl gehabt, es könnte sich eine Freundschaft anbahnen, und mit einem Mal kam diese Person mit einer Äußerung oder einem Rat um die Ecke, dass Sie zusammenzucken mussten? Eine Bemerkung, bei der Ihr Herz plötzlich zu schrumpfen schien und es Ihnen egal war, ob Sie diese Person jemals wiedersehen würden? Oder haben Sie schon einmal das Radio abstellen müssen, weil gerade ein Lied gespielt wurde, das alte Erinnerungen wachrief, mit denen Sie sich nicht wieder beschäftigen wollten? Oder gab es da ein vertrautes Parfum, das in Ihnen den Wunsch hervorrief, den Raum zu verlassen? In Kapitel 2 wird beschrieben, wie die Amygdala alles filtert, was in uns hineinströmt, um es auf Gefahren zu überprüfen. Die Rolle der Amygdala als Sammlerin von Erinnerungen aber haben wir noch nicht näher untersucht. Ob Sie es wissen oder nicht, Ihre Amygdala speichert bereits seit der Zeit vor Ihrer Geburt die Sinneseindrücke, die mit schwierigen oder schmerzhaften Erfahrungen einhergehen. Genauso lange schon erzeugt sie einen Katalog an Voraussagen, die Ihrem Gehirn und Ihrem Körper ein Gefühl dafür geben, ob im gegenwärtigen Moment Sicherheit herrscht oder nicht.

Vivecas Geschichte

„Ich bin so dumm! Ich kann mich an nichts erinnern!“, sagte Viveca. Es war das dritte Mal, dass sie in unserem Kurs im Frauengefängnis an die Reihe kam, anfangen wollte zu sprechen, dann aber rot wurde und sich nicht daran erinnern konnte, was sie sagen wollte. Sie war wie gelähmt vor Scham. Also brachte ich im Kurs das Thema auf, wie Stress unser Gehirn am Arbeiten hindert und uns unfähig macht, in der Schule irgendetwas zu lernen. Dann glauben wir, wir seien dumm, auch wenn es nicht stimmt. Viveca fing an zu weinen.

„Was brachte dich dazu, zu glauben, du seist dumm?“, fragte ich.

„In der ersten Klasse zwang mich die Lehrerin, vor der Klasse zu lesen, und ich war so nervös, dass ich nicht mal die Buchstaben auf der Seite sehen konnte. Sie sagte mir, ich sei dumm.“

„Bist du bereit, dich mit dieser kleinen Erstklässlerin zu verbinden?“, fragte ich. Als sie zustimmte, bat ich sie, sich vorzustellen, sie würde in diesen Klassenraum gehen und die Lehrerin und alle Kinder zu Stein erstarren lassen. Das kleine Mädchen, das sie gewesen war, freute sich, die erwachsene Viveca zu sehen.

„Wie geht es ihr?“, fragte ich. „Was passiert in ihrem Körper?“

„Sie fühlt sich heiß und rot, und sie kann nicht denken.“

„Frag sie, ob sie sich schämt und sich gedemütigt fühlt“, sagte ich ruhig. „Sehnt sie sich nach Sanftheit und Unterstützung?“

„Ja – jetzt fällt ihre Brust ein und ihre Schultern sacken nach vorne“, sagte Viveca.

„Ich frage mich, ob sie erschöpft und überwältigt ist und ob sie Schutz und Sicherheit braucht.“

„Ja. Sie will, dass ich sie hochhebe. Ich strecke mich nach ihr aus.“

„Entspannt Sie sich bei dir? Kannst du diese süße Schwere in deinen Armen fühlen?“

„Ja“, sagte Viveca. „Aber jetzt brennt mein Herz.“

„Bist du wütend und traurig angesichts all der kleinen Kinder dieser Welt, denen keine Zuwendung entgegengebracht wird?“

„Ja, ich bin wütend und traurig und völlig durcheinander. Ich will Verantwortung und Verständnis und dass alle Kinder gesehen werden. Und für mich im Speziellen wünsche ich mir, gesehen worden zu sein.“

Vivecas Geschichte ist ein Beispiel dafür, wie Traumata Selbstwärme verhindern. Als sie ihre Körperempfindungen beobachtete und Vermutungen hinsichtlich ihrer Gefühle und Bedürfnisse hörte, begann sie sich zu entspannen. „Willst du damit sagen, dass ich mich all diese Jahre umsonst gehasst habe? Dass ich geglaubt habe, ich sei dumm, und mich geirrt habe, weil ich in Wirklichkeit nur Angst hatte und mich geschämt habe?“ Ihre Züge hellten sich auf, und ihr Gesicht zeigte eine lustige Mischung aus Erleichterung und Irritation. Von da an sagte sie öfter etwas im Kurs und stellte zu ihrer Überraschung fest, dass ihr das Lernen leichter fiel, seit das verängstigte und gelähmte kleine Mädchen in ihr wieder in der Lage war, sich zu bewegen und zu denken.

Diese Geschichte gibt uns einen Einblick in die Art und Weise, wie mächtige, aber unbenannte Emotionen uns auf der Stelle erstarren lassen können und jegliche Bewegung nach vorne verhindern. Wie können wir wissen, ob wir von schwierigen Ereignissen aus unserer Vergangenheit beeinflusst werden? Es folgen einige der Anzeichen und Symptome, die darauf hindeuten, dass die Nachwirkungen eines Traumas im Spiel sind:

Anzeichen für ein erlittenes Trauma

- Unangemessene, erhöhte Reaktionsbereitschaft: Wir werden wütender oder ängstlicher, als die Situation es verlangt.
- Sich aufdrängende Erinnerungen: Eine Erinnerung kehrt immer und immer wieder, ohne dass wir eine Wahl haben.
- Albträume und Nachtängste
- Der plötzliche, unvorhersehbare Absturz, der sich in Weinen, Schluchzen oder Reizbarkeit äußert
- Abneigung gegen die eigene Person
- Unbegründete Abneigung gegen andere
- Das Gefühl, liebesunfähig zu sein
- Ein beständiges Gefühl der Scham
- Ein plötzliches Bedürfnis, die Umwelt oder die Handlungen eines anderen zu kontrollieren
- Ständige Erschöpfung, Müdigkeit, Konzentrationsschwäche oder ein permanentes Gefühl der Überwältigung
- Emotionale Taubheit, Verlust von Freude und Sinn
- Hypervigilanz (erhöhte Wachsamkeit)
- Todesbesessenheit

Wenn wir lernen, wie das Gehirn traumatische Erfahrungen einordnet, und die beiden unterschiedlichen Arten von Erinnerung verstehen, ergeben diese Anzeichen und Symptome langsam einen Sinn.

Gehirnkonzept 6.1: Zwei Wege, sich zu erinnern – implizite und explizite Erinnerung

Vielleicht erinnern Sie sich an die Information aus Kapitel 1, dass der innere Teil Ihres Gehirns als limbisches System bezeichnet wird (im Modell „Das Gehirn in der Hand" der Daumen). Das limbische System hat beim Fühlen, Lernen und Erinnern eine Schlüsselfunktion inne. Der Hauptzweck unseres Gehirns besteht darin, unser Leben zu unterstützen. Und damit das Gehirn dieser Aufgabe nachkommen kann, müssen wir uns an das erinnern, was für uns am wichtigsten ist. Je stärker unsere Gefühle bei etwas sind, für umso gewichtiger hält das Gehirn diese Sache und umso einfacher ist es, dass wir uns an sie erinnern (sie lernen). Die Amygdala ist darauf programmiert, bereits nach einmaligem Kontakt eine Erinnerung in unser Gehirn zu schreiben.[141] Das heißt, ein einziger Biss eines furchterregenden Hundes kann unsere Herzfrequenz für den Rest unseres Lebens ansteigen lassen, wenn Hunde in der Nähe sind. Die von der Amygdala angelegten Erinnerungen tragen keinen Zeitstempel – unsere Amygdala bewahrt alles in der Jetztzeit. Emotionale Erinnerungen können also heute genauso intensiv sein wie zum Zeitpunkt ihrer Entstehung, eine Information, die uns hilft, die realitätsnahe Natur von Nachhallerinnerungen (Flashbacks) bei posttraumatischem Stress zu verstehen. Die „Als-wenn-es-gerade-passiert-wäre"-Beschaffenheit dieser Erinnerungen bewirkt zum Beispiel, dass ehemalige Soldaten fluchtartig Deckung suchen, wenn ein lauter Knall ertönt. Sie ist zudem der Grund dafür, warum alte Schamgefühle häufig überwältigend sind. Diese Erinnerungen können so hartnäckig sein, dass wir unter Umständen anfangen zu glauben, sie seien für immer in unserem Schädel installiert und wir würden zeit unseres Lebens von alten Schmerzen überfallen werden. Doch ist es genau ihre Lebhaftigkeit, die sie heilbar macht.

Die Amygdala schreibt jede Empfindung ins Gedächtnis, die mit einer bedeutenden schwierigen Erfahrung in Verbindung steht. Bei einem Autounfall beispielsweise könnte sie den Geruch von Dieselkraftstoff und Blut speichern; den Anblick von zerknautschtem Metall, eingerissenem Fleisch, einem bestürzten Gesichtsausdruck; das Geräusch kreischender Bremsen, eines Keuchens, des Quietschens eines klemmenden Türscharniers; eine zusammengesackte Körperhaltung oder das Gefühl des unnachgiebigen Sicherheitsgurtes quer über der Brust.

(Falls Sie einmal in einen Autounfall verwickelt waren und diese Worte die Erinnerung daran geweckt haben, erleben Sie genau das, über das wir hier sprechen. In Verbindung mit dieser Erinnerung sind möglicherweise alte Emotionen aufgetaucht: Schock, Entsetzen, Verwirrung, Sorge oder Furcht. Lesen Sie nicht zu schnell weiter – nehmen Sie sich einen Augenblick Zeit, um das Vorhandene anzuerkennen und um dem Teil von Ihnen, der diesen Unfall erlebt hat, Sanftheit und Wärme entgegenzubringen. Sagen Sie einfach: „Natürlich hast du so gefühlt – Menschen brauchen Sicherheit, Berechenbarkeit und die Gewissheit, zu überleben", und schauen Sie dann, wie Ihr Körper auf diese Anerkennung reagiert.)

Jede traumatische Erinnerung hat spezifische sensorische Elemente, welche die Amygdala immer als Hinweise auf lebensbedrohliche Gefahr archiviert. Diese Erinnerungen werden im sensorischen Cortex gespeichert und bleiben stark an die Amygdala gekoppelt, solange diese sie weiter mit einem unverarbeiteten Trauma in Zusammenhang bringt.[142] Die sensorischen Elemente sind dem bewussten Wissen nicht unbedingt zugänglich und können bei ähnlichen Empfindungen oder Wahrnehmungen plötzlich auftauchen.

Dieses „Amygdala-Lernen" ist eine sehr wichtige Form der unbewussten Erinnerung. Wissenschaftler bezeichnen alle Arten unbewussten Erinnerns als **implizite Erinnerungen**. Um es anders auszudrücken: Eine implizite Erinnerung besteht aus Wahrnehmungsnetzen, die ohne bewusste Aufmerksamkeit in die Neurone geschrieben werden. Ein einziger Kontakt mit einem Stimulus kann im Gehirn ganze Mengen an Assoziationen zwischen Neuronen auslösen, sodass diese miteinander verknüpft werden und eine lebhafte Erinnerung an das Ereignis bilden.[143] Zusammen erzeugen die Millionen und Abermillionen emotional bedeutsamer Sekunden, die sich im Laufe eines Menschenlebens ansammeln, einen Gletscher aus impliziter Erfahrung. Die Kraft dieses Gletschers lässt sich unmöglich aufhalten. Manchmal bewegt er sich abrupt voran, was sich in plötzlichen Wutanfällen äußert, in unerwarteten Tränenströmen oder in dem aus heiterem Himmel auftauchenden Gefühl, dass man eine Beziehung absolut nicht mehr ertragen kann. Zu anderen Zeiten kriecht der Gletscher der impliziten Erinnerungen so langsam voran, dass Menschen seine Bewegung nicht einmal bemerken. Und trotzdem werden sie von ihm getrieben. Die unbewussten Folgen dieses Getriebenwerdens können sich als Lähmung, Widerstand, Selbstsabotage, Streiten und Wut äußern, in unbemerkten Urteilen, Dissoziation, Rassismus und anderen Formen des Vorurteils, in Ignoranz und Verachtung, in Apathie und sogar in Depression. Anders als ein Gletscher im Gebirge reagiert diese enorme Kraft der unbekannten Erinnerung allerdings vollends auf das, was sich im Leben eines Menschen ereignet. Ihre Sprache sind Gefühle der Angst, Sorge, Furcht, Verärgerung, Panik, Wut, Trauer, Freude und Begeisterung, denen sie zügig Ausdruck verleiht. Erst wenn es Menschen gelingt, diese Sprache zu bemerken, zu verstehen und auf sie zu antworten, verändern sie ihr Leben.

Die Vorderseite dieses Gletschers steht in ständiger Wechselwirkung mit den gegenwärtigen Erfahrungen, deutlich erkennbar an Nachhallerinnerungen und Scham-Spiralen. In beiden Fällen erleben wir vergangene Momente erneut in der Gegenwart, ohne ein klares Gefühl dafür, dass das damalige Ereignis längst vorbei ist. Diese Unmengen impliziten Schmerzes können den Körper und das Immunsystem in einem dauerhaft aktivierten Zustand halten; chronische Schmerzen wären demnach eine Art erweiterter Nachhallerinnerung. Folglich ist die Vorderseite dieses Gletschers wirklich der einzige Teil der impliziten Erinnerung, den Menschen kennen können – der Grenzbereich am Schnittpunkt der emotionalen und der bewussten Welt. Dieser hat seinen ganz eigenen Charakter, den wir als Nächstes untersuchen werden. Wir beginnen damit, ihn der bewussten oder **expliziten Erinnerung** gegenüberzustellen.

Zum besseren Verständnis dieses zweiten, bewussten Wegs des Erinnerns möchte ich Ihnen zunächst den Star des expliziten Gedächtnisses vorstellen: den **Hippocampus** (Abbildung 6.1).

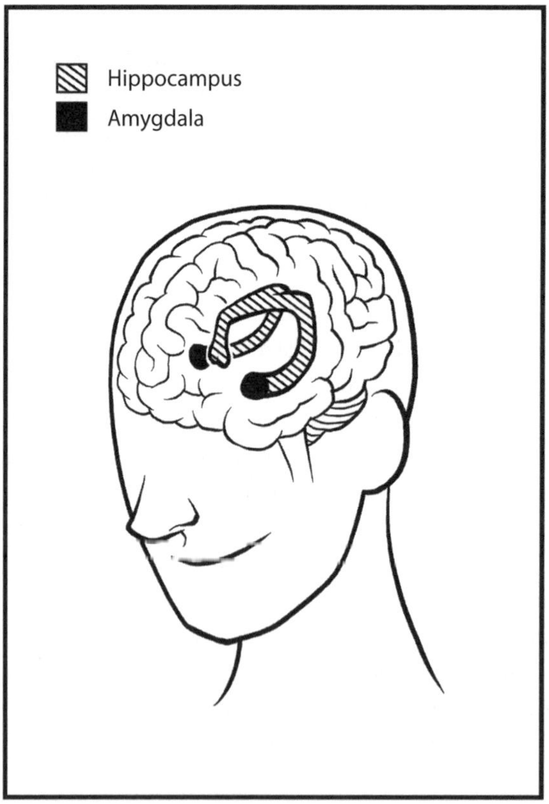

Abbildung 6.1: Lage des Hippocampus

Der Hippocampus gehört zum limbischen System und teilt sich viele neuronale Verschaltungen mit der Amygdala (unserem emotionalen Alarmsystem). Wie erinnert sich der Hippocampus? In etwa so, wie wir uns gewöhnlich die Arbeitsweise unseres Gedächtnisses vorstellen: Wir nutzen es, um Dinge in unserem Gehirn abzulegen und bei Bedarf hervorzuholen.

Darüber hinaus organisiert der Hippocampus die Karte unserer äußeren Welt. Die dort gespeicherten Informationen reichen von der Wegbeschreibung zum Supermarkt bis hin zur Auskunft darüber, welche Länder an Argentinien grenzen. Der Hippocampus archiviert und unterstützt unsere Erinnerungen an unsere Welt und an die Geschichten unseres eigenen Lebens.[144] Und er ist, was sehr wichtig für unsere Heilungsarbeit ist, der Teil von uns, der unsere Erinnerung mit einem Zeitstempel versieht. Dadurch wissen wir, dass wir gestern gestürzt sind, heute aber sicher auf unseren zwei Füßen stehen. Für die Amygdala hingegen sind wir immer noch am Fallen, angsterfüllt, und schlagen nie auf dem Boden auf.

Der Hippocampus wird nicht von Emotionen angetrieben. Anders als bei der Amygdala helfen ihm beim Einspeichern seiner Informationen keine Faktoren wie „von großer Bedeutung" und „notwendig, um zu überleben". Das bedeutet, dass Menschen sich mehr anstrengen müssen, um sich bewusstes Wissen ohne emotionale Bedeutung anzueignen, wie zum Beispiel das Einmaleins. Die Amygdala ist wie ein ungestümer Gedächtnis-Cowboy, der schnell seinen Job erledigt, im Gegensatz zum gewissenhaften Bibliothekar namens Hippocampus. Menschen können sich Neues durch Wiederholung und Übung ins Gedächtnis einprägen. Oder sie springen auf den Amygdala-Zug des leichten Erinnerns auf und verbinden neue Lerninhalte mit Emotionalem: mit einem Gefühl, einer Geschichte, einer Leidenschaft, einer Intensität oder einem Hunger. Diese Möglichkeit, sich das Erinnern zur erleichtern, und die Art, wie diese zwei für das Gedächtnis zuständigen Areale zusammenarbeiten, bedeuten Folgendes (sofern das menschliche Gehirn funktioniert wie das der Ratte): Menschen haben explizite Erinnerungen, die hauptsächlich im Hippocampus gespeichert, aber mit der Amygdala verknüpft sind und die durch ihre Verbindung mit der emotionalen Welt lebendig werden.[145]

Resonanzfähigkeit 6.1: Unser früheres Selbst begleiten, um ein Trauma zu heilen

Da die Amygdala, das emotionale Alarmsystem des Gehirns, emotionale Erinnerungen für immer in der Gegenwart hält,[146] trägt die Zeit nicht viel zur Traumaheilung bei. Posttraumatischer Stress kann jahrzehntelang ohne große Veränderung bestehen bleiben.[147] Damit Heilung stattfinden kann, sollten sowohl die Amygdala als auch der Hippocampus, der Erinnerungen einen Zeitstempel aufsetzt, an der Traumaarbeit beteiligt werden. Dann kann sich etwas daran verändern, wie Menschen sich an ihre Vergangenheit erinnern. Es ist möglich, dass es einen tatsächlichen Erinnerungstransfer gibt, der mit der Auflösung des Traumas einhergeht.[148]

Anders ausgedrückt: Wenn Menschen sich selbst Wärme entgegenbringen können, indem sie ihren mitfühlenden resonierenden Selbstbeobachter dazu bringen, den in nicht integrierter Erinnerung eingeschlossenen Schmerz aufzusuchen, lässt sich dieser Schmerz auflösen. Dann wird die Erinnerung integriert und findet ihren Platz in der persönlichen Lebenschronologie. Um noch einmal auf die Gletscher-Metapher zurückzukommen: Wenn ein Brocken der zuvor unbekannten Erinnerung bekannt und verstanden wird, ist es so, als würde der Gletscher einen Eisbrocken ins Meer des Bewusstseins kalben. Der Stimulus, der sich in den impliziten Schmerz zu haken pflegte, wird jetzt vollständig verstanden, ist mit einem Zeitstempel versehen und integriert. Er ist kein Trigger (Auslösereiz) mehr.

Drei wichtige Netzwerke des Gehirns, das zentrale exekutive Netzwerk (das uns beim Planen und Handeln hilft), das Netzwerk, das Wichtigkeit erkennt (das uns sagt, was Bedeutung hat), und unser alter Freund, das Ruhezustandsnetzwerk, müssen zur Heilung einer Posttraumatischen Belastungsstörung (PTBS) wiederhergestellt werden.[149] Wenn wir sehen, wie sich der Schmerz von unseren alten Erinnerungen löst, erkennen wir, dass wir die Assoziationsmuster unseres Gehirns verändern. Wir verstehen, dass das Gedächtnis nicht aus hartem, unveränderlichem Granit besteht, den wir jedes Mal, wenn wir zu ihm zurückkehren, gleich vorfinden. Wir begreifen allmählich, dass wir kontinuierlich unsere eigene Biografie entwickeln, Erfahrungen Bedeutung zuschreiben und die Grundlage des Seins verändern. Erinnerungen bilden sich nicht, um dann für immer bestehen zu bleiben, wie Neurowissenschaftler es früher glaubten. Im Gegenteil, wir verdrahten unsere Erinnerungen jedes Mal wieder neu, wenn wir an sie denken. Das Gehirn braucht keinen einmal für alle Zeiten perfekten Satz von Erinnerungen an die Vergangenheit. Vielmehr aktualisiert sich die Erinnerung, wann immer auf sie zugegriffen wird. Dadurch sind die Erinnerungen vielleicht weniger präzise, ihre Relevanz für die Zukunft wird dadurch aber wahrscheinlich erhöht.[150]

Schauen wir uns an, wie dieser Prozess vor sich geht und wie wir eine positive Veränderung im Zusammenhang mit unserer Vergangenheit unterstützen können. Sind wir einmal damit vertraut, wie sich Erinnerungen in unserem Inneren bewegen, hilft uns dies, unseren Fortschritt nachzuverfolgen. Außerdem wissen wir besser, worauf wir hinarbeiten, wenn wir wissen, was überhaupt möglich ist. Wir können den vor uns liegenden Weg betrachten und abschätzen, ob wir weitergehen wollen oder nicht.

Ein Warnhinweis: Die Arbeit mit alten und schmerzhaften Erinnerungen soll nicht retraumatisieren. Wenn Sie derzeit nicht mit dem ständigen Wiedererleben (Intrusion) eines vergangenen Schmerzes zu tun haben, müssen Sie auch keine Zeitreise unternehmen. Und um etwas aufzulösen, müssen Sie nicht den gesamten Vorfall noch einmal im Geist durchleben. Es reicht, mit dem schwierigsten Augenblick zu arbeiten und darauf zu achten, dass mit diesem bestimmten Moment vollständig resoniert wird, bis sich Ihr Körper in der Erinnerung vollständig entspannt. Dann können Sie diesen Teil Ihrer selbst in die gegenwärtige Zeit und Sicherheit zurückholen. Es hat auch keine Eile, diese Arbeit zu erledigen. Seit sich das Trauma ereignet hat, haben Sie womöglich schon viele Jahrzehnte überlebt.

Der Körper spaltet sich vom Geist ab, um zu überleben, und schwierige Erinnerungen bleiben abgetrennt, um uns vor Überwältigung zu schützen. Wenn Sie wissen, dass Ihr Gehirn eine bestimmte Erinnerung nur antippen muss, um sie dann von Anfang bis Ende abzuspielen, und so Ihre Funktionsfähigkeit beeinträchtigt wird, sollten Sie diese Arbeit nicht allein ausführen. Und falls Sie Zweifel oder Sorgen haben, arbeiten Sie besser mit einem Therapeuten zusammen. So bekommen Sie die Unterstützung, die Sie brauchen, um vollständig mit Wärme und Verständnis gehalten zu werden.

Falls dieser Prozess sinnvoll erscheint und Ihr Trauma nicht überwältigend ist, sollten Sie eine reguläre Praxis der Selbstverbindung in Erwägung ziehen. Diese hilft uns, Entscheidungen zu treffen, die auf bewusster Wahl beruhen. Sie setzt zudem unsere Fähigkeit frei, klarer zu denken. Schauen wir uns an, wie sich die Heilung entwickelt:

Der Verlauf von Erinnerungstransfer und Heilung

1. *Die unbewusste Phase:* Wir sind einer unbekannten Vergangenheit oder unbekannten Gefühlstiefen innerhalb bekannter Erinnerungen ausgeliefert, die uns, ohne dass wir es wissen, wie von Geisterhand lenken.
2. *Das erwachende Bewusstsein:* Wir werden von etwas getriggert, das uns verwirrt oder beunruhigt, und erkennen, dass wir viel stärker reagiert haben als dem heutigen Erlebnis angemessen ist.

3. *Die Werkzeuge zur Heilung anwenden:* Wir untersuchen unseren Körper, um zu verstehen, wo unsere Empfindungen sitzen. Wir fragen uns: „Wenn diese Empfindung eine Emotion wäre, welche Emotion wäre das dann?" Und wir fragen uns, ob die Empfindungen und die Emotionen uns vertraut sind, ob wir sie schon einmal gefühlt haben. Dies hilft uns, folgende Frage zu stellen: Gelangen wir über diese Erfahrung zu einer Erinnerung, einem Lebensalter oder einem alten Gefühl, die bekannt sein und verstanden werden müssten? Falls wir eine Erinnerung finden, mit der wir arbeiten können, schicken wir unseren resonierenden Selbstbeobachter in die Zeit zurück (lassen ihn, wie oben erwähnt, eine Zeitreise antreten), sodass das Selbst, dem das Trauma widerfahren ist, nicht länger allein ist. (Als Beispiel für diesen Prozess können Sie sich die geführte Meditation in diesem Kapitel anschauen.) Finden wir keine Erinnerung, mit der wir arbeiten können, spüren wir vielleicht, dass ein bestimmtes Lebensalter mit dem physischen Zustand des Seins verbunden ist, der mit dieser erhöhten Reaktionsbereitschaft einhergeht. Und dann arbeiten wir mit den Bildern, die mit den körperlichen Empfindungen erscheinen, unabhängig davon, ob wir dem Selbst ein bestimmtes Alter zuordnen können oder nicht. Wir stellen Vermutungen darüber an, wo Resonanz erforderlich ist, und verfolgen die Art und Weise, wie das Bild oder die Körperempfindungen sich verändern oder wandeln. Dann stellen wir weitere Vermutungen an, bis sich Entspannung einstellt. Dieser Schritt gibt uns die Sicherheit, dass sämtliche Botschaften, welche die Amygdala in Form von Körperempfindungen und Emotionen gespeichert hat, empfangen wurden. Wir lassen das traumatisierte Selbst wissen, dass wir diese Erfahrung überlebt haben, und wir laden es ein, mit uns in die jetzige Zeit zurückzukehren.

Ein Warnhinweis: Haben Sie es bitte nicht zu eilig damit, Ihrem traumatisierten Selbst mitzuteilen, dass alles vorbei und vergangen ist, denn auf diese Weise wird Schmerz abgetan. Als Empathie empfindende Wesen sind wir wohl manchmal übertrieben besorgt. Uns liegt so sehr daran, dass unsere verwundeten Teile Heilung erfahren, dass wir sie aus ihrer Vergangenheit in die Gegenwart zerren, ohne ihren Zustand der Überwältigung und Erstarrung vollständig zu erfassen. Möglicherweise brauchen sie ziemlich lange, um aufzutauen. Bitte nehmen Sie sich Zeit, um sich auf das verwundete Selbst einzustimmen. Dieser Prozess muss nicht in einem Anlauf geschehen – wir können uns selbst mehrere Male besuchen. Bei diesem Schritt wird der Hippocampus dazu aufgefordert, die Erinnerung mit einem Zeitstempel zu versehen.

Denken Sie auch bitte an Folgendes: Wärme für uns selbst bringen wir unter anderem dadurch zum Ausdruck, dass wir um Hilfe bitten, wenn wir sie brauchen. Für Menschen, die stark verletzt wurden, ist es manchmal schwierig, die hier vorgestellte

Heilungsarbeit allein auszuführen. Um Hilfe bitten und Hilfe empfangen – beides ermöglicht schöne Entdeckungen. Und auf dieser Reise können Therapeuten mit ihrer Ausbildung und Erfahrung ausgezeichnete Führer sein. Wenn Sie einen Therapeuten wählen, achten Sie auf ein Gefühl der Wärme, Präsenz und Begleitung. Ihre Reise ist es wert, von einem feinfühligen und empathischen Führer geleitet zu werden, der auf Sie eingeht.

Nach der Vereinigung mit dem gegenwärtigen Selbst verschmilzt das traumatisierte Selbst manchmal mit unserem heutigen Körper, manchmal bleibt es aber auch getrennt und genießt das Leben in der Gegenwart. So oder so ist das gegenwärtige Selbst dazu eingeladen, in vollem Umfang Gefühle der Wärme, Erleichterung und Zuwendung für das jüngere Selbst zu empfinden. Während diese Integration erfolgt, kann es auch zu einer Integration der Erinnerung kommen. Menschen, die bei ihren Erkundungen darauf achten, dass sie ihr jüngeres Selbst vollständig verstanden und sich mit sämtlichen Körperempfindungen befasst haben, bevor sie ihr zuvor traumatisiertes Selbst in die Gegenwart holen, können die Erinnerung sicher im Gesamtzusammenhang sehen. Sie ordnen sie dann mit einem neuen, klaren Gefühl für zeitliche Abfolge in die größere Lebensgeschichte ein.

Jetzt, da das Selbst in Sicherheit ist, erkennen Sie, ob die ursprüngliche Situation umgedeutet oder neu verstanden wird (siehe Meditation 6.1). Untersuchen Sie den verwirrenden oder beunruhigenden Trigger. Nehmen Sie diese Erfahrung jetzt anders wahr?

Gehirnkonzept 6.2: Treffen Sie Ihren ventromedialen präfrontalen Cortex

Von allen Teilen des präfrontalen Cortex (PFC) ist das für unsere Zwecke wichtigste Areal der ventromediale PFC (Abbildung 6.2). Er ist mit den neuronalen Netzwerken verknüpft, die den Körper und das emotionale Bewusstsein verbinden. Diese beruhigen gemeinsam die Amygdala. Aus der Verbindung der Amygdala mit Teilen des Gehirns, die das Nervensystem, die Hormonströme und die Neurotransmitter steuern, entsteht eine Wärme, die der **ventromediale PFC** nutzt, um Gefühle der Sicherheit und der Wärme zu erzeugen.[151] Er wird dem Ruhezustandsnetzwerk zugerechnet und durch Traumata negativ beeinflusst. Ohne seine integrierenden Eigenschaften kann sich der Ton des Ruhezustandsnetzwerks in Richtung schmerzhafter Erfahrungen verschieben, wie es bei einer Depression oder PTBS der Fall ist.[152]

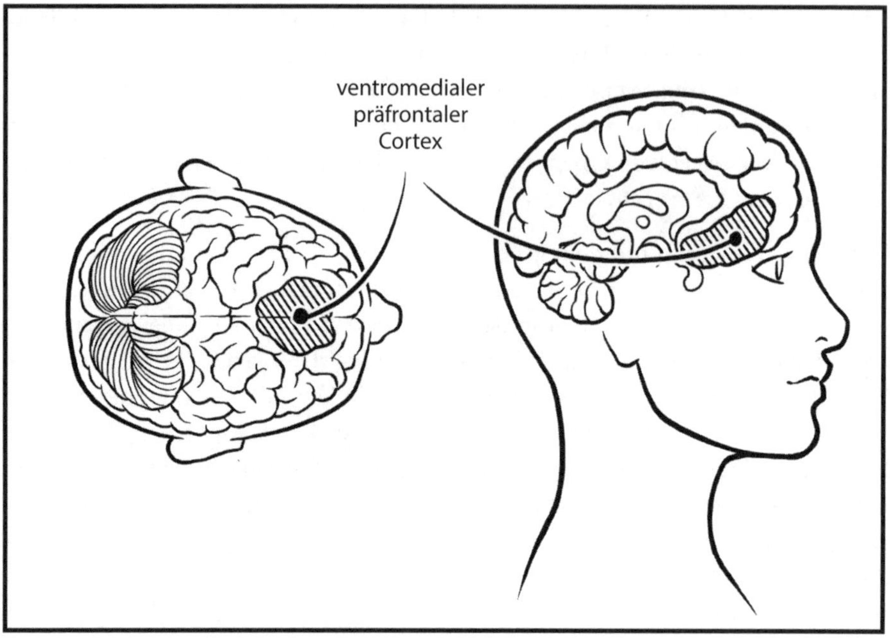

Abbildung 6.2: Die Lage des ventromedialen präfrontalen Cortex

Ein Hinweis für jene unter Ihnen, die sich gern mit dem Gehirn beschäftigen: Die Forschung rund um das Thema Auflösung von Angst bietet am ehesten Erklärungen dafür, warum es zu diesen Veränderungen kommt. Sie zeigt, dass es bei der Heilung einer PTBS Interaktionen und Feedback gibt zwischen der Amygdala, dem Hippocampus und unserem neuen Freund, dem ventromedialen PFC.[153] Wenn die Verbindungen zwischen diesen Arealen wiederhergestellt und ausgeglichen sind, lässt sich das zuvor traumatisierte Selbst mit angenehmeren Emotionen integrieren und die Erinnerung kann mit einem Zeitstempel versehen werden. Diejenigen unter Ihnen, die ihr Trauma heilen wollen, sollten wissen: Es gibt in Ihrem Gehirn eine Region, in der die Absicht zur Selbstwärme entsteht. Und beim Lesen dieses Buchs lernen Sie und aktivieren gleichzeitig diese Region.

Vertrauensbruch nach einer traumatischen Erfahrung

Ein Trauma zu überleben, allein das ist schon schwer genug. Aber die Reaktion anderer ist von beinah ebenso großer Bedeutung. Bei meinen Klienten stelle ich häufig fest: Nicht das erlittene Trauma ist das Schmerzhafteste – vielmehr ist es die Art, wie andere es aufnahmen, als sie versuchten, ihre Erfahrung mitzuteilen. Verspottet zu werden, weil man über den Verlust eines Haustiers trauert, kann schlimmer sein, als diesen Verlust zu erleiden. Für Kinder kann es härter sein, als Lügner bezeichnet zu werden, als missbraucht zu werden. Und zu hören, man hätte nichts anderes verdient, als angegriffen oder vergewaltigt zu werden, kann ebenfalls grausamer sein als die Taten selbst. Ein Trauma, so kann man aus diesen Erfahrungen schließen, besteht aus den immer noch in uns lebendigen Momenten, mit denen nie resoniert wurde. Dieses Buch kann für Sie zu einem nützlichen Ausgangspunkt für den Weg in Richtung Selbstverbindung werden. Doch auch Kontakte mit anderen, die Ihre Heilung bejahen, anleiten und unterstützen, können eine Hilfe sein, selbst wenn diese zur Zeit der traumatischen Ereignisse nicht zur Verfügung stand.

Die Forschung bestätigt ebenfalls, wie wichtig es ist, auf welche Art und Weise andere uns nach einer traumatischen Erfahrung begegnen. 2010 wurde an nepalesischen Kindersoldaten eine Studie durchgeführt. Die Jungen, die bei ihrer Rückkehr aus dem Bürgerkrieg von ihren Gemeinden willkommen geheißen wurden, ließen weniger Anzeichen für posttraumatischen Stress erkennen. Es gab aber auch Jungen, die im selben Krieg Schulter an Schulter mit den anderen Jungen gekämpft hatten und denen anschließend zu Hause der Rücken gekehrt wurde; diese zeigten einen viel höheren Grad an posttraumatischem Stress.[154] Solche Forschungsergebnisse helfen uns zu verstehen, dass ein Trauma weniger durch das definiert wird, das uns widerfährt, als durch die Art, wie wir danach empfangen werden. (In der Studie gab es eine Ausnahme: Kinder, die gefoltert wurden. Jeder Mensch, der gefoltert wurde, benötigt spezielle Unterstützung, um zu heilen.)

Resonanzfähigkeit 6.2: Bei der Zeitreise mit nur einem Moment arbeiten

Denken Sie ganz kurz an Ihre traumatische Erinnerung. Bitte beachten Sie: Es kann schon reichen, dass Sie mit Ihrer Vorstellung an die Erinnerung rühren, um vollkommen überwältigt und aus der Bahn geworfen zu werden. In diesem Fall brauchen Sie die Begleitung eines anderen Menschen. Vielleicht möchten Sie mit einer Therapeutin zusammenarbeiten, die etwas von Traumaheilung versteht, oder mit einer Spezialistin für Körperarbeit, die beispielsweise somatische Erfahrungen, die Hakomi- oder die Rosen-Methode zur Unterstützung Ihrer Heilung einsetzt (siehe Anhang 2 für Internetressourcen). Diese Art der professionellen körperbezogenen Unterstützung kann Ihren Heilungsprozess beschleunigen. Denn es kann eine Weile dauern, bis Sie ein so starkes Gespür für Ihren resonierenden Selbstbeobachter entwickelt haben, dass es Ihnen mühelos gelingt, Ihrem früheren Selbst ganz allein und ohne Beistand Zuwendung entgegenzubringen.

Wie können wir wissen, wann wir Unterstützung von außen benötigen? Das Zeichen, das mir persönlich sagt, dass ich über die Maßen in der emotionalen Vergangenheit hänge und jemanden brauche, der mir hilft, ist dann gegeben, wenn ich an das Ereignis denke und meinen resonierenden Selbstbeobachter nirgendwo finden kann. Oder wenn ich den Teil meiner selbst, der das Trauma erlitten hat, nicht mag. Dann nehme ich Kontakt mit jemandem auf. Andere Menschen haben andere Signale, wie anhaltende emotionale Magenschmerzen, die Unfähigkeit, tief in den Bauch hinein zu atmen, oder rotierende Gedanken, die sich auch mithilfe von Resonanz einfach nicht verwandeln.

Vielleicht möchten Sie aber trotzdem gern wissen, wie es sich anhören würde, sich diese Unterstützung selbst zu bieten. Die erste Frage, die Sie sich stellen könnten, ist diese: „Welches war der wichtigste Moment?" Immer und immer wieder, wenn ich mit Menschen, die ein Trauma durchlebt haben, Empathiearbeit betreibe und sie nach dem wichtigsten Moment frage, höre ich eine von diesen beiden Antworten: der größte Moment der Furcht (manchmal der größte Moment der Furcht gemischt mit Klarheit) oder der Moment, in dem sie ignoriert oder abgewiesen wurden. Es geht jetzt nicht darum, das Bedürfnis nach Anerkennung, nach Fürsorge und nach Heilung der Verletzung und des Schocks, Opfer von Gewalt geworden zu sein, herunterzuspielen. Den stärksten Eindruck hinterlässt aber ganz häufig die Erfahrung, ignoriert oder abgewiesen zu werden oder zu hören, dass man uns nicht glaubt oder uns als Lügner bezeichnet. Wenn schmerzhafte Dinge passieren, scheint die wesentlichste Frage oft die zu sein, ob irgendjemand uns glaubt, etwas bemerkt oder Anteil nimmt.

Das hat sehr interessante Konsequenzen für die Arbeit mit Zeitreisen. In diesen Fällen muss die Erinnerungsarbeit bei dem Augenblick ansetzen, wenn eine vertraute und geliebte Person ihren Unglauben zum Ausdruck bringt. Auf diese Befreiung folgt häufig eine Befreiung des Selbst, welches das eigentliche Trauma erlebt hat. Manchmal kehrt das Gehirn gar nicht mehr zum traumatischen Ereignis zurück, nachdem das Gefühl des Treuebruchs anerkannt und mit ihm resoniert worden ist. Doch woher wissen Menschen, welchem Weg durch ihre Erinnerungen sie folgen sollen? Indem sie mit dem verbunden bleiben, was ihre Körperempfindungen offenbaren, und ihm folgen.

Große Verletzungen an Körper und Herz sind nicht die einzigen Arten von Trauma. Alles, was in der Vergangenheit passiert ist und uns heute wehtut, ist ein Trauma. Und wir sind die Einzigen, die sagen können, ob etwas traumatisch war oder nicht. Niemand kann Ihnen sagen, Ihr Schmerz sei nicht echt. Vielleicht erkennt ein Helfer, ein Freund oder ein Therapeut, dass jemand etwas Entsetzliches durchlebt hat, und hilft diesem Menschen, Ereignisse als traumatisch zu benennen. Das kann eine enorme Erleichterung darstellen. Aber die Menschen, die das Trauma durchlebt haben, sind diejenigen, die ihre Lebensgeschichte erzählen. Sie entscheiden, was für sie wahr ist. Bisweilen versuchen Menschen, den Schmerz anderer zu bagatellisieren – und das nicht immer, weil sie glauben, der andere würde sich irren. Sie können einfach nicht ertragen, dass jemand Schmerzen hat, und versuchen, mit ihrer eigenen Panik und ihrem eigenen Gefühl der Überwältigung zurechtzukommen, indem sie die Emotionen anderer Menschen kleinreden.

Falls Ihnen dies passiert, empfehle ich Ihnen, die Liebe Ihrer Freunde zu sehen, aber ihren Worten keinen Glauben zu schenken. (Das ist vielleicht nicht immer möglich. Dann müssen Sie den Teil von Ihnen, der auf ein solches Abgetanwerden hin dichtmacht, mit resonanter Fürsorge behandeln. So zumindest mache ich das, nach viel emotionaler Unterstützung.)

Ihr Schmerz ist berechtigt und wahr, und wäre jemand da gewesen, um ihn mit Ihnen zu teilen, würde es Ihnen heute nicht so wehtun. Die neuronalen Netzwerke, in denen Schmerz gespeichert ist, bestehen fort, weil wir keine Unterstützung erhalten haben, um sie mit dem Rest unseres Gehirns zu verbinden und ihre Bedeutung zu verstehen. Und wie kann diese Unterstützung aussehen? Sie kann sich in einem Gefühl des Willkommenseins und der Anerkennung äußern, die von einer warmen Gemeinschaft geboten werden. In diesem Kapitel haben wir gesehen, dass es einen überraschenden Zusammenhang gibt zwischen der Art, wie man uns nach dem Erleiden eines Traumas begegnet, und der Frage, welche Last wir in den Jahren nach dem Ereignis tragen.

Jetzt, da wir die Hintergründe untersucht haben, gibt uns die folgende geführte Meditation Gelegenheit, das Zeitreisen auszuprobieren.

Geführte Meditation 6.1: Der Prozess des Zeitreisens

Beginnen Sie damit, dass Sie über die Erinnerung nachdenken (aber nicht in ihr versinken), mit der Sie gern arbeiten würden. Welches war der intensivste Moment des gesamten Ereignisses, an das Sie sich erinnern? Der Ausgangspunkt für diese Arbeit sind Ihre Körperempfindungen. Bei der Befreiung von Erinnerungen ist der Körper meistens erregt. Und ist es auch wichtig, mit unmittelbaren Empfindungen zu arbeiten – da das Gehirn dann neuroplastisch ist und bereit, sich zu verändern –, ist es doch ebenfalls wichtig, nicht von Emotionen überwältigt zu werden. Falls man von seinen Gefühlen überschwemmt wird (schluchzt, unkontrollierbar weint, wütend oder entsetzt ist oder dissoziative Symptome aufweist), lässt sich der Triggereffekt verringern, indem man sich vorstellt, sich in eine sichere Umgebung fernab der Erinnerung zu begeben. Hier arbeitet man mit Vermutungen zu Gefühlen und Bedürfnissen, bis der Körper sich beruhigt. Haben Sie diese Erfahrung schon einmal gemacht, überspringen Sie am besten den Rest des Kapitels und suchen sich für diese Arbeit eine Unterstützungsperson wie eine Therapeutin oder Beraterin.

Der nächste Schritt besteht darin, bei dem intensivsten Moment der Erinnerung nur so lange zu verweilen, bis man den ersten Ansatz dessen erkennt, was mit dem Körper geschieht. Dann verlässt man die Erinnerung wieder und wechselt zu der gefühlten Wahrnehmung, der resonierende Selbstbeobachter zu sein. Beobachten Sie aus dieser Perspektive die Empfindungen, die diese Erinnerung erzeugen. Wo sind sie am stärksten und wo gibt es nur eine gedämpfte Anspannung? Merken Sie sich diese Empfindungsmuster.

Vielleicht haben Sie gern einen körperlichen Anker, wenn Sie mit unterschiedlichen Teilen Ihrer selbst arbeiten. Eine Möglichkeit hierfür wäre, dass Ihre eine Hand den Teil von Ihnen repräsentiert, der weiterhin in der Erinnerung an das Trauma eingeschlossen ist, und die andere Hand den resonierenden Selbstbeobachter darstellt. Oder Sie benutzen zwei Stühle: einen für den Teil, der in der Erinnerung steckt, und einen für den resonierenden Selbstbeobachter. Jedes Mal, wenn Sie Ihren Aufmerksamkeitsfokus verlagern, wechseln Sie zwischen den Stühlen hin und her. Und noch eine andere Möglichkeit: Führen Sie bei diesem Prozess ein Tagebuch und verwenden Sie verschiedenfarbige Stifte oder benutzen die dominante und die nicht dominante Hand, um für die zwei verschiedenen Teile zu schreiben.

Jetzt werden wir den resonierenden Selbstbeobachter wecken. Laden Sie den Teil Ihrer selbst ein, der die Fähigkeit besitzt, Sie mit Sanftheit und warmer Akzeptanz zu sehen und willkommen zu heißen. Dies ist der Teil von Ihnen, der sagen kann: „Natürlich war das schwierig“, und der für Sie Vermutungen zu Bedürfnissen anstellen kann. Falls Sie keine Wärme für dieses frühere Selbst empfinden, schauen Sie, ob Sie sich jemand anders ins Bewusstsein rufen können, der Ihnen Wärme entgegenbringen würde. Nehmen Sie diese Person dann in Ihrer Vorstellung mit.

(Ich rate Ihnen dringend davon ab, sich auf eine Erinnerungsreise zu begeben, ohne dass Ihrem traumatisierten früheren Selbst Wärme entgegengebracht wird. Wenn Sie diese Wärme gerne aufbauen möchten, lesen Sie noch einmal die vorherigen Kapitel dieses Buchs. Falls Sie die Zeitreise allein nicht meistern können und nicht darauf warten wollen, dass sich Ihre Selbstwärme entwickelt, können Sie diese Arbeit auch mit einer Therapeutin durchführen, die das Prinzip der Resonanz versteht.)

Versenken Sie sich in Ihre Atmung. Schauen Sie, ob Sie fühlen können, wie der Atem in Sie hinein- und aus Ihnen herausfließt.

Es kann sein, dass Ihre Atmung bei der Vorbereitung der Erinnerungsarbeit beinah zum Stillstand gekommen ist. Wo ist diese Empfindung am lebendigsten, auch wenn sie nur sehr schwach ist? In Ihren Lungen? In Ihren Rippen? In Ihrer Nase, Ihrer Stirnhöhle, Ihrem Mund, Ihrer Kehle? Laden Sie Ihre Aufmerksamkeit ein, dort zu verweilen, wo die Empfindung die größte Intensität hat.

Wenn Ihre Aufmerksamkeit wandert, wie Aufmerksamkeit es nun einmal tut, fordern Sie sie sanft und mit Wärme auf, zu Ihrem Atem zurückzukommen. Danken Sie Ihrer Aufmerksamkeit dafür, dass sie Sie mit ihrer Wachsamkeit auf das, was wichtig ist, am Leben erhält. Schauen Sie dann, ob sie bereit ist, sich wieder der Empfindung des Atmens zuzuwenden.

Rufen Sie sich nun die Erinnerung oder den irritierenden Stimulus ins Gedächtnis zurück, mit der/dem Sie arbeiten möchten. Spüren Sie die Körperempfindungen, die entweder mit der Erinnerung verbunden sind oder mit der verwirrenden Erfahrung, von einem Auslösereiz an das Trauma erinnert worden zu sein („getriggert" worden zu sein). Eine mögliche Frage, die Sie sich stellen können, lautet: Habe ich diese Abfolge von Körperempfindungen schon einmal erlebt? Falls ja, welches ist die früheste Erinnerung, die mit dieser Abfolge von Körperempfindungen auftaucht? Sollten Sie ein Gefühl der Vertrautheit spüren, aber keine klare Erinnerung haben, fragen Sie sich stattdessen: Wie alt fühle ich mich?

Falls Sie wissen, mit welcher Erinnerung Sie arbeiten, schauen Sie, wie es ist, mit Ihrem Bewusstsein zwischen den in diesem traumatisierten Teil lebendigen Empfindungen und Ihrem resonierenden Selbstbeobachter zu wechseln. Verankern Sie den resonierenden Selbstbeobachter in der Wärme, die Sie für Ihre Aufmerksamkeit empfunden haben und die Sie für den jüngeren Teil verspüren, der die schwierige Erfahrung gemacht hat.

Wenn Sie nicht wissen, mit welcher Erinnerung Sie arbeiten, fragen Sie sich, wie alt dieses Selbst sich anfühlt, das durch einen Trigger an das Trauma erinnert wurde. Was wissen Sie über Ihr Leben in diesem Alter? Haben Sie ein Foto von sich in diesem Alter gesehen, das Sie sich ins Bewusstsein rufen können? Falls keine spezielle Erinnerung auftaucht, setzen Sie diese Befreiung einfach mit der allgemeinen Erinnerung an sich selbst in diesem Alter fort.

Wechseln Sie mit Ihrer Aufmerksamkeit zur Perspektive Ihres resonierenden Selbstbeobachters und treten Sie mit Ihrem jüngeren Selbst in Verbindung. Empfinden Sie Zärtlichkeit und Wärme für diesen Teil von Ihnen, wenn Sie durch die Zeit hindurch auf Ihr jüngeres Selbst zurückblicken?

Sollte dies nicht der Fall sein, stellen Sie für das möglicherweise Ungeduld verspürende heutige Selbst ein paar empathische Vermutungen an: „Bist du gereizt und wütend, wenn du dieses jüngere Selbst betrachtest? Hast du das Verlangen nach Kraft, vielleicht sogar nach übermenschlicher Kraft? Sehnst du dich danach, dass dieser jüngere Teil sich komplett getrennt fühlt von diesem Ereignis, vollkommen frei ist von seinen emotionalen Belastungen?“ Schauen Sie, ob irgendwelche anderen Körperempfindungen Vermutungen zu vorhandenen Bedürfnissen empfangen können, die Ihnen größere Entspannung und eine selbstmitfühlende Sichtweise verschaffen. Wechseln Sie nun zurück zur Perspektive Ihres resonierenden Selbstbeobachters. Können Sie jetzt Zärtlichkeit für diesen jüngeren Teil empfinden? Falls nicht, beenden Sie die Meditation bitte an dieser Stelle. Arbeiten Sie einige Monate lang mit den Meditationen aus den vorherigen Kapiteln und versuchen Sie es dann erneut mit dieser hier.

Empfinden Sie aber Zärtlichkeit, machen Sie einen großen Schritt durch Zeit und Raum, um das Zimmer oder das Gebiet zu betreten, in dem sich Ihr jüngeres Selbst befindet. Jeden anderen Anwesenden lassen Sie erstarren, damit die Umgebung sicher wird. Kann Ihr jüngeres Selbst Ihren Selbstbeobachter sehen? Falls nicht, stellen Sie anhand der Erfahrung Ihres jüngeren Selbst – anhand dessen, was Sie fühlen können, wenn Sie sich in diesen Teil Ihrer selbst versetzen, oder was sehen können, wenn Sie ihn betrachten – empathische Vermutungen an. Dies tun Sie, bis Ihr jüngeres Selbst diesen älteren Teil sehen kann. Ihre Vermutungen könnten folgendermaßen lauten: „Bist du überwältigt und erstarrt und sehnst du dich nach einer Welt, in der Sicherheit möglich ist? Machst du dir Sorgen um die anderen Menschen in dieser Situation und hast du das Bedürfnis, dass es allen gut geht? Brauchst du eine Anerkennung der Tatsache, dass dies wirklich hart war?“ Wenn Ihr jüngeres Selbst zu begreifen beginnt, dass jemand da ist, können Sie sehen, ob dieser Teil weiß, wer Sie sind. Sorgt Ihre unterstützende Präsenz für Verwirrung, stellen Sie sich vor und sagen etwa Folgendes: „Ich bin das ältere Du. Ich bin zurückgekommen, um bei dir zu sein, weil diese Situation für jeden zu hart wäre, um sie allein zu ertragen.“

Kommen Sie Ihrem jüngeren Selbst so nah, wie es angenehm erscheint. Erkennen Sie anhand dessen, was Sie in dem Körper Ihres jüngeren Selbst fühlen oder sehen können, die Wahrheit Ihres Selbst an. Bedienen Sie sich hierfür Metaphern und Reflexionen. Verfolgen Sie, was in diesem jüngeren Körper geschieht, indem Sie entweder Ihre Perspektive wechseln oder auf Veränderungen in der Haltung oder Bewegung achten. Lassen Sie Ihre Vermutungen diese Beobachtungen widerspiegeln.

Zu den Vermutungen könnten folgende gehören: „Bist du sprachlos und gelähmt und brauchst du eine Anerkennung deiner Trauer und deines Verlusts?“

„Hast du große Angst und sehnst du dich nach Schutz und einem Gefühl der Sicherheit?“

„Musst du überleben?“

„Bringt die Wut dich so zum Zittern, als würdest du einen Hochspannungsdraht berühren?“

„Bist du fassungslos angesichts der Tatsache, dass man so viel Wut empfinden kann und die Welt trotzdem weiter bestehen lässt?“

„Machst du dir Sorgen um die Menschen, die du liebst, und musst du wissen, dass es ihnen gut geht?“

„War der Moment so entsetzlich oder erschreckend, dass du sogar dachtest, du würdest sterben? Ist es eine Überraschung für dich, am Leben zu sein?"

Während der Körper Ihres jüngeren Selbst sich entspannt, bieten Sie sanft Körperkontakt an. Ist dieser Kontakt willkommen, wechseln Sie in das physische Wesen Ihres jüngeren Selbst und erleben das Empfangen dieser überraschenden Unterstützung und Wärme. Wechseln Sie wieder zurück zum resonierenden Selbstbeobachter. Sollte eine Umarmung erwünscht sein, schauen Sie, ob Sie die warme Schwere Ihres jüngeren Körpers in Ihren Armen spüren können. Sobald das jüngere Selbst sich entspannt, teilen Sie diesem Teil von Ihnen mit, dass Sie dieses Ereignis überlebt haben und dass Sie die Energie und die Gaben benötigen, die zu diesem Zeitpunkt erstarrt sind. Laden Sie Ihr jüngeres Selbst ein, mit Ihnen in die Gegenwart zurückzukommen.

Manchmal lösen diese Teile sich in uns auf und finden ihren Platz in unserem Herzen. Manchmal sind sie so glücklich, eine sichere Umgebung zu haben, dass sie einfach in unserer Nähe spielen oder Erkundungen anstellen wollen. Es ist egal, wofür sie sich entscheiden – genießen Sie es einfach. Nehmen Sie wahr, wie es für Sie ist, diesen Teil jetzt sicher bei sich zu haben, geliebt. Spüren Sie Freude? Falls Sie Wärme, Liebe oder Freude fühlen, schließen Sie Ihre Augen und spüren die Empfindungen dieser Emotionen, bis sie einen Höhepunkt erreichen und abzuebben beginnen.

Wenden Sie sich nun wieder Ihrer Atmung und Ihrer warmen Praxis der Selbstverbindung zu, bis Sie bereit sind, in die Welt zurückzukehren.

Warum sollte ich diese Meditation praktizieren?

Das Praktizieren dieser Meditation ist ein Schlüsselprozess in unserem Bemühen, unsere impliziten Minenfelder zu räumen, uns selbst ganz genau kennenzulernen und die schmerzvollen Muster zu verändern, welche die Nähe verhindern, nach der wir uns sehnen. Diese Meditation hilft uns, die natürliche Fähigkeit des Gehirns zu nutzen, mit Leichtigkeit zu lernen, wenn Emotionen im Spiel sind. Außerdem lässt sie uns von der unglaublichen Heilkraft der Resonanz profitieren. Wenn wir unseren Körperempfindungen folgen und unserem Körper dadurch, dass sie verstanden werden, Entspannung verschaffen, tun wir etwas für eine anhaltende Erholung. Und statt weiter in der Vergangenheit zu leben, nähern wir uns einem Leben in der heutigen Welt.

Wie erkennen wir, was bei der Zeitreise-Arbeit zu tun ist? Wir lesen unseren Körper, wenn wir die Erinnerung in unserem Geiste berühren. Manche aufdringliche Erinnerung fühlt sich, wenn unsere Gedanken sie streifen, wie ein stromführendes Elektrokabel an. Und manchmal fühlt es sich an, als würde unser Gesicht plötzlich zu schwerem Lehm und unser Körper hätte keinen Antrieb mehr, sich zu bewegen.

Wenn unser Körper reagiert, verstehen wir, dass wir etwas haben, mit dem wir arbeiten können – wenn er auf die Erinnerung an ein vergangenes Ereignis entweder mit einer Empfindung oder mit einer abrupten Erstarrung antwortet.

Die Erkenntnis, dass traumatisierte Teile unserer selbst weiterhin in der Vergangenheit leben und niemals ganz in die Gegenwart kommen, hat weitreichende Folgen für das Verständnis all der unbegreiflichen Dinge, die wir tun und die Menschen, die wir lieben. Die plötzliche Leere, die Menschen überkommt, die unbegreiflichen Grausamkeiten, die unfassbaren Wutanfälle oder die schwarzen Löcher des Weinens und der Verzweiflung werden erklärbar. Die Verantwortung, die wir versucht haben für den Schmerz anderer zu übernehmen, beginnt sich aufzulösen, wenn wir sehen, wie sehr wir alle unter dem Einfluss von Ereignissen stehen, die vor langer Zeit geschehen sind. Lassen Sie uns zum besseren Verständnis einen Blick auf einige unterschiedliche Definitionen des Begriffs Trauma werfen.

Trauma und Gesundheit

Warum ist es wichtig, von Traumata aus der Vergangenheit zu wissen und sie zu heilen? Weil ein Trauma die Gesundheit verschlechtern und Menschen daran hindern kann, zu sein, wer sie sein sollen. Die *Adverse Childhood Experiences Study* **(ACE-Studie)**, eine groß angelegte Studie mit 17.000 Teilnehmern, setzte traumatische Erfahrungen in der Kindheit mit schlechter Gesundheit, Sucht und frühem Tod in Beziehung. Ein Ergebnis der Studie war, dass die Gefahr, im Erwachsenenalter unter einer schlechten Lebensqualität zu leiden, umso höher ist, je mehr unterschiedliche Traumata wir erlebt haben.[155]

Die Arten von Traumata, die bei der ursprünglichen ACE-Studie gemessen wurden, waren folgende Kindheitserfahrungen:[156]

- Leben mit einem Alkoholiker oder Problemtrinker
- Leben mit einem Drogenabhängigen oder einem Menschen, der Suchtmittel (einschließlich verschreibungspflichtiger Medikamente) missbraucht
- Getrennt lebende oder geschiedene Eltern
- Ein Familienmitglied, das an einer Depression oder anderen psychischen Erkrankung leidet oder sich das Leben genommen hat bzw. nehmen will (Suizidversuch oder erfolgter Suizid)
- Ein inhaftiertes oder zu einer Gefängnisstrafe verurteiltes Familienmitglied
- Das Beobachten oder Erleiden von häuslicher Gewalt
- Verbaler Missbrauch (wüst beschimpft, beleidigt, heruntergemacht zu werden)
- Sexueller Missbrauch, darunter sexuelles Berühren oder der Zwang, jemand anders sexuell zu berühren

Je mehr diese Traumata erlitten werden, umso größer ist die Wahrscheinlichkeit, dass eine Person unter folgenden Auswirkungen leiden wird[157] (diese Liste ist nicht vollständig; die Forschung hat mehr als 40 negative Folgen nachteiliger Kindheitserfahrungen aufgedeckt):

- Verminderte Lebensqualität durch Gesundheitsprobleme
- Früher Beginn des Rauchens
- Früher Beginn der sexuellen Aktivität
- Teenager-Schwangerschaften
- Ungewollte Schwangerschaften
- Mehrere Sexualpartner
- Sexuell übertragbare Krankheiten
- Alkoholismus und Alkoholmissbrauch
- Illegaler Drogenkonsum
- Andere Süchte
- Depression
- Risiko von Gewalt in der Partnerschaft
- Lebenslanges Rauchen
- Fetaltod
- Suizidversuche
- Ischämische Herzkrankheit
- Lebererkrankung
- Chronische obstruktive Lungenerkrankung

Menschen können dem negativen Effekt der Traumata, die sie in einem jungen Alter erlitten haben, entgegenwirken. Tief greifende Veränderungen der Selbstregulation und des Bindungsstils sind das gesamte Leben hindurch möglich.[158] Heilung bewirkt Gehirnintegration und ändert die Art, wie wir Erinnerungen speichern. Wenn Menschen beginnen, sich selbst Mitgefühl entgegenzubringen und sich begleiten zu lassen, wird alles einfacher. Das Gehirn verändert sich im Großen wie im Kleinen. Forscher, die Praktiken der Achtsamkeit und der resonanten Aufmerksamkeit untersucht haben – ähnlich derer, die in diesem Buch vermittelt werden –, fanden heraus, dass Heilung Veränderungen in der Genexpression ermöglicht (epigenetische Veränderungen). Diese können eine positive Auswirkung auf die eigene Gesundheit und möglicherweise auf die Gesundheit nachfolgender Generationen haben.[159] Außerdem sorgen Menschen, die an ihrem Bindungsverhalten hin zu einer sicheren Bindung arbeiten, bei nachfolgenden Generationen für tendeziell positivere Bindungsmuster (siehe Kapitel 10 und 14).[160]

Eine umfassendere Auflistung von Traumata, die nachweislich Auswirkungen auf die Gesundheit haben

Fünf Hauptkategorien von Traumata lassen sich unterscheiden. Es gibt das *gegenwärtige Trauma* oder die aktuellen Erfahrungen von Leid, etwa in Form eines gerade geschehenen Unglücks, dem Leben mit häuslicher Gewalt oder Mobbing am Arbeitsplatz. Und es gibt das *Monotrauma,* ausgelöst durch ein einzelnes Ereignis in der Vergangenheit, zum Beispiel einen Autounfall, ein Erdbeben oder einmalige sexuelle Gewalt. Dann gibt es das durch wiederholte Traumatisierung entstandene *komplexe Trauma,* das sich aus vielen verschiedenen Arten und Wiederholungen eines Traumas zusammensetzt. Durch frühe Erziehungserfahrungen können wir von einem *Bindungstrauma* betroffen sein. Schließlich gibt es das *generationsübergreifende Trauma,* das durch so unterschiedliche Erfahrungen entstehen kann wie Hungersnöte, Krieg, extreme Wetterereignisse und das Bindungstrauma früherer Generationen, die bei unseren Eltern und Großeltern epigenetische Veränderungen ausgelöst haben. Diese epigenetischen Veränderungen sind bereits bei unserer Geburt in unsere Biologie sowie unsere Immun- und Stressreaktionen integriert.[161]

Das Folgende ist eine (zwangsläufig unvollständige) Auflistung möglicher Traumata. Forschungsergebnissen zufolge haben sie allesamt negative Auswirkungen auf die Menschen, die sie überlebt haben. Wie viele davon sind Ihnen widerfahren?

- Verbaler Missbrauch (Beschimpfungen, Verspottung, Verulkung, Herabsetzung). Sowohl bei verbalem Missbrauch durch Gleichaltrige als auch bei elterlichem verbalem Missbrauch zeigen sich Folgen im Gehirn.[162]
- Mobbing oder soziale Ausgrenzung[163]
- Vernachlässigung (niemand redet mit einem; niemand sieht einen an; man wird im Alter von unter neun Jahren 20 Minuten oder länger allein gelassen, im Alter von unter 13 Jahren acht Stunden oder länger, im Alter von unter 18 Jahren mehr als zwei Tage – vor allem ohne Vorankündigung oder vorherige Absprache)[164]
- Obdachlosigkeit, Entwurzelung, Emigration[165,166]
- Autounfall oder ein anderer Unfall[167]
- Suizid eines Elternteils[168]
- Zusehen, wie jemand getötet wird oder jäh stirbt[169]
- Verlust eines Menschen durch Gewalt, Selbsttötung oder plötzlichen Tod[170]
- Als Kind einen Menschen durch Tod verlieren[171]
- Als Kind Zeuge von Gewalt im Fernsehen werden[172]
- Häusliche Gewalt erleiden oder beobachten[173]
- Sexuelle Nötigung, versuchte sexuelle Nötigung oder versuchte Ermordung[174]
- Von den traumatischen Toden anderer erfahren[175]
- Erdbeben, Überflutung oder andere Naturkatastrophen[176]

- Raubüberfall, Einbruch oder andere Formen widerrechtlichen Eindringens in Haus oder Fahrzeug[177]
- Diskriminierung, Rassismus, Ausgrenzung, Vorurteil oder Mikroaggressionen[178]
- Armut[179]
- Gemeinschaftstrauma (aus einem schwierigen Stadtviertel stammen)[180]
- Die eigene Sucht oder die Sucht eines Elternteils, als man Kind war[181]
- Diagnose einer lebensbedrohlichen oder chronischen Krankheit[182]
- Während einer Operation oder eines medizinischen Eingriffs aus der Narkose aufwachen[183]
- Komplizierte Geburten (auch für Väter[184])
- Das Erleben von oder die Teilnahme an Kriegen, militärischen Interventionen oder dem aktiven Wehrdienst[185]
- Der Polizeiberuf[186]
- Eine Tätigkeit im Rettungs- / Bergungsdienst[187]
- An einer psychischen Krankheit leiden oder einen psychisch kranken Elternteil haben[188]
- Entführt, eingesperrt und gefoltert werden[189]
- Verschwinden eines Elternteils oder einer Bezugsperson durch Tod oder Verlassen[190]
- Sexueller Missbrauch[191]
- Körperlicher Missbrauch[192]

Unterschiedliche Formen von Traumata hinterlassen unterschiedliche Spuren im Gehirn. Einige beeinträchtigen das Kleinhirn, andere die Art, wie Neurone sich verbinden, wieder andere die Amygdala und den Hippocampus. Je mehr unterschiedliche Traumata eine Person erlitten hat, umso tief greifender sind die Auswirkungen auf das Nervensystem und sogar die Gesundheit und umso stärker sind die Neigungen zur Sucht.[193] Traumata spalten Menschen, zerlegen ihre Lebensenergie in starre Elemente. Wie wir gesehen haben, hat diese Trennung von der Lebenskraft auf epigenetischer Ebene Auswirkungen auf die Integration. Außerdem beeinflusst sie die Art, wie Zellen auf Stress reagieren, sowie unsere Fähigkeit, die Entscheidung zur Selbstfürsorge zu treffen.

Schauen wir uns an, was es heißt, mit Inseln des bekannten Selbst und Inseln der Erstarrung zu leben. Ein Teil des Heilungsprozesses besteht darin, alte neuronale Erinnerungsnetze, in denen schädigender Schmerz gespeichert ist, zu verbinden und die Gefühlstiefen anzuerkennen, die wir während der traumatischen Ereignisse durchlebt haben. Wie zuvor erwähnt, müssen auf dem Weg der Heilung drei wichtige funktionale Netzwerke des Gehirns reintegriert werden. Wir müssen das für Entscheidungsfindung und Handeln zuständige Netzwerk wiederherstellen und das Bedeutung gebende Netzwerk wieder verknüpfen. Und wir müssen ein positives

Selbstgefühl zurückgewinnen, was bedeutet, dass wir das Ruhezustandsnetzwerk zurückführen zur Selbstwärme.[194]

Begegnen wir traumatischen Erinnerungen mit Resonanz, löst der Schmerz sich auf, wie Schmerz es immer tut, wenn jemand da ist, um uns zu trösten. Zugleich wird das zuvor abgetrennte Erinnerungsnetz ordnungsgemäß mit dem Rest des Gehirns verbunden.

Das Knifflige ist das Wort *Schmerz.* Wann ist eine gegenwärtig schwierige Situation das Ergebnis gegenwärtiger Ereignisse, und wann ist sie das Ergebnis eines alten, nicht verarbeiteten Traumas? Wie erkennen wir den Unterschied? Indem wir dem Weg der Körperempfindungen folgen. Beobachten und spüren wir die vom Körper als Signale ausgesendeten Empfindungen, können wir herausfinden, welcher Auslösereiz uns vom regulären, normalen, Probleme bewältigenden Selbst (Coping-Selbst) weggebracht und in das neuronale Netzwerk des Schmerzes hat wechseln lassen. Wenn wir über gegenwärtige Ereignisse sprechen, diesen Ereignissen Resonanz entgegengebracht wird und wir uns dann entspannen, ohne dass Anspannung im Körper verbleibt, müssen wir nicht nach der Vergangenheit fragen. Wenn das Sprechen über derzeitige Ereignisse nicht zu körperlicher Entspannung führt, sollte geprüft werden, ob der Körper sich an ähnliche Ereignisse aus einer Zeit erinnert, als wir jünger waren.

Der Preis, den wir zahlen, wenn wir nie unsere Vergangenheit betrachten, ist Verwirrung. Schauen wir nicht zurück, sobald wir aufhören zu weinen oder umherzutreiben und wieder zu uns kommen, haben wir keine Möglichkeit, zu diesem unverbundenen Netz zu gelangen. Dann führen wir ein verwirrtes Leben, wissen nicht, wann sich der nächste unerwartete Nervenzusammenbruch ereignen wird. Doch wenn wir anfangen, zurückzuverfolgen und aufmerksam zu sein, sammeln wir die Information, die wir brauchen, um unser Gehirn zu verändern. Schauen wir uns nun eine wichtige Möglichkeit an, mit traumatischer Erfahrung zu arbeiten und Heilung machbarer werden zu lassen.

Wenn wir heilen, gewinnen wir unser Leben zurück

Menschen, die daran arbeiten, sich von einer Erinnerung zu befreien, erleben immer wieder, dass sie den alten Erinnerungen ein neues Verständnis entgegenbringen können. So glaubte ein Mann, der mehrere Stunden in einem Autowrack eingeschlossen war und auf Hilfe gewartet hatte, er habe allein gewartet. Doch nach der Prozessarbeit, als er den Grad seiner Erstarrung nach dem Unglück verstanden hatte, erkannte er: Ein vorbeifahrender Autofahrer hatte angehalten und mit ihm gewartet – etwas, das er vollständig vergessen hatte. Eine Frau, die vergewaltigt worden war, sich aber jahrelang nicht erklären konnte, was wie abgelaufen war, verstand endlich, wie der Vergewaltiger sie überfallen hatte. Ein Mann, der wusste, dass er sexuell missbraucht worden war, aber keine Ahnung hatte, von wem, realisierte, dass es sein älterer Cousin gewesen war. Er hatte das Gefühl, es immer gewusst zu haben, obwohl er es zu Beginn des Prozesses nicht hätte sagen können. Eine Frau, die drei Jahre vor ihrem Befreiungsprozess beinah während einer Geburt gestorben wäre, begriff, dass ein Teil von ihr geglaubt hatte, sie sei tot. Sie verstand ebenfalls, dass dieser in der Zeit erstarrte oder eingefrorene Teil von ihr überrascht war, zu erfahren, dass sie und ihr Kind überlebt hatten. In allen diesen Fällen hatten die Menschen ein neues Gefühl der Ganzheit und des Vertrauens, eine neue Fähigkeit zur Intimität, die mit der Rückgewinnung des Selbst kam.

In diesem Prozess der Rückgewinnung, wenn Menschen zum Leben zurückkehren, kann es manchmal eine gewaltige Woge der Wut oder des Zorns geben oder auch nur ein ungewöhnliches Maß an Reizbarkeit. Es ist deshalb gut, die in der Wut liegende Lebensenergie sehen zu können. Auch kann es sein, dass man jahrelang in einem erweiterten Zustand der Wut lebt, der aus ungelösten traumatischen Erfahrungen herrührt. In Kapitel 7 untersuchen wir, was möglich ist, wenn wir Erfahrungen des Wütendseins mit Mitgefühl und Resonanz begegnen.

7. Die kreativen und beschützenden Geschenke der Wut einfordern

„Wut ist schlecht." oder „Ich bin ein wütender Mensch."

(Tatsächlich: „Meine Wut kann Gutes bewirken." und „Ich bin ein komplexer Mensch, der manchmal wütend wird.")

Die Geschenke und die Kosten der Wut: die Macht der Amygdala nutzen

Die Notwendigkeit, sich gegen Gefahr zu wehren (oder gegen den Verlust von Leben, Ressourcen oder wichtigen Menschen), ist die Kraft, die Wut und Zorn nährt. Menschen werden zum Handeln getrieben, um sich selbst, ihre Ressourcen und die Menschen, die ihnen wichtig sind, zu beschützen. Und dies äußert sich in dem Impuls, um sich zu schlagen. An und für sich gibt es an Wut nichts auszusetzen.

Es sind aus Wut heraus begangene Handlungen und wütende, beschuldigende Worte, die Schwierigkeiten bereiten. Wut, die in körperlicher Gewalt, in Racheakten, Bestrafung, Beleidigungen oder Schmähungen zum Ausdruck kommt, und selbst ihre stillere Cousine, Verachtung, hinterlässt eine Spur des Traumas. Wut und Verachtung beeinträchtigen die Gesundheit und das Wohlbefinden anderer Menschen. Und das ständige Verweilen in der cortisolgesteuerten Kampfreaktion fordert auch vom Körper der wütenden Person einen enormen Tribut.

Demgegenüber steht allerdings die Tatsache, dass Menschen sich nicht sehr wirkungsvoll für sich selbst oder andere einsetzen können, wenn sie keinen Zugang zu ihrer Lebensenergie und zu ihrer Kampfreaktion haben. Eine maximale Wirkung erzielen Menschen, wenn sie ihre Energie nutzbar machen und auf sinnvolle, intensive Art zum Ausdruck bringen und dabei gleichzeitig behutsam mit anderen umgehen können. Ohne Zugang zu einer stabilen Fähigkeit zur Selbstregulation sind sie jedoch ihrer Amygdala schutzlos ausgeliefert.

Wenn ich sage „ihrer Amygdala schutzlos ausgeliefert", meine ich es wirklich so. Sobald die Amygdala etwas Beunruhigendes findet, reagiert sie mit einer Geschwindigkeit von bis zu fünfzig Millisekunden.[195] Und sind die Nervenfasern, die vom präfrontalen Cortex (PFC) zur Amygdala verlaufen, nicht stabil und nicht daran gewöhnt, hohe Intensität mit Anmut und Selbstverbindung zu regulieren, übernimmt leicht eine erhöhte Reaktionsbereitschaft das Ruder. Aus diesem Grund tun Menschen, wenn sie richtig wütend und nicht sehr gut reguliert sind, manchmal Dinge, die nicht besonders klug sind. Wenn sie über keine stabile emotionale Selbstregulation verfügen, steht der PFC – der Teil des Gehirns, der gesunden Menschenverstand besitzt – nicht zur Verfügung, wenn sie ausrasten. Mit viel integrierter emotionaler Unterstützung können Menschen jedoch wirklich wütend sein und diese Wut auch spüren, sich entscheiden, darüber zu sprechen oder auch nicht – und müssen weder sich selbst noch andere verletzen.

Denken Sie noch einmal an das Bild vom Gehirn in der Hand (Abbildung 2.1) und machen Sie eine Faust. Ein reguliertes Gehirn ist wie eine geschlossene Faust, wobei die mittleren Finger (der PFC) Ihren Daumen umschließen (das limbische System) und seine Wirkungen regulieren. Öffnen Sie nun Ihre Hand. Diese Bewegung repräsentiert das, was passiert, wenn die Amygdala die beherrschende Kraft ist (obwohl der PFC sich in Wirklichkeit natürlich nicht bewegt; er wird auf Gehirnaufnahmen einfach schwarz).[196] Ohne Selbstregulation ist der PFC abgeschaltet. Es ist, als würden Sie durch die Decke gehen und vollkommen blindwütig reagieren, statt sich sorgfältig zu überlegen, was Sie tun wollen.

Ein Hinweis für diejenigen unter Ihnen, die es wissenschaftlich und präzise mögen: Die Teile des PFC, die zu wecken in diesem Zusammenhang hilfreich sein kann, sind offensichtlich der rechte **ventrolaterale PFC** und seine Verbindungen zum medialen PFC. Diese Areale werden beide aktiv, wenn Menschen Emotionen benennen, wie wir es tun, wenn wir in verbale Resonanz treten. In den geführten Meditationen wird diese Methode modellhaft vorgeführt. Sie erinnern sich sicher, dass das Benennen die Amygdala beruhigt (siehe Kapitel 2).[197]

Und ein Hinweis für diejenigen unter Ihnen, die mehr daran interessiert sind, den Heilungsprozess generell zu verstehen: Was wir stärken und widerstandsfähiger machen, ist das aus dem PFC, der Amygdala und den Emotionen gebildete Netzwerk und nicht irgendein Ort, der etwas „tut“. Wichtig ist, dass wir alle lernen können, diese intensiven Gefühle zu regulieren. Das bestätigt auch die Neurowissenschaft.

Wenn der PFC abgeschaltet ist, schreien Menschen Familienmitglieder oder Freunde an oder sagen bissige und abschätzige Dinge. Sie schaden Beziehungen, brechen Vertrauen und verursachen Schmerzen. Ohne Regulation werden Menschen wütend und schlagen andere oder schmettern ihre eigenen empfindlichen Hände oder Füße gegen Wände, tun sich selbst weh und brechen sogar ihre eigenen Knochen. Sie fahren Auto, ohne sich um das Leben anderer zu scheren. Sie lassen ihren Schmerz an Haustieren, Partnern oder Kindern aus. Sie treffen unglückliche einseitige Entscheidungen. Und dann ist da die Flut von Schmerz, Bedauern und Reue darüber, dass man „ausgeflippt“ ist; später noch Hoffnungslosigkeit und Verzweiflung. Denn nicht zum ersten Mal hat man sich in einer Art und Weise verhalten, die einem selbst nicht gefällt.

Viele Teilnehmerinnen und Teilnehmer in meinen Gefängniskursen gaben an, sie seien in ihre erste Stunde gekommen, ohne zu wissen, dass sie noch andere Emotionen hätten als Wut. Und diese Wut beherrsche sie. Dafür gibt es einige gute Gründe:

- Wut ist ein solider Rückhalt, wenn niemand uns unterstützt. Sie ist eine ziemlich sichere Ressource, mit der wir uns selbst beschützen. Sie verkürzt die Zeit der Verletzbarkeit, setzt Grenzen und erleichtert damit das Überleben in schwierigen Situationen.
- Wenn wir immer wieder die Erfahrung machen, dass niemand uns zuhört, kann Wut, dicht gefolgt von Hoffnungslosigkeit, unser grundlegendes Gefühl sein.
- Wut bewirkt im Gehirn von Mäusen einen Dopaminfluss (Dopamin ist der Wohlfühlbotenstoff, der bei Sucht eine Rolle spielt); sie kann also gut auch bei Menschen einen Rausch des Wohlbefindens erzeugen.[198]
- Je mehr Traumata wir erlebt haben, umso schwieriger ist es, stabile neuronale Verbindungen zwischen PFC und Amygdala aufzubauen, und mit größerer Wahrscheinlichkeit wird Wut die Kontrolle übernehmen. Ohne aktiven PFC zu leben ist emotional schmerzhaft, und durch seinen Ausfall werden wir eher unsozial handeln.

Menschen, die ohne stabile Mitwirkung ihres PFC leben, sind womöglich schutzlos ihrer Amygdala ausgeliefert. Dies kann sich in Zwangs- und Suchtmustern oder reflexartigen emotionalen Reaktionen äußern.[199,200] Den fehlenden aktiven und warmen inneren Elternteil, der auf sie aufpasst, gleichen sie durch Selbstmanagement aus. Zu solchen Ausgleichslösungen kann, wie bereits besprochen, gehören, dass man mit Wut reagiert, mit Verachtung antwortet, sich voller Furcht zurückzieht und isoliert, zum Trost isst, Alkohol trinkt, riskanten Verhaltensweisen und sportlichen Aktivitäten frönt, häusliche Gewalt anwendet, Drogen nimmt, Zigaretten raucht, zwanghaft spielt, einkauft oder Geld ausgibt, eine besonders saubere und ordentliche Wohn- oder Arbeitsumgebung braucht, sich auf Kämpfe einlässt, um Spannung abzulassen, arbeitswütig ist, sich sexuell auslebt oder nach Sex, Stripclubs oder Pornografie süchtig ist. Aber wie erkennt man, ob das, was man tut, eine Unfähigkeit zu innerer Selbstregulation ausgleicht? Indem man sich fragt: Was muss ich tun, damit ich die Ruhe bewahren oder wieder zur Ruhe kommen kann?

Wut entzündet sich daran, dass im jeweiligen Moment etwas auf dem Spiel steht oder bedroht ist. Sie kann ein Funke sein, der im Nervensystem seinen Anfang nimmt und in Flammen ausbricht, und sie kann das emotionale Haus niederbrennen. Sie hat einen schlechten Ruf, weil Menschen so viel Leid durch wütende, ihre Macht missbrauchende Leute erfahren haben: häusliche Gewalt, Mobbing und von demütigenden oder beängstigenden Eltern, Lehrern, religiösen Personen und Vorgesetzten verursachtes Leid. Trotz ihrer Zerstörungskraft ist Wut dazu gedacht, uns als Teil der Kampfreaktion beim Überleben zu helfen. Wir kämpfen für das, was das Gehirn und der Körper für einen guten Grund halten. Häufig geht es darum, Kummer oder Furcht abzuwenden. Wenn wir den Grund für unsere Wut herausfinden, wird sie weniger intensiv. Manchmal lässt sich die Wut sogar entschärfen, indem wir uns fragen: Was macht mir gerade Angst oder was macht mich traurig?

Die am wenigsten hilfreiche Erscheinungsform der Wut tritt dann auf, wenn Menschen zu glauben scheinen, sie könnten das nächste Mal für einen anderen Ausgang und damit für eine Verbesserung der Lage sorgen, wenn sie herausfinden, wen sie beschuldigen können („Das wirst du dir in Zukunft zweimal überlegen!"). Häufig probieren sie diese Taktik an sich selbst aus und bezeichnen sich in der Hoffnung auf Selbstverbesserung als „dumm" oder als „Idioten".

Aber von Schuldzuweisungen angetriebene Wut kann eine negative Reaktion im Selbst, in der Familie oder im sozialen Umfeld erzeugen. Bestenfalls haben Menschen verletzte Gefühle, schlimmstenfalls zieht diese Wut eine Spur aus zerbrochenen Beziehungen und verängstigten Familienmitgliedern und sogar körperlicher Verletzung und Tod hinter sich her.

Wenn wir die Schuldzuweisungen bemerken und sie einstellen, nähern wir uns auch Möglichkeiten, unsere Wutenergie so einzusetzen, dass sie keine verheerenden sozialen und emotionalen Schäden anrichtet. Es liegt eine Reinheit in der Ausdrucksintensität, die eine von Schuldzuweisungen befreite Wut mit sich bringt. Lassen Sie uns einen Blick darauf werfen, wie Wut sich im Schädelhirn und im Körpergehirn bewegt.

Gehirnkonzept 7.1: Was bei Wut in Körper und Gehirn vor sich geht

Die Amygdala schickt ihre Alarmbotschaften nicht nur an das Schädelhirn; sie sendet auch dringende chemische Alarmsignale an den Rest des Körpergehirns. Je nachdem, wie sicher die Umwelt erscheint, schaltet sie im System in einen anderen Gang. Die im Alarmzustand ausgeschütteten chemischen Stoffe (Cortisol und Adrenalin) beschleunigen die Herzfrequenz und erhöhen den Blutdruck, sorgen für eine schnellere, höher im Brustraum erfolgende Atmung und leiten den Energiefluss von den kleinen zu den großen Muskeln um, damit wir die Gefahr bekämpfen oder vor ihr weglaufen können (Kampf oder Flucht).[201] Falls dieses Unterfangen hoffnungslos ist, schalten wir ab oder werden wir bewegungsunfähig.[202]

Um dies zu verstehen, ist es hilfreich, etwas über die drei physischen Reaktionen auf unterschiedliche Sicherheitsniveaus zu wissen: soziales Engagement, Mobilisierung (Kampf/Flucht) und die traditionell „Erstarrung" genannte, von Forschern heute aber als **„Immobilisierung"** bezeichnete Reaktion. (Das Wort „erstarren" weist auf eine Spannung hin, die aber gänzlich fehlt, sobald wir die Hoffnung aufgegeben haben. Die Wissenschaft ist deshalb von seinem Gebrauch abgerückt.) Abhängig davon, als wie sicher wir die Umgebung wahrnehmen, verändert der Körper die Art, wie er Energie verwendet und mit der äußeren Welt in Beziehung tritt. Hier spielt der **Vagusnerv**[203] eine entscheidende Rolle, ein Nervenbündel, über das nur wenig bekannt ist. Der Vagusnerv (oder kurz Vagus) verläuft zwischen der Wirbelsäule und dem Herzen hindurch vom Bauchraum bis hoch zum Schädelhirn und zurück. Hierbei überträgt er hauptsächlich Informationen von sämtlichen Organen und dem Verdauungssystem. (Etwa 80 Prozent der Fasern des Vagusnervs laufen hoch zum Gehirn und etwa 20 Prozent hinunter in den Körper.)

Der Neurobiologe Stephen Porges hat am besten erkannt, welche Bedeutung dieser Nerv für das Verständnis unseres sympathischen und parasympathischen Nervensystems hat. Die vorne verlaufende Spur dieses „Highways" bezeichnet er als **ventralen Vaguskomplex**. Wenn Menschen entspannt und ganz ruhig sind, nutzt ihr System automatisch diese schnelle, **myelinisierte** (isolierte) Spur des Vagusnervs. Und wenn Menschen sich sicher fühlen, wenn ihre Nerven spüren, dass die Welt ein guter Ort ist (Porges spricht in diesem Zusammenhang von der **„Neurozeption von Sicherheit"**), ist ihr System bereit für Wachstum und Erneuerung. Sie beherrschen ihre soziale Interaktion ausnehmend gut, weshalb Porges diesen Zustand bisweilen als **soziales Engagement** bezeichnet. In diesem Zustand befinden sich die feinen Gesichtsmuskeln in einem feinfühligen Tanz mit den anderen Gesichtern ihrer Welt, der Fokus der Augen verengt sich auf das menschliche Gesicht, und zugleich beschränken sich die Mittelohrmuskeln auf die Wahrnehmung von Schall innerhalb des Frequenzbereichs der menschlichen Sprache.[204] (In Kapitel 14 erfahren Sie mehr darüber, wie Menschen auf eine Neurozeption von Sicherheit reagieren.)

Mit zunehmender Beunruhigung sinkt das Gefühl der Sicherheit, und das Schaltsystem des Körpers wechselt in den Gang der **sympathischen Aktivierung** der Stressreaktion.[205] Diese wird normalerweise als Kampf-oder-Flucht-Reaktion bezeichnet und erfasst den gesamten Körper. Wut befördert Menschen selbstverständlich in den Kampfmodus, und Furcht befördert sie in den Fluchtmodus. In diesem Kapitel geht es um die sympathische Aktivierung des Kampfmodus oder der Wut. Sowohl innerhalb als auch außerhalb der ventralen Zweige des Vagusnervs befinden sich sympathische Fasern, welche die Kampf-oder-Flucht-Botschaft zum Herzen transportieren, während der gesamte Körper auf die Stressbotenstoffe reagiert. Sobald diese Flut von chemischen Botschaften den Körper überschwemmt, können Menschen sich nicht mehr länger wirklich auf andere einlassen, zumindest nicht auf der komplexen Ebene, die im Ruhezustand möglich ist. Selbst der Teil des Gehirns, der Gesichter liest, ist betroffen. Er interpretiert neutrale Gesichtsausdrücke als feindselig, was Eltern sogar dazu veranlasst, das Tun ihrer Kinder negativer zu bewerten.[206]

Wenn aber die Kampf-oder-Flucht-Reaktion nicht die gewünschte Sicherheit bringt, wenn die betroffenen Menschen die Hoffnung aufgeben oder einen Schock erleiden und in irgendeiner Weise gefangen sind, geraten sie in den Zustand der Immobilität. Dieser wird durch den **dorsalen Vaguskomplex** aktiviert,[207] den hintersten, langsamen Zweig des Vagusnervs. Der dorsale Vagus leitet hauptsächlich Informationen aus Darm, Leber, Nieren und anderen unterhalb des Zwerchfells liegenden Organen hinauf zum Gehirn. Er ist eine langsame Spur, denn die Fasern dieses Teils des Vagusnervs sind **unmyelinisert**. Das heißt, sie besitzen nicht die isolierende Schicht aus **Myelin**, die dafür sorgt, dass Energie und Informationen sich schnell entlang der Nervenbahnen und neuronalen Leitungsbahnen fortbewegen. (Mehr über den dorsalen Vaguskomplex, den Zustand der Immobilität und die damit einhergehende Dissoziation erfahren Sie in Kapitel 9.)

Der plötzliche Emotionsrausch, der mit Kampf oder Flucht verbunden ist, macht nicht bei einer Person halt. Als soziale Tiere werden wir in die kaskadenartig ablaufenden Reaktionen des Nervensystems anderer Menschen verwickelt.[208] Das heißt, der Schritt in den Kampfmodus kann zunehmende und scheinbar unaufhaltsame Energieströme in Beziehungen erzeugen (Streitereien und Kämpfe), wenn wir jeweils an des anderen Wut abprallen.

Wollen Menschen also weniger schnell und heftig reagieren und besser mit ihrer aufsteigenden Wut umgehen; wollen sie dabei auch lernen, die Kraft der Wut positiv einzusetzen, stehen sie dieser neurobiologischen Lawine aus Cortisol und einer erhöhten Herzfrequenz gegenüber. Mit einem anhaltenden Gefühl, begleitet zu sein und von unserem resonierenden Selbstbeobachter gehalten zu werden, machen wir uns daran, unsere neurobiologische Reaktion zu verändern. Statt wütend zu werden, wollen wir müheloser im Zustand des sozialen Engagements bleiben. Es soll uns selbstverständlicher werden, andere um Unterstützung zu bitten und mehr Flexibilität und Resilienz zu zeigen, so wie kleine Kinder, die von ihren Eltern besser unterstützt werden.[209]

Um noch besser zu verstehen, wie Wut sich im gesamten Körpergehirn äußert, beschäftigen wir uns erneut mit Jaak Panksepps Arbeit zu den emotionalen Schaltkreisen.

Gehirnkonzept 7.2: Die Formen der Wut verstehen

Einer der emotionalen Schaltkreise, den Menschen mit Tieren teilen, ist der Schaltkreis der WUT. Die Wut wächst in direktem Zusammenhang mit dem Gefühl, dass etwas blockiert oder bedroht wird. Je größer die Zahl der Dinge, die infrage gestellt sind, umso größer ist die Wut. Sind lediglich eine oder zwei Fragen im Spiel, reagiert jemand vielleicht verärgert oder ein wenig gereizt. Sind es viele, erreichen die Emotionen den Siedepunkt (bei einigen von uns möglicherweise genau vor dem Absturz in die Hilflosigkeit). Wenn Menschen wütend sind, glauben sie nicht, sie seien für irgendjemanden wichtig. Während der Intensitätsgrad der Aktivierung des Schaltkreises der WUT zunimmt, wird Adrenalin durch Gehirn und Körper gepumpt, und die Herzfrequenz sowie der Blutdruck steigen.[210] Geht es noch weiter, können Tunnelblick und Tunnelhören einsetzen, und die Blutzufuhr zu Gesicht, Händen und Füßen wird möglicherweise unterbrochen. Der Punkt der größten Wut ist mörderischer Zorn, ein Zustand, in dem Menschen großen Schaden anrichten können und sich unter Umständen später nicht daran erinnern, was geschehen ist. Je stärker ihre Probleme gesehen und anerkannt werden, umso mehr haben Menschen das Gefühl, wichtig zu sein, und umso weniger wütend werden sie.

Das Kontinuum der Wut bietet uns eine Möglichkeit, uns anzuschauen, was passiert, wenn wir zunehmend das Gefühl haben, nicht wichtig zu sein. Die Liste beginnt mit Wörtern, die milde Unzufriedenheit ausdrücken. Dann nehmen die Begriffe an emotionaler Intensität zu, bis am Ende „fuchsteufelswild" steht: die Erfahrung, so wütend zu sein, dass das Blut die Extremitäten verlässt. Unterschiedliche Menschen ordnen die Wörter in der Liste unterschiedlich an. Sie können die Reihenfolge gern ändern, damit sie den Grad der Intensität widerspiegelt, die Sie bei den einzelnen Wörtern empfinden.

Das Kontinuum der Wut

unzufrieden	empört	erbost
pikiert	aufgebracht	wutschäumend
verstimmt	erbittert	tobend vor Wut
irritiert	böse	geharnischt
gereizt	wütend	rasend
verärgert	erzürnt	fuchsteufelswild
entrüstet	zornig	

Wenn eine anhaltend erhöhte Reaktionsbereitschaft betroffen macht: Mit Verärgerung arbeiten

Ein Mensch zu sein ist verwirrend. Da schwört sich jemand, nie wieder seine Partnerin oder sein Kind anzufahren, und doch: Wird das nächste Mal vergessen, Milch einzukaufen, oder der Vorwurf der Unehrlichkeit erhoben oder ist da schon wieder „dieser Ton" in der Stimme des anderen – dann ist, zack, ein Schalter umgelegt. Manche Menschen reagieren sarkastisch, andere verlieren die Beherrschung und wieder andere schalten komplett ab und ziehen sich aus der Beziehung zurück – und all das, bevor sie sich dessen auch nur bewusst sind. Diese irritierende Sachlage ist ausschließlich auf die Amygdala und ihre automatischen Reaktionen zurückzuführen.

Bei jemandem, für den gebrochenes Vertrauen, fehlende Sicherheit, mangelnde Berechenbarkeit oder Unbehagen an der Tagesordnung sind, der Traumata erlebte und die Erfahrung machte, nicht gehört zu werden, kann die Amygdala so überempfindlich werden, dass sie sogar auf gewöhnliche Alltagssorgen reagiert.[211] Und diese Erfahrungen summieren sich. Sobald der ständige Stress im Körper ein bestimmtes Niveau erreicht, können kleine Dinge wie klemmende Schubladen, das Hängenbleiben mit dem Fingernagel, Planänderungen oder kleine Meinungsverschiedenheiten das Zündholz sein, das ein Feuer entfacht, welches zu emotionalen Explosionen führt.

Unabhängig davon, ob es um einen speziellen Ärger oder eine Vielzahl an Verärgerungen geht: Für das Nervensystem kommt es zu einer nachhaltigen Veränderung, indem man der Erfahrung mit resonanter Empathie begegnet. Die nächste geführte Meditation begleitet Sie durch einen Prozess, der bei regelmäßiger Anwendung das Auslösen überholter Alarmsignale verhindern und die erhöhte Reaktionsbereitschaft sowie die Verärgerung reduzieren kann.

Geführte Meditation 7.1: Nachträgliches Einüben

Beim Prozess des **nachträglichen Einübens** handelt es sich um ein bewusstes erneutes Durchspielen einer Erfahrung, die bei uns einen Triggereffekt auslöst oder die wir bedauern oder beides. Wir wollen jetzt dem Teil des Selbst, der in dem Moment des Ereignisses überwältigt und ohne Begleitung war, Resonanz entgegenbringen. Wenn das frühere Selbst Wärme und Verständnis erfährt, entspannt sich der Körper und es werden neue Möglichkeiten sichtbar, wie wir bei einem nächsten derartigen Ereignis reagieren können.

Ein Hinweis: Wärme für sich selbst zu empfinden, wenn man das Gefühl hat (oder weiß), dass man entweder die Kontrolle verloren oder anderen Menschen Schaden zugefügt hat, kann schwerfallen. Machen Sie sich also klar, dass es lange dauern kann, bis Sie jenen Teil Ihres Selbst finden und entwickeln, der Ihre Vergangenheit mit wohlwollender Akzeptanz sieht. Dass wir uns fortwährend selbst bestrafen, hat einen Grund. Wenn das Gehirn beschämende Erinnerungen an Wut und rigoroses Verhalten erneut abspielt, begegnet Ihnen das bewertende Selbst nicht unbedingt mit Zärtlichkeit. Denn möglicherweise herrscht eine permanente Hoffnung, dass Selbstbestrafung eine Wiederholung dieses Ereignisses verhindern wird. Probieren Sie vor diesem Hintergrund die geführte Meditation aus und schauen Sie, wie weit Sie kommen. Brechen Sie ab, wenn es unangenehm ist, bleiben Sie bei Ihrem Körper und hören Sie auf Ihr Herz.

Beginnen Sie bei Ihrer Atmung. Finden Sie in Ihrer Atmung den Ort lebendiger Empfindung und laden Sie Ihre Aufmerksamkeit ein, hier zu verweilen. Atmen Sie weiter und bieten Sie sich selbst Wärme an. Lassen Sie Ihre Aufmerksamkeit nach zehn oder zwanzig Atemzügen zu der Erinnerung an das schwierige Ereignis zurückgehen. Achten Sie auf Ihre Körperempfindungen, während Sie das Ereignis im Geiste noch einmal ablaufen lassen. In welchem Moment der Wiederholung sagt Ihnen Ihr Körper, dass hier Ihre Wut begann? Welche Wörter, Gesten, Gesichtsausdrücke oder Gedanken wurden zum Trigger für diese Wut? Beenden Sie die Erinnerung genau in diesem Moment und lassen Sie alle anderen Beteiligten erstarren.

Wechseln Sie mit Ihrer Aufmerksamkeit von dieser Szene zu Ihrem Gefühl einer liebenden Präsenz, die nur das Beste für Sie will. Empfinden Sie Wärme und Verständnis, wenn Sie durch die Zeit hindurch auf Ihr gerade wütend werdendes Selbst blicken? Oder sind Sie verärgert über sich selbst und besorgt? Falls Sie kein Gefühl der Wärme für sich selbst verspüren, haben Sie Ihren resonierenden Selbstbeobachter noch nicht komplett ausfindig gemacht.

Sobald Sie sich mit einem resonierenden Selbstbeobachter verbunden haben, der Mitgefühl für Ihr wütendes Selbst empfindet, fahren Sie mit dem nächsten Absatz fort. Haben Sie keinen gefunden, überspringen Sie diese Meditation einfach. Fahren Sie mit der Lektüre des Buchs fort und schauen Sie, ob Sie irgendwann beginnen, diesen mitfühlenden inneren Teil zu entwickeln. Wenn Sie das Buch beendet haben, wenden Sie sich erneut dieser Meditation zu und prüfen Sie, ob jetzt eine solidere Grundlage für diesen Akt der Selbstverbindung besteht.

Stellen Sie als Erstes mithilfe von Resonanz einige empathische Vermutungen für das Besorgnis oder Bedauern empfindende heutige Selbst an. (Vielleicht braucht es Hoffnung, Glauben oder Vertrauen? Oder braucht es Anerkennung dafür, dass es sich Sorgen um die anderen Menschen in diesem Szenario macht beziehungsweise darum, ob Sie jemals lernen oder heilen werden?)

Schauen Sie nun mit Wärme auf sich zurück, indem Sie Ihren resonierenden Selbstbeobachter aktivieren. Unternehmen Sie einen Zeitreiseschritt zurück zu sich selbst, damit Sie nicht allein sind. Kann Ihr wütendes Selbst diese annehmende, beruhigende Präsenz spüren? Wechseln Sie mit Ihrem Bewusstsein zwischen Ihrem wütenden Selbst und Ihrem besser mit Ressourcen ausgestatteten Selbstbeobachter. Lassen Sie Ihren Selbstbeobachter die Körperempfindungen und die Intensität der Emotionen anerkennen und stellen Sie auf der Grundlage der von Ihnen gefundenen Körperempfindungen einige Vermutungen zu Gefühlen und Bedürfnissen an.

Falls Ihr Magen verkrampft ist: Verspüren Sie Furcht und fühlen Sie sich überwältigt? Machen Sie sich Sorgen, dass Stabilität, Berechenbarkeit und Respekt schwinden? Wollen Sie sich so fest wie möglich an Sicherheiten klammern, an eine Wahrheit, die allem Geschehen innewohnt? Haben Sie Angst, dass die andere Person aufgegeben hat, und kämpfen Sie gegen Hoffnungslosigkeit? Sind Sie erschöpft und brauchen Sie Unterstützung und haben Sie keine Hoffnung, dass Sie diese jemals erhalten werden?

Untersuchen Sie erneut Ihre Körperempfindungen. Wenn die neuen oder leicht veränderten Empfindungen eine Emotion wären, welche Emotion wären sie dann? Lassen Sie Ihren resonierenden Selbstbeobachter weitere Vermutungen zu Gefühlen und Bedürfnissen anstellen, bis Ihr Körper sich in der Erinnerung an den Trigger entspannt. Stellen Sie sich vor, dass Sie sich anders verhalten, eine andere Maßnahme ergreifen, andere Worte sagen. Und entspannen Sie sich nun und kehren Sie zu Ihrer Atmung zurück. Sie haben gerade einen vollständigen Prozess des nachträglichen Einübens durchgeführt.

Warum sollte ich diese Meditation praktizieren?

An dieser Meditation sind mehrere Dinge hilfreich. Wenn wir unsere Trigger identifizieren und mit ihnen auf einer täglichen oder zumindest wöchentlichen Basis arbeiten, entwickeln wir erstens eine Praxis der Selbstwahrnehmung, die grundlegend für jede Art von Veränderung ist. Zweitens können wir das nachträgliche Einüben dafür nutzen, die noch nicht explodierten Minen aus unserer Vergangenheit zu beseitigen. Dabei schöpfen wir das Potenzial dessen aus, was wir in Kapitel 6 über das Zeitreisen zu Heilungszwecken gelernt haben. Der dritte Vorteil besteht darin, dass wir jedes Mal unsere Fähigkeit zur Selbstregulation stärken, wenn wir unseren resonierenden Selbstbeobachter mit Schmerzorten verbinden und uns selbst Trost und Beruhigung bieten.

Und sobald wir besser darin werden, uns selbst zu regulieren, werden wir resilienter und stabiler und reagieren wir weniger schnell und heftig. Was die körperliche Ebene betrifft, gelingt es uns besser, geerdeter zu bleiben und das, was uns früher aufregte, mühelos zu durchleben, ohne unsere Neurozeption von Sicherheit zu verlieren.[212] Diese Fortschritte ermöglichen uns, zuverlässiger im Zustand des sozialen Engagements zu bleiben. Wir sind weniger der Kampf-oder-Flucht- und der Immobilisierungsreaktion ausgeliefert. Vielmehr entwickeln wir eine stärkere Fähigkeit, uns vor dem Handeln den Raum für Reflexion und Entscheidungsfindung zu nehmen.

Welche Formen der Kraft und des Geerdetseins tragen angesichts all dieser sich bewegenden Energie dazu bei, lebenszerstörende Wut in lebenserhaltende Selbstfürsorge zu verwandeln? In Selbstausdruck und das Eintreten für sich selbst und andere? Wenn wir es uns erlauben, anderen Menschen positive Motive zuzuschreiben, statt das Schlimmste über sie anzunehmen, werden wir nicht mehr (ganz so) wütend auf ihr Verhalten reagieren. Schauen wir uns jetzt eine Methode an, wie Sie die positive Motivation im anderen finden, indem Sie Ihre neuen Resonanzfähigkeiten nach außen wenden.

Resonanzfähigkeit 7.1: Resonanz für beide Beteiligten

Rufen Sie sich als Erstes eine Ihrer schwierigsten Beziehungen ins Bewusstsein. Wählen Sie eine Situation aus, bei der Sie ziemlich sicher sind, dass die andere Person Sie verletzen wollte.

Falten Sie ein Blatt Papier der Länge nach, öffnen Sie es wieder und schreiben Sie oben auf die Seite eines der größten Probleme im Zusammenhang mit dieser Beziehung, etwas, über das Sie Wut empfinden. Ein Beispiel wäre: „Mein Partner ruft mich selten an, wenn er weg von zu Hause ist." Schreiben Sie unter diese Worte die Körperempfindungen, die Sie haben, wenn Sie über diese Situation nachdenken, beispielsweise „angespannter Bauch, verengte Atmung, heruntergezogene Mundwinkel".

Schauen Sie sich nun die Liste negativer Gefühle in Kapitel 3 an und schreiben Sie auf die linke Hälfte der Seite jede Emotion, die Sie im Zusammenhang mit dieser Erfahrung verspüren.

Nachdem Sie Ihre Gefühle aufgezählt haben, wenden Sie sich der Liste universeller menschlicher Bedürfnisse und Werte in Kapitel 4 zu. Schreiben Sie auf die rechte Hälfte der Seite zu jedem Gefühl die Werte, die Ihnen wichtig sind, wenn Sie an dieses Verhalten denken. In unserem Beispiel könnten die Gefühle Traurigkeit, Einsamkeit, Verärgerung und Ungeduld sein. Wenn Sie sich jedes einzelne Gefühl ansehen und sich sagen: „Natürlich fühle ich mich ______________________, denn ich sehne mich so nach ______________________", finden Sie die Bedürfnisse, die Ihren Gefühlen zugrunde liegen. Die Werte, die mit den in diesem Beispiel aufgeführten Gefühlen verknüpft sind, könnten Verbindung, Wärme, Anerkennung und Partnerschaft sein.

Untersuchen Sie jetzt wieder Ihre Körperempfindungen. Haben sie sich irgendwie verändert? Falls diese Übung Ihnen ein wenig Entspannung verschafft, stellen Sie sich nun vor, welches die Körperempfindungen, Gefühle und Bedürfnisse der anderen Person sein könnten. Schreiben Sie diese auf die andere Seite des Blattes.

Bleiben wir bei dem Beispiel, dass die andere Person nicht anruft, wenn sie weg von zu Hause ist. Diese Person ist möglicherweise von Traurigkeit ergriffen und kann sich nicht vorstellen, weiter gut zu funktionieren, nachdem sie sich bei Ihnen gemeldet hat. Oder vielleicht macht sie sich Sorgen, sieht die Situation zu Hause als hoffnungslos und versucht, Energie und Kraft zu sparen. Vielleicht hat sie Körperempfindungen der Verengung und Gefühle der Verärgerung und sehnt sie sich nach Unabhängigkeit, Leichtigkeit, Freiheit oder nach der Erfüllung anderer Bedürfnisse, die Sie auf der Liste sehen.

Vergegenwärtigen Sie sich jetzt die Situation, die Sie selbst ausgewählt haben. Seien Sie bei Ihren Überlegungen wohlwollend, sowohl sich selbst als auch Ihrem Partner, Kind, Freund, Kollegen, Arbeitgeber oder Nachbarn gegenüber.

Es ist wichtig, dass diese Übung im Geiste des Wohlwollens ausgeführt wird. Falls Sie immer noch verbittert sind, wenn Sie an die andere Person denken, widmen Sie Ihren eigenen Körperempfindungen mehr Zeit. Fragen Sie sich, welche Emotionen diese Empfindungen repräsentieren und welche Bedürfnisse ihnen zugrunde liegen könnten. Untersuchen Sie dann noch einmal Ihre Verbitterung. Manchmal, wenn etwas für mich wirklich schwierig ist, schreibe ich fast alle Bedürfnisse, die auf der Liste stehen, auf die Vorderseite meines Blattes. Bevor wir von uns verlangen können, über die Sache aus der Perspektive der anderen Person nachzudenken, muss unser Körper sich entspannen.

Diese Übung kann sich auf vielerlei Weise bezahlt machen. Manchmal öffnet sich schon dadurch, dass wir uns selbst und die andere Person in dieser Beziehung einfach ernst nehmen, unser Herz für diese Person. Manchmal kann die Übung zur Basis für eine neue Art der Diskussion über ein altes Problem werden. Manchmal kann die Betrachtung all unserer Bedürfnisse, die in einer bestimmten Situation nicht erfüllt werden, uns darin unterstützen, eine neue Entwicklung unseres Lebens zuzulassen. Das Wichtige ist, dass wir Folgendes zu sehen und zu glauben beginnen: Unsere Gefühle und unsere Sehnsüchte ergeben alle einen Sinn.

Menschen müssen sich an die Vorstellung gewöhnen, dass Gefühle wichtig sind und wertvolle Botschaften dazu enthalten, was für ihr Wohlbefinden wichtig ist. Oft stellen sie dann fest, dass die Beziehungsprobleme sich darauf reduzieren lassen, dass ein und dasselbe Bedürfnis auf unterschiedliche Weise geäußert wird. In unserem Beispiel in der Übung, in dem es um Reisen und Kommunikation geht, hat die zurückgelassene Partnerin eine Sehnsucht nach Intimität. Und seltsamerweise kann sich auch der Partner, der auf Reisen ist und nicht anruft, nach Intimität sehnen. Möglicherweise hält er es für ein ziemlich aussichtsloses Unterfangen, am Telefon die ihm wichtige Tiefe und Verbindung zu erreichen.

Wir wissen nichts, bis wir anfangen, neugierig und wohlwollend diese Fragen mit den Menschen in unserem Leben zu untersuchen. Und was tun wir, wenn Menschen, mit denen wir langjährige, wichtige Beziehungen haben, nicht gewillt oder in der Lage sind, diese Gespräche zu führen? In diesem Fall können wir für uns selbst stille und offenherzige Vermutungen darüber anstellen, was in dem anderen vorgeht. Manchmal reicht schon das, etwas in Bewegung zu bringen, sodass anschließend beide Seiten etwas mehr Raum zum Atmen haben. Und wenn uns einmal bewusst ist, welche Freude uns Gegenseitigkeit und Intimität verschaffen, suchen wir vielleicht nach Gelegenheiten, unserem Leben weitere warme Freundschaften hinzuzufügen, welche die bereits vorhandenen ergänzen.

Es ist beinah so, als gäbe es ein uraltes, verloren gegangenes Geheimnis über das Menschsein. Jenes nämlich, dass es uns beruhigt, wenn wir einander zutiefst verstehen. Aber wir haben vergessen, wie das geht. Dabei müssen wir nur diese Tür öffnen, um uns den Menschen zu nähern. Jetzt, da wir wissen, wie es ist, jemanden zu haben, der in warmherziger Weise neugierig auf unsere Erfahrung ist, werden wir diese Rückmeldung vermissen, wenn sie einmal ausbleibt. Und gleichzeitig werden wir besser darin, uns selbst mit Resonanz zu antworten. Wir werden besser darin, zu erkennen, wann wir einsam sind, und paradoxerweise werden wir besser darin, allein zu sein.

Wut respektvoll äußern

Eine keinen Schaden erzeugende regulierte Äußerung von Wut erfordert Übung. Sie setzt voraus, dass Sie eng mit Ihren Körperempfindungen verbunden bleiben, diese laut aussprechen und sie mit Ihren tiefsten Werten verbinden. Stellen Sie sich beispielsweise vor, Ihre Partnerin sagt Ihnen, sie glaube, Sie würden lügen oder etwas verbergen. Sie haben nicht das Gefühl, dass das stimmt, und sind sehr wütend. Sie könnten sagen: „Ich merke, dass ich sehr schwer atme und dass ich buchstäblich anfange, rotzusehen. Meine Fäuste sind geballt, meine Zehen rollen sich ein und meine Brust hebt und senkt sich heftig. Ich habe Schwierigkeiten, zu denken, und ich kann die Spannung in meiner Stimme hören. Es ist mir so wichtig, dass meine Absichten gesehen werden. Ehrlichkeit und Klarheit sind für mich die wesentlichsten Dinge. Ich möchte, dass man erkennt, wie ich bin, und ich möchte, dass wir eine gemeinsame Wirklichkeit haben."

Egal, wie laut Ihre Stimme geworden sein mag: Wenn Sie sich so geäußert haben, gibt es keine Nachwehen. Sie haben Ihre Partnerin nicht beleidigt, haben nicht gesagt, wie Ihre Partnerin sich fühlt oder was sie gedacht oder Ihnen angetan hat. Sie sind bei Ihrer eigenen Erfahrung geblieben – offen und verwundbar. Ihre Partnerin konnte sowohl Ihre innere Anspannung als auch Ihre Wahrheit hören.

Unter Umständen ist Ihnen diese „einwandfreie" Äußerung von Wut jedoch noch nicht möglich. Sollte Ihre Wut-Äußerung doch Schuldzuweisungen, Verachtung, Drohungen oder tatsächliche Gewalt enthalten haben, obliegt es Ihnen, die Sache zu bereinigen. Schuldzuweisungen, Verachtung, Drohungen und Gewalt sind schädlich für das Gehirn, den Körper und das Immunsystem der Menschen in Ihrer Umgebung, und es ist wichtig, dies zu erkennen.

Wenn die Wut Narben hinterlässt

Wenn wir Menschen mit unserer Äußerung von Wut erschreckt oder beschämt haben, müssen wir die Verantwortung hierfür übernehmen. Es ist egal, wie sehr wir uns im Recht fühlen, wie stark wir glauben, jemand anders habe etwas falsch gemacht – Verachtung und Furcht hinterlassen Narben und Wunden bei Menschen, mit denen wir in einer Beziehung stehen.

Selbst wenn jemand nicht in Rage ist, kann seine Wut für die Menschen in seiner Nähe beängstigend sein. Wut ist eine mächtige Energie, und für Kinder kann es furchterregend und verstörend sein, im Fokus der Wut von Erwachsenen zu stehen oder auch nur Zeugen dieser Wut zu werden. (Das Beobachten von häuslicher Gewalt ist eine Form von Trauma, die Folgen im Gehirn hinterlässt.)

Wenn das Kinder und Erwachsene trifft, die der schwächere Part in einer Beziehung sind, haben sie unter Umständen nur noch wenig oder gar keinen Zugang zu ihrer eigenen beschützenden Energie. Vielleicht haben sie sich geschworen, niemals selbst wütend zu werden, weil sie sich des Schadens bewusst sind, der dadurch entstehen könnte. Auch ist es möglich, dass ihr Nervensystem angesichts jeglicher Wut komplett abschaltet, da sie auf diese Weise den Schrecken ihrer Kindheit (oder ihres Erwachsenenalters) überlebt haben. Doch so haben sie keine Ressourcen, wenn andere Menschen wütend auf sie sind oder sie beschämen. Menschen können mit ihrem Verhalten also anderen ihre beschützenden und selbstbeschützenden Energien nehmen.

Ein wesentlicher Teil der Reise zum ganzen Selbst besteht darin, zu lernen, Wut auf eine Art und Weise zu äußern, welche die Wut an sich, das Selbst und die Lebewesen in unserer Umgebung respektiert. Falls uns bewusst ist, dass uns dies bei unseren

Partnern, Familienangehörigen und Freunden nicht gelungen ist, können wir anschließend die Hand ausstrecken, um so anzuerkennen, welche Auswirkungen unsere Wut auf sie hatte. Eine Möglichkeit hierfür bietet die folgende Methode, in der es darum geht, entstandenen Schaden zu reparieren

Resonanzfähigkeit 7.2: Entstandenen Schaden reparieren

Eine effektive Reparatur besteht aus fünf Schritten:

1. Achten Sie darauf, dass Sie genug emotionale Unterstützung bekommen haben, um nicht länger wütend auf sich selbst oder die andere Person zu sein – wütend wegen etwas, das Sie selbst getan haben, oder wegen etwas, von dem Sie meinen, die andere Person habe es getan. Möglicherweise müssen Sie einen Prozess des nachträglichen Einübens durchführen (siehe oben), bevor Sie auch nur daran denken können, etwas zu reparieren. Falls Sie die andere Person beschuldigen oder darüber nachdenken, was diese Person getan hat, das Ihren Ausbruch verursacht hat, sind Sie noch nicht an dem Punkt, an dem eine Reparatur möglich ist. Gleiches gilt dann, wenn Sie wollen, dass diese Person ihren Anteil an dem Ereignis anerkennt. Gewiss ist in solchen Fällen ein Dialog möglich, aber keine Reparatur. (Falls Sie beschuldigen wollen, brauchen Sie mehr Unterstützung und Empathie!)
2. Fragen Sie die andere Person, ob sie bereit ist, eine Reparatur anzunehmen, etwa folgendermaßen: „Ich fühle mich nicht gut mit etwas, das ich gesagt habe (oder mit der Art, wie ich mich verhalten habe). Darf ich dir erzählen, was ich bedaure?“
3. Sagen Sie, was Sie getan haben, das Sie bedauern. Fassen Sie sich so kurz wie möglich.
4. Fragen Sie die andere Person, was sie Ihnen darüber mitteilen möchte, wie es war, Ihrem Ausbruch ausgesetzt zu sein.
5. Lassen Sie die Person wissen, dass Sie gehört haben, wie es war, und welche Auswirkungen dieses Wissen auf Sie hat. Dies können Sie tun, indem Sie verbal widerspiegeln, Gesten einsetzen oder einfach still und vollständig präsent sind. Eine stille, vollständige Präsenz erzeugt bei Menschen jedoch nicht zwangsläufig das Gefühl, gehört worden zu sein. Es ist deshalb immer gut, sich am Ende zu vergewissern und die Person zu fragen, ob sie sich gehört fühlt oder sie sich ganz fühlt, je nachdem, welche Worte Sie verwenden möchten, um sich nach ihrer Erfahrung zu erkundigen.

Vielleicht haben Sie noch nie gehört, dass jemand auf diese Weise eine Situation repariert hat. In unseren nordamerikanischen und europäischen Breiten, in unserem gesellschaftlichen Umfeld, passiert das gewiss sehr selten. Die meisten Menschen bringen Entschuldigungen so schnell wie möglich hinter sich, verwenden Formulierungen wie: „Meine Schuld" oder „Tut mir leid". Sie erkundigen sich nicht nach der Erfahrung der anderen Person und erzählen dieser stattdessen, warum sie sich so verhalten haben. Sie sagen Dinge wie: „Du hast mich so wütend gemacht, als du ..." oder „Ich hab' mich über diese Sache wirklich aufgeregt ...". Reparaturen fallen schwer, sind aber jede Mühe wert. Und häufig bringen sie uns auf dem Weg zu einer vollständigen Wiederherstellung der Beziehung ein großes Stück voran.

Eine besonders schwierige Art der Reparatur besteht im Heilen des Schadens, den Eltern ihren Kindern in jungem Alter zugefügt haben. Diese Form des Schadens kann jahrzehntelang im Raum stehen und familiäre Wärme und Nähe verhindern. Und weil das so schwierig ist, folgt nun eine spezielle Hilfestellung für diese Variante der Reparatur.

Mit erwachsenen Kindern Reparaturen vornehmen

Falls Sie diese Art der Trauer teilen, ist Folgendes vielleicht beruhigend zu wissen: Reparaturen unterscheiden gesunde und enge Beziehungen von entfernten und ungesunden Beziehungen. Dabei ist es egal, wie alt Ihre Kinder sind. Wenn Sie gern mit einem inzwischen erwachsenen Kind darüber sprechen wollen, wie Sie Ihre Erziehung heute sehen, könnte sich das folgendermaßen anhören:

Wählen Sie einen Vorfall, der veranschaulicht, worum es Ihnen geht, und an den Ihr Kind sich möglicherweise erinnert.

Fragen Sie: „Erinnerst du dich an das Mal, als ich ... und du ...?"

Antwortet Ihr Kind mit Ja, fahren Sie fort. Antwortet es mit Nein, sagen Sie, dass Sie sich sehr wohl daran erinnern, und fragen, ob Sie etwas dazu sagen dürfen. Antwortet Ihr Kind mit Ja, fahren Sie fort. Antwortet es mit Nein, respektieren Sie bitte diese Weigerung. Teilen Sie Ihrem Kind mit, dass Sie das Gespräch gern führen würden, sollte es jemals bereit sein, über das Ereignis zu sprechen. Fragen Sie, ob Sie etwa in einem Jahr noch einmal nachfragen dürfen, und machen Sie sich, falls Ihr Kind Ja sagt, eine Notiz in Ihrem Kalender, damit Sie daran denken.

Antwortet Ihr Kind mit Ja, sagen Sie so etwas wie: „Wenn ich an diesen Vorfall denke, erkenne ich, dass ich so in meinen eigenen Schmerz versunken war, dass ich nicht sehen konnte, was in dir vorging. Das scheint ganz typisch für ein größeres Muster in unserer Beziehung zu sein. So wurdest du in deiner Kindheit von mir nicht gesehen oder ich habe dich nicht als den Menschen erkannt, der du warst. Wie war das für dich?"

Wenn jetzt Ihr Kind spricht, ist es Ihre Aufgabe, ohne Abwehrhaltung zuzuhören. Falls Sie können, wiederholen Sie das, was für Ihr Kind am wichtigsten zu sein scheint, oder sagen Sie: „Das stimmt." Unterbrechen Sie nach Möglichkeit den Redefluss Ihres Kindes nicht mit einer Entschuldigung; lassen Sie es erst ausreden. Ausnahme: Ihr Kind bittet um eine Entschuldigung. Sollten Sie dann am Ende um Verzeihung bitten wollen, könnte Ihre Entschuldigung etwa folgendermaßen lauten:

„Es tut mir so leid. Ich bedauere es, dass ich nicht in der Lage war, dir die Fürsorge und emotionale Feinfühligkeit entgegenzubringen, die ich jedem Kind – vor allem dir – gewünscht hätte. Wenn ich jetzt darüber nachdenke, fühle ich ______________ (benennen Sie Ihre Körperempfindungen), und ich weiß, wie sehr ich mir wünschte, ich hätte für dich da sein können."

Sollten Sie merken, dass Sie sich selbst verteidigen oder Ihrem Kind vorwerfen wollen, schwierig zu sein oder keine Verantwortung zu übernehmen, bringen Sie sich selbst Zuwendung entgegen. Atmen Sie bewusst und versuchen Sie, sich so eng wie möglich ans Skript zu halten. Diese Erfahrung dient Ihrem Kind, nicht Ihnen selbst. Wenn Sie Unterstützung für den Umgang mit Ihrem Schmerz brauchen, holen Sie sich diese woanders her, nicht (nur) von Ihrem Kind.

Ein Hinweis für diejenigen, die noch keine Erfahrung mit Resonanz haben: Am Anfang fließen bei Ihnen möglicherweise die Worte noch nicht so ganz. Aber schon die im Stillen geäußerte Absicht, mitfühlend gegenüber sich selbst zu sein, kann einen großen Unterschied machen. Denken Sie an die Unschuldsvermutung, das Prinzip, dass alles, was Sie tun, selbst das Anschreien Ihrer Kinder oder Ihres Partners, einen Versuch darstellt, dem Leben zu dienen. Auch wenn Sie noch nicht verinnerlicht haben, was resonante Sprache ist, geschweige denn, wie Sie für sich selbst Vermutungen anstellen: Überhaupt an dieses Prinzip zu denken kann enorm hilfreich sein.

Diese Form der Reparatur ist Bestandteil eines größeren Gesprächs, eines heilenden Austauschs, der über die Jahre hinweg stattfindet und aus lauter kleinen Reparaturen besteht. Ihr Kind bringt im Lauf der Zeit möglicherweise diese oder ähnliche Erfahrungen zur Sprache und erzählt mehr über die emotionalen Auswirkungen. Wichtig ist, dass Sie als Vater oder Mutter immer mit genügend Ressourcen ausgestattet sind, um sich anhören zu können, was das Kind sagen will. Wenn Sie sich stets offen für Reparaturen zeigen, wissen Ihre Kinder, aber auch Partner und Freunde, dass sie zählen. Indem wir unsere Verletzbarkeit teilen, gelangen wir zu mehr Vertrauen, und alle sind eher bereit zu sagen, was wirklich wahr ist.

Es gibt vier wichtige Fähigkeiten, die unsere Beziehung zur Wut ändern können:

- *Praxiserfahrung mit nachträglichem Einüben sammeln:* Wann immer Sie wütend werden und sich auf eine Weise verhalten, die Ihnen nicht gefällt, folgen Sie der Meditation 7.1, um neue Ebenen des Selbstmitgefühls, des Selbstverstehens und der Selbstregulation zu erzeugen. Tun Sie dies, bis Sie den Prozess leicht und ohne Hilfe durchführen können.
- *Selbstempathie in einer Wut-Episode (siehe Resonanzfähigkeit 5.1):* Wenn Sie mit dieser Arbeit noch ganz am Anfang stehen, können Sie möglicherweise erst mal nicht mehr tun, als sich wenige Sekunden vor dem Ausbruch daran zu erinnern, dass Sie dieses Mal gern anders reagieren würden. Wenn Sie dann bei Ihrer Absicht zur Selbstverbindung bleiben und die Übungen in diesem Buch konsequent durchführen, werden Sie feststellen: Sie können Ihre Aufmerksamkeit etwas länger bei Ihrem Atem belassen und so die anrollende Lawine unter Kontrolle halten. Schließlich werden Sie Ihren resonierenden Selbstbeobachter neben sich stehen haben und in Situationen ruhig bleiben, die Sie früher getriggert hätten.
- *Die Wut ohne Schuldzuweisung ausdrücken können:* Dies bedeutet, dass wir in schwierigen Situationen auf unsere tiefsten Werte hinweisen (siehe Kapitel 4). Es ist nützlich, sowohl Körperempfindungen als auch Emotionen und Bedürfnisse zu nennen. Denn es ist schon eine Kunst, mit aktivem präfrontalem Cortex im Körper geerdet zu bleiben und die Wut in ihrer vollen Intensität durch sich hindurchjagen zu lassen, ohne sich selbst oder irgendjemand anderem Schaden zuzufügen. Von den vier Fähigkeiten ist diese die schwierigste, weil die Körperempfindungen der Wut so verstörend sein können, dass selbst Menschen, die alle anderen Fähigkeiten beherrschen, sie häufig noch unterdrücken. Oder sie explodieren, entschuldigen sich dann und reparieren die Situation. Es ist wichtig, sich bei Ausrutschern mit Wärme zu begegnen. Statt beispielsweise wie früher zu sagen: „Du Idiot, warum tust du so was?“, lernen wir zu sagen: „Ich bin so wütend! Meine Fäuste sind geballt, mein Herz klopft und ich will wirklich Verantwortlichkeit und Fürsorge! Ich habe Angst um dich, um uns und um diese Familie!“
- *Lernen, effektive Reparaturen vorzunehmen*: Dies ist eine der wichtigsten Fähigkeiten in unserem Lernprozess, unsere Wut zu kontrollieren. Wenn wir die Kontrolle verloren, gewalttätige oder beschuldigende Sprache verwendet oder in einer Weise gehandelt haben, mit der wir nicht zufrieden sind, nehmen wir anschließend im Austausch mit den betroffenen Menschen effektive Reparaturen vor.

Wir haben die Kampfreaktion und den Schaltkreis der WUT untersucht. Beide lassen uns noch klarer erkennen, welche Rolle unsere tiefe Programmierung und Geschichte für unsere Reaktionen darauf spielen, ob wir in Sicherheit und wichtig zu sein zu glauben oder nicht. In Kapitel 8 beschäftigen wir uns mit dem Thema Furcht und der Fluchtreaktion.

8. | Uralte Furcht besiegen

„Die Welt ist gefährlich, und ich werde nie in Sicherheit sein."

(Tatsächlich: „Alle meine verängstigten Teile können in der realen Sicherheit der Gegenwart ankommen, und ich kann mich endlich in der Geborgenheit entspannen.")

Mit Furcht leben

In einer gefährlichen Welt zu leben fällt schwer. Es erfordert ständige Wachsamkeit, eine Vorsicht, mit der wir uns wie mit einer Schutzhaut umgeben. Das Nervensystem hyperwachsamer Menschen entspannt sich niemals vollständig, lässt sich nie wirklich ganz auf das Leben ein. Die Kreativität ist beeinträchtigt, das Lernen kann nahezu unmöglich sein und die Sicht ist eingeschränkt.

Jede Zelle reagiert auf das Leben in einer belastenden Umgebung (entweder in einem angespannten, durch Cortisol angetriebenen Körper oder in einem wegen Cortisolmangel ausgelaugten Körper). Wie bei der in Kapitel 7 beschriebenen Kampfreaktion verengen sich auch bei der Flucht- oder Furchtreaktion die Lungen, der Atem wird flach, die Muskeln sind permanent angespannt und die Verdauung wird eingestellt. Die Kehle schnürt sich zu, das Gesicht und das Herz sind nicht in der Lage, person- oder situationsangemessen zu reagieren, und das Immunsystem produziert Zellen zur Bekämpfung von Infektionen statt Zellen, die Viren oder Krebserkrankungen aufspüren und gegen sie vorgehen. Die Augen können nicht wirklich auf menschlichen Gesichtern ruhen bleiben. Für die Betroffenen wird der Körper zum Instrument der Wachsamkeit, um das Überleben zu sichern, statt zu einer tanzenden, sich verflechtenden Quelle der Präsenz und Verbindung.[213] Dies ist eine sehr ungewöhnliche Lebensumgebung für das Selbst.

Weder aktive Wut noch Furcht bringen uns in das Ruhezustandsnetzwerk. Denn bei beiden Zuständen liegt der Fokus zu sehr auf dem Äußeren, als dass es dem Ruhezustandsnetzwerk möglich wäre, mühelos in Aktion zu treten.[214] Aber negative Gedanken mit wütenden und furchtsamen Komponenten können Teil des Ruhezustandsnetwerks-Kreislaufs aus Schuldzuweisungen und Grübelei sein. Diese Gedanken stellen sich oft infolge von Wut und Furcht ein, es sei denn, irgendeine Art von Trost, Verständnis und Wärme kann den vorherigen erregten Zustand beruhigen.

Weil Furcht Menschen aus der Präsenz heraus- und in die Wachsamkeit hineinholt, sind die Betroffenen nicht mehr in der Lage, im Detail mitzubekommen, was sich bei anderen Menschen gerade abspielt. Vielmehr versuchen sie die Umgebung zu steuern, zu kontrollieren und zu begrenzen, um für Sicherheit zu sorgen, denn wie leicht könnten sie in einem nahezu unerträglichen Ausmaß von schrecklichster Furcht innerlich zerüttet werden. Aber warum? Die Neurozeption von Sicherheit (ein so vollständiges Gefühl von Sicherheit, dass die Nerven wissen, es gibt nichts zu befürchten) ist das primäre Bedürfnis des Körpers. Unser Körper wird sich nicht entspannen, solange wir das Gefühl haben, in Gefahr zu sein.

Die Neurozeption von Sicherheit ergibt sich zum einen aus der berechenbaren Gewissheit, dass keine physische Gefahr besteht. Und da Menschen ausgesprochen soziale Wesen sind, resultiert dieses Gefühl der Sicherheit zum anderen aus dem, was im sozialen Umfeld passiert. Sind wir den Menschen, mit denen wir zusammen sind, auch zughörig? Sind wir wichtig? Hören sie zu, wenn wir sprechen?

Die nächste sehr wichtige Frage dreht sich darum, wie Macht in Gruppen verteilt ist. Hat jemand anders die Entscheidungsgewalt (z. B. über Schülerinnen oder Kundinnen, Patientinnen, Kinder, abhängige Personen, Gemeindemitglieder, Gefängnisinsassinnen oder Angestellte), heißt das, jemand anders hat Macht über uns. Bevorzugt dieser Jemand irgendwen? Oder ist er gerecht? Offenbart dieser Jemand seine eigene Menschlichkeit? Ist er ein Modell für praktizierte Wärme, sodass die Mitglieder der Familie oder der Gemeinschaft ebenfalls Wärme füreinander empfinden können?

Einige Merkmale, die zu einem Gefühl der Sicherheit des Körpers beitragen

- Zugehörigkeit
- Wichtigsein
- Sicherheit
- Respekt
- Fürsorge
- Beachtung
- Gehört werden
- Berechenbarkeit
- Vertrauen
- Würde
- Anerkennung
- Transparenz
- Verantwortlichkeit
- Selbstverantwortung

Einige Merkmale, die uns zu Kreativität, Entspannung und Spiel führen

- Wärme
- Freude und Neugier
- Willkommensein
- Wertschätzung
- Zärtlichkeit
- Präsenz

Vielleicht möchten Sie den beiden Listen gern Merkmale hinzufügen, die für Sie besonders wichtig sind, um die Neurozeption von Sicherheit und ein entspanntes Gefühl der Kreativität zu empfinden?

Wie sicher war Ihre Welt, als Sie klein waren? Wie sicher ist sie jetzt?

Nehmen Sie sich einen Augenblick Zeit, um noch einmal die Listen der Merkmale zu betrachten, die ein Gefühl der Sicherheit und Entspannung erzeugen. Denken Sie darüber nach, wie sich Ihre Eltern oder andere verantwortliche Erwachsene vom Zeitpunkt Ihrer Geburt bis zu Ihrem 18. Geburtstag verhalten haben. Welche dieser Merkmale waren Teil Ihres Lebens, als Sie Kind waren? Veränderte sich die Umgebung, wenn Sie mit einem Ihrer Elternteile allein waren? Veränderte sie sich, wenn Ihre Eltern zusammen waren? War sie anders, bevor oder nachdem ein Geschwisterkind geboren wurde oder auszog? Veränderte sie sich, wenn Ihre Eltern Arbeit hatten oder keine Arbeit hatten? War sie an den Wochenenden oder in den Ferien anders als sonst?

Denken Sie einen Moment an Ihre frühe schulische Umgebung. Waren Ihre ersten Lehrer warmherzig und ermutigend und hatten sie Vertrauen in Ihre Fähigkeiten als Lernende?

Sie erinnern sich sicher noch an das, was wir in Kapitel 6 über Traumata gelernt haben: Der Hippocampus ist der für die Erinnerung zuständige Gehirnteil, der unsere Erfahrungen mit einem Zeitstempel versieht.[215] Die Amygdala hingegen verbindet kein Zeitgefühl mit den Erinnerungen, die sie abspeichert. Haben wir als Kind in einer Welt gelebt, die uns nicht viel Unterstützung oder Ermutigung geboten hat, glauben die mit unserer Amygdala verbundenen Erinnerungsnetzwerke möglicherweise weiterhin, dass wir immer noch in dieser Welt leben. Das gilt selbst dann, wenn die Menschen, mit denen wir heute zusammen sind, ganz anders sind als unsere Herkunftsfamilie.

Nehmen Sie sich nun einen Augenblick Zeit, um sich mithilfe von Resonanz mit dem Kind zu verbinden, das Sie gewesen sind. Wenden Sie einige der Fähigkeiten zu Anerkennung, Zärtlichkeit, Wärme und Respekt an, um bei diesem kleinen Menschen präsent zu sein. Er hat vielleicht Momente überlebt, die sich sehr unsicher anfühlten. Möglicherweise hatte das Kind sehr viel Grund dazu, sich zu fürchten. Wie intensiv war die Furcht, falls es sie gab? Lassen Sie uns dies untersuchen.

Das Kontinuum der Furcht

Wenn Menschen über Furcht nachdenken und darüber, wie sie zunimmt, fallen ihnen häufig keine anderen Wörter ein als „ängstlich“ und „bange“. Für sie gibt es keine Skala der Angst, die Menschen bei zunehmender Intensität durchlaufen können. In diesem Kapitel wollen wir uns mit den Graden der Furcht zwischen den Extremen Angst und Starrsein vor Entsetzen beschäftigen. Es geht um die erträglichen Grade, die Auswirkungen auf das Nervensystem haben und in Gehirn und Körper die Fluchtreaktion auslösen, die aber keine Todesängste und Immobilität hervorrufen. Schauen Sie sich die Wörter an, mit denen der graduelle Anstieg der Furcht im menschlichen Körper beschrieben wird – die Emotionswörter, die das Kontinuum der Furcht bilden. Achten Sie beim Lesen der Liste darauf, welche Zustände der Furcht Ihnen am vertrautesten sind. Auch hier wird es individuelle Unterschiede in der Reihenfolge geben – ordnen Sie die Wörter nach dem Grad der Intensität, den Sie jeweils persönlich empfinden.

Emotionswörter für das Kontinuum der Furcht

- Beunruhigung
- Unbehagen
- Unruhe
- Wachsamkeit
- Besorgnis
- Nervosität
- Beklemmung
- Sorge
- Angst (eine andere Variante hiervon kann im Kontinuum der Trauer auftauchen)
- Befürchtung
- Erregung
- Bestürzung
- Schrecken

- Entsetzen
- Furcht
- Grauen
- Panik
- Horror (kann auch Ekel und Abscheu umfassen)
- Phobie
- Todesangst
- Starre Immobilität

Welche Zustände der Furcht sind Ihnen am vertrautesten? Welche Körperempfindungen verspüren Sie, wenn Sie sich in diesen Zuständen befinden? Und nach was sehnen Sie sich? Nach Sicherheit? Oder nach Anerkennung der Ungeheuerlichkeit Ihrer Erfahrung sowie der Tatsache, dass Sicherheit unmöglich erscheint? Brauchen Sie Schutz? Zärtlichkeit und sanfte Wärme? Die Gewissheit, dass Sie sich Zeit lassen können? Haben Sie das Verlangen, Menschen von einem unangreifbaren oder unsichtbaren Platz aus zu beobachten, bis Sie sicher sind, dass Sie gefahrlos hervorkommen können?

Zum Verständnis der physischen Folgen der Furcht untersuchen wir im nächsten Abschnitt die Auswirkungen, die Furcht auf unser Gehirn und unseren Körper hat.

Gehirnkonzept 8.1: Flucht – was bei Furcht in Körper und Gehirn vor sich geht

Wenn die Anzeichen für Gefahr zunehmen, steigt die Aktivität der Amygdala stetig an. Der Hauptzweck des Gehirns besteht darin, uns am Leben zu halten und unsere Sicherheit zu gewährleisten. Wie Sie wissen, untersucht die Amygdala 12- bis 100-mal pro Sekunde sämtliche einströmenden Informationen, um festzustellen, ob sie etwas Alarmierendes oder in anderer Hinsicht emotional Wichtiges bemerkt.[216,217] Ist dies der Fall, schickt sie durch den Hirnstamm und den Teil des Gehirns, der die unten beschriebenen körperlichen Symptome der Bedrohung produziert, Alarmbotschaften an den Körper. Und sie sendet auch Mitteilungen in die andere Richtung: Sie entschlüsselt die Sprache des Hirnstamms, die sich in Körperaktivierung äußert, verwandelt sie in „Roh-Emotionen" und übermittelt diese Information an den Teil des Gehirns, der unsere emotionale Welt in Worte fasst.

Wenn die Beunruhigung wächst und die körperlichen Symptome der Bedrohung sich ausbreiten, schaltet das Nervensystem einen Gang höher und versetzt uns vom Zustand des sicheren Gefühls in den Kampf-oder-Flucht-Zustand. Dabei nehmen wir unter Umständen die an Intensität zunehmenden Anzeichen von Furcht wahr, die in der folgenden Liste aufgeführt sind. Welche dieser Erfahrungen sind Ihnen vertraut?

- Beschleunigter Herzschlag
- Erhöhter Blutdruck
- Flacher Atem, ausschließlich in der Brust
- Gesteigerte Atemfrequenz
- Trockener Mund
- Herzklopfen
- Gesteigerte Schreckreaktion
- Niedrigere Hauttemperatur insgesamt
- Höhere Temperatur der Haut der Beine
- Feuchte Hände
- Magen- und Darmbeschwerden
- Verminderte feinmotorische Kontrolle wie die Unfähigkeit, einen Schlüssel ins Schloss zu stecken
- Herzrasen
- Weglaufen oder Kontaktabbruch

Die Integration von Panksepps Schaltkreis der FURCHT

So wie es emotionale Schaltkreise der FÜRSORGE und der WUT gibt, verfügen wir alle auch über einen Schaltkreis der FURCHT. Im Gehirn konzentriert sich der Energie- und Informationsstrom in diesem Schaltkreis der FURCHT. Er verläuft vom Zentrum der Amygdala hoch zum Hypothalamus, der bei Anzeichen von Gefahr die entsprechenden chemischen Botenstoffe ausschüttet, und zurück. Dann führt er weiter durch den Hirnstamm hinunter in den Körper, weil wir komplett in den durch Furcht hervorgerufenen Fluchtzustand hineingezogen werden.

Es geht nicht darum, ohne Furcht zu leben. Furcht sorgt für unsere Sicherheit und macht unser System darauf aufmerksam, dass wir wachsam sein und der Gefahr aus dem Weg gehen müssen. Es gilt also nicht, unsere Fähigkeit zur Wachsamkeit auszulöschen; es gilt, flexibel und resilient zu sein und uns mühelos von Augenblicken des Schrecks zu erholen.

Furcht, Aufmerksamkeit und Intelligenz

Sind wir nicht flexibel, wird die Sache schwieriger. Der Zustand hyperwachsamen Gewahrseins, bei dem uns die Fähigkeit fehlt, uns zu beruhigen und zu konzentrieren, kann manchmal eine frappierende Ähnlichkeit mit der Aufmerksamkeitsdefizit-

Hyperaktivitätsstörung (ADHS) aufweisen. Wenn Menschen das Lernen schwer gefallen ist, glauben sie häufig, sie seien dumm oder ihre intellektuellen Kapazitäten seien beschränkt, obwohl die Grundursache für die Schwierigkeit, neue Information zu integrieren, eine ganz andere ist: die nämlich, dass sie in einer gefährlichen Welt gelebt haben und ihr Gehirn alle seine Ressourcen darauf verwendet hat, ihr Überleben zu sichern, anstatt ihnen zu helfen, Rechnen, Rechtschreibung oder historische Fakten zu lernen. Menschen, die unter furchtbarem Stress gestanden haben, hatten nie Gelegenheit, zu erkennen, wie klug sie tatsächlich sind. Dies liegt daran, dass ihr Gehirn über Jahre hinweg blockierende Stresshormone ertragen musste.[218]

Manche Menschen sind wahre Genies, denen es leichtfällt, zahlreiche Wissensbrocken gleichzeitig in ihrem Gehirn zu halten und mit ihnen zu jonglieren. Die meisten Menschen verfügen jedoch über eine normale Intelligenz. Um die eigene Intelligenz vollständig einschätzen zu können, sind folgende Voraussetzungen nötig:

- Ein ausreichendes Gefühl von Sicherheit, um die Welt mit dem Geist zu erkunden, um mit Informationen zu spielen und auf Wissen neugierig zu sein
- Ein ausreichendes Gefühl von Sicherheit, um sich auf das konzentrieren zu können, das man lernen möchte
- Eine angereicherte Umgebung, in der sich Dinge erkunden lassen
- Unterstützung und Betreuung von der Gemeinschaft

Resonanzfähigkeit 8.1: Dem furchtsamen Selbst warme Neugier und Resonanz entgegenbringen

Wer in einer Umgebung gelebt hat, in der wenig Berechenbarkeit, Sicherheit und Respekt herrschten, kann sich nur schwer vorstellen, dass es irgendwo sicher sein könnte. Und doch sind Ruhe, Erholung und die Neurozeption von Sicherheit dermaßen unterstützend, dass es sich lohnt, etwas Zeit darauf zu verwenden, sich eine Umgebung des Vertrauens, der Wärme und der Freiheit von Missbrauch und Vernachlässigung auszumalen. Wer sich einen solchen sicheren Ort ausdenkt, kann in Gedanken dorthin reisen. An diesem Ort ist es möglich, ein wenig zu entspannen und kurzzeitig zu erleben, wie der Körper funktionieren würde, wenn die Welt tatsächlich ein als sicher empfundener Ort wäre.

Jeder hat seinen eigenen sicheren Ort. Einige Menschen fügen ihrem Zuhause in ihrer Vorstellung ein Zimmer hinzu und füllen dieses mit allem, was ihr jüngeres Selbst gern hätte. Einige Menschen bauen riesige Betonmauern, die ein kleines Wäldchen mit weichem, grünem Moos und wilden Tieren umschließen. Einige Menschen errichten ein Haus in einer ganz anderen Welt, da diese für sie niemals sicher sein kann. Einige Menschen müssen ihr jüngeres Selbst auf einen anderen Planeten bringen, weit, weit weg. Einige Menschen brauchen ein Haus aus Glas auf einem Berg, damit sie Leute schon kilometerweit kommen sehen. Einige Menschen holen ihr jüngeres Selbst für immer in ihr Herz. Es gibt keinen falschen Weg, einen sicheren Ort zu erschaffen. Eines jeden sicherer Ort ist für ihn genau der richtige.

Die folgende geführte Meditation ist eine Einladung, in Ihrem Inneren einen Ort zu erschaffen, der sich vollkommen sicher anfühlt: einen Ort in Ihrer Vorstellung oder Ihrem Herzen, an dem alle Teile von Ihnen willkommen sind und Zuflucht finden können.

Geführte Meditation 8.1: Den eigenen sicheren Ort finden

Tun Sie einen Atemzug. Wie tief können Sie mit absoluter Leichtigkeit in Ihre Lungen hineinatmen? Wenn Sie eine Zeit lang auf der Hut oder wachsam gewesen sind, können Sie möglicherweise nicht sehr tief einatmen, ohne bald eine Verengung zu spüren. Falls Sie eine Beschränkung wahrnehmen, lassen Sie Ihren resonierenden Selbstbeobachter zu einem sanften Licht werden, das die Zellen Ihrer Lungen im Bereich dieser Verengung aufsucht. Fragen Sie Ihre Zellen, ob sie sich einst so gefürchtet haben, dass sie aufgehört haben zu atmen. Fragen Sie sie, ob sie sich danach sehnen, zu wissen, dass Sicherheit herrscht, dass Sie überlebt haben und dass es Ihnen gut geht.

Atmen Sie weiter und verfolgen Sie Ihren Atem. Lassen Sie ihn dorthin wandern, wo er sich mit Leichtigkeit hinbewegt, ohne etwas zu erzwingen. Bringen Sie einfach der Form, die Ihr Atem auf natürliche Weise in Ihren Lungen bildet, sanfte, warme Aufmerksamkeit entgegen.

Während Sie atmen, stellen Sie womöglich fest, dass Ihre Aufmerksamkeit zu anderen Dingen hingezogen wird. So könnten Sie sich etwa Sorgen über plötzliche Geräusche machen, Angst haben, sozialen Verpflichtungen nicht nachgekommen zu sein, sich an Dinge erinnern, die Sie hätten tun sollen, oder Pläne schmieden. Fordern Sie Ihre Aufmerksamkeit jedes Mal, wenn Sie bemerken, dass sie abgeschweift ist, sanft und mit Wärme dazu auf, zu Ihrem Atem zurückzukehren. Es ist die Aufgabe Ihrer Aufmerksamkeit, überallhin zu wandern und damit für Ihre Sicherheit zu sorgen. Lassen Sie Ihre Aufmerksamkeit also Ihre Dankbarkeit und Ihre Wärme spüren und lenken Sie sie sanft zurück zu Ihrem Atem.

Laden Sie sich nun selbst ins Reich Ihrer Fantasie ein und sehen Sie einen Ort vor sich, den Sie lieben. Dies kann ein realer Ort in der Natur sein, ein bestimmtes Haus oder eine erfundene Traumlandschaft. Sorgen Sie dafür, dass dieser Ort mit herkömmlichen Mitteln unerreichbar ist. Lassen Sie ihn von einem unüberwindbaren Graben umgeben sein oder von einem Wald, der so dicht ist, dass jeder, der ihn betritt oder über ihn hinweg fliegt, sich verirrt. Oder lassen Sie Ihren Ort hoch in den Bergen liegen oder in einem unbekannten Tal. Stellen Sie sicher, dass lediglich Sie sowie die Menschen, die Sie einladen, diesen Ort besuchen oder dort leben können.

Wie sieht dieser Ort aus? Wie ist er eingerichtet, falls er sich in einem Haus befindet? Was empfinden Sie als Schönheit? Dies ist Ihr sicherer Ort, und er darf so schön, behaglich und nährend sein, wie Sie es sich vorstellen können. Was für Gerüche gibt es hier? Welche Geräusche hören Sie? Wie fühlt es sich unter Ihren Füßen an? Wie fühlt es sich an, wenn Sie sich hinsetzen?

Wie ist das Wetter, wie die Temperatur? Weht ein Wind? Herrscht leichter Nebel? Scheint die Sonne? Sind Wolken da?

Welches sind Ihre Lieblingsspeisen, -bücher, -filme, welches ist Ihre Lieblingsmusik? Was werden Sie an diesen Ort mitnehmen, das Sie glücklich macht?

Wen möchten Sie hier gern bei sich haben? Menschen, die Sie lieben? Tiere?

Was tut Ihr Körper an diesem Ort? Entspannt sich Ihr Magen? Was geschieht mit Ihrem Herzschlag und Ihrer Atmung?

Genießen Sie diesen Ort der Sicherheit und Geborgenheit einige Augenblicke lang mit geschlossenen Augen. Stellen Sie ihn den Teilen von Ihnen vor, die einen sicheren Ort zum Ausruhen brauchen. Lassen Sie diese Teile Ihrer selbst wissen, dass sie entscheiden dürfen, wer hierher kommt und wer fernbleiben muss. Wie fühlt es sich an, eine Wahl zu haben?

Teilen Sie diesen Teilen von Ihnen mit, dass sie selbst wählen dürfen, was sie tun möchten und wann sie dies tun möchten. Wie fühlt es sich an, Freiheit zu haben?

Wann immer Sie bereit sind, bringen Sie Ihre Aufmerksamkeit zurück zu Ihrem Atem und zu der Form, die er in Ihren Lungen bildet. Stellen Sie wieder eine warme Verbindung mit Ihrer Aufmerksamkeit her und kommen Sie sanft zurück zum gegenwärtigen Augenblick.

Öffnen Sie die Augen. Was sehen Sie um sich herum? Ist es möglich, dass Sie, nur in diesem Moment, hier und jetzt tatsächlich in Sicherheit sind? Falls ja, nehmen Sie sich noch eine Minute Zeit, um diese ungewöhnliche Empfindung zu genießen. Falls nein, erinnern Sie sich daran, dass Ihr sicherer Ort in Ihrem Inneren existiert, bereit, Sie jederzeit zu empfangen.

Warum sollte ich diese Meditation praktizieren?

Der Körper eines Menschen, der nie einen sicheren Ort hatte, weiß nicht, wie er sich entspannen und Geborgenheit, Verbindung, Spiel, Leichtigkeit oder Flow erreichen soll. Selbst das Geburtsrecht auf Existenz, auf das Man-selbst-Sein, wird nur zaghaft und zeitweilig wahrgenommen. Man ist keine stabile, über Selbsterkenntnis verfügende Person. Wenn Menschen sich in Gegenwart anderer nie vollständig entspannen, sodass sie die feinen Muskelbewegungen in ihrem eigenen Gesicht und in den Gesichtern der anderen lesen können, kennen sie die Geschenke menschlichen Miteinanders nicht. Sie wissen nicht, wie sie spielen sollen, oder wissen nicht einmal, welche Dinge sie spontan lustig oder wunderbar finden. Wenn sie sich immer in einem Kampf-oder-Flucht-Zustand befinden, kann es ihnen schwerfallen, den Input des eigenen Körpers zu deuten, um daraufhin Entscheidungen zu treffen hinsichtlich ihrer Integrität, ihres Beitrags, den sie leisten wollen, und ihrer natürlichen Grenzen.

Wenn wir daran arbeiten, unsere inneren Teile zu befreien, brauchen wir einen Ort, an den wir unsere Erinnerungs-Selbste bringen können. Für manche Menschen fühlen sich weder ihr aktuelles Leben noch das eigene Herz sicher an. Vielleicht haben sie niemals ein Gefühl von Sicherheit empfunden und es ist noch nicht Bestandteil ihres Gefühlsvokabulars. Insbesondere bei Menschen, die nie oder nur selten Sicherheit und ein hundertprozentiges Gefühl von Zugehörigkeit, Gewollt- und Willkommensein erlebt haben, ist das Erschaffen dieses inneren sicheren Ortes wichtig – damit sie anfangen zu verstehen, wie es sich tatsächlich anfühlt, sie selbst zu sein. Tun sie dies immer häufiger, entsteht eine neue Ansammlung neuronaler Verbindungen, die in ihrem Inneren ein Gefühl von „zu Hause" erzeugen.

Nicht nur das Gehirn ist betroffen und braucht Unterstützung, um zu heilen. Die regulären, lebenserhaltenden Körperprozesse werden ebenfalls langsamer und kommen zum Erliegen, wenn Menschen Angst haben. Dazu gehört auch unsere Verdauung, teilweise deshalb, weil das Verdauungssystem sein eigenes Gehirn hat.

Gehirnkonzept 8.2: Das enterische Nervensystem – das „Bauchhirn"

Nicht viele Menschen wissen von einem zweiten, **enterisches Nervensystem** genannten Gehirn, obwohl jeder beständig durch sein „Bauchgefühl" informiert wird. Dieses Bauchhirn umfasst etwa 500 Millionen Neurone. Sie sind in die Wände des Verdauungssystems eingebettet, das von der Speiseröhre bis zum Anus verläuft.[219] Diese Neurone steuern den komplexen Prozess, uns durch Verdauung dessen, was wir in unseren Körper aufnehmen, im Gleichgewicht und am Leben zu halten.

Das enterische Nervensystem reagiert auf Botschaften der Sicherheit und der Gefahr. Wenn die Welt nicht sicher ist, stellt der Bauch folgende Tätigkeiten ein:

- das Weiterleiten von Speisen und Getränken durch das Verdauungssystem[220]
- das Senden von Botschaften an das Gehirn, um ihm mitzuteilen, wie gut die Verdauung funktoniert[221]
- die Aufnahme von Nahrung und Flüssigkeit[222]
- die Erzeugung von Verdauungsenzymen[223]
- den Ausgleich der Darmhormone[224]
- die Unterstützung des Immunsystems bei der Verteidigung der Gesundheit[225]

Eine unsichere Welt macht das Leben buchstäblich unverdaulich. Stress und Gefahr bewirken, dass das Verdauungssystem seine Arbeit einstellt, was entweder Verstopfung oder Durchfall zur Folge hat. Anhaltende Furcht hindert das Immunsystem daran, die Zellen unserer Magenschleimhaut zu erneuern, was zu Magengeschwüren führen kann.[226]

Furcht ist nicht das Einzige, das unseren Bauch von der Arbeit abhält. Wut und Schmerz sowie mit traumatischen Erlebnissen verbundene Lernerfahrung (im Leben allgemein oder in Verbindung mit anderen Menschen) fordern ihren Tribut von Körper und Verdauungsfunktion. Zwischen Bauch- und Schädelhirn gibt es einen wechselseitigen Informations- und Energieaustausch. Erkrankungen wie funktionelle Dyspepsie, gastroösophageale Refluxkrankheit, Reizdarmsyndrom und die Ulkuskrankheit nehmen alle ihren Anfang im Stress.[227]

Der Magen und der Darm funktionieren am besten, wenn Menschen sich sicher und frei von Gefahr fühlen. Wir können nicht entspannen, solange wir nicht vom Bauch her wissen, dass wir in Sicherheit sind. Empathie und Resonanz tragen zu diesem Wissen bei, doch ist keine der Fähigkeiten effektiv, solange die Umgebung nicht gefahrenfrei ist. Deshalb lädt die geführte Meditation in diesem Kapitel Sie dazu ein, Ihren eigenen sicheren Ort zu finden. Und deshalb wurde in Kapitel 6 empfohlen, beim Zeitreisen jeden zum Erstarren zu bringen, der sich in der Erinnerungsumgebung befindet. So wird diese Umgebung sicher, und das traumatische Selbst kann sich ausreichend entspannen, um die Präsenz des resonierenden Selbstbeobachters aufzunehmen.

Was ist mit Panikattacken?

Panikattacken können als intensive Furcht wahrgenommen werden. Denn körperlich fühlen sich Panikattacken genauso an wie Furcht, vor allem die beängstigende Erfahrung, nicht atmen zu können. Einige Forschungsergebnisse deuten jedoch darauf hin, dass bei Panikattacken das Netzwerk der Trauer und Verlassenheit aktiviert wird. Wie Jaak Panksepps Forschung zeigt, gehen Panikattacken einher mit einer Abnahme der endogenen Opioide (lassen sich folglich auf den Schaltkreis der PANIK zurückführen) und stehen nicht mit den Benzodiazepinen in Verbindung (den Neurotransmittern mit valiumähnlicher Wirkung), was auf eine Beteiligung des Schaltkreises der FURCHT hindeuten würde.[228] Scheinbar treten diese Attacken dann auf, wenn die empfundene Wahrnehmung einer Grundlage – der Grundlage einer Beziehung, der Grundlage des Seins – plötzlich spurlos verschwindet. Indem Menschen ihre Beziehung mit ihrem verlassenen Selbst vertiefen und nähren, nimmt die Intensität der Panikattacken ab. Gleichzeitig lernen die Betroffenen, wie sie ihr tieftrauriges und panisches kleines Selbst mit unendlicher Wärme und Fürsorge umgeben.

Was ist mit Phobien?

Der Unterschied zwischen Phobien und anhaltender Furcht besteht darin, dass sie sich nicht gleichermaßen durch tiefe, beruhigende Selbstverbindung transformieren lassen. Dafür sind Phobien häufig zu intensiv. Ein mit der Resonanzmethode arbeitender Mann stellte fest, dass seiner Unfähigkeit, fließende Gewässer zu durchqueren, folgendermaßen beizukommen war: Er verband sich mit der Erinnerung an den kleinen Jungen, der er gewesen war und der bei dem Versuch, mit dem älteren Bruder mitzuhalten, in einen Fluss gefallen war. Menschen, die mit einer Phobie oder anhaltenden Furcht leben, müssen möglicherweise Verschiedenes ausprobieren. Und all ihr Bestreben, Unterstützung zu finden, sollten sie mit Wärme für das Selbst verbinden. Was immer auch geschieht, wichtig ist, dass wir sanft mit uns umgehen und dauerhafte liebevolle Selbstakzeptanz erzeugen.

Das Folgende ist eine aus Leserzuschriften zusammengestellte Liste an Dingen, die Furcht erzeugen können. Vielleicht teilen Sie ja die Erfahrung, dass bestimmte Reize eine andauernde Immobilität bei Ihnen hervorrufen. Die Liste ist nicht vollständig; sie soll Ihnen lediglich ein Gefühl für die Vielzahl von Dingen vermitteln, vor denen Menschen sich fürchten können:

- Höhe
- Tiefsee
- Nacktschnecken
- Dreck
- Chaos
- übertrieben viele Dinge ansammeln und aufbewahren
- nicht genug zu haben, wenn man nichts hortet
- Keime
- Schlangen
- Spinnen
- Mäuse oder Ratten
- Vögel
- Fledermäuse
- Insektenschwärme
- Kakerlaken
- Maden

- Hausaufgaben und Erwartungen
- besitzergreifende Liebe ohne Verständnis
- die Zukunft – ich kann mich nicht mehr als sechs Monate in die Zukunft hineinversetzen.
- Fristen und die Konsequenzen einer Bestrafung, wenn ich eine Aufgabe nicht erfülle (dies lähmt mich häufig oder treibt mich zum Wahnsinn).
- Verpflichtungen und zur Verantwortung gezogen werden (einer meiner größten Trigger)
- Intimität – jemanden zu kennen und zutiefst gekannt zu werden kann (nach meinem Empfinden) das Gleiche sein wie verschlungen zu werden und zu verschwinden.
- Erfolg, da dieser mich von meinem „Stamm" trennt (von meiner Einwandererfamilie; meinen Wurzeln in der Arbeiterklasse; meiner Schar reizender, lustiger und ihr Potenzial nicht ausschöpfender Freunde; sogar von meinem Land im Ganzen). Wenn ich Erfolg habe oder aus der Norm falle, werde ich untergehen, vor allem deshalb, weil ich nicht mit Rollenvorbildern aufgewachsen bin, mit denen ich mich identifizieren konnte.
- Krieg, Massengewalt, die Anarchie und das Chaos an Orten, die Massengewalt und Krieg erlebt haben. Denn mein Gehirn weiß nicht, ob sich das überleben lässt.

Mit welchen Ausprägungen der Furcht Sie auch immer leben mögen, Sie können die Möglichkeit erkunden, Ihrem verängstigten, furchtsamen oder sich gar grauenden Selbst Wärme entgegenzubringen. Wenn Sie den Körper und seine Erinnerungen im Geiste warmer Neugier mit Resonanz beobachten, werden Sie feststellen, dass die Furcht des Körpers einen Sinn ergibt. Der Zeitreiseprozess (siehe Kapitel 6) und die zutage tretenden Empfindungen und Erinnerungen helfen Ihnen zu sehen, was für Ihren Körper einen Sinn ergibt.

In Kapitel 9 beschäftigen wir uns mit der körperlichen Reaktion, die eintritt, wenn sich weder Kampf noch Flucht als hilfreich erweisen. Es geht um den Absturz in die Immobilität und Dissoziation. Diesen Zustand explizit anzuerkennen und zu lernen, ihm mit Resonanz zu begegnen, kann sehr wichtig sein, denn häufig treffen wir ihn als Erstes an, wenn wir durch Zeitreisen ein traumatisiertes früheres Selbst befreien wollen.

9. Aus der Dissoziation zu uns selbst zurückkehren

„Ich bin nicht wirklich hier." oder „Ich weiß nicht, was ich will."
(Tatsächlich: „Ich bin wirklich hier und ich bin wichtig.")

Wenn es zu schwerfällt, präsent zu bleiben

Der Begriff Dissoziation, wie er gemeinhin verstanden wird, bezeichnet das Phänomen, dass ein Mensch nicht länger mit seinem Körper verbunden ist – es besteht eine Trennung zwischen der gefühlten Wahrnehmung des Im-Körper-Seins und dem Selbstgefühl. Präsent zu sein ist die simpelste und zugleich die komplizierteste Erfahrung des Menschseins. Es klingt so leicht: einfach nur atmen und wahrnehmen und sein. Gleichzeitig sind unser Schädelhirn und unser Körpergehirn damit beschäftigt, vorauszuahnen, was kommen wird, auf das aktuelle Geschehen zu reagieren und dem nachzukommen, was wir aus der Vergangenheit lernen sollen. Wenn wir uns nicht gänzlich in Sicherheit wähnen, brauchen wir das Gefühl eines erfahrenen und sanften größeren Selbst, um uns in unserer Beunruhigung und Abwehrhaltung Wärme entgegenzubringen und mit dem gegenwärtigen Augenblick verbunden zu bleiben, genau jetzt. Ganze spirituelle Praktiken bauen darauf auf, dieses Rätsel zu lösen: Wie können wir zur selben Zeit in der äußeren Welt und in uns selbst präsent bleiben?

Es sind ganz gewöhnliche Dinge, die uns vom Existieren und vom Wahrnehmen unseres Körpers ablenken: Jede Verlagerung des Fokus auf die äußere Aufmerksamkeit kann uns tendenziell aus der Selbstverbindung holen. Dasselbe gilt für einige interne Fokussierungen, wie intensives Nachdenken über Angelegenheiten, Fragen oder Probleme. In einigen dieser Zustände befinden wir uns im „Flow", d.h., die Erfahrung von Zeit und Selbst verschmilzt nahtlos mit dem Geschehen. In manchen dieser Zustände sind wir einfach dabei, „Dinge zu erledigen", arbeiten hart, denken an das, was als Nächstes kommt, und achten nicht auf unseren Körper oder unsere Beziehungsverbindungen. Manchmal merke ich, dass mir dies beim Schreiben passiert: Ich bemühe mich so sehr, die Fußnoten nach den Überarbeitungen in die richtige Reihenfolge zu bringen, dass mein Rücken schmerzt und ich mich drei Stunden lang nicht bewegt habe. Oder es verstreichen drei Tage, bis mir auffällt, dass eine Freundin versucht hat, mich zu erreichen, und ich nicht reagiert habe.

Menschen, die von dieser weitverbreiteten Form der Dissoziation betroffen sind, wissen nicht einmal, dass ihre Umgebung sie emotional beeinflusst. Wie Roboter leben sie und bewältigen ihren Alltag. Gleichzeitig können sie sehr intelligent und redegewandt sein. Sie erreichen u. U. viel und werden in der Schule oder im Beruf positiv wahrgenommen. Dabei opfern sie jedoch womöglich die Verbindung zu ihrem Körper und zu befriedigenden Beziehungen. Und unter Umständen opfern sie ihr Gefühl von Sinn (mehr zu dieser Lebensweise erfahren Sie in Kapitel 10).

Wir können bei diesen Zuständen des Getrenntseins davon sprechen, dass Menschen *dissoziiert sind.* Bei diesen leichten Zuständen ist ein Wiedererwecken des Körpers ebenso wirksam wie bei der Heilung einer traumatischen Dissoziation. Deshalb wollen wir uns in diesem Kapitel auf die schwereren dissoziativen Erfahrungen konzentrieren. Die Einladungen zu Selbstverbindung und zu Sanftheit gegenüber dem Selbst gelten aber auch dann, wenn wir beim „Tun“ irgendeiner Sache von uns selbst getrennt sind.

Gehirnkonzept 9.1: Das Netzwerk der verkörperten Selbstwahrnehmung und die Insula

Das Selbstgefühl gründet sich, wie es heißt, zumindest teilweise auf Erfahrungen, als physisches Wesen zu existieren, im Raum verkörpert zu sein und im Rahmen von Beziehungen gespiegelt zu werden.[229,230] Eine Voraussetzung dafür, das Vorhandensein eines Selbstgefühls vollständig annehmen zu können, ist eine mit dem Körperbewusstsein verbundene Neurozeption von Sicherheit. Die Gewohnheit, den Körper nicht wahrzunehmen, kann sehr früh beginnen, und zwar mit unseren ersten Beziehungsmustern (mehr zu diesem Thema in Kapitel 10).

Das Gehirnnetzwerk, das Menschen ihren eigenen Körper deuten lässt, nennt Alan Fogel das **Netzwerk der verkörperten Selbstwahrnehmung.**[231] Dieses Netzwerk leitet sämtliche sensorischen Informationen über die Stellung und Bewegung unseres Körpers im Raum und über seine Grenzen sowie interozeptive Informationen (sensorischen Input aus dem Inneren des Körpers wie dem Bauch, dem Herzen und den Lungen) durch den Hirnstamm hinauf in das limbische System. Dann verknüpft es sie mit den Assoziationen des Schädelhirns, die uns diese Information deuten und verstehen lassen, um unsere Beziehung zur Welt zu entschlüsseln. Dieser sensorische Input nimmt seinen Anfang in den **Ergorezeptoren**: Nervenenden, die Druck, Spannung, Müdigkeit, Temperatur, Schmerz und alle anderen aus dem Inneren unseres Körpers stammenden Empfindungen spüren. Diese Ergorezeptoren verbinden sich mit langsamen, unmyelinisierten Fasern auf der Rückseite der Wirbelsäule. Sie durchziehen den Hirnstamm und laufen dann in verschiedene Teile des Gehirns, die mit dem Wahrnehmen des Körperinneren und dem Wissen, wo im Raum wir uns befinden, im Zusammenhang stehen.

Um voll und ganz zu begreifen, wie wir uns einen Reim auf uns selbst machen, müssen wir einen neuen Teil des Gehirns kennenlernen, der Insula genannt wird.[232]

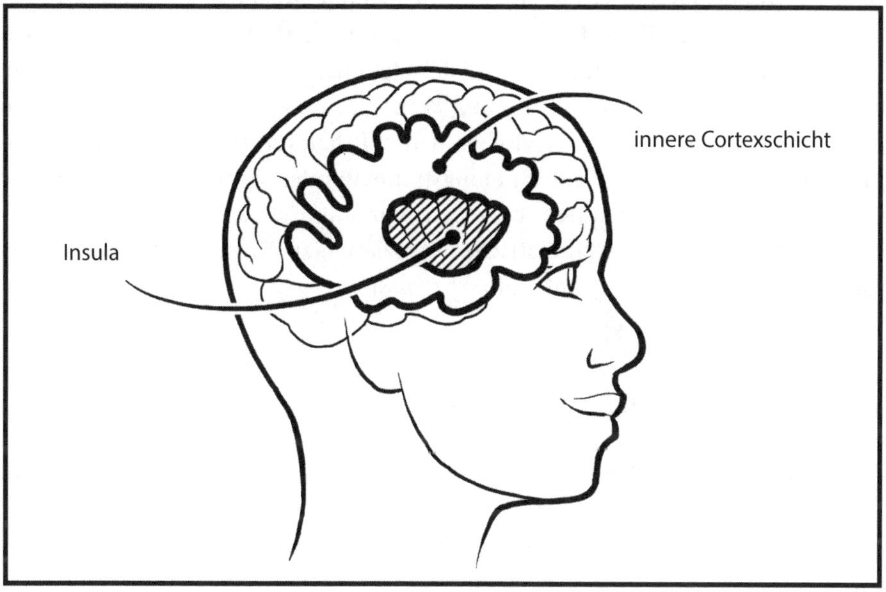

Abbildung 9.1: Lage der Insula

Die Insula (Inselrinde) liegt in einer inneren Schicht des Cortex. Sie arbeitet eng mit dem anterioren cingulären Cortex (ACC) zusammen, dem Hauptakteur bei Angst (siehe Kapitel 5), um emotionale Erfahrung in Worte zu fassen. Die Insula empfängt die von der Amygdala kommende Ladung an Roh-Emotionen und hilft uns, unser Gefühl zu benennen. Einige Empfindungen lassen sich vielleicht als *hoffnungslose Wut* bezeichnen; andere eventuell als *entsetzte Trauer.* Wir können auch leben, ohne das Geschehen in Worte zu fassen. Mithilfe der funktionellen Magnetresonanztomographie lässt sich erkennen, dass die Insula im Gehirn dissoziierter Menschen nicht aktiv ist.[233] Betroffene leben womöglich mit einer beständig dunklen Insula, sodass sie nie wissen, was in ihrem Körper geschieht.[234] Oder sie schalten die Insula lediglich dann aus, wenn sie aufgefordert werden, sich an ein Trauma zu erinnern. Je größer die Neigung, angesichts eines Traumas die Insula außer Betrieb zu setzen oder sich zu dissoziieren, umso schwieriger ist es, zu heilen.[235]

Das Netzwerk der verkörperten Selbstwahrnehmung durchzieht die Insula und auch den ventromedialen präfrontalen Cortex (siehe Kapitel 6). Dieser wiederum reguliert die Amygdala, welche dann den Hirnstamm und den Körper reguliert. Hierdurch wird der Kreislauf der Selbsterkenntnis und des Selbstverstehens erzeugt, der das Wohlbefinden unterstützt.

Eine der wichtigsten Botschaften dieses Buches lautet: *Wenn wir es fühlen können, können wir es heilen.* Für ein gesundes Leben sind folglich die Transformation der Dissoziation und das Erwecken der Insula (damit wir fühlen und in Worte fassen können, was gerade geschieht) unerlässlich. (Mehr dazu, wie Sie die Stimme des Körpers wecken, erfahren Sie in Kapitel 10.) Wenn Menschen entweder die Erfahrung machen mussten, nie aufgrund zwischenmenschlicher Verbindung in ihrem Körper verankert zu sein (eine Art von Bindungstrauma); oder sie so hilflos, verschreckt, entsetzt oder überwältigt waren, dass sie einen langfristigen Zusammenbruch erlitten, kann bei ihnen die traumatische Dissoziation zu einer Gewohnheit werden. Häufig sind sie sich dessen nicht einmal bewusst.

Was ist traumatische Dissoziation?

Traumatische Dissoziation ist die Bezeichnung für den Seinszustand, in dem die Verbindung zwischen der inneren Welt und der äußeren Welt sowie zwischen dem Selbstgefühl und dem Körpergefühl sich auflöst. Das Verlassen des Körpers ist eine Schockreaktion. Es ist die Erfahrung, die ein Reh macht, wenn es von einem Wolfsrudel erbeutet worden ist. Die endogenen Opioide (die gehirneigene Variante von Morphium) strömen so frei, dass sich Menschen förmlich durch ihre eigenen chemischen Gehirnsubstanzen im Rauschzustand befinden.[236] So müssen sie den Schmerz des Auseinandergerissenwerdens nicht fühlen. Wenn dies geschieht, arbeiten die Teile des Gehirns, die zur Integration von Erfahrung in die explizite Erinnerung beitragen, weniger effektiv.[237]

Das könnte ein Grund dafür sein, warum sich Menschen, nachdem etwas Schlimmes geschehen ist, nicht unbedingt bewusst an die Ereignisse erinnern können, bis etwas die Erinnerung wiedererweckt und die Erfahrung eines Flashbacks (Nachhallerinnerung) auslöst. Menschen, die ungefähr zum Zeitpunkt des Traumas dissoziieren, bekommen mit sehr viel größerer Wahrscheinlichkeit eine anhaltende Posttraumatische Belastungsstörung. Je weniger wir uns an eine Erfahrung erinnern, umso komplizierter ist es (es ist aber nicht unmöglich!), von ihr zu heilen.[238] Es gibt noch eine andere Form der Dissoziation. Um zu überleben, gleiten Menschen in einer traumatischen Situation aus ihrem Körper und betrachten das Geschehen von außerhalb.

Wann dissozieren Menschen? Etwa, wenn sie während eines medizinischen Eingriffs halb aus der Narkose erwachen,[239] wenn sie Zeuge oder Opfer von Gewalt oder Missbrauch, Mobbing, Vergewaltigung oder sexueller Nötigung, körperlicher Züchtigung oder qualvoller Demütigung werden oder wenn sie erfahren, dass bei ihnen eine lebensbedrohliche Krankheit diagnostiziert wurde. All diesen Erfahrungen ist gemeinsam, dass sie überwältigend sind.

Das ursprüngliche Ereignis muss für andere gar nicht traumatisch aussehen. Wir sind aber die einzig möglichen Experten für uns selbst. Eine Dissoziation kann sich in einer ganz unscheinbaren Situation ereignen, in der sich jemand z. B. sozial gefangen fühlt. Stellen Sie sich vor, auf einer Dinnerparty macht ein Gast eine Bemerkung, bei der diese Person schreien möchte, sich aber zurückhält, um die sozialen Umgangsformen zu wahren. Der Auslöser kann aber auch etwas Gravierenderes sein, etwa eine Explosion zu überleben, bei der man körperlich verletzt wird. Eine Dissoziation ist eine ganz individuelle Erfahrung. Kein anderer kann wissen, was „ausreichend" sein könnte, damit Menschen ihren Körper komplett verlassen oder Gehirnteile abspalten. Eine Dissoziation kann sogar durch den Schrecken entstehen, der durch den Augenkontakt mit jemandem hervorgerufen wird, der aufgebracht oder selbst erschrocken ist.

Dissoziation, Immobilität und der Vaguskomplex

Schauen wir uns die Dissoziation durch die Linse des Vaguskomplexes an. Eine traumatische Dissoziation findet statt, wenn Menschen in körperlicher oder sozialer Gefahr sind[240] und ihr Gehirn sowie ihr Körper nicht mehr daran glauben, dass Kampf oder Flucht helfen würden. Dann erfolgt der Schritt in die dorsal-vagale **„Immobilisierung"**.[241] Sie erinnern sich vielleicht, dass wir beim Umschalten in die Kampfreaktion den sympathischen Zweig des Nervensystems aktivieren (siehe Kapitel 7). Dies gilt auch für die Fluchtreaktion, wenn Furcht oder Schrecken die Kontrolle übernehmen. In beiden Fällen sendet die Amygdala dringende chemische Alarmsignale an den Körper, um die Herzfrequenz zu beschleunigen und den Blutdruck zu erhöhen, die Atemfrequenz zu steigern und den Energiefluss von den kleinen zu den großen Muskeln umzuleiten. Denn so ist es uns möglich, um uns zu schlagen oder wegzulaufen: zu kämpfen oder zu flüchten. Währenddessen beobachtet das Gehirn, wie wirkungsvoll die Kampf- und die Fluchtreaktion sind. Sind wir hilflos, hoffnungslos, in die Enge getrieben, übermannt, unterlegen oder ernsthaft verletzt, versucht das Gehirn Energie zu sparen und Leben zu schützen, indem es in den dorsalen Vaguskomplex oder die Immobilisierungsreaktion herunterschaltet.[242]

Die Momente, die mit größter Wahrscheinlichkeit zu einer traumatischen Dissoziation führen, sind die, in denen Menschen sich hilflos oder gefangen fühlen – entweder körperlich oder sozial –, weil eine Bewegung auf Gefahr hinauslaufen würde. Im dissoziierten Zustand kann sich die Herzfrequenz um 15 Schläge pro Minute verringern.[243] Diese Verlangsamung, auch was Denken und Handeln betrifft, ist teilweise darauf zurückzuführen, dass die meisten Nerven im dorsalen Zweig langsam sind. Sie ähneln eher einer holperigen Schotterpiste als einer glatt asphaltierten Autobahn. Die Fasern im dorsalen Vaguskomplex sind größtenteils unmyelinisiert;[244] ihnen fehlt die weiße Umhüllung, die für eine rasche Bewegung von Energie und Informationen sorgt. Fühlen Menschen sich sicher (ventral-vagale Aktivierung) oder wütend / ängstlich (sympathische Aktivierung), befinden sie sich auf der geteerten Autobahn des myelinisierten Nervengewebes. Denken und Handeln erfolgen rasch. Bei Kampf, Flucht und im sozialen Engagement reagieren Menschen blitzschnell: Energie und Informationen bewegen sich mit einer Geschwindigkeit von bis zu 120 Metern pro Sekunde.[245] Sind Menschen überwältigt, gefangen, hilflos oder stehen sie unter Schock, bewegen sich Energie und Informationen auf den unbefestigten Bahnen der unmyelinisierten Fasern mit einer Geschwindigkeit von weniger als einem Meter pro Sekunde.[246]

Die traumatische Dissoziation erkennen

Eine Dissoziation selbst zu erkennen ist nahezu unmöglich, da ein Teil des Gehirns abgeschaltet ist. Die betroffenen Menschen können sich selbst deshalb nicht in ihrer Gesamtheit sehen. Aber welche Anzeichen gibt es dafür, dass man möglicherweise eine Dissoziation durchlebt, ohne es zu bemerken? Unter anderem sind das folgende: keine Ahnung haben, was im Körper geschieht; recht flach atmen; das Gefühl haben, dass das Selbst leblos ist – aus Holz, Stoff oder Metall besteht (eine Marionette, eine Puppe oder ein Roboter ist); den Eindruck haben, dass die Welt nicht real ist – dass andere Menschen Außerirdische, Roboter oder Insekten sind; sich bei sozialen Interaktionen benommen, verwirrt und nicht im Einklang mit dem Gegenüber fühlen; erleben, dass sich unerwartet oder aufgrund von Schlüsselreizen Erinnerungen an die Vergangenheit aufdrängen; das Zeitgefühl verlieren; Stimmen hören; nicht verstehen, was Menschen fragen, oder sich schämen, wenn man gefragt wird: „Was passiert in deinem Körper?“; Schwierigkeiten haben, sich an Ereignisse oder den zeitlichen Ablauf von Ereignissen zu erinnern, die man gemeinsam mit Angehörigen oder Freunden erlebt hat (kein Beziehungsgedächtnis zu haben). Menschen, die sich in dissoziativen Zuständen befinden, sind nicht in der Lage, aus Erfahrung zu lernen. Deshalb machen sie immer und immer wieder dieselben Fehler. Sie lassen sich auf schmerzhafte Beziehungen mit Menschen ein, die unfähig sind, sie zu sehen. Oder sie behalten ein Suchtverhalten bei, bleiben abhängig von Substanzen oder Aktivitäten.

Anzeichen für eine traumatische Dissoziation

- Das Gefühl, man ist ein Betrüger oder die Welt ist nicht real[247]
- Depression[248]
- Die Unfähigkeit, die Botschaften des Körpers wahrzunehmen[249]
- Suizidgedanken[250]
- Gefühle der Hilflosigkeit, Verwirrung, Furcht, Traurigkeit oder des Entsetzens[251]
- Schmerztaubheit[252]
- Kein Tonfall in der Stimme – eine tonlose Stimme[253]
- Ein schwer wirkendes und bewegungsloses Gesicht[254]
- Sehr weite Pupillen, kein Pupillenreflex[255]
- Schwierigkeiten, mitzubekommen, was andere Menschen sagen[256]
- Das Gefühl für feine Nuancen verlieren, auch im Zwischenmenschlichen; man kann nicht mehr gut nachvollziehen, was mit anderen Menschen geschieht[257]
- Sehr flacher Atem[258]
- Niedrige Herzfrequenz und niedriger Blutdruck[259]

Menschen sind sehr komplex, und deshalb kann es passieren, dass sie eben noch völlig normal funktionieren und dann, von einer Minute zur nächsten, praktisch ohne Vorwarnung überhaupt nicht mehr zurechtkommen. Manchmal gleiten sie in die Dissoziation hinein, in einen Zustand des Weggetreten- und Getrenntseins. Manchmal versinken sie im Weinen, wird der Körper von Schluchzern geschüttelt. Allein wie schnell die Veränderung stattfindet, kann schockieren. Jemand lebt ganz normal sein Leben und wie aus heiterem Himmel verliert er plötzlich den Boden unter den Füßen. Eine den Körper erschütternde Trauer übernimmt die Kontrolle, häufig infolge eines Schmerzs, der nie erkannt worden ist.

Gehirnkonzept 9.2: Die unverbundenen neuronalen Traumanetzwerke

In Kapitel 6 haben wir uns damit beschäftigt, dass sich bei einem traumatischen Erlebnis dauerhafte, sehr plastische Erinnerungen herausbilden können, die mit der Amygdala verdrahtet sind, für die ja alles im Jetzt stattfindet und somit lebendig ist.[260] Diese von der Amygdala angelegten Erinnerungen an frühere Erfahrungen (von denen einige unverarbeitete Traumata sind) können wie unerwartete Trigger oder Stolperdrähte der Assoziation unter der bewussten Wahrnehmung liegen. Menschen wissen unter Umständen erst dann, dass sie zum Stolpern gebracht worden sind, wenn sie merken, sie sind in die Immobilität verfallen (und dies zu erkennen kann Tage, Wochen oder Jahre dauern). Die lebhaften Traumaerinnerungen treiben im Gehirn in nicht integrierten Erinnerungsnetzwerken, die durch die Amygdala verankert werden.[261] Je mehr wir bewusst über die Erinnerungen wissen und je mehr wir über sie sprechen können, umso stärker sind sie bewusst verfügbar.

Stimmt ein gegenwärtiger Stimulus annähernd mit einem gespeicherten Hinweis überein, der eine Assoziation dieses Reizes zu einer früheren Gefahr enthält, stürzen Menschen aus ihrem üblichen Gehirnzustand in ihren emotionalen Schmerz oder in die Dissoziation. Kommt es während des eigentlichen Erlebens des Traumas zu einer Dissoziation, wird die Erinnerung an das Ereignis trotz des dissoziierten Zustands der Betroffenen in neuronalen Netzwerken gespeichert, die unter dem Einfluss der Amygdala stehen (welche jede emotional bedeutsame Erfahrung verfolgt). Je vollständiger die Dissoziation, umso weniger Zugang haben wir zu der Erfahrung und umso schwerer fällt die Heilung.[262] Je integrierter das Gehirn einer Person ist, umso weniger Stolpersteine gibt es in der Erinnerung, die sie aus der Bahn werfen können.

Resonanzfähigkeit 9.1: Äußerste Behutsamkeit mit dem durch Trauma abgespaltenen Selbst

Wenn wir dem durch ein Trauma abgespaltenen oder dissoziierten Selbst Resonanz entgegenbringen, benötigen wir offensichtlich primär äußerste Behutsamkeit und Langsamkeit. Der Zustand traumatischer Dissoziation wurde durch irgendeine Art von Grausamkeit, Überwältigung, Härte oder Hilflosigkeit herbeigeführt. Deshalb ist es sehr wichtig, dass wir langsam vorgehen, mit keinem anderen Wunsch als dem, Anerkennung und Begleitung zu bieten. Eine Bitte um Einverständnis unterstützt die Wiederverbindung zum Beispiel folgendermaßen: „Abgespaltenes Selbst, bist du bereit dafür, dass ich mit dir rede?“ Oder: „Abgespaltenes Selbst, hättest du gern Gesellschaft? Würdest du gern wissen, dass du nicht zurückkommen musst, wenn du nicht möchtest? Wäre es eine Erleichterung, zu wissen, dass dein Zeitplan für mich das Wichtigste ist?“

Arbeiten wir mit einer anhaltenden Erfahrung der Dissoziation, kann der Eindruck entstehen, dass ein Teil von uns häufig etwas weiter von uns entfernt ist. Manchmal kann es hilfreich sein, zu wissen, wohin das abgespaltene Selbst gegangen ist. Wir können die Nachforschungen mit warmer Neugier anstellen: „Abgespaltenes Selbst, wo bist du?“ Ist es drei Meter weit weg zur Linken? Ist es auf einem Berggipfel, einer

Wolke oder einem anderen Planeten? Liegt es hinter uns auf dem Boden, wie „tot“ vor Hilflosigkeit, Stress und Überwältigung?

Die folgende geführte Meditation kann allen, die sich nicht vollständig in ihrem Körper befinden, helfen, eine Verbindung aufzubauen zwischen dem sprechenden Selbst und dem Selbst, das sich entfernt hat.

Geführte Meditation 9.1: Das abgespaltene Selbst zur Heimkehr einladen

Achten Sie vor Beginn dieser Meditation darauf, welches Ihre Haltung gegenüber Ihrem abgespaltenen Selbst ist. Falls Sie über dieses Selbst verärgert sind, haben Sie Ihren resonierenden Selbstbeobachter noch nicht dabei. In diesem Fall ist es wichtig, dass Sie empathische Vermutungen für Ihren verärgerten Teil anstellen. Vielleicht macht dieser Teil von Ihnen sich Sorgen um Ihr Wohlbefinden und Ihre Lebensfähigkeit und sehnt sich nach einem Zeichen dafür, dass es Hoffnung gibt? Falls Sie Selbsthass wahrnehmen und es Ihnen unmöglich erscheint, diese Meditation durchzuführen, zwingen Sie sich bitte nicht dazu, das abgespaltene Selbst willkommen zu heißen. Zunächst muss das bewertende Selbst mehr resonante Anerkennung erhalten. Nähre Information zur Arbeit mit Selbsthass finden Sie in Kapitel 11.

Schauen Sie, ob Sie Ihre Atmung spüren können. Nehmen Sie sich ein wenig Zeit, Ihre Aufmerksamkeit sanft dazu aufzufordern, an der Stelle zu verweilen, an der Ihr Atem am lebendigsten ist. Falls Sie Ihre Atmung nicht spüren können, fahren Sie einfach mit dem nun Folgenden fort.

Wenn es einen Teil von Ihnen gäbe, der sich nicht in Ihrem Körper befände, wo wäre dieser Teil dann? Möglicherweise haben Sie das Gefühl, dass dieser Teil von Ihnen im selben Raum ist wie Sie, nur eineinhalb oder drei Meter von Ihnen entfernt. Oder vielleicht haben Sie das Gefühl, dass dieser Teil von Ihnen irgendwo in der Vergangenheit feststeckt oder an irgendeinem unbekannten Ort, der nicht mit Ihrer Vergangenheit verbunden ist und zu dem Sie auch sonst absolut keine Verbindung haben. Machen Sie dieses Selbst ausfindig und schauen Sie, ob Sie Ihre Wahrnehmung verlagern können: vom In-Ihrem-tatsächlichen-Körper-Sein, bei dem Ihr resonierender Selbstbeobachter präsent und für Sie verfügbar ist, zum Das-abgespaltene-Selbst-Sein und wieder zurück.

Machen Sie jetzt eine Pause und stellen Sie sich vor, dass Sie jeden zum Erstarren bringen, der sich im Raum befindet – insbesondere, wenn es sich um einen Erinnerungsraum handelt –, damit Ihr abgespaltenes Selbst in Sicherheit ist. Lassen Sie Ihren resonierenden Selbstbeobachter nun ganz behutsam dorthin reisen, wo sich Ihr abgespaltener Ort befindet, egal, ob dieser Ort eineinhalb Meter, ein halbes Leben oder eine halbe Weltreise entfernt liegt. Ist

Ihr resonierender Selbstbeobachter angekommen, schauen Sie, welche Distanz zu ihm das abgespaltene Selbst am angenehmsten empfindet. Betrachten Sie den abgespaltenen Teil mit Zärtlichkeit und Wärme.

Während Ihr resonierender Selbstbeobachter den abgespaltenen Teil mit sanften Augen ansieht, prüfen Sie, ob dieser Teil irgendeine Ahnung hat, wer der Selbstbeobachter ist. Falls er vorgestellt werden muss, tun Sie dies. Sagen Sie so etwas wie: „Ich bin der beste und wärmste Teil von dir. Ich bin gekommen, um bei dir zu sein, damit du nicht allein bist."

Lassen Sie den Selbstbeobachter ein wenig länger reden. Erkennen Sie an, wie weise der abgespaltene Teil ist, und dass sich seine Weisheit in seiner Entscheidung zeigt, sich von Ihnen zu trennen, als Ihr Körper anscheinend ein gefährlicher oder unangenehmer Ort war. Erkennen Sie sein Bedürfnis nach Sicherheit an, erkennen Sie an, was Sie beide durchlebt haben. (In den meisten unserer Meditationen arbeiten wir mit Körperempfindungen, aber zu Beginn dieser Meditation haben wir selten Körperempfindungen, mit denen wir arbeiten könnten.) Das Wichtigste ist, dass der Selbstbeobachter sanften, anerkennenden Kontakt bietet, ohne irgendwelche Erwartungen hinsichtlich einer Veränderung oder Bewegung zu haben. Dieser Kontakt kann durch Worte passieren, es kann aber auch zu einer Umarmung oder einer behutsamen Berührung kommen. Möglicherweise ist es wichtig, dass der Selbstbeobachter sich in einiger Entfernung aufhält, vielleicht sogar in einem anderen Zimmer oder außerhalb des Raumes. Finden Sie heraus, zu wie viel Kontakt oder Verbindung Ihr abgespaltener Teil bereit ist.

Das Folgende sind einige mögliche resonante, empathische Vermutungen, die Ihr Selbstbeobachter gegenüber Ihrem abgespaltenen Selbst anstellen kann:

- Bist du dir ziemlich sicher, dass in einem physischen Körper keine Sicherheit herrscht? Hättest du gern Anerkennung dafür, wie unsicher der Körper für dich gewesen ist? Machst du dir Sorgen um deinen Körper sowie darum, wie er sich ohne dich entwickelt?
- Fühlst du dich hoffnungslos und sehnst du dich danach, ein von der Erde herrührendes Gefühl der Wärme, des Willkommenseins und der Zugehörigkeit zu spüren?
- Bist du durcheinander und verwirrt? Würdest du gerne wissen oder dich daran erinnern können, wie Klarheit sich anfühlt?
- Empfindest du so ein tiefes Misstrauen, dass du ein Vertrauenstransplantat bräuchtest, um jemals wieder an etwas zu glauben?
- Brauchst du Anerkennung für das ungeheure Ausmaß des ursprünglichen Schocks, der dich zerfetzte? War er wie eine Atombombe, welche die Erde und die gesamte Menschheit in jenem Augenblick zerstörte?
- Fühlst du dich verloren? Bist du unsicher, wie du heimkehren sollst? Brauchst du absolute Gewissheit, dass du beschützt sein wirst, und eine Garantie für Einfachheit und Leichtigkeit?

Nachdem Sie diese Vermutungen angestellt haben, schauen Sie, wo Ihr abgespaltenes Selbst sich befindet. Ist es immer noch genauso weit entfernt wie zu Beginn der Meditation? Ist es weiter weg? Näher dran? Wo immer es ist, fragen Sie es, ob es bereit ist, sich wieder mit

Ihrem Körper zu vereinigen. Oder an den sicheren Ort zu gehen, den Sie in Meditation 8.1 geschaffen haben. Egal, wie die Antwort ausfällt, nehmen Sie sie mit Wärme, Akzeptanz und Verständnis auf.

Wenn das dissoziierte Selbst anerkannt und mit Respekt und Sanftheit gesehen wird, kehrt es manchmal zurück und vereinigt sich wieder mit dem Körper. Es kommt dann zu einer Art Energieverlagerung, einem Klick oder einem kleinen, kaum hörbaren Aufprall. Während Sie sich nun dem Ende dieser Meditation nähern, teilen Sie dem Selbst, egal wo es sein mag, Folgendes mit: Sie sehen, dass es sein Bestes versucht, um Ihr Überleben zu sichern. Fragen Sie es, ob es hierfür gern etwas Anerkennung oder Dankbarkeit hätte. Und fordern Sie nun Ihre Aufmerksamkeit dazu auf, zu Ihrem physischen Körper zurückzukehren. Schauen Sie, ob Sie ein Flüstern oder eine Empfindung des Atems bemerken können, und nehmen Sie Ihre Zehen wahr, die Knochen Ihrer Fersen, die Haut über Ihren Knien, Ihren Bauchnabel, Ihr Schlüsselbein, den Nagel Ihres rechten kleinen Fingers, die oberste Spitze Ihres Kopfes und Ihren Körper als Ganzes. Wenn Sie bereit sind, bringen Sie Ihre Aufmerksamkeit sanft voll und ganz zurück zu Ihrem heutigen Leben.

Wenn das abgespaltene Selbst das Gefühl hat, gesehen zu werden, als das erkannt zu werden, was es ist, oder gehalten zu sein, entspannt es sich womöglich zunehmend – von Meditation zu Meditation. Dieser Prozess kann mehrere Wochen oder auch Monate dauern. Dadurch wird der Zugang zu Körperempfindungen möglich. Manchmal tauchen Bilder des Selbst auf, die leblos wirken, so als sei dieser Teil eine Puppe. Und manchmal verschmilzt dieser abgespaltene Teil mithilfe von Resonanz wieder mit dem Körper. (Dies ist direkt auf das zurückzuführen, was wir über den Vagusnerv gelernt haben: Wenn wir uns vollkommen sicher fühlen, schaltet das Nervensystem wieder auf soziales Engagement um.) Während der Körper erneut ins Bewusstsein tritt, tauchen Empfindungen auf. Denken Sie daran, Vermutungen zu möglichen Gefühlen und Bedürfnissen anzustellen, die mit diesen Empfindungen in Verbindung stehen.

Falls Sie ein Bild von sich selbst haben, das leblos ist, lesen Sie den nächsten Abschnitt. In diesem geht es darum, wie Sie empathische und metaphorische Vermutungen anstellen, um ein beruhigendes Selbst-Verständnis zu unterstützen. Dabei spielt es keine Rolle, wie seltsam die Wahrnehmung unter Umständen ist.

Warum sollte ich diese Meditation praktizieren?

Sie können diese Meditation als tägliche Praxis etablieren, wenn Sie mit Ihrer Dissoziation arbeiten. Sie arbeiten an der Gewohnheit, sich selbst mit keiner anderen Absicht zu begleiten als der, sich Liebe und Verständnis entgegenzubringen. Sie können den abgespaltenen Teil fragen, ob er bereit ist, in Ihren Körper zurückzukehren. Die

Antwort kann ein Ja oder ein Nein sein. Unabhängig davon, welche Antwort Sie erhalten, ist das Wichtigste, dass Sie weiter behutsam, warm und annehmend mit diesem Teil umgehen. Dieses Vorgehen sorgt für den Aufbau neuronaler Assoziationen zwischen dem rechten orbitofrontalen Cortex (in dem unser Selbstgefühl verortet ist), dem präfrontalen Cortex (mit einem Gefühl der Wärme) und dem nicht integrierten neuronalen Erinnerungsnetzwerk, das die Dissoziation verursacht. Wenn wir zu heilen beginnen, stellen wir vielleicht fest, dass wir sehr lange im Pausenmodus (Zustand der Dissoziation) waren, mit sehr viel größeren Auswirkungen als uns bewusst war.

Haben Menschen einmal erkannt, was es bedeutet, teilweise fern der Realität zu leben, sehen sie, rückblickend auf ihr Leben, dass vieles von dem, das früher verwirrend war, jetzt durchaus Sinn ergibt. All die schlechten Entscheidungen, die Partner, die nicht richtig zu lieben wussten, die Unfähigkeit, für Kinder präsent zu sein, eine eher unbefriedigende Berufswahl, das Ausgeliefertsein an Süchte oder Zwänge … Alle diese Erfahrungen ergeben jetzt einen Sinn – auf Grundlage der Erkenntnis, dass sich die Lebensenergie im Pausenmodus befand und darauf wartete, dass die Welt wieder sicher werden würde.

Ironischerweise sind Menschen im Zustand der Dissoziation tatsächlich weniger in Sicherheit, als sie es in einem Zustand wären, in dem sie Zugang zu den Signalen ihres Körpers haben. Diese Signale deuten nämlich darauf hin, dass etwas nicht in Ordnung ist. Und in der Tat verringert der Versuch des Systems, in Sicherheit zu bleiben (in seiner Dissoziation), den Zugang zu Informationen, die für das Erreichen einer sichereren Umgebung nützlich sein könnten.[263] Menschen mit Zugang zu Körpersignalen wissen beispielsweise, dass das Verhalten eines anderen Menschen auf Gefahr hindeutet, und können sich entfernen. Haben sie den Kontakt zu ihrem Körper verloren, sind sie womöglich nicht in der Lage, diese Information zu verarbeiten, und bleiben zu lange. Oder sie verfügen in diesem Moment vielleicht nicht über die nötige Energie, die sie ansonsten als Reaktion im Gefahrenmoment direkt aufbieten könnten. Sich der Dissoziation im Allgemeinen und bestimmter Körpersignale im Speziellen bewusst zu sein, hilft Menschen also zu wissen: Hier ist es gefährlich! Abgespaltene Teile zurückzuholen ist folglich sehr nützlich für die körperliche Sicherheit, aber auch für die geistige Verbindung und ein Gefühl der Ganzheit und Integration.

Wenn Menschen präsent werden, haben sie wahrhaftig die Fähigkeit, die Welt für sich selbst und für jeden in ihrem Umfeld zu einem sicheren Ort zu machen. Und sobald die Welt sicher ist, schauen die kleinen abgespaltenen Selbste hervor und stehen für Integration und Wiedervereinigung zur Verfügung. Sie bringen die Hoffnung mit und die Möglichkeit, das Selbst zu entdecken und sich mit der Wahrheit zu verbinden, und sie lehren uns die Sprache wahrer Seelen. Außerdem ermöglicht Präsenz sehr handfeste Strategien für physischen und emotionalen Selbstschutz und für Selbstfürsorge.

Mit der seltsamen Art arbeiten, wie jemand sich selbst im Zustand der Dissoziation wahrnimmt

Falls Sie bei der Suche nach Körperempfindungen feststellen, dass Sie ein lebloses Körperbild haben – etwa das Bild einer Puppe, eines Steinbrockens oder eines Lehmklumpens –, ist es ebenfalls wichtig, dass Sie Ihren resonierenden Selbstbeobachter dazu bringen, diesen Aspekt Ihrer selbst anzuerkennen und zu unterstützen. Auch diese Verkörperung Ihrer Erfahrung heißen Sie auf beruhigende Art willkommen. Stellen Sie Fragen wie diese: „Hättest du gern eine Anerkennung dafür, wie es war, ohne wirkliche menschliche Interaktion zu leben? Wie ein Objekt behandelt zu werden statt wie ein Mensch? Musstest du so sein, wie andere dich haben wollten, und konntest du nicht du selbst sein? Hast du dich so sehr bemüht, gut zu sein, dass du einfach verschwandest? Warst du so einsam, dass du aufhörtest, lebendig zu sein? Bist du unglaublich erschöpft?"

Es ist möglich, dass sich auch Körperteile, wie Ihr Herz oder Ihr Magen, wie unbelebte Materie anfühlen. Die empathischen und metaphorischen Vermutungen für diese Teile werden ähnlich sein: Anerkennen, Widerspiegeln, warme Akzeptanz. So teilen Sie Ihrem Körper mit, dass Sie seine Weisheit sehen, die sich – vorläufig – auf diese Weise darstellt.

Sexualität und Dissoziation durcheinanderbringen und ansteckende Dissoziation

Menschen, die wieder lebendig werden, bewohnen auch ihren Körper zunehmend vollständiger. Das bedeutet, dass auch ihre Fähigkeiten zu emotionaler und sexueller Intimität erwachen. Fühlen sie sich einmal sicher und verbunden, nutzen Menschen den dorsalen Vaguskomplex nicht mehr für Schock und Dissoziation, sondern für etwas ganz anderes.[264] Zum Beispiel gelangen Mutter und Kind durch eine enge Bindungserfahrung in einen vom dorsalen Vagus regulierten Zustand, in dem **Oxytocin** (ein Bindungshormon) fließt. Insbesondere beim Stillen ist das der Fall. Und bei Sexualpartnern bewegt sich die Erfahrung entspannter sexueller Verbindung ebenfalls durch die dorsalen Zweige des Vagusnervs, wenn Oxytocin im Überfluss vorhanden ist.

Neurophysiologisch ähneln sich Dissoziation und entspannte Sexualität. Es kann äußerst verwirrend sein, wenn sexuelle, traumatische und Bindungserfahrungen so miteinander verschmelzen (und dies ist nur ein Teil der komplexen neurophysiologischen Tragödie, die Menschen infolge sexuellen Missbrauchs erleiden müssen!).

Lassen Sie uns unser Wissen über Jaak Panksepps emotionale Schaltkreise mit einbeziehen. Bei sexuellem Missbrauch herrscht Verwirrung hinsichtlich der Schaltkreise: Der Schaltkreis der LUST wird mit dem der WUT, der FURCHT oder der PANIK / TRAUER verbunden. Ein Teil der Heilung beinhaltet das Entwirren dieser Schaltkreise mithilfe von Resonanz. Beobachten Sie die Körperempfindungen und benennen Sie die Erfahrungen, um die vom sexuellen Trauma herrührenden Knoten zu lösen. Es ist sehr wichtig, Hilfe bei der Entwirrung der Schaltkreise zu bekommen. Falls Sie sich zu diesem Schritt entschließen, denken Sie bitte darüber nach, eine Therapeutin zu finden, die auf somatische Arbeit spezialisiert ist. Sprechen Sie vorher mit mehreren Kandidatinnen und versuchen Sie durch diese Gespräche eine zu finden, die Sie für warmherzig halten und bei der Sie eine Neurozeption von Sicherheit haben.

Bei sexuellem Missbrauch kommt es bisweilen vor, dass die Täter sich selbst in einer dissoziativen Trance befinden, wenn sie die schädigenden Handlungen ausführen.[265] Sie sind dann selbst nur teilweise präsent, unfähig, ihr Opfer als Mensch zu sehen, gefangen in einem unverbundenen neuronalen Netzwerk, das sie selbst nicht verstehen und in dem sie sich möglicherweise gleichzeitig hilflos und erregt fühlen und sich schämen. Oder vielleicht ist ihnen nicht bewusst, was sie tun. Menschen sind soziale Tiere und als solche dafür gemacht, sich mit den Gehirnen und Nervensystemen anderer zu synchronisieren. Wer also Opfer eines Missbrauchs wird, bei dem der Täter in einem Trancezustand ist, könnte beides verinnerlichen: das Trauma der eigenen Hilflosigkeit, der schrecklichen Furcht und Überwältigung sowie den dissoziierten Zustand, in dem der Täter sich befindet.

In anderen Worten: Weil wir soziale Tiere sind, deren Gehirne und Nervensysteme sich miteinander synchronisieren, wird unser Gehirn sich, wenn wir mit einer im dissoziierten Zustand befindlichen Person interagieren, mit hoher Wahrscheinlichkeit mit diesem Zustand synchronisieren. Das bedeutet: Wenn wir von jemandem zum Opfer gemacht worden sind, der sich in einem tranceähnlichen, dissoziierten Zustand befindet, bewältigt unser Gehirn (a) das Trauma unserer eigenen Hilflosigkeit, schrecklichen Furcht und Überwältigung und (b) die Dissoziation in unserem Inneren, die der Dissoziation der anderen Person entspricht. Das ist Teil der transgenerationalen Weitergabe von Traumata – ein Kreislauf, in dem Dissoziation weitere Dissoziation erzeugt und der bereits seit Jahrhunderten in Gang sein kann. Selbstwärme und Achtsamkeit können diesen Kreislauf durchbrechen.

Wenn Menschen zu heilen beginnen, helfen ihnen resonante Empathie und Reflexion, ihre Sexualität und ihr vollständiges Selbst zurückzugewinnen und sich von früheren Erfahrungen des Traumas und der Verwirrung zu befreien. Das ist sogar bei einem Gewirr aus dissoziierten Zuständen möglich, das sie vielleicht schon jahrzehntelang in sich tragen oder das seit vielen Generationen übertragen wird.

Eine Beziehung mit einem dissoziierten Partner führen

Wie ist es, eine Beziehung mit jemandem zu haben, der dissoziiert oder leicht in die Immobilität verfällt? Für das Nervensystem kann das sehr hart sein, da der Mensch dafür gemacht ist, Beziehungen zu haben – der Mensch ist dafür gemacht, sozial zu sein. Wenn jemand in die Immobilität abstürzt, ist es beinah so, als wäre seine Menschlichkeit ausgelöscht. Tatsächlich verschwinden die Betroffenen, während sie dissoziieren. Ihr Gesicht wird bewegungslos, ihre Stimme wird flach, sie verlieren die Fähigkeit zu lebendiger Gestik, und je nachdem, welche Vorgeschichte sie mit dissoziierten Menschen haben, kann ihr eigenes Nervensystem Alarm schlagen. Für Säuglinge oder Kinder ist es sehr verstörend, ein dissoziatives Elternteil zu haben. Gehört die Dissoziation zu seiner Geschichte, geht dieser Elternteil in einen Alarmzustand, zeigt Wut oder Verzweiflung. Oder er fällt in seine eigene Kampf-, Flucht- oder Immobilisierungsreaktion. Möglicherweise reagiert er durch das ursprüngliche, implizite Trauma sogar mit mehr Schrecken, Zorn oder Intensität, als es der gegenwärtigen Erfahrung angemessen wäre.

Menschen können die Dissoziation anderer in gewissem Maße sogar so erleben, als wäre es ihre eigene. Dies liegt am Einfluss der Spiegelneurone, die sich im motorischen Cortex befinden und uns helfen, die Handlungen anderer zu verstehen (mehr zu diesem Thema in Kapitel 11). Aufgrund der Spiegelneurone können wir durch Nachahmung lernen. Das bedeutet, dass Menschen Dissoziation „erlernen“ können, wenn jemand anders, der ihnen nahesteht, unter einer Dissoziation leidet.

Wenn unser Partner dissoziiert, macht uns das vielleicht wütend oder verzweifelt. Für uns „verschwindet“ er, und deshalb sinkt unser Spiegel an endogenen Opioiden im Gehirn und unsere Herzfrequenz steigt. Für das Gehirn, das Herz und den Magen ist das genau die Erfahrung, die Säugetierbabys durchmachen, wenn sie sich verirrt haben und ihre Mutter nicht finden können – der Schaltkreis PANIK/TRAUER wird aktiviert (siehe Kapitel 5). Also protestieren wir gegen dieses Verschwinden und werden womöglich wütend, verzweifelt oder hoffnungslos. Vielleicht glauben wir, die andere Person tue dies absichtlich, um zu bestrafen oder gemein zu sein. Aber in Wirklichkeit haben Menschen keine Kontrolle über ihre eigene Dissoziation. Um präsent bleiben zu können und Emotionen wieder mehr zu akzeptieren und willkommen zu heißen ist Heilung erforderlich. Viele anhaltende Auseinandersetzungen und Schmerz-Gewalt-Kreisläufe bei Paaren und in Familien haben ihre Ursache in der Dissoziation.

Jeder kann lernen, diese Muster zu bewältigen und zu transformieren. Die hier angebotenen Werkzeuge des resonanten Beobachtens und der mitfühlenden, sanften Präsenz sorgen für Mitgefühl mit dem Selbst, wenn es dissoziiert, Mitgefühl für andere, wenn sie dissoziieren, und Mitgefühl für all die armen Menschen, die herumrudern und versuchen, mit dem Trauma zurechtzukommen, das sie selbst erlebt haben und das sie in anderen auslösen können.

Es ist an dieser Stelle wichtig, den Unterschied zwischen Ursache und Stimulus zu beachten. Person 1 sagt etwas in einem ganz normalen Tonfall, aber die Partnerin, Person 2, könnte in einen Zustand gewechselt sein, in dem alles gefährlich scheint. Sie könnte diese Stimme deshalb plötzlich als schreiend wahrnehmen. Es ist sehr schwer zu sagen, was zwischen zwei Personen abläuft. Der Wahrnehmung der Stimme ihres Partners könnte gänzlich auf den Zustand des Nervensystems von Person 2 zurückzuführen sein. Sie ist im Abwehrmodus und empfindet deshalb den neutralen Tonfall von Person 1 als feindselig. Das passiert, wenn jemand in den Kampf-oder-Flucht-Zustand übergeht. Plötzlich wittert er überall Gefahr. Die veränderte Wahrnehmung könnte auch dadurch bedingt sein, dass Person 1 den Beziehungsraum verlässt und Person 2 als reine Pflichtenerfüllerin adressiert, statt in ihr ein eigenständiges, keineswegs eng begrenztes Wesen zu sehen, mit seinem eigenen Weg und seinen eigenen Entwicklungsmöglichkeiten. Und noch eine andere Möglichkeit: Person 1 zeigt sich äußerst hartnäckig, versucht etwas zu beweisen oder hat keine Hoffnung mehr auf eine Verbindung mit Person 2 und geht deshalb emotional auf Distanz. Oder vielleicht weiß Person 1 ihre eigene emotionale Welt nicht besonders gut zu deuten und wird deshalb tatsächlich etwas lauter und spricht schneller, merkt das aber selbst gar nicht. Und natürlich könnte ein früheres Trauma für sowohl Person 1 als auch Person 2 zum Verbindungsstörer werden.

Wenn Paare sich streiten, geht es meistens um diese Art von nuancierten Abweichungen zwischen den Zuständen der Nervensysteme. Jeder will gesehen werden. Jeder braucht es, dass man seine besten Absichten hinsichtlich Verbindung und Fürsorge erkennt. Wenn aber Nervensysteme in einen anderen Zustand wechseln, beginnt ein wilder Ritt, für den wir normalerweise nicht viele Worte haben.

Was also tun? Das Wichtigste ist, den resonanten Selbstbeobachter ins Spiel zu bringen. Beide Partner können einander einen großzügigen Raum gewähren, um den in unterschiedlicher Schwere auftauchenden Formen der Dissoziation, Furcht und Wut mit Sanftheit zu begegnen. Außerdem muss anerkannt werden, wie schwer es ist, wenn der andere in die Dissoziation verschwindet. Emotionale Abwesenheit kann sich für die zurückbleibende Person anfühlen wie körperliches Verlassenwerden; außerdem sinkt der Spiegel der endogenen Opioide. Wenn die Wohlfühlbotenstoffe des Gehirns absinken, ist es sehr anstrengend, für das Selbst präsent zu sein. Emotionale Unterstützung von außen ist dann sehr hilfreich. Sobald es Menschen gut geht – unabhängig davon, ob die andere Person da sein kann oder nicht – und sie ihre beständige Wärme und Fürsorge nutzen können, um sich selbst und dem anderen Sanftheit und Zärtlichkeit zu erweisen, wird ein Klima der Sicherheit erzeugt. Einer Rückkehr des abwesenden Partners ist das deutlich zuträglicher, als es Konfrontation oder Rückzug jemals sein könnte.

Schrittweise aus der Dissoziation zurückkehren

1. Wir sind dissoziiert. Unsere Herzfrequenz ist langsam und wir atmen sehr flach.
2. Wir erfahren, dass es so etwas wie Dissoziation gibt.
3. Wir merken, dass wir vom Selbst getrennt sind; dass wir unseren Körper nicht wahrnehmen und nicht tief atmen können. Und wir fragen uns, ob wir vielleicht dissoziiert sind.
4. Wir fangen an, unserem abgespaltenen Selbst sanfte Wärme entgegenzubringen.
5. Die Körperempfindungen kehren zurück.
6. Auch die Emotionen kommen wieder. Zusammen mit den Körperempfindungen können intensive Emotionen auftauchen.
7. Körpererinnerungen können ebenfalls auftreten und überraschende, unerwartete und ungewollte physische Empfindungen hervorbringen. Wenn diesen Erfahrungen Resonanz entgegengebracht wird und sie benannt werden, lassen sie nach, und der Körper wird als Teil unserer Ganzheit und Gesundheit eingefordert.
8. Wir nutzen die hier angebotenen Prozesse, um kleine, sichere, von Wärme bestimmte Schritte zu tun. Ist unser Gehirn ein vermintes Kriegsgebiet, kann es jetzt zu einem einladenden Zuhause werden.
9. Andere Fähigkeiten und Qualitäten kehren zurück, darunter wiederentdeckte Neugier, zurückgewonnene Entscheidungsfreude, neue Pläne und Absichten und eine Verbindung zu unserem größeren Selbst; darunter auch die Fähigkeit zur Mitwirkung und zur Spiritualität.

Es braucht Zeit, sich aus der Dissoziation herauszubewegen und die Fragen zu beantworten: Was passiert in meinem Körper, und warum sollte ich das wissen wollen? Den Betroffenen wird allmählich klar: Solange sie ohne ihren Körper leben, sind sie nicht vollständig mit der Menschheit verbunden. Wenn sie die Botschaften ihres Körpers empfangen, sind sie lebendig und vital und können die Lebenskraft in ihrem Körper sowie ihre Verbindung zu allen Dingen spüren. Es wird möglich, das Geschenk des Lebens zu schätzen und zu genießen.

Das einzige Problem mit der Rückkehr in den Körper besteht darin, dass beim Erwachen des Körpers auch jedes Trauma, das in der Zeit erstarrt und unzugänglich war, wiedererwacht. So kann es Nachhallerinnerungen an körperlichen, emotionalen und sexuellen Missbrauch geben. Es ist nicht verwunderlich, dass Menschen, die keine emotionale Unterstützung erfahren, die Stimme im Körper weiterhin auf jede nur erdenkliche Weise abstellen wollen. Dass alte Erinnerungen auf diese Weise auftauchen, ist bei jeder heilenden, mit Körperbewusstsein und physischer Empfindung verbundenen Arbeit normal. Dazu gehören etwa die somatische Empathie, die System- oder Familienaufstellungsarbeit, die Massagetherapie, jede Form der Körperarbeit (insbesondere die Rosen-Methode), die Hakomi-Methode oder die Bewegungstherapie. Auch die Aneignung neurowissenschaftlichen Wissens scheint Menschen dazu einzuladen, die Stimme des Körpers zu hören.

Je mehr Wärme jedoch das Wiederauftauchen begleitet, umso leichter sind diese Veränderungen zu integrieren, selbst wenn sie mit schmerzhaften Nachhallerinnerungen und Trauer einhergehen. Lassen wir Vorsicht und Resonanz walten, bietet sich die sanfte Möglichkeit, dass es uns gelingt, das Auftauchende willkommen zu heißen. Dadurch werden die Körperempfindungen gefühlt und verstanden.

Das Verständnis der Neurobiologie bietet Menschen einen festen Boden, auf dem sie stehen können, um zu dieser neuen Erfahrung zu gelangen. In Kapitel 10 wollen wir untersuchen, wie wir einen neuen Zugang zur Fähigkeit zur Intimität mit dem Selbst und mit anderen finden können, indem wir etwas über lebenslange Beziehungsmuster lernen und diesen Mustern Wärme entgegenbringen.

10. Bindung: Wie das Gehirn auf Begleitung reagiert

„Keiner versteht mich." oder „Ich bin ganz allein."
(Tatsächlich: „Wenn ich heile, sehe ich, dass ich tief verbunden bin.")

Wir lieben so, wie wir geliebt wurden (und wir können uns ändern)

Als Menschen und soziale Tiere formen wir unser Gehirn alle nach dem Vorbild der Gehirne, die uns in der frühen Kindheit am nächsten sind. Das Säuglingsalter ist die Zeit, in der unsere Neurone sich entwickeln und herausfinden, wo sie sich verbinden und wie sie wachsen sollen. Aus der Art und Weise, wie wir geliebt oder nicht geliebt werden, wie auf uns eingegangen wird oder wie wir ignoriert werden, lernen wir etwas über Beziehungen, darüber, was sie bedeuten und wie sie funktionieren. Wir lieben so zurück, wie wir geliebt werden. Wir verinnerlichen die Art, wie die Körper unserer Eltern auf Stress reagieren, und die Art, wie sie andere um Hilfe und Unterstützung bitten können – oder auch nicht. Unsere Herzen schlagen in Reaktion auf die Welt tatsächlich unterschiedlich, je nachdem, wie sehr wir das Gefühl haben, uns darauf verlassen zu können, dass andere uns helfen.[266] Und wir neigen dazu, uns später genauso um uns und um andere zu kümmern, wie am Anfang für uns gesorgt wurde. Wissenschaftler bezeichnen dieses erlernte Wissen darum, wie man innere Verbundenheit herstellt und was man von Beziehungen zu erwarten hat, als **Bindung**.

Egal, wie unsere Startbedingungen waren, unser Gehirn ist glücklicherweise nicht in Stein gemeißelt: Wir sind veränderlich, wir lernen weiterhin aus bedeutsamen Beziehungen, wir lernen, indem wir geliebt werden und das auch zulassen. Unsere Heilungsreise erzeugt mehr Integration und mehr Leichtigkeit in unseren Verbindungen mit uns selbst und anderen. Die Arbeit, zu der dieses Buch Sie einlädt, ist eine Heilungsarbeit für Bindungswunden. Bei dieser Arbeit fügen wir unseren Erfahrungen eine resonante Stimme hinzu und verdrahten unser Gehirn neu mit Zärtlichkeit, damit wir erfahren, was wahre Gegenseitigkeit ist, und Wärme geben und nehmen können. Egal, unter welchen Voraussetzungen wir beginnen, wir können dafür sorgen, dass wir in unserer Welt resilienter und gesünder werden und stärker verbunden sind. Dies ist die Reise, die zum Ziel hat, dass wir, „sicher" an uns selbst und andere gebunden sind. Der nächste Abschnitt zeigt, was Resonanz dazu beitragen kann, dass unser Gehirn förderlichere Bindungsmuster entwickelt.

Bindung und Selbstregulation

Wenn etwas für uns emotionale Bedeutung hat, lernt das Gehirn ganz leicht. Deshalb hinterlässt wahrscheinlich jede für uns wesentliche menschliche Begegnung (egal ob gut oder grausam) eine Beziehungsspur in unserem Gehirn. Das ist keine rein emotionale Spur, sondern sie nimmt auch konkrete physische Formen an. Sie zeigt sich in neuronalen Verbindungen und Neuronenwachstum in unseren Beziehungserinnerungen. (Denken Sie an das Zitat von Moshe Szyf in Kapitel 2: „Unsere Mutter befindet sich in jeder Zelle unseres präfrontalen Cortex.“[267]) Insbesondere unsere ersten Beziehungen – zur Mutter, zum Vater oder zu den Großeltern – scheinen Spuren im Gehirn zu hinterlassen. Interessanterweise ist es von Bedeutung, was für Gehirne uns geliebt haben. Je mehr dieser Gehirne integriert und gesund waren, desto leichter fällt es uns, in unserem Alltagsleben zu gedeihen. Erwachsene geben ihre Gesundheit und ihre Stressregulation (oder ihre schlechte Gesundheit und ihre Dysregulation) an die Kinder weiter, die sie lieben. Dies ist die Essenz der Bindungsforschung, die untersucht, welche Auswirkungen Eltern auf ihre Kinder haben.

Gehirnkonzept 10.1: Bindung verändert unsere Herzfrequenz

Das Herz ist für uns ein Symbol der Liebe. Auf der körperlichen Ebene sind jedoch das Herz und die Art, wie es auf Stress reagiert, eng damit verbunden, wie wir in unseren wichtigen Beziehungen behandelt wurden. Es zeigt sich, dass unser Herz umso gesünder und resilienter ist, je beständiger und warmherziger unsere Eltern im Umgang mit uns waren und je feinfühliger sie auf uns eingegangen sind.[268]

Forscher erkennen das an der sogenannten **Herzfrequenzvariabilität**. Denken Sie an Ihren Herzschlag. Ihr Herz schlägt mit einer bestimmten Anzahl von Schlägen pro Minute; im Ruhezustand sind es normalerweise zwischen 60 und 80. Wenn Sie laufen, schlägt Ihr Herz schneller. Vielleicht glauben Sie, Ihre Gesundheit sei umso besser, je regelmäßiger Ihr Herz schlägt, aber das stimmt nicht. Ihre Herzfrequenz ist in Wirklichkeit eine durchschnittliche Anzahl von Schlägen pro Minute und keine exakte Zahl. Es ist ganz in Ordnung, dass Ihre Herzschlagsgeschwindigkeit unterschiedlich ist: Bei der Ausatmung verlangsamt und bei der Einatmung beschleunigt sie sich. So könnte sie beispielsweise zwei Schläge lang ein Tempo von 66 Schlägen pro Minute und dann drei Schläge lang ein Tempo von 62 Schlägen pro Minute haben. Ihr Körper soll in der Lage sein, Ihr Herz bei kleinen Notfällen zu mobilisieren, es für den Umgang mit Stress schneller und langsamer schlagen zu lassen. Die Alternative wäre, Cortisol zu bilden und die Kampf-oder-Flucht-Reaktion auszulösen.

Unsere Erziehung hat tief greifende Auswirkungen darauf, wie unser Herz auf die Welt und auf andere Menschen reagiert. Und wieder ist es unser alter Freund, der Vaguskomplex, der grundlegend verantwortlich für die Veränderungen unseres Herzschlagmusters ist. Laut Forschungsergebnissen reagiert unser Körper hauptsächlich auf vier Weisen auf Stress und Beziehung: mit sicherer Bindung, vermeidender Bindung, ambivalenter Bindung und desorganisierter Bindung. Schauen wir uns jede diese Überlebensstrategien einzeln an und achten wir darauf, wie der Vagusnerv jeweils reagiert.

1. Stil: Sichere und erworbene sichere Bindung – Es gibt uns und es gibt andere Menschen und wir empfinden warme Neugier für die anderen wie für uns selbst

Wenn Kinder die Erfahrung **sicherer Bindung**[269] machen, können sie sich auf berechenbare Wärme, feinfühlige Reaktionsbereitschaft und Resonanz von der Mutter oder dem Vater verlassen. Dadurch empfinden sie ihr Leben lang weniger Stress. Zumeist tanzt ihr Herz in Beziehung mit dem Leben (das heißt, sie haben eine hohe Herzfrequenzvariabilität), und wenn etwas schiefgeht, müssen sie keine Kampf-oder-Flucht-Reaktion mobilisieren. Vielmehr wechselt ihr Herz bei moderatem Stress vom Tanzen zum Gehen (leicht niedrigere Herzfrequenzvariabilität – weiterhin sozial engagiert).[270] Diese Kinder haben ihre Eltern verinnerlicht, und ihr Herz funktioniert anders als das unsicher gebundener Kinder, selbst dann, wenn ihre Eltern nicht da sind. Sicher gebundene Kinder scheinen immer begleitet zu werden, auch wenn sie allein sind. Dieser Stil ist vor allem durch Wärme gekennzeichnet.

Wenn wir als Erwachsene sicher gebunden sind, verstehen wir Gefühlstiefe, sehen langfristige und globale Konsequenzen und haben eine ausgewogene, realistische Sicht der Welt. Wir sind keine Idealisten, sondern Realisten, und wir tragen eine verinnerlichte starke, ruhige, liebevolle Präsenz in uns. Diese Präsenz ist der resonierende Selbstbeobachter, und wenn er wach und aktiv ist, funktionieren das Gehirn, das Herz, der Körper und auch die Beziehungen besser.

Entweder tragen Menschen am Ende ihrer Kindheit dieses Gehirnmuster in sich oder sie können auf ihrem weiteren Lebensweg in dieses Muster hineinheilen. Wenn jemand sich mithilfe heilender Arbeit oder unterstützender Beziehungen aus der unsicheren Bindung in ein größeres Gleichgewicht bewegt und dahin, mehr Wärme von anderen zu erwarten und für sich selbst zu haben, sprechen wir von **erworbener sicherer Bindung**.[271,272]

Sobald Menschen entweder eine sichere oder eine erworbene sichere Bindung aufgebaut haben, führen sie vertrauensvolle, dauerhafte Beziehungen. Sie sind mit sich zufrieden und haben ein gutes Selbstwertgefühl. Sie sprechen gern mit Freunden und Partnern über ihre Gefühle, ihre Sehnsüchte und ihr Leben. Sie sind auch in der Lage, Unterstützung von anderen zu finden. Und wenn Menschen jemanden bei sich haben, den sie mögen, lässt das Berge weniger steil wirken und Schmerz weniger intensiv sein.[273] (Mehr zur sicheren und erworbenen sicheren Bindung in Kapitel 14.)

2. Stil: Vermeidende Bindung – Wir können uns nur auf uns selbst verlassen

Die Körper von Kleinkindern, deren Emotionen mit einer abweisenden Haltung beantwortet wurden, reagieren anders als die Körper sicher gebundener Kinder.[274] Diese Kinder verfügen über einen **vermeidenden Bindungsstil.** Das heißt, sie haben gelernt, sich um sich selbst zu kümmern, weil sie den Körper ihrer Mutter oder ihres Vaters nie als Ressource empfunden haben. Ihr Herz muss immer ein bisschen mehr tun, um reguliert zu bleiben, wie ein Wanderer, der einen schweren Rucksack trägt. (Sie bleiben im Zustand des sozialen Engagements, jedoch mit der geringstmöglichen Herzfrequenzvariabilität, was aber reicht, um das Herz noch für das Stressmanagement zu nutzen.) Weder tanzt ihr Herz in diesen Situationen noch geht es (normalerweise jedenfalls nicht) – es trottet einfach vor sich hin.[275]

Wenn aus vermeidend gebundenen Kindern Erwachsene werden, sind ihre hauptsächlichen Lebensbewältigungsmuster, sich innerlich auf sich selbst zu verlassen und anderen nicht leicht zu vertrauen. Der Kontakt zum Netzwerk des Körperbewusstseins ist nur schwach ausgeprägt, denn diese Art der Verbindung mit dem Selbst wird durch emotional tief gehende Beziehungen gefördert.[276] Da ihr Herz nur eingeschränkt fähig ist zu tanzen, sorgen intensive emotionale Erfahrungen anderer bei Menschen dieses Bindungstyps für leichte Verwirrung. Und wenn das Herz, statt mit anderen zu tanzen, immer allein vor sich hin trottet, sind diese Menschen möglicherweise für den eigenen wie für den Schmerz anderer vollkommen blind. Menschen, die mit vermeidender Bindung aufgewachsen sind, erwarten keine Begleitung und kümmern sich deshalb ganz allein um die nötige Fürsorge für sich.

3. Stil: Ambivalente Bindung – Sobald irgendein Stress auftaucht, ist es mit der Selbstregulation vorbei

Ein **ambivalent gebundenes** Kind wurde von Eltern erzogen, die bei Stress sofort in den Alarmzustand gerieten. Das diesem Muster folgende Kind versucht, mit seinem eigenen System in einem Kampf-oder-Flucht-Zustand zurechtzukommen und sendet Verhaltenssignale der Verstörung aus. Keiner der Beteiligten lässt sich leicht beruhigen. Das Herz des Kindes (und das der Eltern) tanzt in der Regel, doch bei nur moderatem Stress kommt es gleich zu einer Cortisolreaktion, die den ganzen Körper einbezieht. Begleitet wird dies von Hilferufen in Form von Verhaltensauffälligkeiten. Hier reicht also nicht mehr die Veränderung des Herzschlags zur Unterstützung der Stressregulation. Es gibt kein Gehen, es gibt kein Trotten. Das ambivalente Herz schreit nach Unterstützung, welche der ambivalent gebundene Vaguskomplex nicht zu geben weiß.[277] Das Kind schreit nach Unterstützung, die Mutter oder Vater nicht zu geben weiß. Es ist verblüffend, wie vollständig unser Körper unsere Beziehungserfahrungen widerspiegelt.

Ein ambivalenter Bindungsstil bedeutet nicht, dass Eltern ihre Kinder nicht wollen – sie lieben sie sogar sehr. Gleichzeitig sind sie unfähig, ihre Kinder oder ihre Partner klar zu sehen, da sie bereits bei moderatem Stress ihre Verbindung zu sich selbst verlieren. Ambivalent gebundenen Eltern fällt es schwer, zu erkennen, was tatsächlich in ihren Kindern vorgeht, weil sie von Angst, Depression oder schmerzhafter Grübelei beherrscht werden. Diese Mütter und Väter leben entweder in der Vergangenheit oder treffen Annahmen über die Zukunft. Deshalb spricht man bei diesem Bindungsstil manchmal auch von ängstlicher oder aufdringlicher Bindung. Menschen, die ambivalent gebunden sind, machen sich so große Sorgen – um ihre Kinder, die Welt oder andere –, dass sie nicht innehalten und atmen und sich an ihren Kindern nicht so erfreuen können, wie sie sind.

Dasselbe geschieht in Erwachsenenbeziehungen. Ständig zerbrechen sich Menschen den Kopf darüber, ob ambivalent gebundene Partner sie wirklich lieben oder sie verlassen werden. Leben Menschen mit ihren nicht beruhigten Emotionen in diesem Bindungsstil (= ihre Amygdala hat niemals angemessene Besänftigung erfahren), sind sie chaotischer. Sie werden regelmäßig von Emotionen überrollt – ihren eigenen oder denen anderer Leute. Nicht wirklich regulierte Menschen, die trotzdem funktionieren, sind möglicherweise andauernd verärgert über Freunde und Partner und sehnen sich kontinuierlich nach einem Liebesbeweis. Weil sie sich nie sicher sind, dass sie zählen, sich nie sicher sind, dass sie geliebt werden oder dazugehören, versuchen sie immer, Bestätigung von außen zu bekommen.

Unzufriedenheit ist eine zentrale emotionale Erfahrung ambivalent Gebundener. Wenn Menschen mit der Reaktion, die sie von der Welt erhalten, nie zufrieden gewesen sind, wenn es ein schmerzhaftes Verlangen danach gibt, dass Worte gut ankommen und Interaktionen gelingen, dies aber nur selten der Fall ist, sind hierfür unter Umständen sehr frühe Erfahrungen verantwortlich: die nämlich, dass die Betroffenen von jenen, die sich um sie gekümmert haben, nie wirklich gesehen und als die erkannt wurden, die sie sind.

4. *Stil: Desorganisierte Bindung – Die Welt des Einander-nah-Seins ist aus Schmerz gemacht*

Je mehr Menschen die Erfahrung machen mussten, nicht wichtig zu sein, nicht gehört zu werden, sich zu fürchten oder verletzt zu werden oder niemanden zu haben, der ihren Schmerz versteht, umso schwächer sind die Gehirnverbindungen, die das Wohlbefinden unterstützen. Zudem leiden die Betroffenen sehr häufig unter Depressionen, überaus großer Angst, Sucht, psychischer Erkrankung, Gewalt, Missbrauch, Vernachlässigung, Gefühlsausbrüchen und Schamgefühlen.[278] Kinder mit verängstigenden oder verängstigten Eltern haben häufig ein dringendes Bedürfnis nach Nähe, finden diese aber gleichzeitig beunruhigend. Deshalb reagieren sie ganz unberechenbar auf Nähe, und auch ihr Körper reagiert seltsam auf Beziehungen. Dieses Verhalten kennzeichnet einen Bindungsstil, der **desorganisierte Bindung** genannt wird. Desorganisierte Bindung ist der Wegbereiter für spätere Erfahrungen wie häusliche Gewalt und die generationsübergreifende Weitergabe von Missbrauch.

Das Gehirn ist anfällig dafür, durch schwierige Geschehnisse fragmentiert zu werden: durch den Tod geliebter Menschen oder dadurch, dass man in einem Zuhause gewohnt hat, in dem Menschen geschlagen, geboxt oder gestoßen wurden; in dem sexueller Missbrauch stattfand; in dem Menschen beschimpft wurden oder in dem Emotionen nicht willkommen waren. Herzen, die diese gefährlichen Augenblicke durchlebt haben, halten Nähe für bedrohlich. Dies führt im Erwachsenenalter zu sehr verwirrenden und schmerzhaften Erfahrungen. (Mehr dazu, wie man von desorganisierter Bindung heilt, erfahren Sie in Kapitel 11.)

Menschen müssen nicht einmal eine direkte traumatische Erfahrung gemacht haben, damit sich ihr Gehirn auf diese Weise verändert. Gehirne und Körper werden auch durch die schwierigen Dinge in Mitleidenschaft gezogen, die vergangenen Generationen widerfahren sind: den Eltern, den Großeltern[279] und wahrscheinlich noch früheren Generationen. Es ist möglich, dass die Eltern in ihrer Kindheit selbst verängstigt waren, wodurch ihre Gehirne desorganisiert wurden. Deshalb haben sie ihren Kindern, selbst wenn sie sie noch so sehr lieben, kaum eine solide Basis zu bieten.

Hier ist wichtig zu bedenken: Die Präsenz nur eines einzigen empathischen und fürsorglichen Beobachters hilft Menschen, zu überleben und sich ein Selbstachtungs-Polster zuzulegen, auf das sie sich lebenslang stützen können. Warmherzige Großeltern sind unter Umständen besonders wichtig,[280] aber dieser Beobachter kann auch eine Nachbarin sein, eine Lehrerin oder eine Polizistin, die während eines traumatischen Erlebnisses auftaucht.

Wenn Sie jetzt über Ihr eigenes Leben nachdenken, möchte ich Sie dazu einladen, sich an die Menschen zu erinnern, die Ressourcen für Sie waren. Menschen, die Sie liebten oder Ihnen Respekt und Zuwendung entgegenbrachten. Diese Menschen leben in unserem Inneren weiter, so wie auch wir in den Gehirnen jener Menschen weiterleben, die wir geliebt und unterstützt haben. Ich lade Sie ebenfalls dazu ein, an die Kinder zu denken, denen Sie mit Freundlichkeit, Verständnis und Respekt begegnet sind – damit Sie sehen können, welchen Beitrag Sie dazu leisten, der Welt Heilung und Hoffnung zu bringen.

Es muss nicht bei der desorganisierten Bindung bleiben; Heilung ist immer noch in Reichweite. Jedes Mal, wenn bedeutsame Erfahrungen der Wärme und des Verstandenwerdens gemacht werden, baut das Gehirn neue, gesündere Verbindungen in den „Bindungsfasern" auf, die vom präfrontalen Cortex (PFC) zur Amygdala verlaufen und dann weiterführen, um den Körper zu regulieren. (Bindungsfasern sind die Neurone und ihre Verbindungen, die Botschaften der Beruhigung, der Resonanz und der Anerkennung vom PFC zur Amygdala leiten.)

Es gibt keinen Ersatz für Wärme, die von Mensch zu Mensch weitergegeben wird, doch haben wir alle unterschiedliche Wege, die uns zur Heilung führen. Falls das Lesen dieser Zeilen bei Ihnen Aha-Erlebnisse hervorruft oder Ihnen hilft, Mitgefühl für sich selbst zu empfinden, erzeugen Sie neue Verbindungen in Ihrem Gehirn, die ein erhöhtes Wohlbefinden unterstützen.

Tun und Sein in Bindungen

Im besten Fall leben Menschen ein integriertes Leben und sind sowohl in der Lage, zu handeln (Tun) als auch mit anderen Menschen in Beziehung zu stehen (Sein). Im schlimmsten Fall wechseln sie von schwierigen frühen Bindungserfahrungen in die Rigidität (Tun ohne Sein – vermeidende Bindung) oder ins Chaos. Dann ist ihre Welt voller Gefühle, sie können aber bei Stress nicht ruhig handeln (Sein ohne Tun – ambivalente Bindung). Am deutlichsten zeigen sich diese Muster im späteren Leben, bei der Kindererziehung und in Liebesbeziehungen. Werden Menschen von Tuenden erzogen, die nicht sind (Tun ohne Sein), werden ihre Bedürfnisse nach Beruhigung und emotionaler Sicherheit nicht vollständig erfüllt. Werden sie von Eltern erzogen, die sind, aber nicht tun (Sein ohne Tun), bleiben sie als Reaktion auf Beziehungsstress in einem angespannten Alarmzustand.

In der Literatur wird Bindung häufig mit der Dominanz der linken versus der rechten Gehirnhemisphäre in Verbindung gebracht (siehe Kapitel 4). Dies ergibt Sinn, wenn wir die linke Hemisphäre (die Tuende) als grundsätzlich nicht beziehungsorientiert bezeichnen (vermeidende Bindung) und die unstrukturierte rechte Hemisphäre als anfällig für Dysregulation. Wir können zudem die strukturierte rechte

Hemisphäre als grundsätzlich beziehungsorientiert beschreiben (die Seiende), da sie die linke Hemisphäre integriert und dadurch die sichere Bindung unterstützt. Bei der Forschung, die sich um diesen Zusammenhang zwischen Bindungsstil und Art der Gehirnnutzung kümmert, ist die Quellenlage nicht so gut wie beim Thema Herzfrequenzvariabilität. Deshalb habe ich mich auf die Herzfrequenzvariabilität als grundlegende Bestimmungsgröße des Bindungsstils konzentriert. Ich hatte jedoch große Freude an Iain McGilchrists Buch *The Master and His Emissary*. Hier geht es darum, wie unsere Welt durch die Tatsache beeinflusst wird, dass wir zwei Gehirnhälften haben. Ich kann es Ihnen sehr empfehlen; genauere Angaben finden Sie in der Literturliste am Ende dieses Buches (nur auf Englisch erhältlich).

Haben Sie beim Durchlesen des Abschnitts über Bindungsstile gemerkt, dass die Schuld eines Individuums verschwindet und Platz für Vergebung, Raum zum Atmen und Wahlmöglichkeiten geschaffen wird, wenn die (manchmal verheerenden) Auswirkungen generationsübergreifender Muster anerkannt werden? Wie ist es, etwas über diese Bindungsstile zu lernen? Was nehmen Sie in Ihrem Körper wahr? Wenn ich diese Informationen in einem Workshop weitergebe, herrscht manchmal Schweigen im Raum und wir müssen eine Pause einlegen, weil viele Synapsen feuern – sowohl trauernd als auch feiernd –, wenn Menschen diese Bindungsmuster über Generationen hinweg zurückverfolgen.

Den eigenen Bindungsstil identifizieren

Die Art, wie wir Geschichten über uns selbst und die Welt erzählen, macht deutlich, wie wir unser Gehirn in Beziehungen nutzen.[281] Haben wir die Absicht, etwas zu vermitteln, oder wollen wir Resonanz erzeugen und Verbindung herstellen?

Wenn Sie gleich die vier unten aufgeführten Beschreibungen durchlesen, achten Sie darauf, wie Ihr Körper reagiert. In den Klammern stehen auch die Bezeichnungen, die Wissenschaftler für die Bindungsmuster Erwachsener verwenden **(erwachsene Bindungsstile)**. Die Kategorien für erwachsene Bindungsstile unterscheiden sich ein wenig von den Kategorien für die kindlichen: Die vermeidende Bindung ist in „furchtsam-vermeidend“ und „abweisend-vermeidend“ unterteilt und die Kategorie desorganisierte Bindung gibt es im Erwachsenenbereich gar nicht.

A. Es fällt mir leicht, anderen emotional nahezukommen. Ich fühle mich wohl bei dem Gedanken, andere Menschen zu brauchen und von anderen gebraucht zu werden. Ich fürchte mich nicht, allein zu sein oder von anderen nicht akzeptiert zu werden. (Erwachsene: sichere oder erworbene sichere Bindung; Kinder: sichere Bindung)

B. Ich fühle mich unwohl dabei, anderen nahe zu kommen. Ich wünsche mir emotional nahe Beziehungen, aber es fällt mir schwer, anderen vollständig zu vertrauen oder von ihnen abhängig zu sein. Ich fürchte, dass ich verletzt werde, wenn ich zu große Nähe zu anderen zulasse. (Erwachsene: **furchtsam-vermeidende Bindung;** Kinder: vermeidende Bindung)
C. Ich fühle mich ohne enge emotionale Verbindungen wohl. Es ist mir sehr wichtig, mich unabhängig und selbstständig zu fühlen, und ich ziehe es vor, andere nicht zu brauchen oder von anderen nicht gebraucht zu werden. (Erwachsene: **abweisend-vermeidende Bindung;** Kinder: vermeidende Bindung)
D. Ich wünsche mir, anderen vollkommen nah zu sein, stelle aber häufig fest, dass andere diese große Nähe nur ungern zulassen möchten. Ich fühle mich unwohl damit, keine engen Beziehungen zu haben, mache mir aber manchmal Sorgen, dass andere mich nicht so wertschätzen wie ich sie. (Erwachsene: **ängstlich-besorgte Bindung;** Kinder: ambivalente, ängstliche oder aufdringliche Bindung)

Der desorganisierte Bindungsstil lässt sich nicht so einfach mithilfe weniger Fragen umreißen. Menschen zeigen immer dann ein desorganisiertes Verhalten, wenn sie verängstigt sind oder anderen Angst machen; einander Schaden zufügen und den Schaden, den sie anrichten, nicht anerkennen; wenn sie in Süchten gefangen, psychisch krank oder dissoziiert sind.

Resonanzfähigkeit 10.1: Die Heilung alter Bindungswunden unterstützen

Ansätze zur Heilung vermeidender Bindungsmuster

Falls Sie bei sich einen vermeidenden Bindungsstil vermuten, kaum oder gar keine Verbindung zu Ihrem Körper haben und der Gedanke an Nähe Sie eher verwirrt als in Panik versetzt, könnten Sie mithilfe der folgenden Übungen Ihr physisches und emotionales Wesen kennenlernen, um Ihrem Leben mehr Sinn zu verleihen und die Verbindung mit anderen zu verbessern:

- Bitten Sie sich selbst darum, Ihr Körpererleben von nun an in Worte zu fassen. Machen Sie den folgenden Body-Scan zu einer täglichen Praxis: Legen Sie eine Hand auf Ihren Bauch und schauen Sie, ob Sie irgendeine Information erhalten. Wenn Sie sich sicher fühlen, werden Sie in dieser Region eine entspannte, offene und sanft pulsierende Empfindung verspüren. Alle Bereiche, die sich verengt, kalt, angespannt, verschlossen, starr oder bewegungslos anfühlen, haben Informationen für Sie. Legen Sie jetzt eine Hand auf Ihre Brust. Können Sie Ihre Herzfrequenz spüren? Wenn Sie sich sicher fühlen, befinden sich Herzfrequenz und Leben in einer Art feinfühligem Tanz. Falls Ihr Herz rast oder sich langsam und tot oder eingesperrt anfühlt, hat es Informationen für Sie. Berühren Sie nun Ihren Hals. Jetzt Ihr Gesicht. Können Sie irgendeine Enge, Anspannung oder einen Schmerz wahrnehmen oder haben Sie das Gefühl, dass etwas Sie einschnürt? Empfinden Sie irgendein Kribbeln oder Unbehagen? Fühlt es sich so an, als würde etwas zusammenbrechen, stocken oder feststecken?

- Versuchen Sie, in jedem nicht geschäftlichen Gespräch, das Sie führen, mindestens einmal auf Ihre körperliche Erfahrung hinzuweisen. Sagen Sie zum Beispiel:
  - „Lustig, wo ich dich über ______________ reden höre, kann ich spüren, wie ich einen Schritt zurücktreten möchte."
  - „Als ich ______________ sah, begann mein Herz zu rasen."
- Wenn Sie in einem Gespräch mit sehr engen Freunde einmal längere Zeit keinen Bezug zu Ihrem Körper herstellen, bitten Sie Ihre Freunde, Sie zu Ihren Körperempfindungen zurückzubringen, indem Sie etwa Folgendes sagen:
  - Sag mal, wenn du darüber redest, wie viel Geld dein Bruder dir schuldet, was merkst du dann in deinem Körper?"
- Stellen Sie sich einen Timer, der Sie im Lauf des Tages an regelmäßige Body-Scans erinnert. Konzentrieren Sie sich dabei auf Magen und Darm, Herz und Lungen, Hals und Gesicht.
- Arbeiten Sie mit jemandem, der professionelle Einzelsitzungen oder -therapie in resonanter Empathie anbietet. Sprechen Sie über Ihre Gedanken und lassen Sie sich dabei helfen, Ihre Gedanken auf Gefühle, Bedürfnisse und körperliche Erfahrung zurückzuführen.

Ansätze zur Heilung ambivalenter Bindungsmuster

Im alltäglichen Sprachgebrauch werden diese Muster auch als Verstrickung zwischen Elternteil und Kind oder als Co-Abhängigkeit zwischen Erwachsenen bezeichnet. Möglicherweise kennen Sie diese Bezeichnungen.

- Denken Sie an die Menschen, die Ihnen am nächsten stehen. Stellen Sie sich vor, Sie zeichnen ein Diagramm, in dem Sie diese Menschen und sich selbst als Kreise darstellen. Wie nah sind die Kreise einander? Überlappt sich Ihr Kreis mit dem Kreis eines anderen? Und wenn ja: geringfügig? Vollständig? Befindet Ihr Kreis sich gänzlich in den Kreisen anderer Menschen? Ist er komplett von ihnen getrennt?
- Versuchen Sie zu sagen: „Ich bin (Ihr Name). Ich bin nicht (Name eines Ihnen nahestehenden Menschen)." Fühlt sich das wahr an? Und falls nicht: Was geschieht in Ihrem Körper? Bringen Sie Ihren resonanten Selbstbeobachter ins Spiel, um auf der Grundlage Ihrer Körperempfindungen Vermutungen zu Gefühlen und Bedürfnissen anzustellen. Wiederholen Sie den Satz mit Ihren Namen, bis er sich wahr anfühlt.

- Denken Sie an die Gewohnheit, den Zwang, das Verhaltensmuster oder die Sucht, die Sie an einer anderen Person am meisten stören. Was geschieht in Ihrem Körper, wenn Sie an diesen Trigger denken? Schauen Sie, ob Sie erkennen können, was mit Ihren Gesichtsmuskeln passiert. Empfinden Sie Verachtung und Ungeduld? Sehnen Sie sich nach Präsenz und Eigenverantwortlichkeit? Haben Sie Zweifel daran, dass diese Person überleben wird? Wünschen Sie sich das Wohlbefinden dieser Person? Benötigen Sie Glaube und Vertrauen, dass der Prozess, den diese Person wählt, der richtige ist, auch wenn er von Ihrem abweicht? Graut Ihnen davor, dass Ihre Familie zerbricht? Sehnen Sie sich nach Partnerschaft und geteilter Verantwortung? Empfinden Sie Kummer und Einsamkeit? Hätten Sie so gern Verbindung und Nähe? Wie ist es, den Fokus auf Selbstunterstützung und Selbstanerkennung zu verlagern, anstatt sich darauf zu konzentrieren, mit jemand anders zurechtzukommen? Ist es merkwürdig, dass Sie tatsächlich existieren und wichtig sind?

Mit den Nachwirkungen desorganisierter Bindung arbeiten

Sollte die Vorstellung, einen Körper zu haben oder mit jemand anders in einer Beziehung zu sein, Sie jedes Mal mit Schrecken, Ekel, Scham oder Entsetzen erfüllen, können Sie Folgendes unternehmen (mehr zur Heilung von Selbsthass finden Sie in Kapitel 11):

- Nähern Sie sich Ihrem Körper langsam. Berücksichtigen Sie die Möglichkeit einer emotionalen Überwältigung und gehen Sie sanft mit sich um.
- Schauen Sie, wie viele Schichten – des Selbstekels, des Ekels vor Ihnen selbst, weil Sie Selbstekel empfinden, des Ekels vor Ihnen selbst, weil Sie Ekel empfinden, und so weiter – Sie ablegen müssen, bevor Sie Ihr gesamtes Wesen mit Wärme umgeben können.
- Das Wichtigste ist, dass Sie jeder möglichen Panik und Furcht vor Überwältigung mit Empathie begegnen (Vermutungen zu Gefühlen und Bedürfnissen anstellen). Bringen Sie sich so oft wie möglich Resonanz entgegen und nehmen Sie wahr, dass Sie physische und emotionale Veränderungen unter Umständen stärker spüren können, wenn Sie Körperempfindungen mit einbeziehen.
- Arbeiten Sie, falls es für Sie hilfreich ist, mit Kapitel 9, in dem es um Dissoziation geht. Sie verstehen dann vielleicht besser, was es heißt, vom Selbst getrennt zu sein. Zollen Sie sich warme Selbstanerkennung dafür, dass und wie Sie emotional überwältigende Erfahrungen überlebt haben.
- Sie tun Ihr Bestes, um zu überleben. Sie leben, weil es Ihnen gelungen ist, mithilfe von Selbstmanagementstrategien den dysregulierten emotionalen Höllenschlund zu überbrücken. Machen Sie weiter mit Ihren Übungen und den geführten Meditationen und lassen Sie auf diese Weise Selbstregulation zu einer lebendigen Realität werden.

Heilung in Richtung erworbener sicherer Bindung

Um leichte, fließende Beziehungen zu haben, müssen Menschen sich selbst und ihren Körper kennen. Und doch kann allein ein Versuch, hier überhaupt einen Anfang zu machen, verwirrend sein. Wo kann man ansetzen? Selbstgefühl bauen wir immer dann auf, wenn wir die Erfahrung machen, dass …

- wir gesehen werden
- wir als die erkannt werden, die wir sind
- wir gehört werden
- wir exakt widergespiegelt werden
- jemand sich auf uns einstimmt
- jemand neugierig auf unsere Erfahrung ist
- unsere Absichten gesehen werden

Orte und Menschen zu finden, die warmes Verständnis bieten, ohne Ratschläge zu erteilen oder Probleme lösen zu wollen, kann schwierig sein. Für die Heilung ist dies jedoch sehr wichtig. Und genau hier zeigen gute Übungsgruppen zu Gewaltfreier Kommunikation, Zwölf-Schritte-Selbsthilfegruppen[*], Gruppentherapien, warmherzige Kirchengemeinden und Unterstützungsgruppen ihre in diesem Kontext ungeahnten Vorzüge. Sie bieten nämlich die notwendigen Bedingungen für diese Art von Verständnis.

Wenn Sie im Begriff sind, diese Heilungsarbeit auszuführen, erinnern Sie sich an die Zeiten, in denen Sie zutiefst geliebt wurden, oder an die schönen Augenblicke, als Sie ein Gefühl der Zugehörigkeit hatten. Dieses sind Momente sicherer Bindung in Ihrem Leben.

Wie können wir unsere Kinder darin unterstützen, sicher gebunden zu sein?

Eingefahrene Muster schwieriger Bindung zu verändern, sowohl bei uns selbst als auch bei unseren Kindern, ist schwer. Wieder sind Wärme und Akzeptanz die transformierenden Kräfte. Der effektivste Weg zur Veränderung ist paradoxerweise der, überhaupt keine Veränderung zu wollen. Wann immer also unsere Neurobiologie auf alte Überlebensstrategien zurückgreift, begeben wir uns in einen Zustand vollkommener Entspannung und Selbstliebe.

[*] Selbsthilfegruppen, die auf dem Zwölf-Schritte-Programm der Anonymen Alkoholiker basieren.

Wenn wir mit unseren Kindern reden, ist es von Bedeutung, wie wir das tun. Es ist unerlässlich, dass wir neugierig auf unsere Kinder sind – neugierig auf ihre

- Gedanken
- Erinnerungen
- Erfahrungen
- Körperempfindungen
- Emotionen
- Sehnsüchte
- Leidenschaften
- Träume

Wenn wir mit unseren Kindern über diese Dinge sprechen, wecken und nähren wir ihr Selbstgefühl. Wir helfen ihnen, Erinnerungsspuren ihres eigenen Lebens zu bilden, und tragen so dazu bei, dass sie Selbstgefühl entwickeln und ein Verständnis des eigenen Lebenslaufs. Früher nahm man an, dass Menschen mit nur wenigen Erinnerungen an ihre Kindheit missbraucht worden waren und das Geschehene verdrängten. Heute aber wissen wir, dass es daran liegen könnte, dass sich niemand je für sie interessiert hat. Wir können sehr verantwortungsvolle Eltern sein, die ihren Kindern mit Freuden das Rechnen und das Autofahren beibringen, aber unter Umständen wissen wir nicht, wie wir Kindern mit Neugier begegnen und uns persönlich auf sie einlassen sollen.

Je mehr wir in unserem Leben auf Freundlichkeit und Verständnis gestoßen sind, umso resilienter sind wir. Und je mehr Geschichten unsere Familie über sich selbst erzählt, umso besser kennen wir uns, umso mehr fühlen wir uns mit der Welt verbunden und umso resilienter sind wir. So kamen zum Beispiel Marshall Duke, Amber Lazarus und Robyn Fivush bei einer Studie über Kinder, deren Familien den Anschlag auf das World Trade Center in New York überlebt hatten, zu folgendem Ergebnis: Den Kindern, in deren Familien Geschichten über ihre Erfahrungen und ihre Familiengeschichte erzählt wurden, erging es besser als jenen, in deren Familien keine Geschichten erzählt wurden.[282]

Geführte Meditation 10.1: Bindung in der Gemeinschaft

Beginnen Sie mit dem Gefühl für Ihren Körper. Wie fühlt sich der Raum an, den Ihr Körper ausfüllt? Gibt es einen emotionalen Ton, mit dem Sie leben? Sind Sie ruhig und glücklich darüber, Sie selbst zu sein, wenn Sie sich einfach atmen und existieren lassen? Falls nicht: Sind Sie wie betäubt oder sind Sie erstarrt und brauchen Sie Anerkennung für den Schock oder die Erschöpfung? Oder gibt es ein beherrschendes Gefühl der Furcht, Einsamkeit oder Angst? Sehnen Sie sich nach einer gewissen Sicherheit? Nach dem Wohlbefinden jener, die Sie lieben? Oder sind Sie fortwährend irritiert und haben ein Bedürfnis nach Effektivität? Oder sind Sie traurig und wünschen sich Unterstützung, um trauern zu können? Nehmen Sie einfach wahr, was Sie entdecken, und begegnen Sie dem Vorgefundenen mit Sanftheit.

Lassen Sie Ihre Aufmerksamkeit jetzt zu Ihrem Atem wandern. Schauen Sie, ob Sie beim Atmen spüren können, wie Ihr Atem ein- und ausströmt und dabei Ihre Rippen bewegt. Bringen Sie Ihrer Aufmerksamkeit Wärme und Akzeptanz entgegen, während Sie sie darum bitten, an dieser Stelle lebendiger Empfindung in Ihren Rippen zu verweilen. Wird Ihre Aufmerksamkeit zu anderen Teilen Ihres Körpers oder zu anderen Gedanken hingelenkt, fordern Sie sie sanft und wohlwollend dazu auf, zu Ihrem Atem zurückzukehren.

Schließen Sie nun die Augen und stellen Sie sich vor, Ihre Gemeinschaft und Ihre Angehörigen verteilten sich um Sie herum und alle wären wie durch ein Netz miteinander verbunden. Wie nah sind die Menschen, die Ihnen am wichtigsten sind? Empfinden Sie den Abstand zu diesen Personen als angenehm? Wenden Sie Ihre Aufmerksamkeit der Person zu, die in Ihrer Vorstellung am dichtesten bei Ihnen steht. Falls diese Person sehr nah oder mit Ihnen verschmolzen ist, lassen Sie sie einen Schritt zurücktreten. Falls sie recht weit von Ihnen entfernt ist, lassen Sie sie einen Schritt näher auf Sie zugehen. Was geschieht bei dieser Veränderung der Entfernung – egal in welche Richtung – in Ihrem Körper? Wenn diese Empfindung eine Emotion wäre, welche Emotion wäre sie dann? Und welches tiefe Verlangen, welche Form von Integrität oder Liebe oder Sehnsucht nach Freiheit und Selbstständigkeit liegt dieser Emotion zugrunde?

Während Ihr Körper sich entspannt, achten Sie darauf, welche Bedeutung Sie der Bewegung zuschreiben. Und erzeugt es ein Gefühl der Überwältigung, wenn Sie vor Ihrem geistigen Auge sehen, wie sich jemand Ihnen nähert? Fühlen Sie sich verlassen, wenn jemand fortrückt? Um einen Anker der Empathie und Unterstützung zu haben, lassen Sie nun Ihren resonierenden Selbstbeobachter so nahe kommen bzw. fernbleiben, wie es für Sie selbst angenehm ist. Bitten Sie jetzt die Menschen um Sie herum um eine weitere Bewegung zu Ihnen hin oder von Ihnen weg und schauen Sie, was diesmal in Ihrem Körper geschieht. Welche Emotionen kommen bei Ihnen auf? Und welches sind Ihre tiefen Sehnsüchte? Ist da vielleicht Erschöpfung? Oder sind da Bedürfnisse nach Hoffnung, Sinn oder Vertrauen? Wäre es gut zu wissen, dass Sie so, wie Sie sind, genau richtig sind? Und dass Sie in Ihrem eigenen Tempo gehen und heilen dürfen? Würden Sie sich gern darauf verlassen können, dass jeder andere in Ihrer Gemeinschaft und Ihrer Familie auf seiner eigenen Heilungsreise ist, und würden Sie gern das Gefühl kennen, vom Universum mit Wärme gehalten zu werden, egal, was Sie tun oder nicht tun? Beobachten Sie weiter Ihre Körperempfindungen, Emotionen und Bedürfnisse, und lassen Sie sich von Ihrem Körper leiten.

Wenn Sie bereit sind, kommen Sie mit Ihrer Aufmerksamkeit zurück zu Ihrem Atem und zu dem Raum, den Ihr Körper einnimmt. Untersuchen Sie noch einmal den emotionalen Ton Ihres Körpers, seines Raumes und Ihrer Welt. Und atmen Sie bitte für einen letzten Augenblick die Überlegung ein, dass Sie vielleicht geliebt werden, so, wie Sie sind. Und dass Sie auf dieselbe Weise heilen dürfen, wie eine Blüte sich öffnet oder ein gesundes Baby heranwächst: organisch und perfekt.

Warum sollte ich diese Meditation praktizieren?

Irgendwo hat in diesem Spektrum der Bindungsstile jeder Erwachsene seinen Platz. Die Auswertung von 10.000 Befragungen zum Thema Bindung ergab, dass weltweit 24 Prozent der Erwachsenen abweisend (vermeidend) gebunden sind, 50 Prozent sicher, 9 Prozent eine ängstliche Bindung aufweisen und 16 Prozent auf ungeklärte Art gebunden sind, möglicherweise desorganisiert.[283] Bei 78 Prozent aller Menschen bleibt der Bindungsstil lebenslang derselbe. 20 bis 30 Prozent erleben Veränderungen ihres Bindungsstils, und das manchmal relativ schnell, nämlich binnen Wochen oder Monaten.[284] In Reaktion auf ein Trauma können sich Bindungsmuster verschlechtern, in Reaktion auf Heilung können sie sich verbessern.

Diese Zahlen beweisen einmal mehr, dass Heilung möglich ist und dass Gehirne sich verändern können. Je stärker Menschen für sich selbst Wärme empfinden können – genau so, wie sie sind, mit ihrem Bindungsstil, egal, welcher das sein mag –, umso mehr nähern sie sich einer erworbenen sicheren Bindung. Sicher gebundene Menschen haben normalerweise auch dauerhaftere Beziehungen. Dies liegt wahrscheinlich daran, dass sie sich besser festlegen können und tendenziell eher zufrieden sind.

Langlebige Beziehungen können auch unsicher sein. Für ängstliche Menschen können Beziehungen mit vermeidenden Menschen stabilisierend sein, doch sind diese Beziehungen nicht so glücklich oder befriedigend wie jene, in denen die Menschen sicherer sind oder gemeinsam in eine erworbene sichere Verbindung hineinwachsen. Beziehungen zwischen zwei ängstlichen Personen halten gewöhnlich nicht lange, denn sie haben meistens etwas Unberechenbares und Instabiles. Die Beziehung von zwei vermeidenden Menschen kann sich wegen der fehlenden Verbindung entweder sehr schnell auflösen oder als Partnerschaft auf Distanz, in der beide nebeneinander leben, ewig halten.

Viele Lebensmuster und -entscheidungen werden durch die Bindungsstile beeinflusst. Das zeigt sich schön am Beispiel Eifersucht: Vermeidend gebundene Menschen sind eher eifersüchtig, wenn sie glauben, ihr Partner habe eine *sexuelle* Verbindung mit jemand anderem. Menschen, die sicher gebunden sind oder ihre Sicherheit erworben haben, sind eher eifersüchtig, wenn sie glauben, ihr Partner habe eine *starke emotionale* Verbindung mit jemand anderem.[285]

In Kapitel 11 wollen wir tiefer gehend untersuchen, wie die Auswirkungen desorganisierter Bindung ihren Ausdruck im Selbsthass finden können. Zudem werden einige Wege aufgezeigt, mit den Nachwirkungen von Kindheitstraumata zu arbeiten.

11. Selbsthass und desorganisierte Bindung heilen

„Ich hasse mich." oder „Ich sollte gar nicht leben."
(Tatsächlich: „Selbstliebe ist in Reichweite.")

Selbsthass und das erbarmungslose Ruhezustandsnetzwerk

Selbsthass ist etwas Rätselhaftes, denn von außen betrachtet ergibt er keinen Sinn. Warum sollte ein einwandfreies Gehirn sich selbst angreifen? Welchem denkbaren Zweck könnte Selbsthass dienen? Wozu ist ein erbarmungsloses Ruhezustandsnetzwerk gut? Wir haben gelernt: Der Grund für Lieblosigkeit dem Selbst gegenüber kann ein Trauma sein. Aber steckt hinter Selbsthass vielleicht noch mehr? Viele Menschen sind zeitweise grausam zu sich selbst, verurteilen sich oder empfinden keine Wärme für sich, doch den weiteren Schritt zu Selbsthass oder Selbstekel vollziehen sie nicht. Und manche Menschen leben mit einer permanten Abscheu sich selbst gegenüber, die das Leben zu einer einzigen Qual macht.

Bei Selbsthass fällt es schwer, eine solide Grundlage für Selbstmitgefühl, Selbstfürsorge oder die Entwicklung eines resonierenden Selbstbeobachters zu finden. Die vom Selbstgefühl ausgehenden Gehirnverknüpfungen können sich nicht mit der Fähigkeit zur Wärme verbinden, da sie von einem alten Muster gekapert werden, welches das Selbst mit unerträglichem Schmerz verknüpft.

Wird ein Kind in dieser Welt nicht willkommen geheißen – vielleicht weil seine Mutter unter einer Wochenbettdepression leidet oder seine Familie mit einem Trauma zu kämpfen hat –, werden die Emotionen des Babys nicht wahrgenommen und stoßen auf keine Resonanz. Und wenn dieses Kind erlebt, dass es in seiner Lebhaftigkeit oder Lebendigkeit nicht erwünscht ist – der einzig zulässige Level liegt bei null –, wird es der Körper dieses Säuglings schwer haben. Das Gefühl, dass man am besten gar nicht da ist, ist physisch extrem unangenehm (und kann zur Ursache von Angst oder Depression werden). Es ist sogar möglich, dass jemand, der so aufwächst, auf dem Weg in eine lebenslange Dissoziation ist.

Ein durch Selbsthass gekennzeichnetes Ruhezustandsnetzwerk sieht sich vor eine unmögliche Aufgabe gestellt: Es soll für jemanden einen Platz in einem System finden, das nicht gleichzeitig diese Person anerkennen und überleben kann. Die Wurzeln hierfür liegen in der Herkunftsfamilie. Traumatisierten und unverbundenen

Eltern – mit anderen Worten Eltern, die selbst keinen Platz haben durften – fällt es unter Umständen schwer, ihre Kinder auch nur zu sehen, geschweige denn ihnen Raum zuzugestehen. Und Kinder, die nicht gesehen werden, können kaum mit dem Gefühl aufwachsen, dass ihre Existenz eine gute Sache für die Welt ist. Kinder wollen immer einen Beitrag leisten. Wenn man einem Kind aber keine Möglichkeit gibt, mit seiner Präsenz zu Freude, Wärme oder Liebe beizutragen, glaubt das Kind, dass es nicht auf der Welt sein sollte. Es kann nur versuchen, klein genug zu werden, um in den Negativraum zu passen. Die Existenz an sich wird zu einer Zwickmühle.

Selbsthass und desorganisierte Bindung

Die Gewohnheit, sich mithilfe von Selbsthass einzupassen, ist ein verlässliches Zeichen dafür, dass ein Kind mit einer desorganisierten Bindung aufgewachsen ist. Bei diesem Bindungsstil ist die Reaktion des Nervensystems auf emotionale Nähe unberechenbar – so sehr sogar, dass das Kind bei jeder Form von Nähe angespannt ist und sich nur bei mehr Distanz zu entspannen vermag. In der Folge fühlen sich Menschen in ihrer eigenen Haut furchtbar unwohl oder agieren sich in engen Beziehungen auf gefährliche Art aus, was zu emotionaler, körperlicher und sexueller Gewalt führt.

Die Erfahrung, mit so einem fragmentierten Gehirn zu leben, kann ekelerregend sein. Sie kann mit dem Gefühl einhergehen, jede Zelle sei von einer eiternden, ansteckenden Krankheit befallen. Und sie kann von ständigen Bildern schmerzhafter Erinnerungen begleitet sein, denen zufolge man anderen Menschen durch seine reine Existenz allem Anschein nach Schaden zufügte. Die Bilder können in einer Endlosschleife durchlaufen und immer wieder dieselben Vorfälle zeigen. Häufig tauchen Menschen darin auf, die seit Langem fort oder verstorben sind, sodass es nicht mehr möglich ist, etwas wieder in Ordnung zu bringen oder Bestärkung zu erhalten.

All das ist gut nachvollziehbar, wenn ein eindeutiger traumatischer Weg direkt in die Selbstabscheu führt. Verwirrend ist es aber, wenn keine Erinnerungen an einen Missbrauch und damit auch keine Erklärung für den Selbsthass vorliegen. Um vollständig zu begreifen, wodurch Selbsthass aufkommen kann, müssen wir auch Ekel und Verachtung verstehen.

Wie Ekel und Verachtung zu Selbsthass beitragen

Ekel ist eine natürliche Emotion, die einem wichtigen Zweck dient. Sie trägt zum Schutz der Menschen in einer Welt bei, in der wir durch den Verzehr verdorbener Nahrung krank werden können. Um ein Gefühl dafür zu bekommen, was Ekel ist, braucht man sich nur madenverseuchtes Fleisch vorzustellen (igitt!). Wenn Menschen Ekel empfinden, steigt ihre Körpertemperatur an[286] – die natürliche Reaktion des Körpers zur Abwehr von Infektionen.

Wenn man über Selbsthass sprechen will, muss man Ekel verstehen, denn beide gehen Hand in Hand. Häufig schrecken Menschen vor ihrem eigenen physischen Körper zurück, wenn sie depressiv sind.[287] Und die Kinder depressiver Mütter erwägen mit höherer Wahrscheinlichkeit Suizid,[288] ein Zeichen dafür, dass Selbsthass mit im Spiel ist. Menschen wissen, dass sie Selbstekel empfinden, wenn sie sich selbst sagen hören, sie seien schwabbelig, spindeldürr, fett, hässlich oder nicht begehrenswert (oder auch widerlich oder ekelhaft).

Wie ist es möglich, dass Ekel mit dem eigenen Körper oder sogar mir dem Selbstgefühl verdrahtet sein kann? Häufig hat dies damit zu tun, wie Menschen in ihrer Babyzeit betrachtet wurden. Babys können Spaß machen, und sie zu füttern kann viel Freude bereiten. Auch wenn sie die Ursache für Dreck und Unordnung sind, kann das lustig und entzückend sein, und ihr „Aa" wird vielleicht als Zeichen von Gesundheit und Lebendigkeit begrüßt. Doch eine depressive, überwältigte oder gestresste Mutter, die vielleicht misshandelt wird oder an einer zwanghaften Störung leidet (z. B. Essstörung, Zwangserkrankung oder Sucht), wird ihr Baby eher nicht als Quell der Freude erleben. Wahrscheinlicher ist, dass sie den Körper des Babys als Belästigung, als ekelhaft oder als erdrückend sehen wird.

Babys brauchen sanfte Augen, die sie betrachten. In den ersten zwei Lebensjahren wächst und entwickelt sich der Teil des Gehirns, der für die präverbale Beziehung zuständig ist. Wenn das sich neu bildende Beziehungsgehirn des Babys Freude bereitet und die Erfahrung macht, mit anderen Gehirnen in Beziehung zu sein, die ebenfalls Freude bereiten, verinnerlicht es ein Erlebnis resonanter, feinfühliger Reaktionsbereitschaft, Beruhigung und Fürsorge. Dies ist die Voraussetzung für seine zukünftige sichere Bindung, eine einfache Quelle des Bondings und des Oxytocins (dem Bindungshormon), der Selbstregulation von Stress und der Fähigkeit, im Kern menschlich zu sein und ein Gefühl der Zugehörigkeit zur menschlichen Gemeinschaft zu empfinden. Bei seiner Geburt kann es von einem Strom der Liebe empfangen werden, der von Generation zu Generation weitergeflossen ist. Wenn die Mutter mit Liebe umgeben wurde und sie diese Liebe weiterzugeben vermag, hat jeder mehr, als er zu seinem Wohlbefinden braucht.

Menschen können nicht gedeihen, solange sie nicht mit Freude betrachtet werden. Wenn eine Mutter und ein Vater depressiv sind, an einer Zwangsstörung leiden,[289] äußerst vermeidend sind oder von hohen Graden an Stress, Sucht, häuslicher Gewalt oder anderen Traumata abgelenkt werden, können ihre Augen beim Betrachten ihres Babys nicht sanft sein. Und der Körper des Babys mit seinen ständigen Bedürfnissen, zu essen, geliebt zu werden, zu schmusen, Kot und Urin zu produzieren, kann für Mama oder Papa eine Quelle des Ekels darstellen. Dies ist eine Art von Trauma für das Baby. Es ist nicht die Schuld der Eltern. Sie sind keine bösen Menschen. Sie können ihre Kinder sogar eindeutig lieben. Und gleichzeitig kann das Kind Verwirrung und Einsamkeit empfinden, weil es mit einer seltsamen Kombination lebt: Es wird umsorgt und gut behandelt und versucht dennoch, den verinnerlichten Selbstekel zu überleben, der durch den abschätzenden, bewertenden und / oder angeekelten Blick entsteht.

Das Baby hat nur eine Möglichkeit, hieraus schlau zu werden: Es glaubt, dass es ekelhaft ist. Babys verstehen keine stressgeplagten, traumatisierten oder unter einer Zwangsstörung leidenden Eltern. Kleine Kinder neigen dazu, sich selbst zu beschuldigen. Und Neurone, die zusammen feuern, verbinden sich miteinander. Sind das Selbstgefühl und der Körper immer mit Ekel verknüpft, können Menschen die Überzeugung, ekelhaft zu sein, fast ohne ihr Wissen weiterführen. Da es sich bei Ekel um eine so körperliche Emotion handelt, wird eine Person häufig glauben, seine Botschaft sei wahr. Die heilende Arbeit besteht zum Teil darin, die Auswirkungen des Ekels zu verstehen und das Selbstgefühl von den frühen Erfahrungen, keine Quelle der Freude gewesen zu sein, zu entflechten.

Natürlich wird alles noch komplizierter, wenn keine Liebe vorhanden ist. Von einer lieblosen Existenz spricht man unter anderem dann, wenn Vernachlässigung und elterliche Dissoziation in einem Kind die Unsicherheit erzeugen, ob es existiert; wenn Missbrauch zur Folge hat, dass der Besitz eines Körpers gefährlich und heikel wird; wenn Quälerei und Scham bewirken, dass der Besitz eines Körpers schmerzhaft wird; wenn Menschen durch die Konfrontation mit Schrecken oder Wut in jeder Form und das Vorhandensein von Verachtung und Spott in der Familie fragmentiert werden.

Verachtung unterscheidet sich ein wenig von Ekel. Ekel ist stark mit Fäulnis, mit möglicher Infektion und der Zersetzung organischer Substanz verbunden. Verachtung sorgt dafür, dass Betroffene nicht einmal mehr als Mensch existieren – es handelt sich hierbei um ein Ignorieren oder Abtun des anderen. Verachtung zu erfahren ist so schwer, dass es das Immunsystem beeinträchtigt. Der renommierte Psychologe und Paarforscher John Gottman kann mit 94-prozentiger Genauigkeit vorhersagen, ob eine Ehe halten wird, nachdem er sich eine Videoaufzeichnung eines Gesprächs des jeweiligen Paares angesehen hat. Er stützt seine Vermutung darauf, ob es in dem Austausch zu Verachtung, Kritik, Rechtfertigung und Rückzug kommt.[290] Feindseligkeit belastet das Immunsystem, da sie die Anfälligkeit für Viren und Infektionen mit sich bringt.[291] Dies bedeutet, dass es für Kinder und Partner sehr schwierig ist, Verachtung zu erfahren und trotzdem emotional und körperlich gesund zu sein.

Das Abtun von Menschen als Wesen, die die Luft nicht wert sind, die sie atmen, ist die Wurzel des schlimmsten Übels, das wir einander antun können. Wir sehen dies in weitverbreiteten Phänomenen wie Mobbing, Rassismus und Altersdiskriminierung, aber auch in brutalen, aus Hass begangenen Verbrechen und so undenkbar grausamen Ereignissen wie dem Holocaust und den Völkermorden in Afrika, Südostasien und anderswo auf der Welt. Diese Fähigkeit, andere Menschen abzuqualifizieren, ist ein Kennzeichen für eine Abspaltung vom Körper – ein Extrem der vermeidenden Bindung, das Mord und Zerstörung auf globaler Ebene zulässt. Ob persönlich oder global, die Abspaltung vom Körper sorgt dafür, dass wir nur bedingt menschlich sind. Es ist erschreckend, dass alle Menschen fähig zu sein scheinen, sich im großen oder kleinen Maßstab von anderen abzuspalten.

Ein weiterer Aspekt von Ekel und Verachtung ist eine Art von Ansteckung. Um dies zu begreifen, müssen wir verstehen, dass Menschen an der emotionalen Welt anderer teilnehmen. Hierfür nutzen sie die Neurone des Gehirns, die Vorhersagen treffen.

Gehirnkonzept 11.1: Spiegelneurone

Wenn Affen andere Affen beobachten und selbst wenn sie Menschen beobachten, erzeugen Neurone in ihrem Gehirn eine innere Vorhersage dessen, was als Nächstes passieren wird. Forscher bezeichnen diese Nervenzellen als **Spiegelneurone**. Hierbei handelt es sich um eine besondere Art von Neuronen, die verschiedene Areale des Gehirns durchziehen, vor allem im motorischen Cortex. Sie interpretieren und prognostizieren Absichten anhand der Bewegungen anderer. Die Spiegelneurone werden dann aktiv, wenn ein Affe eine Handlung ausführt, aber auch dann, wenn er sieht, wie jemand anders diese Handlung ausführt.[292,293] Dasselbe gilt für Menschen. Beispielsweise wird eine Person, die beobachtet, wie jemand ein Glas Wasser hochnimmt, eine Vorhersage darüber treffen, ob diese Person trinken oder das Glas an jemand anders weiterreichen wird. Da Gesichtsausdrücke aus Muskelbewegungen erzeugt werden (überall unter der Gesichtshaut liegen Muskeln, außer an der Nasenspitze und der Spitze des Kinns), lautet die Theorie, dass Menschen fortwährend durch die automatische Nachahmung der Spiegelneurone darin unterstützt werden, die um sie herum auftretenden Emotionen zu verstehen.[294]

Die Bedeutung, die Menschen dem zuschreiben, was sie in den Gesichtern ihrer Umgebung sehen, hängt von ihrem Alter und ihrem emotionalen Zustand ab. Wenn ein Kind klein ist und sieht, wie jemand es mit Ekel oder Verachtung anschaut (wobei der Blick vielleicht auf etwas ganz anderes zurückgeht, an das der Erwachsene gerade denkt), glaubt das Kind womöglich, die Person empfinde Wut, Ekel oder Verachtung ihm gegenüber, auch wenn sich die Emotionen dieses Erwachsenen in Wirklichkeit auf jemand anders oder etwas anderes richten. Unabhängig davon, ob die Welt, in der ein Kind lebt, tatsächlich feindselig oder einfach nur leer und teilnahmslos ist, wird das Kind häufig glauben, die Mutter oder der Vater sei wütend und es habe etwas falsch gemacht.

Die Emotion Wut spüren wir dann, wenn für uns selbst oder für andere, für die wir Zuneigung empfinden, eine Bedrohung besteht. Und für unsere Kinder empfinden wir definitiv Zuneigung, deshalb kann sehr viel Wut an der Erziehung beteiligt sein. Menschen, die Kinder erziehen und nicht besonders gut in der Lage sind, ihre Besorgnis durch warmherzigen Umgang mit sich selbst und ihren Kindern zu bewältigen, befinden sich in einem fortwährenden Alarmzustand. Und diese Gefühle der Verärgerung und Überwältigung betreffen entweder ihre Kinder oder sie selbst. Eltern können aus ihrer eigenen Kindheit stammende Gefühle der Machtlosigkeit, Hilflosigkeit, Überwältigung sowie Schmerz und das Gefühl, nicht wichtig zu sein, immer noch in sich tragen. Wenn sie wütend auf ihre Kinder werden, liegt das nicht unbedingt an dem, was die Kinder getan haben. Die Ursache können vielmehr ihre momentanen Sorgen und ihre eigene Vergangenheit sein.

Wegen der Spiegelneurone empfinden Kinder das, was ihre Eltern empfinden. Fühlen Eltern also zusätzlich zu der Wut, der Verachtung oder dem Ekel, die sie beim Betrachten ihrer Kinder verspüren, auch ihren eigenen Selbsthass, können Kinder diesen ebenfalls in ihr Inneres bringen und glauben, er habe mit ihnen zu tun. Auf diese Weise können Menschen die gesamte „emotionale Suppe" der Kindheit in Selbsthass, Selbstekel und Depression verwandeln. Und natürlich bleiben sie in diesem Fall ohne einen resonierenden Selbstbeobachter, der in der Lage wäre, ihren Selbstangriff und ihre Selbstprügel zu stoppen. Und so zerfleischen sie sich möglicherweise unaufhörlich bis aufs Blut, einfach nur deshalb, weil sie es gewohnt sind, so zu leben. Selbsthass ist ein Muster des Selbstmanagements, das von anderen übernommen wird, die es zur Steuerung ihrer selbst und anderer nutzen: Menschen, die in der Beziehung die größere Macht besitzen wie Eltern, Lehrer, ältere Geschwister und weitere wichtige Personen.

Um zu heilen, dürfen Menschen ihre kritische, von Selbsthass erfüllte Stimme nicht als die Wahrheit ansehen. Sie müssen sie vielmehr als Ausdruck dessen betrachten, was sie zu tun gelernt haben, um mit Schmerz zurechtzukommen und das Selbst zu bestrafen, damit es Hoffnung auf Besserung gibt. Solange Menschen ihrer kritischen, von Selbsthass erfüllten Stimme glauben, bleiben sie verwirrt. Die Stimme hört sich so an, als wisse sie, wovon sie redet, aber sie hat keine Ahnung. Menschen benötigen dringend Wärme und Resonanz, um mit sich selbst, ihren Kindern und der Welt gut zu leben. Was Selbstliebe ist, wird vielleicht am besten verständlich, wenn wir durch die Verinnerlichung der Erfahrung lernen können, von anderen geliebt zu werden. Ist der Selbsthass jedoch stark genug, werden Menschen jede neue Liebe im Keim ersticken. Dann ist es ihnen oft vollkommen unmöglich zu begreifen, dass andere sie lieben.

Wer keine gute Stellung in einer Familie oder Gruppe hat, erzeugt ein Narrativ (eine Erzählung), das das Geschehen erklärt. In diesem Narrativ können andere beschuldigt werden:
„Sie hassen mich."
„Ich lebe auf einem Roboterplaneten."
„Diese Leute sind krank."

Oder in der Erzählung kann das Selbst beschuldigt werden:
„Ich habe unrecht."
„Mit mir stimmt etwas nicht."
„Ich bin ekelhaft."
„Ich sollte tot sein."
„Ohne mich würde es der Welt besser gehen."

Wie hört sich Ihr Narrativ an?

Wenn Sie die folgende Liste durchlesen, sollten Sie daran denken, dass es sich bei den aufgeführten Überzeugungen nur um die Formulierungen handelt, in die das Gehirn Emotionen und Sehnsüchte verpackt hat. Diese Aussagen sind die Geschichten, die das Gehirn verwendet, um das Leben von Menschen zu erklären. Jede von ihnen ist eine komprimierte Version der Bedeutung, die wir etwas Schmerzhaftem oder Traumatischem gegeben haben. Diese Sätze entsprechen nicht der Wahrheit.

Falls sich beim Lesen der folgenden Liste bei Ihnen irgendwelche Körperempfindungen einstellen, sind Sie gerade bei einer Überzeugung angelangt, die reif für eine Transformation ist. Ein Sprichwort sagt: *Wenn wir es fühlen können, können wir es heilen.* Denken Sie daran: Wenn wir etwas in unserem Körper spüren können, und insbesondere dann, wenn wir unsere emotionale Erfahrung benennen, ist unser Gehirn neuroplastisch. Wir sind bereit zu Heilung und Veränderung. Im Laufe der Zeit wird unser Ruhezustandsnetzwerk durch die in diesem Buch angebotenen

Übungen einen anderen Ton anschlagen: Die ständige Erfahrung selbst zugefügter Verletzungen wird nachlassen, und es wird sich ein interessiertes und warmes Hintergrundsummen einstellen – eines der Fürsorge, der Planung und der Überprüfung, ob Reparaturen notwendig sind. Wählen Sie beim Durchlesen der folgenden Aussagen diejenige aus, die Ihnen am vertrautesten erscheint oder die bei Ihnen die stärkste Körperempfindung hervorruft. Diese können Sie dann in der anschließenden Meditation nutzen.

- Mit mir stimmt etwas nicht.
- Ich bin nicht liebenswert.
- Ich bin sozial inakzeptabel.
- Ich bin eine gescheiterte Existenz.
- Ich bin ein schlechter Mensch.
- Ich bin faul. Ich bin verantwortungslos.
- Ich bin nicht gut. Ich bin ein Verlierer. Ich bin ein Versager.
- Keiner versteht mich.
- Ich habe alle enttäuscht.
- Ich kann nicht mehr. Ich bin total erschöpft.
- Ich bin so schwach.
- Nichts fühlt sich mehr gut an.
- Ich kann das nicht mehr aushalten.
- Ich bin in nichts gut.
- Was ist los mit mir? Ich bin in der Welt nicht lebensfähig. Ich werde nie dazugehören.
- Ich bin krank und verdorben. Ich verdiene keine Liebe und kein Verständnis.
- Ich bin zu kaputt, um geliebt zu werden. Ich bin zu gemein und unerwünscht.
- Ich bin nicht vertrauenswürdig. Ich kann keine Beziehungen führen.
- Ich bin in Gefahr.
- Ich bin so ein Feigling. Ich habe kein Rückgrat.
- Ich hasse mich.
- Ich bin schädlich.
- Ich bin zu bedürftig. Keiner will mich. Keiner würde mich jemals wollen.
- Ich bin hässlich, fett, nicht begehrenswert.
- Ich bin so dumm. Ich bin zu blöd. Ich werde nie lernen.
- Ich kann nichts zu Ende bringen.
- Ich verdiene es nicht, zu leben, geschweige denn etwas zu tun, das mit gefällt.

Die folgende Meditation wird Sie durch den Prozess führen, in dem Sie die Stimme Ihres Herzens in Ihrer eigenen Geschichte des Schmerzes hören.

Geführte Meditation 11.1: Eine der Geschichten des erbarmungslosen Ruhezustandsnetzwerks transformieren

Bevor Sie anfangen, wählen Sie aus der obigen Liste die Aussage aus, die die größte emotionale Wirkung auf Sie hat. Oder Sie verwenden eine Ihrer eigenen, die Sie Ihr Ruhezustandsnetzwerk häufig sagen hören und die eine schmerzhafte Wirkung auf Sie hat.

Beginnen Sie bei Ihren Händen. Bewegen und biegen Sie Ihre Finger, lassen Sie Ihre Handgelenke kreisen. Können Sie Ihr Bewusstsein in Ihre Hände gelangen lassen? Falls ja, verfolgen Sie die Empfindung des In-Ihrer-eigenen-Haut-Seins Ihre Unterarme hinauf bis zu Ihren Ellbogen und dann Ihre Bizepse hinauf bis zu Ihren Schultern. Schließen Ihre Schultern an Ihren Rumpf an? Lässt Ihr Rumpf den Atem ein- und austreten? Haben Sie ein Herz, das in Ihrer Brust schlägt? Können Sie spüren, wie Ihr Herz schlägt? Halten Sie Ihren Atem an, bis Sie bis zehn gezählt haben, und prüfen Sie dann erneut, ob Sie ihr eigenes schlagendes Herz spüren können. Falls Sie die Empfindung Ihres Herzschlags wahrnehmen können, fordern Sie Ihre Aufmerksamkeit auf, dort zu verweilen. Sollten Sie Ihren Herzschlag in Ihrem Rumpf nicht finden können, bringen Sie Ihre Aufmerksamkeit zurück zu einer lebendigen Empfindung in Ihrer Atmung. Wenn Ihre Aufmerksamkeit umherwandert, bitten Sie sie sanft und mit Wärme, zu Ihrem Atem oder zu Ihrem Herzschlag zurückzukehren. Lassen Sie sich hierbei Zeit. Begleiten Sie drei Minuten oder länger den Tanz, bei dem die Aufmerksamkeit zum Atem und zum Herzschlag wandert, und achten Sie wohlwollend darauf, wohin Ihre Aufmerksamkeit geht.

Sagen Sie nun die Aussage, die Sie ausgewählt haben. Während Sie sie laut aussprechen, achten Sie darauf, wie Ihr Körper auf sie reagiert. Vielleicht spüren Sie einen Zusammenbruch, Feuchtigkeit in Ihren Augen, eine Schwere in Ihrem gesamten Körper. Und wenn die Empfindungen eine Emotion wären, welche könnte es dann sein?

Möglicherweise Erschöpfung, Entmutigung oder hoffnungslose Verzweiflung? Besteht eine Sehnsucht nach Selbstliebe?

Herrschen Wut oder Ungeduld und ein Bedürfnis nach Anerkennung dessen, wie lange Sie hiermit schon zu kämpfen haben? Haben Sie das Verlangen nach Veränderung und Transformation? Würden Sie nur einen Augenblick lang gern jemand anders bewohnen und sich von sich selbst erholen?

Ist Traurigkeit da? Sehnen Sie sich danach, zärtlich zu sich selbst sein zu können und auch fürsorglich?

Sind Sie verwirrt? Wünschen Sie sich kristalline Klarheit? Ist es erschreckend, die Grausamkeit in Ihren eigenen Worten zu hören? Brauchen Sie Sanftheit?

Stellen Sie eine Vermutung zu einem Ihrer Bedürfnisse an, das sich wahr anfühlt. Wiederholen Sie dann die Aussage. Vielleicht spüren Sie ein Brennen in Ihrem Bauch, das – wäre es eine Emotion – Entsetzen und Scham sein könnte. Und womöglich liegt den Emotionen das Bedürfnis zugrunde, unterstützt zu werden, in jemandes Augen wertvoll zu sein oder einfach geliebt zu werden. Bleiben Sie dabei, Vermutungen zu Gefühlen und Bedürfnissen anzustellen, bis diese Spannung in Ihrem Körper nachlässt.

Wiederholen Sie diesen Prozess, bis Ihr Körper nicht länger auf die Aussage reagiert. Achten Sie jedes Mal auf die sich verändernde Botschaft Ihres Körpers. Ihr Körper teilt Ihnen auf diese Weise mit, wie es sich anfühlt, wenn Sie die Worte sagen, mit denen Sie sich Ihren Schmerz erklären.

Halten Sie jetzt inne und schauen Sie, ob es eine andere Wahrheit gibt, die Ihrem Körper besser gefällt. Was müssten Sie an der Aussage verändern, damit sie zutrifft?

Warum sollte ich diese Meditation praktizieren?

Wenn wir mit einer schädlichen Überzeugung arbeiten, müssen wir die intensivsten Körperempfindungen ausfindig machen, die mit der Überzeugung verbunden sind. Haben wir die Empfindungen erst einmal entdeckt, haben wir auch den Schlüssel gefunden, der das Tor zur Veränderung öffnet. Wir können dann unsere Insula (den Teil des Gehirns, der uns Emotionen in Worte fassen lässt) auffordern, zu verstehen, welche Gefühle und Sehnsüchte zu dieser Überzeugung geführt haben. Wie im Kampf mit einem verknoteten Garnknäuel fangen wir an einem Ende an und lösen nach und nach die Knoten auf. Sind wir einmal auf die emotionale Bedeutung hinter den Worten gestoßen, die wir zu uns selbst sagen, können wir auch von der Überzeugung ablassen, dass unsere Gedanken wahr sind. Wir sehen uns selbst schlicht als Erzähler von Geschichten, mit denen wir versuchen, unsere Erfahrungen einzufangen. Aus der alten Überzeugung „Ich genüge nicht“ wird nun: „Ich glaubte immer, ich würde nicht genügen. Das war viel einfacher, als zu sehen, wie unfähig meine Familie war, Wärme und Akzeptanz zu geben.“ Und hieraus wird schließlich so etwas wie: „Ich genüge, ich bin groß und stark genug, um mein Leben zu leben, und ich bin bereit, Unterstützung anzunehmen.“

Die Frage des Selbsthasses hat noch einen weiteren Aspekt. Dieser bringt uns zurück zu der Forschung darüber, wie Kinder ihren emotionalen Ausdruck beschränken, damit er zum emotionalen Vokabular ihrer Mütter passt. Die Frage lautet: Was geschieht mit einem Säugling, wenn seine emotionale Erfahrung nicht willkommen ist?

Zugehörigkeit und das Willkommensfenster

Für Menschen sind das Dazupassen und Dazugehören beinahe ebenso wichtig wie das Überleben. Ich schreibe das Wort *Dazugehören,* als sei es nichts weiter als ein ganz normales Wort. Aber es ist für uns Menschen eines der wichtigsten Wörter überhaupt. Wir sind dafür gemacht, in Gemeinschaft mit anderen Menschen zu leben und von anderen geliebt zu werden. Wenn Kinder sicher gebunden sind, können sie in schwierigen Augenblicken Unterstützung bei ihren Eltern und Betreuungspersonen suchen, ohne eine erhöhte Stressreaktion zu zeigen: keine Steigerung des Herzschlags, kein Adrenalin- oder Cortisolanstieg.[295] Sie erinnern sich vielleicht an das Bild aus Kapitel 2: Wenn wir ganz allein vor einem Berg stehen, kommt er uns steiler vor, als wenn wir ihn mit jemandem betrachten, der uns begleitet.[296] Wenn wir leichte Schmerzen haben und jemand bei uns ist, leuchtet das Schmerznetzwerk nicht so stark auf wie dann, wenn wir allein sind. Die Präsenz eines Menschen ist selbst dann hilfreich, wenn diese Person uns vollkommen fremd ist. Und noch hilfreicher ist sie, wenn uns dieser Mensch sehr nahesteht.[297]

Erinnern Sie sich noch an all das, was wir bisher über Kampf oder Flucht und Immobilisierung gelernt haben? Manche Autoren verwenden den Ausdruck **Toleranzfenster**, wenn sie von dem Maß an Stress sprechen, das ein tierisches oder menschliches Lebewesen erfahren und von dem es sich erholen kann, ohne in die Kampf-oder-Flucht- oder Immobilisierungsreaktion zu verfallen.[298] Als es in Kapitel 10 um die Herzfrequenzvariabilität ging, die Kinder bei den unterschiedlichen Bindungsstilen zeigen, lernten wir im Grunde genommen etwas über das bei jedem einzelnen Bindungsstil gegebene Toleranzfenster.

Das **Willkommensfenster** ist ein anderes Konzept, das angibt, welcher emotionale Ausdruck und welche emotionale Intensität tatsächlich mit Wärme und Verständnis aufgenommen werden können sowie mühelos innerhalb einer Beziehung gespiegelt werden und dabei Resonanz erfahren. Alles, was wir selbst oder die anderen so auffassen, dass es Grenzen überschreitet und deshalb unangebracht oder inakzeptabel ist, befindet sich außerhalb des Willkommensfensters der Beziehung.

Bereits im Alter von vier Monaten, lange, bevor wir sprechen, können wir Menschen nachvollziehen, welches Ausmaß und welche Form des emotionalen Ausdrucks für denjenigen akzeptabel sind, der im menschlichen System (Eltern – Kind, älteres Geschwisterkind – jüngeres Geschwisterkind, Familie, Gruppe, Klasse, Arbeitsteam, Kirche, intime Beziehung und so weiter) die Macht innehat. Probieren Sie das einmal an sich selbst aus. Denken Sie darüber nach, ob es für Sie leichter ist, wenn eine von Ihnen abhängige Person traurig ist oder wenn sie wütend ist. Wenn Sie sich für „traurig" entscheiden, verfügen Sie über ein größeres Fenster für Kummer als für Wut.

Individuen, Familien und Gemeinschaften können über breite oder schmale Willkommensfenster verfügen, und auch von Emotion zu Emotion können sich die Fenster unter Umständen unterscheiden. So kann es in einer Firma ein großes Willkommensfenster für Verärgerung und Wut geben und ein sehr kleines Fenster für Traurigkeit oder Kummer. Eine Familie kann sich leicht tun mit Äußerungen von Furcht und so gut wie keinen Raum für Wut haben. Je stärker die Verbindung zu ihrem resonierenden Selbstbeobachter ist, umso mehr Stabilität und Selbstverbindung besitzen Menschen, egal, welche Emotion geäußert wird.

Interessanterweise verfügen Familien und Gemeinschaften auch über Willkommensfenster für den bloßen Ausdruck von Lebensenergie, geäußert durch Bewegung, Lautstärke, Intensität, stimmliche Vielfalt, Dynamik der Gesten und Lebendigkeit des Gesichtsausdrucks. Die Frage ist hier, wie viel innere Erfahrung offenbart wird. Bei Kindern sowie bei den meisten Erwachsenen ist das Bedürfnis dazuzugehören beinahe ebenso wichtig wie das Bedürfnis zu atmen. Wird ein sehr lebhaftes und ausdrucksfähiges Kind in eine Familie hineingeboren, in der Ausdruck nicht sehr willkommen ist, und gibt es keine verborgenen Wärmeströme, die das Kind stützen und ihm mühelose Selbstmodulation beibringen, lernt das Kind unter Umständen, den als Selbsthass bekannten Kreislauf aus Wut und Scham für sein Selbstmanagement zu nutzen. Die Intensität dieser Reaktion können wir nur verstehen, wenn wir anerkennen, dass Menschen den Ausschluss aus ihrer Familiengruppe als Tod empfinden. Kinder retten sich also selbst das Leben, indem sie klein genug bleiben, um dazuzugehören.

Über je mehr soziale Intelligenz und soziale Flexibilität Menschen verfügen, umso leichter finden sie in menschlichen Gruppen ihren Platz. Kinder, denen wegen ihres emotionalen Ausdrucks mit freundlicher Offenheit und resonantem Verständnis begegnet wird, werden bereits auf der Ebene des Nervensystems darin unterstützt, in einem resilienten Zustand des sozialen Engagements zu sein. Sie können Hinweise aus dem jeweiligen Umfeld deuten, die ihnen sagen, welche Arten von Ausdruck willkommen sind. Sie können ihr Verhalten ändern, um sich mit Leichtigkeit einzufügen. Und sie können ihr eigenes verinnerlichtes Zugehörigkeitsgefühl überallhin mitnehmen. Ihre Selbstakzeptanz ist so stark ausgeprägt, dass sie, unabhängig von anderen, Ideen, Gefühlstiefe und Emotionen zum Ausdruck bringen können; sie geben sich selbst Halt. Diese Menschen ermutigen auch andere, sich auf neues emotionales Gebiet vorzuwagen.

Sollten Sie an sich selbst beobachten, dass Sie dissoziieren oder sich bei Wut, Angst oder Kummer von sich abwenden, und würden Sie Ihr eigenes Willkommensfenster für Emotionen gern erweitern, können Sie hierfür die in diesem Buch erlernten Fähigkeiten nutzen. Dasselbe gilt, wenn Sie im Kontakt mit anderen Ihr Selbstvertrauen verlieren und versuchen, klein zu werden, um dazuzupassen. Wenn Sie sich auf eine spezielle Beziehung mit einer Person oder einer Gruppe von Menschen einlassen, achten Sie auf die feinen Nuancen in der Reaktion Ihres Körpers. Bieten Sie Ihrem Körper einige Überlegungen dazu an, wie er sich fühlen und wonach er sich sehnen könnte.

Resonanzfähigkeit 11.1: Das Willkommensfenster für Emotionen erweitern

Was wir fühlen können, können wir heilen. Werden wir jedoch von Emotionen überflutet, sind wir überwältigt und eine Veränderung ist weniger wahrscheinlich. Wichtig ist, dass wir behutsam vorgehen und einen Weg finden, die Kanten der emotionalen Erfahrung ausreichend abzuschleifen, sodass wir sie noch spüren können, aber nicht von ihnen überwältigt werden. In Kapitel 2 haben wir gelernt, dass wir dies über die Vorstellung erreichen können, einer Zelle des Körpers Resonanz entgegenzubringen. Mit Emotionen kann man zudem leichter umgehen, indem man mit einer imaginierten Distanz arbeitet. Manchen Menschen gelingt es, ihren resonierenden Selbstbeobachter auf den Gipfel eines nahen Berges zu setzen und mit Ihrer Aufmerksamkeit in diesen Selbstbeobachter zu gehen, um sich dann selbst aus der Ferne zu betrachten. Das hilft ihnen, die emotionale Intensität ausreichend abzuschwächen, um jetzt die „Kanten" einer Empfindung (s. o.) oder die Nuancen eines Gefühls spüren zu können.

Um offener für eigene Emotionen zu werden, müssen wir beobachten, wie unser automatisches Ruhezustandsnetzwerk auf diese Emotionen reagiert. Ein Beispiel: Bei Traurigkeit, Scham, Wut oder Furcht würden einige Menschen ihren Schaltkreis der SUCHE aktivieren (einen der von Jaak Panksepps emotionalen Schaltkreise, siehe Kapitel 3). Diese automatische Selbstfürsorgereaktion führt sie direkt zu ihrem Suchtmittel oder -verhalten. So stellen sie fest, dass sie einen halb aufgegessenen Keks in der Hand halten, haben aber nicht die geringste Ahnung, dass das ihre Reaktion auf eine gerade empfundene Emotion ist. Behutsamkeit, warme Neugier und Engagement sind notwendig, um das Selbst zu fragen: „War ich traurig, bevor ich mir mein Suchtmittel geholt habe?" „War ich wütend? War ich ängstlich? Habe ich mich geschämt?" Kommt Ihnen das bekannt vor? Dann können Sie die folgende geführte Meditation dafür nutzen, sich selbst mit Resonanz zu unterstützen und auf diese Weise etwas mehr Leichtigkeit im Umgang mit Emotionen zu gewinnen – Ihren eigenen sowie denen anderer Menschen.

Wir wissen jetzt, dass Menschen manchmal versuchen, sich ausdruckslos zu machen, um in das Emotions-Willkommensfenster anderer zu passen. Vor diesem Hintergrund verstehen wir vielleicht, was für ein mächtiges Werkzeug Selbsthass sein kann. Es kommt immer dann zum Einsatz, wenn Menschen sich vollkommen vergeblich große Mühe geben, dazuzupassen. Wenn es aber möglich ist, die Kraft der Selbstabscheu bei sich selbst zur Wirkung zu bringen, ist es manchmal auch möglich, sich derart weit in die Nichtexistenz zu treiben, dass man für immer klein bleibt und sich so eine gewisse Hoffnung bewahrt, doch einmal dazugehören zu dürfen.

Geführte Meditation 11.2: Das Willkommensfenster für Emotionen erweitern

Denken Sie an einen Moment, als Ihr eigener emotionaler Ausdruck Sie mit einem Gefühl des Unwohlseins zurückließ. Es kann ein Moment der Traurigkeit, Verärgerung, Empörung, des Zweifels, der Skepsis, der Hochstimmung, der Überwältigung, der Wut, der Angst, der Furcht oder des Schreckens gewesen sein.

Was fühlen Sie in Ihrem Körper, wenn Sie an diesen Augenblick denken? Nehmen Sie wahr, wo sich etwas zusammenzieht oder verengt. Wo spüren Sie diese Empfindungen? In Ihrem Gesicht? Es ist häufig am einfachsten, mit dem Gesicht zu beginnen. Bemerken Sie eine Empfindung um Ihre Nase herum? Dies ist die Stelle, wo Sie Ekel oder Verachtung wahrnehmen können. Um Ihren Mund herum? Manchmal können wir Traurigkeit oder Verärgerung in unseren Mundwinkeln spüren. Um Ihre Augenwinkel herum? Oder zwischen Ihren Augenbrauen? Gibt es da Verwirrung? Leichte Furcht? Erschöpfung?

Während Sie diese leichten Empfindungen ausloten und sich mit den darunter liegenden Emotionen verbinden: Was gilt es für Sie und Ihren Körper hier besonders zu berücksichtigen?

Ist die Emotion selbst unerträglich, unauflösbar und unangenehm? Haben Sie keine Hoffnung, dass das Benennen dieser Emotion in irgendeiner Weise helfen wird? War diese Emotion in Ihrer Herkunftsfamilie unbekannt oder wurde sie nicht benannt? Biegt sie Ihren Körper in einen Negativraum hinein, in dem Sie nicht existieren dürfen? Gefühle, mit denen nie resoniert wurde, können sich in einem Raum in der Brust oder im Bauch sammeln, der sich hohl anfühlt. Wenn Ihre Erfahrung wortlos ist, stellen Sie sich vor, dass Sie jeder einzelnen Nuance eine sanfte Wolke der Einstimmung entgegenbringen, eine Antwort, die „selbstverständlich" lautet.

Falls Ihre Gedanken weiterwandern und Sie sich an den emotionalen Ausdruck anderer Menschen erinnern: Benötigen Sie Anerkennung dafür, dass jemand Ihnen in der Vergangenheit seine Emotionen aufgebürdet hat? Sehnen Sie sich nach absoluter Freiheit von der emotionalen Erfahrung anderer Menschen? Und nach emotionaler Selbstverantwortung? Wollen Sie in einer Welt leben, in der Menschen ihre eigene Verärgerung und Frustration beruhigen und besänftigen können, statt sie an anderen auszulassen? Möchten Sie wissen, dass jeder, der trauert, umsorgt sein wird, und dass dies nicht Ihre Bürde ist?

Gibt es irgendeinen Anflug von Verachtung oder Verärgerung im Zusammenhang mit Ihren eigenen Emotionen oder denen anderer, den Sie gern benennen würden? Wünschen Sie sich manchmal eine Welt, die vollkommen frei von Emotionen ist? Oder sind Sie eher der Menschen überdrüssig, die ihre Gefühle verbergen, und verlangt es Sie nach Ausdruck statt nach Gefühllosigkeit?

Welche weiteren Sehnsüchte steigen in Ihr Bewusstsein auf?

Haben Sie Anflüge irgendwelcher anderer Emotionen gespürt, die gern benannt und mit Ihren tiefsten Träumen verbunden wären? Was gibt es zu betrauern oder anzuerkennen, das Ihr Herz Ihnen gegenüber verschlossen hält?

Denken Sie noch einmal über Ihre physische Reaktion auf Ihre emotionale Erfahrung nach. Was geschieht jetzt in Ihrem Körper? Welches ist die nächste Gefühlsnuance, die benannt oder anerkannt werden muss?

Falls Sie feststellen, dass da Ekel ist, stellen Sie sich vor, Sie würden den Teppich dieser Emotion hochheben, um darunter nach dem zu suchen, das Ihnen Angst einflößt oder Sie wütend macht. Begegnen Sie sämtlichen Entdeckungen mit Sanftheit. Wenn Sie hier Selbstverachtung finden, benennen Sie die Art und Weise, wie Sie mit dieser Emotion den menschlich akzeptablen Bereich verlassen haben.

Gehen Sie erneut durch Ihren Körper. Sollte es eine Veränderung in den Körperempfindungen geben, wenn Sie an eine Emotion denken, dann erleben Sie gerade Neuroplastizität sowie die allmähliche Veränderung des Willkommensfensters. So wirkt Resonanz.

Warum sollte ich diese Meditation praktizieren?

Diese Meditation berührt die zentrale Frage des vorliegenden Buches: Wie lernen Menschen, sich selbst emotional zu unterstützen, wenn sie ursprünglich in ihrer Familie wenig Verständnis oder Einstimmung erfahren haben? In dieser Meditation nutzen Sie Ihre mittlerweile fortgeschrittenen Fähigkeiten, sich mit Ihrem Körper zu verbinden und ihn zu deuten, um mit dem tiefsten Kern des Selbst-Kontakts zu arbeiten. So erreichen Sie konkrete Veränderungen in Ihrem Körper und Ihrem Gehirn.

Selbsthass verstehen und das Willkommensfenster integrieren

Was tun Menschen, wenn sie das doppelte Pech haben, über ein kleines Willkommensfenster für Emotionen und eine sehr geringe Fähigkeit zur Selbstwärme zu verfügen? Auch sie müssen sich irgendwie selbst beruhigen. Wenn das mit Resonanz nicht möglich ist, greifen sie auf andere Mittel zurück, um nicht die Beherrschung zu verlieren und weiter sozial dazuzupassen.

Eine Möglichkeit, um die Ruhe zu bewahren, besteht darin, die Umgebung zu verändern. Alles muss ordentlich und blitzsauber sein – das könnte beim Ruhigbleiben helfen. Auch wenn die Familienmitglieder sich so verhalten, wie sie es „sollten", hilft das eventuell.

Und was tun diejenigen, die nicht auf äußere Veränderungen setzen? Sie können es mit diesen beiden Strategien probieren: mit der Geißel der Selbstbeschuldigung und damit, unter Scham zusammenzubrechen. Beides kann ihnen helfen, in ihrem sehr kleinen Willkommensfenster zu bleiben. Der Drang, zu Gruppen zu gehören, ist so stark, dass Menschen alles nur Erdenkliche tun, um dazuzupassen. Und verfügt auch die Gruppe, zu der sie gehören, nur über ein sehr kleines Willkommensfenster für emotionalen Ausdruck, entsteht ein Muster aus Selbstbeschuldigung, Zusammenbruch, Selbstbeschuldigung, Zusammenbruch. Sie beschuldigen sich selbst, etwas falsch gemacht zu haben, dem folgen Zusammenbruch und Absturz in die Scham; diesem die Selbstbeschuldigung wegen des Zusammenbruchs, Besorgnis und eine leichte Funktionsfähigkeit. Dann beschuldigen sie sich erneut, etwas falsch gemacht zu haben, und es kommt zum Zusammenbruch und schließlich zur Erstarrung. Das ist kein nachhaltiger Kreislauf.

Schauen wir uns noch einmal das in Kapitel 4 besprochene Spektrum der Selbstkritik an, welches dem kritischen Selbst zur Verfügung steht:

- Beleidigungen, Herabsetzungen, Beschimpfungen
- Vergleiche und Bewertungen
- Unzufriedenheit und Perfektionsstreben
- Unmenschliche Erwartungen
- Pauschalaussagen: „Ich ... immer", „Ich ... nie"
- Falsche Grundüberzeugungen: „Ich genüge nicht." „Mit mir stimmt etwas nicht." „Ich gehöre nicht dazu." „Niemand interessiert sich für mich." „Ich kann nicht lieben."

Denken Sie daran: Die kritische Stimme verfügt über keinerlei Fähigkeit zum Verständnis, zum Mitgefühl, zur Gnade oder zur Menschlichkeit. Sie klingt zwar so, als wisse sie, wovon sie redet, aber sie hat keine Ahnung von Menschlichkeit oder Ganzheit. Letzlich ist der Kreislauf des Selbsthasses ein Abprallen von der Existenz hin zum Versuch, klein genug zu bleiben, um dazuzugehören; von dort zurück zur Existenz usw. Menschen können ihren Hass und ihre Schuldzuweisung auch nach außen wenden. Richten sie die Schuldzuweisung jedoch nach innen, sieht der Kreislauf folgendermaßen aus:

Der Kreislauf des Selbsthasses

1. Es passiert etwas, das wir mitteilen möchten.
2. Wir drücken es in Worten aus.
3. Falls wir uns nicht selbst begleiten, sind wir vollständig von der Antwort der anderen Person abhängig. Wir beobachten sie also, um zu sehen, ob unser Selbstausdruck angenommen wird. Ist dies nicht der Fall, schämen wir uns oder brechen zusammen. Hier beginnt der Kreislauf des Selbsthasses. Wir waren zu groß oder wir waren zu viel. Je stärker das Gefühl der sozialen Ausgrenzung, umso mehr Schmerzen empfinden wir.
4. Wir beschuldigen uns, die Sache falsch angepackt zu haben, indem wir vergleichen, kritisieren und bewerten. (Kampf / Flucht könnte uns aus der Immobilität holen.)
5. Wir nehmen unsere eigene Selbstkritik mit Scham, Reue und Hoffnungslosigkeit auf (ein weiterer Zusammenbruch).
6. Wir nutzen unsere Erstarrung als Grundlage für mehr Verachtung, Ekel und Selbsthass. (Beim Wechsel in den Selbsthass sind wir möglicherweise in der Lage, uns mit Kampf / Flucht zu mobilisieren.)
7. Wir empfinden mehr Scham und Erschöpfung.
8. Und so weiter, immer und immer wieder ...

So sieht Selbstmanagement mithilfe von Selbsthass aus. Man kann das mit dem absurden Versuch vergleichen, große Temperaturschwankungen in einem Gebäude zu verhindern, indem man die Heizung immer wieder voll aufdreht und sie anschließend ganz ausstellt. Jemand, der mit diesem Kreislauf aufwächst und sich derart selbst managt, statt sich mit Selbsteinstimmung und Selbstresonanz zu regulieren, ist fortwährend erschöpft. Und solange er dieser Stimme glaubt und diesen Kreislauf aufrechterhält, bleibt er verwirrt, durcheinander und gelähmt. Er könnte sogar in die Depression abstürzen und für lange Zeit niedergeschlagen bleiben.

Der erste Schritt zum Beenden der Gewalt gegen die eigene Person besteht darin, das Muster zu erkennen. Die Betroffenen versuchen nur, sich um sich selbst zu kümmern. Und sie verwenden hierfür einen in Scham getunkten Farbroller statt einen in Einstimmung getauchten Künstlerpinsel, weil ihre Familie ihnen genau diesen überreicht hat. Vermutlich wusste die Familie nicht einmal, dass der sanfte, präzise Pinsel der Resonanz überhaupt existiert.

Die Veränderung tritt ein, wenn eine Person den resonierenden Selbstbeobachter ins Spiel bringt, um mit Selbstempathie zu regulieren und den Selbstangriff und die Prügel zu beenden. Der Weg zur Heilung von Selbsthass könnte etwa folgendermaßen aussehen:

Schritte zur Heilung von Selbsthass

- Entmystifizieren Sie die Konzepte des Selbsthasses, des Selbstekels und der Selbstverachtung: „Ah, das ist es also, was ich mir selbst antue!"
- Identifizieren und verstehen Sie die inneren Sehnsüchte der beurteilenden Stimme: „Da ist die unglaubwürdige Stimme meines inneren Kritikers. Ich versuche wohl gerade, mit etwas Emotionalem fertigzuwerden."
- Identifizieren Sie die Stimme des Selbsthasses in Ihrem Inneren: „Autsch! Das tat gerade weh."
- Wählen Sie einen Ansatz: „Hmm – welche Meditation würde hier wohl am besten funktionieren?"
- Nehmen Sie die Perspektive des resonierenden Selbstbeobachters ein: „Wie würde es sich anhören, wenn ich mit Wärme über mich selbst nachdenken würde?"
- Entgiften und befreien Sie das Selbstgefühl von Scham, Verachtung und Ekel: „Ah, so ist das also – mit mir stimmt alles. Ich habe einfach nur versucht, mich so gut wie möglich um mich selbst zu kümmern."
- Kommen Sie in die Umsetzung: Führen Sie den Prozess durch, folgen Sie der Meditation, bitten Sie um Hilfe.
- Lassen Sie andere an sich heran: „Oh, du liebst mich? Wie wunderbar."

Gehirnkonzept 11.2: Die Auswirkungen von Missbrauch auf das Gehirn

Triggerwarnung: Dieser Abschnitt enthält plastische Schilderungen von Gewalt und sexuellem Missbrauch. Lesen Sie ihn nicht, wenn derartige Beschreibungen Sie aus dem Gleichgewicht bringen.

Wir haben über die theoretischen Hintergründe der desorganisierten Bindung und der Auswirkungen von Traumata gesprochen, ohne zu benennen, welche Taten Kinder verängstigen, Gehirne fragmentieren und Desorganisation erzeugen. Die schmerzhaften und schwierigen Dinge, die Kindern widerfahren, haben Auswirkungen auf das Gehirn und tragen zur emotionalen Fragmentierung sowie zur Fragmentierung von Erinnerung bei.

Schrecken fragmentiert Menschen. Er lässt Gehirne aufhören zu arbeiten; er überflutet das System und zersplittert Erinnerung. Im Extremfall versetzt er Menschen in einen erstarrten Zustand der Immobilität. Es ist wichtig zu verstehen, dass Menschen ihre Welt mit dem Bauch erfassen, dass sie die Intensität der Äußerung eines anderen empfangen können – auch ohne Worte, Lautstärke oder körperliche Gewalt – und dass dies das Gehirn und den Körper eines Menschen fragmentieren kann. Dieses Verständnis ist wesentlich, um zu begreifen, wie sich desorganisierte Bindung auswirkt: Ist die Mutter oder der Vater verängstigt oder verängstigend, wird im Gehirn des Kindes Desorganisation erzeugt.

Ohne beständige und von Wärme geprägte Spiegelung können Menschen kein Gefühl für ihr Selbst zusammenfügen. Und es überrascht vermutlich nicht, dass Menschen, die ständig verängstigenden oder verängstigten Bezugspersonen preisgegeben sind, fragmentieren. Das heißt, es werden unverbundene neuronale Netzwerke gebildet. Diese verlaufen durch die Amygdala (implizite Erinnerungen) und haben wenig Kontakt mit dem Hippocampus, der sowohl eine Chronologie als auch eine klare Autobiografie speichert (unsere expliziten Erinnerungen an das Selbst).

Durch Missbrauch erleidet das Gehirn im Wesentlichen diese vier Beeinträchtigungen:[299]

1. Reizbarkeit und Unregelmäßigkeiten der Gehirnwellen im limbischen System
2. Mangelhafte Entwicklung der linken Hemisphäre
3. Probleme in der Kommunikation der Hemisphären untereinander
4. Anormale Aktivität im Kleinhirn

Drei dieser Auswirkungen betreffen die Hemisphären. Um die Folgen von Missbrauch und Vernachlässigung auf das Gehirn vollständig zu verstehen, müssen wir uns deshalb an das erinnern, was wir in Kapitel 4 über die linke und die rechte Hemisphäre gelernt haben. Beide tragen zu unserem Wohlbefinden bei, und mit beiden lässt es sich im Falle einer Spaltung durch ein Trauma schwer leben. Die linke Hemisphäre ist unser Motor des Tuns und verbindet unsere Energie und unsere Anstrengungen mit unserer Alltagssprache. Sie hilft uns, Dinge zu erledigen und unsere Absichten in die Tat umzusetzen. Im Fall einer Traumatisierung ist die linke Hemisphäre in ihrer Fähigkeit, etwas zu tun, beeinträchtigt. Und haben wir nie Resonanz erfahren, hat die rechte Hemisphäre keine nützliche Struktur für Selbstfürsorge und Selbstwärme integriert. Wurden uns hingegen Wärme und Verständnis entgegengebracht, profitieren wir von den integrierten, resilienten Nervenfasern der emotional gesunden rechten Hemisphäre.

Das Folgende ist eine unvollständige Liste elterlicher Verhaltensweisen, die desorganisierte Bindung erzeugen und in den Gehirnen von Kindern Spuren hinterlassen. Ergänzt werden sie durch Informationen darüber, welche Auswirkungen diese Spuren haben. (Falls diese Details für Sie im Moment keinen Nutzen haben, überspringen Sie den Abschnitt einfach.)

Körperlicher Missbrauch

Körperlicher Missbrauch umfasst unter anderem Schlagen, Prügeln, Auspeitschen, Ohrfeigen, Boxen, Kneifen, Zwicken, Stoßen, An-den-Haaren-Ziehen, Schütteln, Treten, Verbrennen; jemanden eine Treppe hinunterstoßen, mit einem Fahrzeug um- oder überfahren, ihn irgendwo zurücklassen (auf der Straße oder bei Nachbarn), zu körperlicher Betätigung zwingen oder Kälte bzw. heißem oder kaltem Wasser aussetzen.

Im Vergleich zu Menschen, die keinen körperlichen Missbrauch erdulden mussten, ist die Rate von Anfällen in den temporalen und limbischen Bereichen des Gehirns (Temporallappenepilepsie) bei Menschen, die körperlichen Missbrauch erlebt haben, um 38 Prozent höher.[300]

Sexueller Missbrauch

Triggerwarnung: Anschauliche Details!

Sexueller Missbrauch, darunter die Schrecken der Vergewaltigung, der Belästigung, der oralen, vaginalen oder analen Berührung oder Penetration in der Kindheit sowie andere gewaltsame oder erzwungene visuelle, verbale oder mit Berührung verbundene Erfahrungen hinterlassen ebenfalls eine Prägung im menschlichen Gehirn. Sie sorgen für einen kleineren linken Hippocampus (in dem die Tatsachenerinnerung lebt), was Probleme mit dem verbalen Gedächtnis sowie dissoziative Symptome verursacht, die bis in Erwachsenenalter hinein andauern. Sexueller Missbrauch erzeugt zudem einen anormalen Blutfluss im Kleinhirn (Cerebellum), der kleinen Struktur an der Gehirnbasis (siehe Abbildung 1.2), die zur Aufmerksamkeits- und Emotionsregulation beiträgt. Die im vorherigen Abschnitt erwähnten Anfälle treten bei den Überlebenden sexuellen Missbrauchs um 49 Prozent häufiger auf als bei Menschen, die nicht Opfer von Missbrauch geworden sind. Und bei Menschen, die sowohl körperlichen als auch sexuellen Missbrauch erleiden mussten, ist sie sogar um 113 Prozent höher als bei Menschen ohne Missbrauchserfahrung. Bei Mädchen, die Missbrauch überlebt haben, ist das Corpus callosum (der Balken) – die Brücke zwischen der linken und der rechten Hemisphäre – kleiner und besonders verletzlich.[301]

Emotionaler und verbaler Missbrauch und das Beobachten häuslicher Gewalt

Verbaler Missbrauch umfasst Beschimpfungen, verächtliche Vergleiche, Spott, Demütigung, Sündenbockverhalten, Herabsetzungen (man wird als zu sensibel oder als zu kindisch bezeichnet oder bekommt zu hören, man habe keinen Sinn für Humor), Drohungen, Forderungen, Leugnen, Brüllen und Schreien. Wenn Menschen emotionalen Missbrauch erlitten haben, darunter verbalen Missbrauch durch Eltern und Gleichaltrige (Mobbing), oder Zeugen häuslicher Gewalt wurden, haben sie mit größerer Wahrscheinlichkeit anormale Gehirnwellen in der linken Hemisphäre.[302] Dieses Problem und eine beeinträchtigte Entwicklung in der linken Hemisphäre treten auch bei anderen Formen des Missbrauchs auf, sind aber bei psychischem Missbrauch besonders ausgeprägt.

Vernachlässigung

Vernachlässigung mag auf den ersten Blick weniger schädlich erscheinen als Missbrauch, doch kann ein stark vernachlässigtes Gehirn (siehe Kapitel 2) erheblich weniger wiegen als ein normales. Das Gehirn wird durch Beziehung genährt und versorgt, und wenn es diese nicht bekommt, verhungert es. Vernachlässigung schadet Mädchen wie Jungen; Jungen weisen sehr viel mehr Schäden durch Vernachlässigung auf als durch körperlichen oder sexuellen Missbrauch. Betroffen ist davon insbesondere ihr Corpus callosum. Erfahrungen der Vernachlässigung erhöhen die Wahrscheinlichkeit, dass Menschen in Furcht leben und bei Gefahr überreagieren. Sie können außerdem zu einem veränderten Stoffwechsel und einer unterdrückten Immun- und Entzündungsreaktion führen sowie zu neuronaler Erregbarkeit und einer erhöhten Anfälligkeit für Anfälle.[303]

Demütigung und Verletzung der Privatsphäre

Demütigung und öffentlicher Spott sind alte Formen des Missbrauchs, die heute über ein neues Forum verfügen: das Internet. Bevor es das Internet gab, betrieben Eltern diesen Missbrauch, indem sie peinliche Geschichten über ihre Kinder erzählten oder ihnen Schilder umhängten und sie damit der Öffentlichkeit preisgaben. Jetzt stellen Eltern Videos online, in denen zu sehen ist, dass ihre Kinder Schwierigkeiten im Umgang mit Emotionen haben. Das ist Missbrauch. Kinder haben Wutanfälle und zeigen aufbrausende Reaktionen aufgrund von Ungleichgewichten im Gehirn, Traumata, Missbrauch und Problemen in der Familie. Wenn Eltern derartige Videos erstens aufnehmen und zweitens online stellen, bedeutet das für die Kinder ein nicht mehr aus der Welt zu schaffendes Schamerlebnis. Dasselbe gilt für Demütigung durch Gleichaltrige. Wird persönliches Material ohne Einwilligung der betroffenen Person online gestellt, wird nicht nur Vertrauen verletzt, sondern die Person auch existenziell angegriffen.

Falls Sie diese Form des Traumas erlitten haben, ist es sehr wichtig, sich Unterstützung von Ihrem resonierenden Selbstbeobachter zu holen. Das gilt insbesondere für die ersten Augenblicke, in denen Sie erkannten, was gerade passierte. Mit diesen Schock- und Schreckensmomenten muss resoniert werden und sie müssen anerkannt werden. Außerdem müssen die Verluste, die mit diesen Erfahrungen einhergehen, benannt und betrauert werden.

Gibt es für Menschen, die Missbrauch überlebt haben, also keine Hoffnung? Das ist keineswegs so. Das Gehirn ist enorm komplex und zu Wachstum und Veränderung fähig. Vielleicht sind die Betroffenen nicht in der Lage, die durch Missbrauch entstandenen strukturellen Spuren zu ändern. Aber sie können neue und unterstützende Nervenfasern wachsen lassen, die die vom Schmerz hinterlassene Prägung ausgleichen. Dafür müssen sie sich aber selbst ernst nehmen. Sie müssen begreifen können, welch enorm große Furcht sie in ihren Körper ließen, und verstehen, wie diese Furcht ihr Nervensystem außer Betrieb setzen konnte. Erst dann werden die Kleinen in ihrem Inneren sich entspannen können. Und erst dann haben die Betroffenen wieder Zugriff auf die Lebensenergie, die in ihrem abgespaltenen Gehirnareal erstarrt ist.

Quentins Geschichte

Triggerwarnung: Wenn Sie lieber nichts über Kinder lesen möchten, die jahrelangen sexuellen Missbrauch überlebt haben, überspringen Sie diese Geschichte bitte.

In einem meiner Kurse in einem Männergefängnis erzählte Quentin, einer der Teilnehmer, er habe die Entscheidung getroffen, seinen Schänder leben zu lassen. Jahrelang war er vergewaltigt worden, und als er alt genug war, um den Missbrauch zu stoppen, erkannte er: Er hatte eine Wahl. Er könnte den Mann, der ihn verletzt hatte, töten. Oder er könnte zur Polizeit gehen und es darauf ankommen lassen, dass das Rechtssystem ihm Gerechtigkeit verschaffen würde. Er entschied sich für eine Aussage bei der Polizei. Alle anderen Kursteilnehmer stellten nun Vermutungen dazu an, wie komplex seine Empfindungen gewesen sein mussten und was er sich gewünscht haben könnte: Vielleicht sei er voller Wut gewesen, habe sich nach Anerkennung gesehnt sowie nach möglicher Vergeltung und einem Ausgleich. Vielleicht sei er erschöpft gewesen und habe Frieden gebraucht. Vielleicht habe er sich aber auch entschlossen gefühlt und aus Integrität gehandelt.

In der darauffolgenden Woche war Quentin nicht im Kurs. Ich machte mir Sorgen, er könnte wegen der sehr intensiven letzten Sitzung abgebrochen haben. Aber in der Woche danach kam er wieder. „Sie haben mich letzte Woche für eine Notoperation aus dem Gefängnis geholt und mich dann im Stadtgefängnis untergebracht“, sagte er. „Als sie mich nach der

> Operation in meine Zelle brachten, stellte sich heraus, dass mein Schänder in der Zelle nebenan war. Ich saß drei Tage lang neben ihm fest. Ohne das Gespräch vor zwei Wochen hätte ich mich vielleicht umgebracht. Ich habe nur überlebt, weil ich mich an das Verständnis aller Kursteilnehmer erinnern konnte.“

Dieser Bericht führt uns noch einmal vor Augen: Unsere Geschichte können wir nicht ändern. Wenn wir aber begleitet werden, ändert sich unsere Fähigkeit, diese Geschichte zu überleben, unsere Integrität zu bewahren sowie weiter zu wachsen und zu heilen. Menschen sind keine Opfer, bei denen es keine Hoffnung auf Veränderung gibt. Ja, viele unserer Muster werden sehr früh festgelegt, aber wir können unsere Fähigkeit entwickeln, auf das Geschehen in unserer Welt so zu reagieren, dass wir anders leben können. Als Erstes lernen wir (mithilfe anderer Menschen oder eines Buches oder anderer Hilfsmittel), besser auf uns selbst zu reagieren. Dann lernen wir auf ganz natürliche Weise, besser auf andere und die Welt zu reagieren.

Das Rätsel der Scham lösen

Menschen sind darauf ausgerichtet, Teil einer Gemeinschaft zu sein und dazuzugehören. Wie wir gesehen haben, ist es für Menschen nahezu physisch unmöglich, das bei Paaren, in einer Familie oder einer Gruppe akzeptable Spektrum des Emotions- und Intensitätsausdrucks zu verlassen. Der Preis, den man dafür zahlt, dass man emotionaler oder intensiver ist als erwünscht, sind die Körperempfindungen, die Scham widerspiegeln. Das könnten ein Zusammensacken des oberen Rückens und Nackens sein, Schamröte im Gesicht und auf der Brust, Schwierigkeiten, aufzuschauen oder dem Blick anderer Menschen zu begegnen, Übelkeit und unspezifische Schmerzempfindungen. Die mit Scham einhergehende Selbstbewusstheit lässt den Cortisolspiegel stärker ansteigen als jede andere Emotion. Außerdem erhöhen selbst-bewusste Emotionen die Gefahr von Entzündungen, wodurch das Immunsystem beeinträchtigt wird.[304] Dies zeigt, wie wichtig es für Menschen ist, dazuzugehören. Scham erzeugt eine psychobiologische Reaktion im Körper, die den weiter oben beschriebenen Auswirkungen von Missbrauch ähnelt. Alle diese Zustände haben in psychischer wie physischer Hinsicht langfristige Folgen für die Gesundheit und das Wohlbefinden.

Das sichtbarste und deutlichste Beispiel dafür, wie sich emotionaler Ausdruck in sozialen Situationen begrenzen lässt, ist das bewusste Hervorrufen von Scham durch Verachtung. Da das Hervorrufen von Scham ein so effektives Mittel ist, um Menschen stillzumachen, wird es gemeinhin von Eltern und Lehrern zur Steuerung des kindlichen Verhaltens eingesetzt. Und dann werden die Kinder groß und bewältigen auf diese Weise ihre eigene emotionale Erfahrung, sagen zu sich selbst: „Wie konntest du nur so dumm sein?“, „Was bis du für ein Idiot!“ oder „Wann wirst du das jemals lernen?“

Manchmal kann Scham verwirrend sein. Menschen empfinden sie plötzlich in sozialen Situationen, ohne dass sie sie bis zu ihrem Ursprung zurückverfolgen könnten. In diesen Momenten ist es hilfreich zu wissen: Wenn Menschen anderen ihre Lebensenergie, ihren Beitrag oder ihre Verletzbarkeit anbieten und dies nicht anerkannt wird, kann es zu einem neurobiologischen Zusammenbruch kommen. Stellen Sie sich vor, dass eine Person, wenn sie auf andere zugeht, die eine Hälfte einer Brücke baut. Ein Beispiel: Auf einer Cocktailparty erzählt jemand einen Witz. Er ist noch nicht fertig, da wenden sich die anderen Menschen um ihn herum ab und beginnen sich angeregt mit anderen zu unterhalten. Derjenige, der den Witz erzählen wollte, muss nun mit einem Zusammenbruch seiner Neurobiologie fertigwerden. Er hat seine Hälfte der Brücke gebaut. Wenn ihm jetzt aber niemand mit der anderen Hälfte der Brücke begegnet, wird die neurophysiologische Last zu schwer, um sie allein zu tragen. Das gilt insbesondere dann, wenn die Person, die auf andere zugegangen ist, verletzlich ist oder über weniger Macht, weniger Unterstützung bzw. weniger Ressourcen verfügt. Erfolgt jedoch eine verbale oder nonverbale Antwort, die in irgendeiner Weise auf das eingeht, was zuvor angeboten wurde, wird die Brücke ergänzt und gestützt.

Es gibt mehrere verschiedene neurobiologische Variationen von Scham. Manchmal löst Scham eine Kampf-oder-Flucht-Reaktion aus und es kommt zu einer Angst- und Cortisolflut. Manchmal sickert sie ein, wie eine dumpfe Übelkeit, und bringt Hilflosigkeit und Resignation mit sich (ein Zeichen dafür, dass der Energie- und Informationsfluss des Körpers sich in Richtung Dissoziation bewegen könnte). Bei Panksepps emotionalen Schaltkreisen ist Scham eine der Varianten von PANIK / TRAUER und geht mit einer Senkung des Spiegels endogener Opioide und des Hormons Oxytocin einher. So ist es kein Wunder, dass es sich bei Scham um eine solch unangenehme Erfahrung handelt, von der man sich nur schwer erholt. Und es ist kein Wunder, dass Menschen so viel dafür tun, dazuzugehören.

Resonanzfähigkeit 11.2: Scham in Selbstfreundlichkeit verwandeln

Sobald eine Schamreaktion einsetzt, geht es darum, dem Selbst Resonanz entgegenzubringen. Denn bei Scham handelt es sich um ein Minitrauma, das in einem Moment stattfindet, in dem wir grundsätzlich ohne Begleitung sind. (Das begleitete Selbst kann nicht beschämt werden.) Sie erinnern sich sicher noch daran, dass wir bei unserer Arbeit mit Zeitreisen zur Traumaheilung in Kapitel 6 die Umgebung zum Erstarren gebracht haben, um sie sicher zu machen. Eine beschämte innere Umgebung ist nicht sicher – das ist unter anderem der Grund dafür, warum Resonanz in dieser Situation so schwerfällt. Es fällt schwer, das verächtliche Selbst zum Erstarren zu bringen und das beschämte Selbst wachzuhalten, um mit ihm in Resonanz zu treten. Deshalb ist es u. U. erforderlich, als Erstes dem beurteilenden Selbst Resonanz anzubieten.

Zunächst gilt es herauszufinden, ob ein Teil Ihrer selbst sich im Zuge der Schamerfahrung von Ihnen abgewandt hat. Hierfür können Sie zum Beispiel zu sich selbst sagen: „Wenn ich mich in diesem Moment verachte oder Ekel vor mir empfinde, liegt das daran, dass ich ____________________ (Ehrlichkeit, Engagement, Treue, Integrität, sozialen Anstand, Verständnis, Fürsorge usw. – wählen Sie aus, was bei Ihnen zutrifft) so sehr schätze." Stellt sich bei dieser Selbsterforschung in Ihrem Körper Entspannung ein?

Schauen Sie jetzt, welche Art der Resonanz von dem Selbst, das Scham empfindet, mit Zustimmung aufgenommen wird. Dies ist ein Moment, in dem Bestärkung wirklich unterstützend wirkt. „Muss ich wissen, dass ich dazugehöre, komme, was da wolle? Dass niemand mir meine Zugehörigkeit wegnehmen kann? Dass ich wertvoll bin? Dass meine Stimme wichtig ist und meine Beiträge unentbehrlich sind? Muss ich wissen, dass ich in Ordnung bin? Sehne ich mich nach dem klaren Gefühl, dass ich für meine Gemeinschaft zähle? Nach dem Wissen, dass ich gebraucht werde?"

Es ist wichtig, dass Sie erkunden, kreativ sind und darauf achten, was Sie wirklich in Ihrem Wohlbefinden unterstützt. Daraus ergeben sich die Strukturen und das Wissen, die Ihnen den Rücken stärken, wenn Ihre Scham Sie aus dem Gleis wirft.

Ein Wort zu Suizidgedanken

Menschen, die mit Selbsthass und desorganisierter Bindung leben, fühlen sich womöglich so erschöpft, dass sie glauben, nur der Tod würde ihnen zur Ruhe verhelfen. Da ist diese endlose Müdigkeit, die sie in den Knochen spüren. Und vielleicht beschränken sich ihre Suizidgedanken auf die wiederholte Vorstellung, beispielsweise mit einem Auto über eine Klippe zu fahren und in einen vermeintlich vollkommenen Frieden aufzusteigen. Aber zahlreiche Menschen kommen dem Suizid viel näher und unternehmen tatsächliche Versuche. Und einige haben hiermit, zum Kummer der Hinterbliebenen, Erfolg.

Erschöpfung ist das Ergebnis eines schädlichen Ruhezustandsnetzwerks. Es ist ermüdend, auch nur für Momente mit Ekel, Selbstabscheu und Selbstabneigung zu leben, geschweige denn tagein, tagaus. Hoffnungslosigkeit und Bedeutungslosigkeit liegen eng beieinander. Alle diese Gefühle entfernen Menschen von ihrer eigenen Lebensenergie, sodass sie mit immer weniger werdenden Ressourcen schließlich feststecken.

Ich wiederhole es noch einmal: Es gibt einen tief greifenden Zusammenhang zwischen einem Trauma und einem schwierigen Leben. Menschen, die vier oder mehr unterschiedliche Formen negativer Kindheitserfahrungen durchlebt haben, sind mit sehr viel höherer Wahrscheinlichkeit depressiv als jene, die kein Kindheitstrauma erlitten haben. Und beantworten sie sieben der zehn Fragen auf dem Traumafragebogen der ACE-Studie (siehe Kapitel 6) mit Ja, besteht eine 30-prozentige Wahrscheinlichkeit, dass sie einen Suizidversuch unternehmen werden. Zwischen zwei Drittel und vier Fünftel aller versuchten Selbsttötungen sind auf negative Kindheitserfahrungen zurückzuführen.[305] Die heilende Arbeit, die uns zur Wärme für das Selbst und andere zurückbringt (oder diese Wärme entstehen lässt, falls es sie nie zuvor gegeben hat), kann uns also von Suizidgedanken und -versuchen wegführen.

Diese schwierige Beziehung mit dem Selbst ist also ein Teil des Rätsel des Suizids. Weiter dazu gehören aber auch die Auswirkungen eines Schädel-Hirn-Traumas, die Nebenwirkungen von Medikamenten, wirtschaftliche und berufliche Schwierigkeiten und „Suizid-Ansteckung“. Für Jugendliche ist es ebenso riskant, dem Suizidverhalten einer Freundin oder eines Familienmitglieds ausgesetzt zu sein wie schwer depressiv zu werden.[306]

Wenn ein Selbstmordversuch gelingt, kämpfen diejenigen, die zurückbleiben, mit unfassbaren, alles betäubenden und nicht enden wollenden Gefühlen der Verzweiflung, der Trauer und der Verwirrung. Schon ein Versuch ist schockierend. Endet der Versuch mit dem Tod, scheint es beinah so, als hätte sich die Erde geöffnet und nun die fehlende Person im Ganzen geschluckt.

Empathie kann bereits Geschehenes nicht ändern. Aber wir können anerkennen, wie groß die Verlusterfahrung der Überlebenden sein muss. Und wir können lernen, alle Beteiligten zu unterstützen, um ihnen das Leben zu erleichtern, ganz gleich, wer sie sind.

Selbsthass und die Weitergabe desorganisierter Bindung

Desorganisation (die Folge von Missbrauch) wird von Generation zu Generation weitergegeben, selbst wenn aktuell kein Missbrauch stattfindet. Vielleicht denken Sie: „Okay, ich verstehe, dass eine verängstigende, missbrauchende oder vernachlässigende Bezugsperson mich fragmentieren würde, aber warum redet sie über verängstigte Bezugspersonen?“ Bezugspersonen erschaffen die Grundlage unseres Seins. Kinder sind auf präsente Bezugspersonen angewiesen, die feinfühlig auf sie eingehen. Blicken die Kinder ihnen in die Augen und sehen, dass sie verängstigt sind, schwindet die Grundlage ihres Seins. Auch ihr Nervensystem kommt vollständig zum Stillstand, so wie es bei beängstigenden Eltern der Fall wäre. Des Weiteren ist es für jedermann unerträglich, in einem permanenten Zustand des Schreckens zu leben. Verängstigte Bezugspersonen neigen deshalb dazu, zu dissoziieren. Das heißt, sie sind nicht in der Lage, die emotionale Kommunikation ihrer Kinder zu verstehen oder zu beantworten. Ihre vernachlässigten Kinder gehen durch die Welt, ohne gekannt zu werden, und sind deshalb außerstande, sich selbst zu kennen. Hier haben wir es mit den durch Kindesmissbrauch und -vernachlässigung entstandenen Folgen in der zweiten Generation zu tun. Dies erklärt, warum Menschen Fragmentierung und Desorganisation erfahren können, selbst wenn ihre Eltern sie nicht missbraucht oder offen vernachlässigt haben.

Wenn unsere inzwischen erwachsenen Kinder diese Folgen verstehen, geht das oft mit sehr viel Schmerz, Reue und Trauer einher. Als Eltern mögen wir es bedauern, dass wir, trotz eines sicheren Zuhauses, die generationsübergreifende Weitergabe von Schrecken und Desorganisation nicht beenden konnten, als unsere Kinder noch klein waren. Wenn wir so empfinden, müssen wir uns selbst mit großer Zärtlichkeit und Anerkennung halten und uns daran erinnern, dass Reparaturen möglich sind, solange wir leben.

Carries Geschichte

Während ich diese Worte lese, spüre ich einen stechenden Schmerz in meinem Herzen. Ich war ein von Missbrauch betroffenes Kind der zweiten Generation. Meine Eltern gingen körperlich sanft mit mir um, auch wenn sie unfähig waren, auf mich einzugehen oder mich zu verstehen. Meine Mutter war meistens dissoziiert und reagierte nicht auf mich. Manchmal machte sie mir Angst, aber sie war nicht körperlich aggressiv. Also war ich am Ende meiner Kindheit sehr verwirrt angesichts meiner mangelnden Resilienz, meiner Depression und meiner Suizidgedanken. Sie schienen aus dem Nichts zu kommen. Ich erinnere mich daran, wie unfähig ich war, die emotionale Welt meines Sohnes zu verstehen, als er klein war. Eines Tages fragte mich eine Freundin: „Kannst du nicht sehen, dass er Angst hat?“ In dem Moment wusste ich, dass sie recht hatte, dass ich es aber nicht sehen konnte. Die Art, wie ich immer mit ihm spielte, war wirklich verängstigend. Ich verfolgte ihn und erkannte nicht, dass seine Schreie echte Furcht ausdrückten statt Vergnügen. Ich empfinde Trauer, Bedauern und Scham, und ich wünschte, ich hätte diese Information schon vor 15 Jahren gehabt. Dann hätte ich meinem Kind mehr Fürsorge und Feinfühligkeit entgegenbringen können. Ich spüre kleine Tränen hinter meinen Augen. Und ich hoffe, dass meine Geschichte es anderen Eltern ermöglicht, sich angesichts dieser verwirrenden Erfahrung, für die eigenen Kinder nicht so da sein zu können, wie man es gern tun würde, mit Mitgefühl und Zärtlichkeit zu betrachten.

Indem wir beginnen, das eben Behandelte zu verstehen, schaffen wir im Gehirn Raum für die Bedeutung unseres resonierenden Selbstbeobachters. Außerdem bringen wir uns bei: Um etwas durchzustehen, können wir immer wieder zum Körper, zur Wärme und zur Verbindung zurückkehren statt zur Selbstkritik. Und wenn es uns dann gelingt, Mitgefühl und Zärtlichkeit für das Kind zu empfinden, das wir einst waren, beginnen wir, die wir all dies bestmöglich überlebt haben, zu heilen.

12. | Sanft eine Depression heilen

„Mein Leben ist sinnlos."
(Tatsächlich: „Ich kann Reichtum finden und Sinn stiften.")

Der Überwältigung und der Depression mit Selbstwärme begegnen

Manche Menschen leben jahrelang mit einer Depression. Es kann ganz besonders schwerfallen, morgens aufzustehen. Gleiches gilt für eine minimale Selbstfürsorge, wie etwa die Zähne zu putzen, zu duschen und zu essen. Um in Gang zu kommen, probieren Betroffene Unterschiedliches aus: Sie schimpfen sich aus, reden sich gut zu, beten oder erinnern sich an alles, was getan werden muss. Häufig ist es die Furcht, noch weiter in Rückstand zu geraten, die sie dazu motiviert, die Beine über die Bettkante zu schwingen und aufzustehen.

Eine Veränderung kann eintreten, wenn der resonierende Selbstbeobachter als real wahrgenommen und von Minute zu Minute erreichbarer wird. Abends beim Schlafengehen kann man sich vorstellen, sich mit einer Decke zuzudecken, die aus der Anerkennung von Sehnsüchten gewoben ist. Wahrheit kann die Brust wärmen, Bestärkung und Trost können sich im Bauch einschmiegen und ein wenig Unterstützung und Zärtlichkeit können sanft den Kopf halten.

Auch der Morgen kann anders werden. Was geschieht, wenn Menschen sich beim Aufwachen mit Wärme begegnen? Statt Botschaften der Selbstverachtung zu verkündigen, wenn sie nicht aufstehen wollen, könnten sie sich fragen: „Bist du jetzt schon müde und überwältigt? Sehnst du dich nach Raum zum Atmen? Wärest du gern mit deiner Fähigkeit zur Freude verbunden? Fragst du dich, wo sie geblieben ist? Willst du das Gefühl haben, so zu genügen und willkommen zu sein, wie du bist? Möchtest du gern, dass dein Tag für dich genau richtig ist und du Leichtigkeit erlebst und getragen wirst, statt selbst jeden und alles zu tragen?"

Wenn dies die erste Erfahrung des Tages ist, können Menschen sich ohne Anstrengung aus dem Bett erheben. Es wird eher möglich, die Welt mit einem Funken Humor zu sehen. Die Fähigkeit zum Spiel beginnt zu erwachen, was wiederum eine stärkere Resilienz gegenüber Depressionen erzeugt.[307]

Die Wahrscheinlichkeit dieser Veränderungen ist höher, wenn das, was die Depression ausmacht, eine leichte, schwache Trostlosigkeit ist. Veränderungen bei stärkeren Depressionen sind schwieriger, aber dennoch möglich. Das Folgende sind einige der Muster, die Menschen durchleben, wenn sie von einer Depression ergriffen werden.

Wie ist es, depressiv zu sein?

Eine Depression kann ganz plötzlich über einen Menschen hereinbrechen. Sie kann heftig und lebensverändernd sein oder sie kann schwach sein und jahrzehntelang andauern, beinah unterhalb der Ebene der bewussten Wahrnehmung ablaufen. Menschen können depressiv werden, wenn sie erkranken, wenn sie eine Sucht beenden oder wenn sie unter Dauerstress stehen. Sie können ebenfalls depressiv werden, wenn sie ein Trauma erleiden, insbesondere nach dem Verlust eines geliebten Menschen durch Trennung oder Tod. Manche Menschen geraten in eine Depression, wenn das Wetter permanent trüb oder regnerisch ist; bei Frauen ist eine Depression zudem während der durch den Menstruationszyklus oder die Menopause bedingten Hormonschwankungen möglich.

Menschen können immer schon mit einer Depression gelebt haben. Dies ist vor allem dann möglich, wenn ihre Mutter unter einer Schwangerschafts- und / oder Wochenbettdepression gelitten hat. Menschen können sich in einem depressiven Zustand befinden, weil sie glauben, schlecht oder ekelhaft zu sein oder dass mit ihnen etwas nicht stimmt. Dieser Glaube wiederum resultiert aus ihrem Versuch, einen Sinn darin zu finden, warum sie in ihrer Herkunftsfamilie nicht willkommen waren. Oder sie waren vielleicht willkommen, wurden aber von Eltern erzogen, die nie das Gefühl hatten, zu dieser Welt dazuzugehören. Fast die Hälfte aller Menschen mit einer Depression leiden auch unter Angst. Fast die Hälfte aller Menschen mit Angst leiden auch unter einer Depression. Eine Depression kann sich mit einer Manie – oder mit geballter Energie – abwechseln, wie es bei Menschen mit einer bipolaren Störung der Fall ist. Bei dieser Störung kann die Manie so überwältigend werden, dass die Betroffenen den Kontakt zur Realität verlieren.

Manchmal wirkt eine Depression wie eine Trägheit des Gehirns, als habe das Gehirn die Hoffnung aufgegeben, jemals irgendwelche Bedürfnisse erfüllt zu bekommen. Es ist, als sei alles zu einem schmerzhaften, erschöpfenden Stillstand gekommen, dessen Kern aus Leiden besteht, und als habe man nicht genug Energie, um noch irgendetwas anderes zu tun, als weiter zu atmen. Und auch das Atmen ist nur möglich, weil es unwillkürlich erfolgt.

Dieses Leben in einer dunklen Wolke unterscheidet sich von Traurigkeit und Kummer. Es ist eher so, als sei die Schwerkraft sehr viel stärker geworden als früher und als habe man nicht genug Energie, um den Körper zu erheben, um zu essen, sich zu bewegen, Selbstfürsorge zu betreiben, zu arbeiten oder Beziehungen fortzuführen. Das Wort *Vergnügen* ergibt keinen Sinn mehr. Es ist, als sei das Gehirn all seiner Reserven und Energiequellen beraubt worden. Aus diesem Grund kann es schwerfallen, sich ohne Unterstützung von einer Depression zu befreien. Menschen, die mit einer Depression zu kämpfen haben, brauchen Hilfe. Und es ist nicht unbedingt leicht, die Hoffnung aufzubringen, auch nur zu versuchen, diese Hilfe zu bekommen.

Anzeichen und Symptome einer Depression

- Traurigkeits- oder Unglücksgefühle
- Erregbarkeit oder Frustration, selbst bei Kleinigkeiten
- Chronische Unzufriedenheit mit der eigenen Leistung oder der anderer Menschen
- Deutliches verbales Niedermachen der eigenen Leistung oder Beiträge
- Verlust des Interesses oder des Vergnügens an normalen Aktivitäten
- Verminderter Sexualtrieb
- Schlaflosigkeit oder übermäßiges Schlafen
- Veränderungen des Appetits – entweder Appetitlosigkeit und Gewichtsverlust oder starker Heißhunger und Gewichtszunahme
- Erregung oder Unruhe, die sich etwa in Auf- und Abgehen, Händekneten oder der Unfähigkeit, still zu sitzen, äußert
- Reizbarkeit oder Wutausbrüche
- Verlangsamung des Denkens, Sprechens oder der Körperbewegungen
- Unentschlossenheit, Ablenkbarkeit und verminderte Konzentration
- Erschöpfung, Müdigkeit und Energieverlust – selbst kleine Aufgaben scheinen viel Anstrengung zu erfordern
- Gefühle der Wertlosigkeit oder Schuld, Fixierung auf Misserfolge der Vergangenheit oder Selbstbeschuldigung, wenn die Dinge nicht gut laufen
- Schwierigkeiten, zu denken, sich zu konzentrieren, Entscheidungen zu fällen und sich zu erinnern
- Häufige Gedanken an Tod, Sterben oder Suizid
- Weinanfälle ohne ersichtlichen Grund
- Ungeklärte körperliche Probleme, wie Rücken- oder Kopfschmerzen

Lassen Sie uns über die Dinge nachdenken, die eine Depression in Gang setzen können. Es ist gut zu wissen, dass Depressionen einen Ausgangspunkt haben. Heißt dies doch, dass wir auch eine Bewegung aus der Depression heraus erwarten und den Endpunkt erreichen können. Ein Bewusstsein für diese Auslöser hilft manchen Menschen, Urteile loszulassen, wenn sie abzurutschen beginnen. Außerdem kann dieses Wissen Betroffenen helfen, sich nicht ganz so heftig dafür zu beschuldigen, dass sie gewöhnliche Selbstfürsorgeaktivitäten, etwa sich zu duschen, nicht auf die Reihe bekommen.

Mögliche Ursachen einer Depression

- Dauerstress
- Bindungstrauma
- Verlust des Lebenspartners (Trennung oder Tod)
- Gestörte Stimmungsregulation durch das Gehirn
- Genesung von einer Sucht
- Schwangerschafts- und / oder Wochenbettdepression bei Müttern
- Genetische Anfälligkeit
- Hormonschwankungen
- Belastende Lebensereignisse, darunter Armut und Missbrauch
- Berufs- oder Karriereverlust oder arbeitsbezogener Verlust
- Schwierigkeiten mit Finanzen, Sicherheit oder Stabilität
- Jahreszeitlich bedingte Lichtänderungen
- Medizinische Probleme
- Medikamente
- Ein erbarmungsloses Ruhezustandsnetzwerk

Depression und Trauma

Schwierige Erfahrungen in der frühen Kindheit erhöhen die Wahrscheinlichkeit einer Depression. Je mehr unterschiedliche Traumata Menschen erleiden, umso eher machen sie die Erfahrung einer Depression.[308] Lassen Sie mich dies anders ausdrücken: Je schwerer Sie es hatten, als Sie klein waren, je mehr Arten von Missbrauch Sie durchstehen mussten und je mehr Schlimmes Ihrer Familie widerfahren ist, umso wahrscheinlicher ist es, dass Sie das Leben als sinnlos empfinden und mit Hoffnungslosigkeit und einem Mangel an Energie zu kämpfen haben. Vielleicht lesen Sie diese Zeilen und denken: „Tja, und nun? Mein Leben ist hart, weil meine Eltern gemein zu mir waren und es schwer hatten, weil deren Eltern gemein zu ihnen waren und es schwer hatten. Wo also gibt es die Hoffnung und das Versprechen auf Veränderung?" Je mehr Menschen lernen, mit Sanftheit und mit Wärme an sich selbst zu denken, und je mehr Bedeutung sie ihrem Leben zuschreiben, umso mehr Wahlfreiheit haben sie im Hinblick darauf, wie sie sich selbst und andere behandeln.

Die Heilungsarbeit ist wichtig. Eine Depression hat Auswirkungen auf Sie, auf Ihre Freunde und Nachbarn sowie auf Ihre Kinder und Enkelkinder. In einer Studie zu Menschen mit starker Depression fand man heraus, dass fast alle Probanden von Eltern großgezogen worden waren, deren Erziehungsstil sich mit „zuneigungsloser Kontrolle" beschreiben lässt (das heißt, die Eltern sagten ihren Kindern, was sie zu tun hatten, und disziplinierten sie ohne Wärme, Zuneigung oder irgendeinen Ausdruck von Liebe). Und bei allen Probanden wies das Immunsystem erhöhte Entzündungswerte auf. Je mehr diese Menschen in ihrer Kindheit körperlich vernachlässigt und schlecht behandelt worden waren, umso stärker war ihr Immunsystem in Mitleidenschaft gezogen worden.[309]

Wie ist es, all diese Informationen über die Depression in sich aufzunehmen? Ist es deprimierend, da Sie sich doch nach Leichtigkeit und Unterstützung sehnen? Was bemerken Sie in Ihrem Körper? Herrscht Erleichterung angesichts der Bestätigung und der Tatsache, dass es anderen auch so geht? Sind Sie neugierig und besteht der Wunsch nach mehr Information? Ist Ihnen ganz schlecht, weil diese Selbsterkenntnis so viel Schmerz hervorbringt, und benötigen Sie eine Anerkennung für Ihr Überwältigtsein? Brauchen Sie eine starke Dosis Hoffnung, gespickt mit ein wenig Optimismus und Vertrauen?

Resonanzfähigkeit 12.1: Sanftheit und Anerkennung

Für die Arbeit mit einer Depression gibt es zwei besonders wichtige Voraussetzungen: (a) zu wissen, wie man sich äußerste Sanftheit zu eigen macht, und (b) anerkennen zu können, was für das depressive Selbst wahr ist, ohne ihm unrecht zu geben und ohne zu glauben, dass die depressive Stimme die wahre Stimme ist. In der Beziehung mit dem Selbst sind beide paradoxe Haltungen. Beide erfordern ein „Sein mit", das nach keiner Veränderung verlangt. Gleichzeitig erinnern sie an das nicht depressive Selbst und wünschen die Rückkehr von Lebensenergie und Leichtigkeit.

Die hilfreichste Einstellung besteht darin, das Beste für sich selbst zu wollen, ohne in irgendeiner Weise zu drängen. Diese Form der Sanftheit mit dem Selbst ist eine Sanftheit der Präsenz und der Begleitung, die Weichheit und Trost in die raue und energielose Zone der Depression gelangen lässt.

Die Anerkennung, die hier benötigt wird, ist eine Anerkennung dessen, was für das depressive Selbst wahr ist: „Brauchst du eine Anerkennung der zermürbenden Leblosigkeit dieses Zustands?" „Hast du das Bedürfnis, dass deine Sicht der Realität geteilt wird, die nämlich, dass es keine Hoffnung für diese Welt gibt?" So zu sprechen ist radikal, und möglicherweise wehrt sich alles in Ihnen dagegen, derart krasse und harte Aussagen überhaupt nur zu denken. Doch hier stellen wir diese Fragen, um zu untersuchen, was für das depressive Selbst real ist – und das Ergebnis kann sehr interessant sein. Urteilen Sie also nicht, bevor Sie einen Versuch unternommen haben. Und damit können Sie gleich anfangen: Welches ist die deprimierendste Sache, für die Ihr Wesen gerne Anerkennung hätte? Wenn Sie etwas gefunden haben, fragen Sie Ihr depressives Selbst, ob es für diese Sache Anerkennung benötigt. Was geschieht in

Ihrem Körper? Manchmal stellt sich bei dieser ungewohnten Anerkennung ein Kichern ein, manchmal ein tiefer Atemzug der Erleichterung, manchmal eine Klärung des Kopfes. Wir können eine Depression zwar bekämpfen, indem wir versuchen, nicht über sie zu reden, und dennoch ist es offensichtlich eine große Befreiung, das vom Gehirn Wahrgenommene zu benennen.

Da die Depression in so vielen unterschiedlichen Ausprägungen auftritt, mag man sich fragen, ob es ein einheitliches Muster der Gehirnaktivierung gibt, das diesem Zustand zugrunde liegt. Schauen wir uns an, was die Forschung dazu sagt.

Gehirnkonzept 12.1: An der Depression beteiligte Gehirnregionen

Auf Aufnahmen depressiver Gehirne, die mit der funktionellen Magnetresonanztomografie erstellt wurden, ist kaum Gehirnaktivität zu erkennen. Lediglich im limbischen System, tief im ansonsten dunklen Gehirn, glimmt ein kleiner Lebensfunke. Dies hilft uns zu verstehen, warum es bekanntermaßen schwierig ist, aus einer Depression herauszukommen: Die Depression schaltet die Teile des Gehirns aus und zerstört auch die Nervenfasern und Ressourcen, die unsere Genesung voranbringen würden.

Bei einer Depression registriert die Amygdala Leid und Überwältigung. Je aktiver die Amygdala ist, umso mehr Cortisol fließt durch Gehirn und Körper. Je weniger die Amygdala vom präfrontalen Cortex (PFC) unterstützt wird und je leiser die Stimme des resonierenden Selbstbeobachters ist, umso stärker ist die Depression.[310] Je mehr Cortisol fließt, umso weniger aktiv ist der Hippocampus.[311] Der Hippocampus arbeitet mit all den Regionen zusammen, die für die Erinnerung und das Lernen zuständig sind, und koordiniert sie. Möglicherweise ist dies der Grund, warum kleine Kinder, die depressiv oder von einem Trauma überwältigt sind, Schwierigkeiten in der Schule haben und in dem Glauben aufwachsen, mit ihnen stimme etwas nicht.

Wenn Menschen von einer Depression heilen, wecken sie ihren resonierenden Selbstbeobachter und stellen das Gleichgewicht in ihrem Gehirn wieder her. Der PFC ist bei depressiven Personen in beiden Hemisphären weniger aktiv.[312] Insbesondere der linke PFC – der Teil des Gehirns, auf den wir für die exekutiven Funktionen, das Fällen von Entscheidungen und das Erledigen von Dingen angewiesen sind – zeigt sehr wenig Aktivität.[313] Bei einer Depression ist der Gyrus frontalis inferior (siehe Abbildung 1.5) aktiver, ein Teil des PFC, der an Verbindungsproblemen beteiligt ist. Diese bestehen darin, dass negative Ereignisse mit dem Selbstgefühl verknüpft werden, was ein erbarmungsloses Ruhezustandsnetzwerk zur Folge hat.[314] Dann kann eine Person von Scham, Traurigkeit, Niedergeschlagenheit, Pessimismus und Verzweiflung überwältigt werden und sich in einem endlosen Kreislauf aus negativen Emotionen, pessimistischen Gedanken und unkonstruktiven Denkweisen verfangen. Bleibt man in dieser Negativschleife hängen, wird man immer beunruhigter und wachsamer. Es fällt zunehmend schwer, den Gedankenkreislauf zu beenden, und es können sich sogar Schlafstörungen entwickeln.[315]

Zu den weiteren Folgen des Ausgeliefertseins an unregulierte Emotionen bei einer Depression (was bedeutet, dass der PFC nicht aktiv ist, weshalb kein resonierender Selbstbeobachter zur Verfügung steht) zählen diese:

- Grübelei: Die Neigung zu schmerzhafter Selbstbetrachtung, bei der Menschen sich von der Welt zurückziehen und ihre Aufmerksamkeit nach innen richten.[316]
- Hypervigilanz (erhöhte Wachsamkeit): Die Amygdala hält eine schwache, permanente Erwartung von Gefahr aufrecht, was den Stress erhöht. Der Körper pumpt Cortisol heraus, hält Menschen in permanenter Alarmbereitschaft, wodurch sich die Funktion des Immunsystems verschlechtert und sich das Risiko der Entstehung weiterer Krankheiten erhöht (weshalb mit einer Depression gewöhnlich noch andere Erkrankungen auftreten).[317]
- Anhedonie: Das gesamte Belohnungssystem des Gehirns schaltet sich ab und es kommt zu dem bei einer Depression typischen Komplettverlust von Freude und Vergnügen.[318]

Die zwei Hauptwege in die Depression

Immer wieder geht es in diesem Buch um die von Jaak Panksepp beschriebenen sieben emotionalen Schaltkreise, die in Kapitel 3 erstmals erwähnt wurden. Wir nutzen den Schaltkreis der SUCHE, um zu bekommen, was wir brauchen, und zu tun, was wir tun müssen. Wir nutzen den Schaltkreis der PANIK / TRAUER, wenn wir verlassen wurden. Der Schaltkreis der FURCHT sorgt dafür, dass wir uns von Gefahr entfernen oder bewegungsunfähig werden, um in Sicherheit zu sein. Der Schaltkreis der WUT hilft uns, uns selbst und andere zu beschützen. Der Schaltkreis der LUST hilft uns, Sex zu haben. Wir nutzen den Schaltkreis der FÜRSORGE, um uns selbst und andere zu unterstützen und zu pflegen. Wir aktivieren den Schaltkreis des SPIELS, wenn wir in Sicherheit und glücklich sind.

So wie es zwei Arten von Angst gibt (siehe Kapitel 5), gibt es Panksepps Forschung zufolge zwei Hauptursachen der Depression: das erbarmungslose Ruhezustandsnetzwerk und lebenslange Einsamkeit.

Das erbarmungslose Ruhezustandsnetzwerk

Sich aus der Depression herauszubewegen bedeutet, dass das erbarmungslose Ruhezustandsnetzwerk transformiert wird. Und darum geht es im Wesentlichen in diesem Buch: Wir untersuchen, was passiert, wenn wir die Selbstwärme eines resonierenden Selbstbeobachters ins Spiel bringen, insbesondere die Fürsorge, die unser PFC bieten kann, wenn wir ihn in die richtige Richtung lenken. Das nicht transformierte grausame Ruhezustandsnetzwerk setzt Menschen unter chronischen Dauerstress, der zur Depression führt. (Auch andere Lebensereignisse können chronischen Stress erzeugen, der zur Depression führt – finanzielle Sorgen, berufliche Anspannung oder familiäre beziehungsweise gesundheitliche Probleme können uns aufzehren.) Die depressive Wirkung, die langfristiger Stress auf die emotionalen Schaltkreise hat, beschreibt Panksepp folgendermaßen:[319]

1. Der Schaltkreis der FURCHT sorgt als Reaktion auf Stress für die Ausschüttung von Neurotransmittern.
2. Bei anhaltendem Stress bewirken diese chemischen Stoffe, dass die Arbeit des Gehirns nachlässt.
3. Dies verhindert das Neuronenwachstum und erhöht die Entzündung im Gehirn.
4. Der Schaltkreis der SUCHE erlahmt und verfolgt kein Ziel oder keine Absicht mehr. (Die Schaltkreise des SPIELS und der FÜRSORGE erlahmen ebenfalls.)
5. Es kommt zu einer Depression.

Will man mit dieser Form der Depression arbeiten, ist es nützlich, sich auf Wege zur Entspannung und Beruhigung des erbarmungslosen Ruhezustandsnetzwerks zu konzentrieren.

Lebenslange Einsamkeit

Neben dem schwer zu ertragenden Verhältnis zwischen Gehirn und Dauerstress gibt es eine weitere Ursache für die Entstehung einer Depression: lebenslange Einsamkeit. Der erste Mensch, der ein Kind in dieser Welt willkommen heißen sollte, ist die Mutter. Wenn sie nicht auf ihr Kind eingeht, etwa weil sie selbst unter einem tief greifenden Mangel an fürsorglicher Reaktionsbereitschaft zu leiden hatte (wie in einer Schwangerschafts- und Wochenbettdepression), können ihre Kinder mit einem ständig aktivierten Schaltkreis der PANIK / TRAUER leben. Eine lebenslange Depression kann ihren Ursprung in einem großen Verlust oder dem vollständigen Bruch einer Verbindung haben, wie etwa bei einer Wochenbettdepression, einer Adoption, dem frühen Tod oder Weggang der Mutter oder des Vaters oder dem Verlust eines Geschwisterkinds.

Bei Menschen, die an einer lebenslangen Depression leiden, reicht eine Veränderung ihres erbarmungslosen Ruhezustandsnetzwerks nicht aus; sie haben einen noch größeren Bedarf an „Bindungsreparatur“ (in deren Zuge sich die Erbarmungslosigkeit ändern wird). Die Betroffenen müssen enge und nährende zwischenmenschliche Beziehungen knüpfen und aufrechterhalten, und sie profitieren von emotionaler Unterstützung. Panksepp führt die Entwicklung dieser Form der Depression auf schwierige Bindungsmuster zurück:[320]

1. Trennung führt zur Aktivierung des Schaltkreises der PANIK/TRAUER, was Gefühle der Trauer und Verlassenheit zur Folge hat.
2. Wenn Trauer und Panik ausgelöst sind, kommt es zu einer Erschöpfung der tröstenden chemischen Stoffe wie etwa den endogenen Opioiden sowie zu einer Reduzierung der Hormone Oxytocin und Prolaktin und einem Anstieg des Cortisolflusses.
3. Je einsamer eine Person ist, umso stärker ist die Erfahrung von Schmerz, Niedergeschlagenheit und Müdigkeit.
4. Auch hier ist der Schaltkreis der SUCHE schwächer geworden und verfolgt kein Ziel oder keine Absicht. (Die Schaltkreise des SPIELS und der FÜRSORGE erlahmen ebenfalls.)
5. Es kommt zu einer Depression.

Um diesen zwei unterschiedlichen Ursachen der Depression Rechnung zu tragen, bietet dieses Kapitel zwei Meditationen zur Förderung der Heilung an. Sie sind nicht als einmalige Erfahrung gedacht, sondern sollten zum Zwecke einer langfristigen Veränderung in eine unterstützende tägliche Praxis der Selbstwärme integriert werden. Variieren oder modifizieren Sie die Meditationen, sodass sie Ihnen optimal helfen.

Geführte Meditation 12.1: Mit einer Depression arbeiten, die auf ein erbarmungsloses Ruhezustandsnetzwerk zurückgeht

Beginnen Sie mit Ihrem Körper und gehen Sie sehr behutsam vor. Anstatt Ihren Atem zu verfolgen, stellen Sie sich vor, dass sich eine goldene, beschützende Aura um Sie herum, um Ihr Herz herum bildet. Lassen Sie diese Aura zu winzigen, leuchtenden Strahlen der Fürsorge werden, die imstande sind, Sie vor sich selbst zu beschützen.

Nehmen Sie sich einen Moment Zeit, um zu schauen, wie sich Folgendes anfühlen könnte: das Gefühl, dass es einen Teil von Ihnen gibt, der es wert ist, umsorgt und beschützt zu werden, sogar vor Ihnen selbst.

Stellen Sie jetzt Vermutungen an, um dieser wütenden, bitteren Stimme des Selbsthasses zu begegnen. Fragen Sie diesen Teil, ob er mit seiner Weisheit am Ende ist, vollkommen erschöpft und durcheinander ist und überhaupt nicht weiß, wie er Sie unterstützen soll. Fragen Sie diesen Teil, ob er sich nach Ihrer Unverletzbarkeit sehnt, danach, dass Sie in diesem Leben unangreifbar und über jeden Vorwurf erhaben sind. Fragen Sie diesen Teil, ob er wütend auf Sie ist, so wütend über Ihre Schwächen und Ihren Schmerz, und ob er wünschte, Sie wären hart wie Stahl. Und fragen Sie diesen Teil, ob seine Ansprüche so hoch sind, dass sie unmenschlich sind. Wie reagiert dieser Teil auf Ihre Zuwendung und Ihr Verständnis? Falls es noch mehr Vermutungen darüber gibt, welche Gefühle und Bedürfnisse dieser Teil von Ihnen haben könnte, beobachten Sie Ihren Körper, um zu verstehen, welche Emotionen und Sehnsüchte vorhanden und zu benennen sind.

Wenden Sie sich jetzt wieder Ihrem Herzen zu und schauen Sie, ob Ihr Herz bereit ist, die Freundlichkeit zu empfangen, die Sie ihm anbieten. Fühlt sich Ihr Herz gesund und ganz an oder vermittelt es Ihnen das Bild, dass es krank oder belastet ist, außer Rosa noch eine andere Farbe hat oder aus einem anderen Material besteht als aus Herzgewebe? Was immer Sie feststellen, überlegen Sie: Wenn Sie aus dieser Kommunikation etwas über eine Emotion erfahren würden, welche wäre es dann? Und welche Sehnsucht oder welches Bedürfnis stecken hinter dieser Emotion?

Ist Ihr Herz erschöpft und benötigt es Erholung und Unterstützung? Ist es beinahe so, als habe es selbst das Blut erzeugt, das Sie versorgt, und ist es nun ausgelaugt? Hat Ihr Herz das Bedürfnis und die Sehnsucht, geliebt zu werden, einfach um seiner selbst willen, selbst wenn es sich gerade im Ruhezustand befindet? Braucht es eine Wiege aus Wolken oder ein aus Sauerstoff und Träumen gesponnenes Nest?

Ist Ihr Herz vor Trauer gebrochen und gesprungen? Benötigt es eine Anerkennung der Verluste, die es erlitten hat? Eine Anerkennung dessen, wie wenig Freude es am Weiterleben hat, wenn diejenigen, die es geliebt hat, nicht mehr da sind? Prüfen Sie, ob es andere gebrochene Herzen in sich trägt oder anderen Schmerz außer dem eigenen.

Lassen Sie die beschützenden Strahlen resonieren und Ihr Herz mit Fürsorge und Anerkennung umgeben. Sie brauchen keine andere Wahrheit als die Wahrheit Ihres Herzens.

Lassen Sie Ihre Aufmerksamkeit jetzt mit Zärtlichkeit und Fürsorge zu Ihrem gesamten Körper zurückkehren. Erwarten Sie nicht, dass sich irgendetwas ändert. Umgeben Sie einfach Ihr ganzes Wesen mit Anerkennung und nehmen Sie es, wenn möglich, mit ein wenig Galgenhumor, dass wir Menschen uns unser eigenes Leben unerträglich machen können.

Geführte Meditation 12.2: Sanft einer Depression begegnen, die auf lebenslange Einsamkeit zurückgeht

Richten Sie Ihre Aufmerksamkeit auf Ihren physischen Körper in der Welt. Achten Sie beim Einatmen darauf, wo Sie die Bewegung Ihres Atems spüren können: die Bewegung Ihrer Muskeln, die Bewegung der Luft. Laden Sie sich selbst dazu ein, Ihrer Aufmerksamkeit warme Beachtung entgegenzubringen. Unterstützen Sie Ihre Aufmerksamkeit sanft dabei, bei Ihren Atemempfindungen zu bleiben oder zu ihnen zurückzukehren. Welches ist die Beschaffenheit Ihres Atems? Welche Farbe hätte er, wenn er eine hätte? Gäbe es unterschiedliche Farben für die Einatmung und die Ausatmung? Sitzen Sie für ein paar Augenblicke einfach da und spüren Sie in das Innenleben Ihres Atems hinein.

Und wenn Sie bereit dazu sind, stellen Sie sich jetzt vor, Sie würden beim Einatmen eine Emotion einsaugen, die Sie unterstützt, und beim Ausatmen eine Emotion ausstoßen, die Ihren Schmerz repräsentiert: Wut, Niedergeschlagenheit, Furcht oder Trauer.

Achten Sie bei dieser Arbeit mit Ihren Emotionen darauf, ob Sie mit Ihrer Erfahrung zutiefst allein sind. Was wäre, wenn Sie gar nicht so allein wären? Was wäre, wenn Sie hier wirklich dazugehörten? Lassen Sie Ihre Atmung eine Anerkennung Ihres emotionalen Selbst in der größeren Welt sein. Stellen Sie sich vor, dass die Welt Sie beim Einatmen mit Resonanz nährt. Beziehen Sie Ihren resonierenden Selbstbeobachter mit ein, damit er Sie unterstützt.

Lassen Sie diese mitfühlende innere Stimme folgende Fragen an Sie richten: „Bist du erschöpft und sehnst du dich nach einem sicheren Ort zum Ausruhen?“

„Bist du wütender, als du es ertragen kannst, und hast du aufgegeben? Brauchst du Hoffnung, Gleichgewicht und Selbstverantwortung?“

„Bist du so einsam, dass deine Knochen ächzen? Möchtest du auch nur ein paar Sekunden lang das Gefühl empfinden, tief in einer warmen, liebevollen Gemeinschaft verwurzelt zu sein und gleichzeitig das Gefühl erhebender Freiheit und Individualität haben?“

„Hättest du gerne die Sicherheit, dass dein Selbstausdruck dich anderen näherbringt, statt sie von dir fortzustoßen? Wüsstest du gern, dass es möglich ist, sowohl du selbst als auch mit anderen verbunden zu sein?“

Lassen Sie Ihre Ausatmung Ihr Befinden in die Welt tragen, Ihre Emotion ausstoßen. Lassen Sie die Welt mit jeder Einatmung auf Sie eingehen. Lassen Sie sie Ihre Trauer teilen und Sie trösten. Lassen Sie sie still sämtliche aufkommenden Regungen erleben.

Begeben Sie sich tiefer in Ihr physisches Sein hinein. Finden Sie die Einsamkeit. Sie lebt auf der Ebene der sehr kleinen Gebilde, aus denen Sie bestehen: Ihren Zellen. Stellen Sie sich vor, es würden Sehnsüchte oder Träume in Ihre Zellen hineinfahren und ein Ruf an das Universum aus Ihren Zellen herausfahren. Wie würde dieser Austausch aussehen? Sehnen sich Ihre Zellen danach, sich entspannen zu können, weil sie wirklich gekannt werden? Oder sind diese Worte so fremd, dass sie beinah unverständlich sind? Wäre es schön, wenn sie Sinn ergäben?

Lassen Sie Ihren resonierenden Selbstbeobachter mit den einsamen Zellen sprechen. Wenn Sie Ihren Selbstbeobachter nicht spüren können, beziehen Sie jemand anders als resonierenden Beobachter mit ein, jemanden, dem Sie vertrauen. Falls es keine Menschen gibt, denen Sie vertrauen, gibt es vielleicht Tiere? Oder gibt es einen Baum oder einen Platz in der Natur, dem Sie vertrauen? Wie reagieren Ihre Zellen auf dieses Geschöpf oder Wesen? Benötigen Ihre Zellen eine Anerkennung der Tatsache, dass sie allein und durcheinander sind, solange sie denken können?

Und brauchen Sie als ganze Person die Präsenz von jemandem, der größer ist als Sie selbst, von jemandem, der warm und verlässlich ist und an den Sie sich bei Bedarf anlehnen könnten und von dem Sie auf eigenen Wunsch weggehen könnten und der immer noch am selben Ort ist, wenn Sie zurückkommen? Gibt es eine Sehnsucht danach zu wissen, wie Unterstützung und Intimität sich anfühlen? Und wie sieht es damit aus, geliebt zu werden, komme, was da wolle? Wäre es schön, Erfahrungen der Liebe zu machen, die wirklich nichts damit zu tun haben, was Sie getan oder nicht getan haben? Wüssten Sie gerne, was „bedingungslose Liebe“ bedeutet? Hätten Sie gern die Gewissheit, dass Sie gänzlich dazugehören, dass Sie geliebt werden und dass Sie verstanden werden?

Gibt es eine Trauer und einen Kummer, die anerkannt werden müssen, wenn wir mit diesen Konzepten arbeiten und über sie sprechen? Sind Sie mehr allein gewesen, als jedes kleine, gesellige Säugetier jemals hätte allein sein sollen? Jede einzelne Zelle in Ihrem Körper trägt ein Quäntchen der ursprünglichen Mutter in sich – in der mitochondrialen DNA. Aus dieser Denkweise über Zellen folgt, dass jede Zelle in Ihrem Körper durch die lange Reihe an Müttern, die hinter uns stehen, unterstützt und geliebt wird.

Kommen Sie jetzt zu Ihrer Atmung zurück und schauen Sie, welche Emotionen gerade ein- und ausgeatmet werden könnten. Wie fühlt sich Ihr Körper als Ganzes an? Verabschieden Sie sich jetzt von dieser Arbeit der Anerkennung, und wenden Sie sich wieder Ihrem normalen Leben zu.

Warum diese Meditationen hilfreich sind

Bei der Arbeit mit Depressionen muss Sanftheit oberste Priorität haben. Es gibt Menschen, die haben ihr ganzes Leben lang versucht, mit Wut, Bitterkeit, Groll, Verärgerung und Kritik auf das depressive Selbst einzuwirken. Die Kombination aus Wärme und solider Präsenz ist ein radikal anderer Ansatz, um Integration herbeizuführen. Sie lädt uns ein, zur Sicherheit und zum sozialen Engagement zurückzukehren, anstatt für immer zwischen der Wut und der Scham des Selbsthasses zu schwanken. Es ist dabei wichtig, dass die warme Präsenz beständig ist. Es sollte machbar sein, zweimal am Tag 30 Sekunden lang warme Atemmeditationen zu praktizieren, und das ist sehr viel beruhigender als fünfzehnminütiges Meditieren einmal in der Woche.

Wenn wir uns über die Nützlichkeit dieser Meditationen Gedanken machen, sollten einige chemische Stoffe im Gehirn nicht unerwähnt bleiben. Jedes Mal, wenn Menschen emotionale Wärme erfahren, ist mit hoher Wahrscheinlichkeit anzunehmen, dass sie den Oxytocinfluss ausgleichen. Oxytocin ist die Substanz, die das Gehirn erzeugt, wenn ein Gefühl der Zugehörigkeit herrscht. Dies ist für das menschliche System immens beruhigend (wenn Nähe sich sicher anfühlt – hat Wärme sich niemals sicher angefühlt, neigen Menschen dazu, sie möglichst zu meiden). Für eine vollkommene Nähe ist es wichtig zu verstehen, dass Ausdruck und Individualität unverzichtbar sind. Menschen, die Teile ihrer selbst aufgeben müssen, um dazuzugehören, können letztlich mit einer schweren Depression und in einer erdrückenden Einsamkeit leben. Eine Person muss vollständig als die erkannt werden, die sie ist, und Erfahrungen tiefer Wärme machen, um sich komplett aus der Depression zu befreien. Falls es derzeit in Ihrem Leben keine warme Gemeinschaft gibt, können Sie beginnen, eine aufzubauen und zu pflegen. Eventuell mögen Sie hierfür sogar mit anderen Menschen, die dieses Buch gelesen haben, in Kontakt treten. Vermutlich befinden sie sich auf demselben Weg der Transformation.

Ein anderer chemischer Stoff, bei dem ein ausgeglichener Spiegel nützlich ist, ist Dopamin. Die Erfahrung einer Depression beinhaltet Hilflosigkeit, Hoffnungslosigkeit, Lähmung und Ratlosigkeit darüber, was zu tun ist. All dies deutet darauf hin, dass kein Dopamin fließt. Wenn Menschen also etwas unternehmen, fordern sie Bewegung im Gehirn heraus. Eine geführte Meditation durchzuführen heißt, etwas zu tun. Das Gehirn aufzufordern, sich mit Wärme dem Selbst zuzuwenden, heißt etwas zu unternehmen. Der linken Hemisphäre etwas zu tun zu geben, mit dem sie Unterstützung zu bieten vermag, kann ein hilfreicher Schritt aus dem Inneren der bisweilen erstarrten Erfahrung der Depression heraus sein.

Was vielleicht ermutigend ist zu wissen: Beinahe alle erforschten Ansätze zur Heilung von Depressionen funktionieren anscheinend bei etwa 50 Prozent der Menschen, die sie ausprobieren – Bewegung, Antidepressiva, Akupunktur und so weiter. Darüber finden Sie an anderer Stelle genügend Informationen und Ressourcen. Konzentrieren wir uns hier also auf die Unterstützung durch Ansätze, die auf Resonanz basieren.

Resonanz zur Unterstützung der Heilung von einer Depression

Bei Menschen, die mit einer Depression zu kämpfen haben und eine Beziehung zu ihrem resonierenden Selbstbeobachter entwickeln, ändern sich die Dinge allmählich und nicht mit einem Schlag. Das Folgende ist eine Liste möglicher Ausgangspunkte, die das in diesem Buch Gelernte zusammenfasst:

- Erkennen Sie das erbarmungslose Ruhezustandsnetzwerk an.
- Nutzen Sie den Zeitraum zwischen den depressiven Phasen, um die Beziehung mit dem resonierenden Selbstbeobachter zu nähren.
- Etablieren Sie eine auf Resonanz basierende Achtsamkeitspraxis, bei der Sie irgendeine der Meditationen aus diesem Buch nutzen.
- Fangen Sie klein an, wenn Sie sich in einer depressiven Episode befinden – fangen Sie damit an, drei Atemzüge mit Wärme zu zählen.
- Denken Sie daran, sanfte Wärme einzusetzen, um die Aufmerksamkeit zum Atem zurückzulenken (und keine kalte oder angewiderte Ungeduld).
- Entwaffnen Sie das erbarmungslose Ruhezustandsnetzwerk, indem Sie automatische Gedanken interpretieren und verwandeln, Emotionen benennen, über Sehnsüchte nachdenken und neue Fähigkeiten anwenden.
- Arbeiten Sie mit den in diesem Buch aufgezeigten Übungen, um überholte Bindungsmuster zu heilen, die Auswirkungen zuneigungsloser Kontrolle und früher Kindheitstraumata aufzuheben und Traumata zu heilen, die Entzündungen zugrunde liegen können, welche zur Depression beitragen könnten.
- Finden Sie Möglichkeiten, den Schaltkreis des SPIELS zu erleben.

Carls Geschichte

Ich begann mit diesem Material zu arbeiten, nachdem ich meine Frau durch eine Krebserkrankung verloren hatte und keinen Sinn mehr in meinem Leben sah. Als ich mich fragte, was in meinem Körper passierte, konnte ich meine Füße und meine Hände spüren, aber das Innere meines Oberkörpers war für mich ein einziges Rätsel.

Die Vorstellung, dass ich einen resonierenden Selbstbeobachter haben könnte, war mir vollkommen fremd. Nachdem ich mich an die Idee gewöhnt hatte, wuchs meine Bereitschaft, das Buch als Basis zu nutzen, um einen resonierenden Selbstbeobachter zu kultivieren, der empathische Vermutungen für mich anstellt. Ich fragte mich: „Musst du den Schock und den enormen Verlust anerkennen, die sich erstmals einstellten, als bei deiner Frau die Diagnose gestellt wurde; dann, als sie durch die medizinischen Behandlungen immer schwächer wurde, und schließlich, als sie starb?“

Ich nahm mir diese Ereignisse der Reihe nach vor und achtete darauf, dass mein Körper mit keinem der Schocks in der Zeit erstarrt bleiben musste. Ich fragte mich: „Hörte dein Herz auf zu schlagen, als du das Wort *Krebs* hörtest, und hat es nie wieder wirklich angefangen zu schlagen?“

„Hast du mit deiner Frau gelitten, als du sahst, welche Auswirkungen die Behandlung auf sie hatte? Warst du von einer enormen, blinden Wut erfüllt und hattest du das Bedürfnis, Zärtlichkeit und Fürsorge zum Ausdruck zu bringen?“

„War es so, als würde ein Teil von dir mit ihr sterben, als sie entschlief?“

Während ich die Vermutungen anstellte, um das gewaltige Ausmaß dieser Ereignisse zu erfassen, kehrten die Empfindungen allmählich in meinen Körper zurück. Und als mein Körper wieder zum Leben erwachte, begann die Depression zurückzugehen, und ich stellte weitere Vermutungen für mich an. Ich ging sehr langsam und behutsam vor, folgte der Stimme meines Körpers, welche auch immer da war, und folgte mit Empathie meinen Gedanken, wenn mein Körper keine Stimme hatte.

Als ich mir vollständige Anerkennung entgegenbrachte, wuchs meine Bereitschaft, wieder zu leben. Ich trauerte um die physische Abwesenheit meiner Frau, hatte aber gleichzeitig das Gefühl, dass ihre Liebe bei mir blieb. Ich gewann für mich die Vorstellung von einem Sinn zurück. Mit der Selbstverpflichtung, auf diese neue Art zu leben, förderte und stärkte ich meine Bindungsfasern und erreichte, dass sich mein Gehirn leichter regulieren und ins Gleichgewicht bringen ließ. Mit dem zunehmenden Sinn, den ich entdeckte, wurde mein resonierender Selbstbeobachter vollständig präsent, und so langsam konnte ich mir im Alltag mit Mitgefühl und Sanftheit begegnen.

13. Süchte und Zwänge hinter sich lassen: Der Beitrag von Resonanz und Selbst-Verständnis

„Ich kann nicht aufhören." oder „Ich werde nie eine Wahl haben."
(Tatsächlich: „Wenn ich im Umgang mit mir selbst sanfter werde und mein Nervensystem sich entspannt, habe ich eine größere Wahl.")

Die Problematik menschlicher Kämpfe mit Süchten zeigt, dass frühkindliche Erfahrungen dauerhaften Einfluss auf das Nervensystem ausüben können. Die Interaktion von Mutter und Kind prägt die Fähigkeit eines Menschen, mühelos auf das Leben zu reagieren. Sie verändert die Struktur des Gehirns und das Gleichgewicht der Nervenbahnen, die das Herz regulieren.[321] Je weniger Unterstützung in diesen frühen Beziehungen erfahren wird, umso mehr Anstrengung ist notwendig, um dem Selbst in Verbindung mit anderen und der Außen- wie der Innenwelt den Rücken zu stärken. Und je mehr Menschen Raubbau an ihren eigenen inneren Kräften betreiben müssen, um zu überleben, umso attraktiver werden äußere Mittel der Unterstützung (Zucker, Alkohol, Opiate, Speed, Nikotin usw.).

Wenn dann jemand von sich selbst verlangt, mit einer Aktivität aufzuhören oder eine Substanz nicht mehr zu konsumieren, bricht Panik aus. Tatsächlich verlangt dieser Mensch von sich selbst, nackt und allein dazustehen, und versteht vermutlich nicht annähernd, was er da von sich fordert.

Weiß man einmal, wie das Gehirn auf den Alleingang reagiert, ist verständlich, wie ein heftiges Verlangen entstehen kann nach allem, was tröstet, ein gutes Gefühl erzeugt oder sogar ein bisschen high macht (wie etwa der Genuss von Zucker, Fett und Salz, bei dem es zu einer Ausschüttung von endogenen Opioiden und Oxytocin in das Gehirn und den Körper kommt). Und so wird mit großer Wahrscheinlichkeit die Aktivität oder Substanz, die einem das geben kann, was man so sehr vermisst, zu etwas, ohne das man nicht mehr leben will. Das ist das Wesen der Sucht.

Es ist weit einfacher, die Arbeitsweise des Gehirns durch den Konsum gehirnbeeinflussender Substanzen (die Hingabe an eine Sucht) zu verändern, als den resonierenden Selbstbeobachter zur Unterstützung hinzuzuziehen. Je mehr es jedoch zu einer Gewohnheit wird, sich auf seine eigene Wärme zu verlassen, umso weniger Anstrengung erfordert es zum Glück, Wärme für das Selbst zum Ausdruck zu bringen. Jedes Mal, wenn wir diesen Ansatz wählen, haben wir also besseren Zugriff darauf.

Die allerbesten Suchtprogramme gehen die Ursachen von Einsamkeit und Unverbundenheit an. Dies geschieht in starken Gruppen, die in warmer Gemeinschaft und mit tiefer Verbindung zu einer höheren Kraft ein Zwölf-Schritte-Programm absolvieren. Teilnehmer dieser Gruppen sind entweder die Abhängigen selbst oder deren Angehörige. Gesehen hat man dies zum Beispiel in Portugal, wo die Regierung vor über einem Jahrzehnt entschied, Drogenkonsum zu entkriminalisieren und die finanziellen Ressourcen stattdessen für Drogentherapien, warme Gemeinschaft, sichere Unterkünfte und subventionierte Beschäftigung einzusetzen. Die Drogenabhängigkeit ist in Portugal seither um 50 Prozent zurückgegangen.[322]

Die Heilung von Einsamkeit und Unverbundenheit kann auch in achtsamkeitsbasierten Programmen zur Rückfallprävention erfolgen, in denen Menschen etwas über Selbstregulation erfahren. Diese Programme helfen zudem, die Bindungs- und Selbstverbindungsfasern zu beleben. Auch ambulante und stationäre Behandlungsprogramme, bei denen das Gefühl im Mittelpunkt steht, einander mit Wärme zu halten, sind äußerst hilfreich. Diese Art der Heilung kann stattfinden, wenn Menschen ihren resonierenden Selbstbeobachter wecken und anfangen, mit mehr Wärme und Bestärkung auf sich selbst zu reagieren. Manche werden erstmals wirklich spüren, dass sie in ihrem Körper und in ihrem Geist zu Hause sein können.

Gehirnkonzept 13.1: Trauma und die Neurobiologie der Sucht

Für das Worte *Sucht* gibt es viele verschiedene Definitionen. Eine der einfachsten lautet: „anhaltender Gebrauch trotz schädlicher Folgen". Man kann süchtig nach Substanzen wie Alkohol, Zigaretten, Nahrungsmitteln oder Drogen sein. Man kann auch süchtig nach Verhaltensweisen wie zwanghaftem Kaufen, sexueller Aktivität, Arbeiten oder Glücksspiel sein. Egal, um welche Form es sich handelt: Süchte sind Ausdruck des besten Bemühens des Gehirns, ein Problem zu lösen. Auf der Ebene des Gehirns ist etwas aus dem Gleichgewicht geraten:

- Die Betroffenen haben nicht die notwendige Energie, um zu funktionieren oder Kontakte zu pflegen.
- Sie empfinden körperlichen Schmerz oder den Schmerz des Ausgeschlossenseins.
- Sie sehnen sich danach, ihre innere Kälte sich selbst gegenüber zu lindern, um Wärme verspüren zu können.
- Es kommen Emotionen auf, mit denen sie nicht umzugehen wissen.
- Oder sie wollen die Stimme eines erbarmungslosen Ruhezustandsnetzwerks endgültig zum Schweigen bringen.

Jede dieser Erscheinungen kann zu einem heftigen Verlangen nach einer Substanz oder einem Verhalten führen. Menschen versuchen immer, in einen Zustand des Wohlbefindens und der Ruhe zurückzugelangen. Vielleicht geschieht etwas, das sie emotional anfasst, und häufig wissen sie gar nicht, dass ihr Gehirn versucht, dieses Geschehen zu bewältigen oder zu lösen. Die Sucht – da ist das Gehirn sich sicher – ist eine sinnvolle Strategie, denn sie hat bereits funktioniert, als es schon einmal keinen Zugang zur Wärme und zum Verständnis des resonierenden Selbstbeobachters gab, um für Selbstberuhigung und Wohlbefinden zu sorgen.

Es gibt Menschen, die einen ständigen Schmerzstimulus in sich tragen und deshalb jede Minute des Tages ihr Suchtmittel oder -verhalten brauchen. Ein Beispiel: Bei jemandem ist Ekel oder Selbsthass mit dem Selbstgefühl verknüpft. Sobald diese Person an etwas denkt, das mit dem Selbst zu tun hat, wird sie Schmerz empfinden und nach der Erleichterung verlangen, die ihr einst ein Suchtmittel oder -verhalten verschafft hat. Unglücklicherweise gewöhnt sich das Gehirn an diese suchterzeugende Substanz oder Verhaltensweise und glaubt schließlich, ihr Vorhandensein sei die neue Normalität. Also passt es den Fluss der chemischen Stoffe an, um im Rahmen der Wohlfühlerfahrung durch die Sucht alles im Gleichgewicht zu halten. Doch wenn das Gehirn von der süchtig machenden Wohlfühlerfahrung überflutet wird, reduziert es – wegen des neuen Gleichgewichts – den Fluss der Neurotransmitter und verringert die Zahl der Rezeptoren für Wohlfühlbotenstoffe. Das Ergebnis ist ein Zustand, der noch schlimmer ist als der vor Beginn der Sucht. Weil es jetzt weniger Rezeptoren gibt, lindern die Substanz oder das Verhalten den Schmerz nicht mehr. Die betroffene Person ist im festen Griff einer fesselnden Erinnerung und Gewohnheit, das heftige Verlangen hört jedoch nie auf. Und so entsteht ein endloser Kreislauf: Die Betroffenen wollen, dass ihr Schmerz aufhört. Sie versuchen, ihn zu beenden, und schaden dabei sich selbst und andere, wodurch sie noch mehr Schmerz erzeugen. Äußere Strategien zur Veränderung des Inneren des Gehirns sind letztlich kontraproduktiv. Sie schaden der Gesundheit und sind nur ein schwacher Ersatz für wahre Selbstfürsorge. Die Veränderung muss an der Art und Weise ansetzen, wie wir unser Gehirn nutzen. „Selbstmedikation" ist keine Lösung.

Je mehr Schmerzen eine Person hat und je größer die Last ist, die das Gehirn durch die fragmentierenden Auswirkungen von Traumata trägt, umso verlockender können Süchte sein. Die ACE-Studie (siehe Kapitel 6) zeigt uns, dass jede emotional traumatische Kindheitserfahrung die Wahrscheinlichkeit verdoppelt oder verdreifacht, dass jemand schon früh im Leben Alkohol trinkt. Bei Menschen, die sowohl körperlichen als auch sexuellen Missbrauch erlitten haben, gibt es eine mindestens doppelt so hohe Wahrscheinlichkeit, dass sie Drogen nehmen, wie bei Menschen, die nur eine Form des Missbrauchs erfahren haben. Und bei Jungen, die vier oder fünf Arten von Traumata erlebt haben, ist die Wahrscheinlichkeit von intravenösem Drogenkonsum zwölfmal so hoch wie bei Jungen, die kein Trauma durchlitten haben. Nach der Erfahrung von sechs unterschiedlichen Arten von Traumata konsumieren Jungen sogar mit sechsundvierzigmal höherer Wahrscheinlichkeit intravenöse Drogen.[323]

Von sämtlichen Vietnamveteranen probierte fast die Hälfte während ihres Einsatzes Heroin aus, aber nur 5 Prozent von ihnen konsumierten nach der Heimkehr in einem Ausmaß weiter, dass man von einer Sucht sprechen könnte.[324] Die Abhängigkeitsrate von Heroin nach einmaligem Gebrauch wird normalerweise auf rund 23 Prozent beziffert. Diese Zahl widerspricht jedoch der Statistik. Die gemeldete Abhängigkeitsrate von Alkohol beträgt 23 Prozent, die von Kokain 21 Prozent und die von Marihuana 9 Prozent. Die Substanz, bei der nach einmaligem Konsum die höchste Suchtgefahr besteht, ist Nikotin: Von den Teilnehmern einer Studie, die einmal Nikotin konsumiert hatten, gingen 68 Prozent zum dauerhaften Gewohnheitsrauchen über.[325] Insgesamt lässt sich anhand dieser Zahlen jedoch erkennen, dass die Drogen selbst nicht so suchterzeugend sind, wie gemeinhin angenommen wird. Suchterzeugend ist das Verlangen, den Schmerz zu töten oder das Gehirn ins Gleichgewicht zu bringen. Dies mag überraschen, wird doch zumeist davon geredet, dass Substanzen süchtig machten und man ihnen nicht ausgesetzt sein dürfe (oder dass man „einfach Nein sagen“ müsse), nicht aber davon, dass Schmerz Sucht verursacht und dass man heilen und die Bindungsfasern im Gehirn neu wachsen lassen muss.

Doch warum fokussiert man so sehr auf Substanzen statt auf den Schmerz und das Ungleichgewicht? Ein Grund dafür ist, dass ein großer Teil der Suchtforschung an Ratten vorgenommen wird, die unter äußerst belastenden Laborbedingungen gehalten werden (auch wenn dies normalerweise unbeachtet bleibt): Die Ratten leben in überfüllten Käfigen, sind machtlos und gestresst.

Der kanadische Suchtforscher Bruce Alexander testete, ob das Suchtverhalten der Ratten sich verändern würde, wenn man ihnen andere Lebensbedingungen bot.[326] Er baute eine luftige, geräumige und angenehme Umgebung für die Ratten in seiner Obhut, die er „Rat Park“ nannte. Dorthin setzte er sowohl männliche als auch weibliche Tiere.

Alexander brachte für die Ratten zwei mit Wasser gefüllte Tropfenspender an, von denen der eine zusätzlich Morphin enthielt und der andere nicht. Die Ratten wollten die Morphinlösung nicht trinken, nicht einmal, als ihr Zucker beigefügt wurde (den sie normalerweise lieben). Deshalb machten die Wissenschaftler einige der Ratten „süchtig“, indem sie sie zwangen, wochenlang Morphin zu sich zu nehmen, sodass sich bei Nicht-Konsum Anzeichen von Entzug einstellten. Und doch vermieden die Ratten das Morphin weiterhin, wenn sie die Wahl hatten.

Im „Rat Park“, der fürsorglicheren Umgebung, blieben die Ratten der Droge fern, wenn sie die Wahl hatten, selbst als sie körperlich von ihr abhängig waren. In regulären Käfigen gehaltene Ratten hingegen tranken bis zu zwanzigmal mehr Morphinlösung. Kein Wunder, dass so viele Soldaten den Konsum von Opiaten einstellten, als sie die Kriegsumgebung verlassen hatten und in der fürsorglicheren heimischen Umgebung waren.

Im Großen und Ganzen hören wir in den Medien nicht viel über den Zusammenhang zwischen Schmerz und Sucht. Menschen, die Suchtaufklärung betreiben, schneiden nur ungern das Thema Trauma als Ursache von Suchtverhalten an, weil sie sich nicht dafür gerüstet fühlen. Kürzlich nahm ich an einem vom Schulbezirk finanzierten Kurs zum Thema „Süchte und Teenager“ teil, in dem die Hauptursache von Traumata nicht ein einziges Mal erwähnt wurde. Ich fragte die Pädagogin, ob sie von der ACE-Studie und dem Zusammenhang zwischen nachteiligen Kindheitserlebnissen und Süchten wisse. „Dies ist keine Therapiegruppe“, antwortete sie. „Hier gibt es keine Unterstützung für die Verarbeitung von Emotionen.“

Es gibt noch einen anderen Grund, weshalb Menschen nicht darüber reden, dass Schmerz für Sucht verantwortlich ist: Um das zu verstehen, ist verkörperte Selbstwahrnehmung erforderlich. Sie allein kann schon ein Gegenmittel zur Sucht sein. Verfügen Menschen über keinen resonierenden Selbstbeobachter, prallen sie gleich vor der Verbindung zwischen Trauma und Sucht zurück. Ein nicht verkörpertes Gehirn kann unmöglich verstehen, wie eng Süchte und Zwänge mit Traumata verwoben sind.

Menschen, die anfangen, mit ihrer Sucht zu arbeiten, hören sich häufig sagen: „Da ist gar nichts passiert – ich wollte mein Suchtmittel plötzlich ganz einfach. Das heftige Verlangen kam aus heiterem Himmel und ohne Grund.“ Wenn man es jedoch wirklich langsam angeht, erkennt man die Hinweise, die schließlich zu einem Verständnis des ursächlichen Problems oder Schmerzes führen.

Schauen wir uns jetzt an, wie komplex sich der vermeintlich simple Suchtbekämpfungsansatz „Sag einfach Nein“ im Gehirn darstellt.

Sucht und „Selbstbeherrschung“

Um die Komplexität des Umgangs mit einer Sucht oder einem Zwang nachvollziehen zu können, gibt es eine hilfreiche Metapher, nämlich die vom Elefanten und seinem Reiter. Die Kraft eines Elefanten ist weitaus größer als die seines Reiters. Die tiefen Gehirnstrukturen, in die sich die Gewohnheiten eingegraben haben, sind ebenfalls viel stärker als eine unregulierte Verbindung zwischen dem präfrontalen Cortex und der Amygdala. In beiden Fällen ist Kommunikation erforderlich: zwischen dem Reiter und dem Elefanten, zwischen dem resonierenden Selbstbeobachter und den tief eingegrabenen Gewohnheiten. Eine Möglichkeit ist, Zwang auszuüben; und das ist auch der vorherrschende Ansatz zur Suchtbewältigung in der nordamerikanischen Kultur. Man könnte aber auch die Beziehung anerkennen und langfristige Gewohnheiten der Selbstwärme etablieren. In der besten aller möglichen Welten wird so erreicht, dass der Elefant (der Körper und tiefe, gewohnheitsmäßige Impulse) bereit ist, vom Reiter (dem resonierenden Selbstbeobachter) umsorgt und geführt zu werden.

Eine der Facetten der Suchtheilung nennt sich „Selbstbeherrschung". Diese besteht aus drei Hauptkomponenten: Belohnungsaufschub, Reaktionshemmung und Zielverfolgung trotz Ablenkung. Das Wissen, das wir uns in diesem Buch angeeignet haben, unterstützt jeden dieser drei Aspekte, die in Richtung Enthaltsamkeit und Wahlmöglichkeiten führen.

- *Belohnungsaufschub:* Wir müssen uns daran erinnern, dass es ein längerfristiges Ziel gibt als die einfache sofortige Befriedigung. Im besten Fall werden sämtliche Teile des Gehirns herangezogen, um zu unserer Abkehr von der Sucht beizutragen. Dies beinhaltet, dass sie uns helfen, eine andere Strategie auszuwählen und entsprechend dieser Wahl zu handeln. Sie denken zudem an unser langfristiges Wohlbefinden.
- *Reaktionshemmung:* Wie viel Zeit brauchen wir, um bei uns ein Verhalten oder einen Impuls zu stoppen, das oder der bereits eingesetzt hat? Das Unterbinden der automatischen Suchtreaktion auf ein heftiges Verlangen ist eine komplexe Handlung, die sehr viel emotionalen Einfallsreichtum erfordert. Mit der Unterstützung unseres resonierenden Selbstbeobachters oder anderer Menschen sind wir häufig erfolgreicher, als wenn wir versuchen, die Sache allein zu meistern.
- *Zielverfolgung trotz Ablenkung:* Können wir uns inmitten des Lebens und inmitten all dessen, was es uns zumutet, weiter auf unser Ziel konzentrieren, ein besseres Leben zu führen und lebensdienliche Entscheidungen zu treffen? Wieder hilft uns das Verbundenbleiben mit dem resonierenden Selbstbeobachter und jeder uns unterstützenden Gemeinschaft, an unsere langfristigen Ziele zu denken.

Empfehlungen für das Verändern von Suchtverhalten

Beim Entwickeln einer warmen und feinfühligen, aber entschiedenen Reaktionsbereitschaft nähern Menschen sich dem Leben an, für das sie geboren wurden. Es ist wichtig, auf zwei Ebenen zu arbeiten: (a) das implizite Minenfeld zu räumen, das uns aus dem Gleichgewicht wirft und eilends Trost in der Sucht suchen lässt (den Elefanten zu beruhigen), und (b) die äußere und innere Umgebung der Überzeugung und Unterstützung zu schaffen, die mit dem uneingeschränkten Bekenntnis zu einem Ansatz einhergeht (den Reiter zu stärken). Ist dieser Ansatz ein Zwölf-Schritte-Programm, arbeiten wir es Schritt für Schritt durch; haben wir uns für Achtsamkeit, Yoga oder Bewegung entschieden, etablieren wir eine tägliche Praxis. In der nachfolgenden Meditation arbeiten wir mit Empathie, wenn wir die Methode des nachträglichen Einübens (siehe Kapitel 7) bei einem heftigen Verlangen anwenden. Hierbei werden die emotionalen Minenfelder geräumt, die zu einem Rückfall führen.

Zudem ist wichtig zu verstehen: Menschen, die ihre Sucht nutzen, um mit absolut allem zurechtzukommen, müssen ihre Umgebung und ihr Leben so strukturieren, dass sie die Zugriffsmöglichkeiten auf die Substanz oder Aktivität ihrer Wahl minimieren. Jedes Mal, wenn Menschen Nein zu ihrer Sucht sagen (gegen ein heftiges Verlangen ankämpfen) müssen, erschöpfen sie ihre für Willensstärke und Entscheidungsfindung zur Verfügung stehenden Energiereserven. Je seltener sie also durch einen Auslösereiz an die Sucht erinnert werden und Nein sagen müssen, umso mehr Ressourcen verbleiben ihnen, um sich in ihrem neuen Verhalten selbst zu unterstützen. Ich empfehle Ihnen, die Kekse aus dem Schrank zu holen und in den Müllschlucker zu werfen, den Marihuanavorrat unter den Kompost zu mischen, am Tag der Müllabfuhr den Tablettenbestand doppelt zu verpacken und in der Abfalltonne in den Kaffeeresten zu vergraben. Und wenn sie nicht mit Ihrem Computer arbeiten müssen, ziehen Sie den Stecker und decken Sie ihn ab; das gilt auch für den Fernseher.

Die Heilung von Süchten bedeutet, mit der inneren Welt zu arbeiten: mit Überzeugungen, Erinnerungen und Emotionen. Das fällt leichter, wenn unsere äußere Welt uns unterstützt – denken Sie an die Ratten im „Rat Park". Es macht nichts, wenn Sie Ihre äußere Umgebung nicht sofort verändern können; Sie können einfach als Teil Ihrer Selbstanerkennung an der Absicht festhalten, dass Sie sie verändern wollen. Und wenn Sie z. B. eine Zwölf-Schritte-Gruppe finden, die sich warm und unterstützend anfühlt, kann auch das eine positive Veränderung unserer äußeren Umgebung bedeuten. Das Wichtigste ist, dass wir uns in unserer Welt willkommen fühlen.

Von einer Sucht zu heilen ist nicht einfach. Es ist machbar, aber es verlangt den Betroffenen viel ab. Es verlangt von ihnen, dass sie wirklich lebendig werden. Süchte ermöglichen es Menschen, sich vor dem weiten Feld des Schmerzes zu verstecken und es zu überleben. Mehr als alles andere brauchen wir Selbstmitgefühl, Beharrlichkeit, ein Verständnis der Nachwirkungen von Traumata sowie Quellen resonanter Empathie außerhalb unserer selbst, um heilen und im Gehirn Leitungsbahnen für die Selbstverbindung erzeugen zu können.

Das Folgende ist eine geführte Meditation, die Ihnen auf dieser Reise helfen soll. Bitte beachten Sie, dass die Ablenkung von einem heftigen Verlangen (das Umlenken von Energie in Bewegung oder andere Strategien der Selbstfürsorge) laut Forschung die Abkehr von diesem Verlangen stärker unterstützt als traditionelle Achtsamkeit. Sie sollten diese Meditation in Momenten, in denen Sie sich stark fühlen, als Möglichkeit nutzen, mit impliziten Minenfeldern zu arbeiten und die innere Landschaft zu verändern. Die Meditation ist nicht als Notfallplan für den Umgang mit einem heftigen Verlangen gedacht, den Sie täglich oder ad hoc anwenden können.

Geführte Meditation 13.1: Einem heftigen Verlangen mit Sanftheit und offener Neugier begegnen

Nehmen Sie als Allererstes wahr, dass Sie ein heftiges Verlangen verspüren. Lösen Sie dann in diesem Moment des heftigen Verlangens eine neue Reaktion aus. Während Sie sich des Verlangens bewusst bleiben, beginnen Sie, auf Ihre Atmung zu achten. Gleichzeitig bringen Sie Ihren resonierenden Selbstbeobachter in Kontakt mit Ihrer Aufmerksamkeit und ebenso mit Ihrem heftigen Verlangen. Schauen Sie, welches die Empfindungen dieses Verlangens sind.

Zu Beginn dieser neuen Reaktion denken Sie vielleicht, Ihr Verlangen finde ausschließlich in Ihrem Kopf statt und sei unerträglich und unwiderstehlich. Wie aber spricht dieses heftige Verlangen in Ihrem Körper? Wie macht sich dieses extreme Begehren beim bewussten Atmen bemerkbar? Manchmal äußert es sich als eine herzzentrierte Empfindung. Manchmal spürt man es im Gesicht, neben dem Kiefer. Manchmal spürt man es im Bauch.

Während Ihr Körper dieses heftige Verlangen empfindet, fragen Sie ihn, ob er versucht, sich um Sie zu kümmern. Will er sich um Ihre Angst kümmern? Will er Sie für Zeiten der Knappheit und des Mangels „wappnen“? Versucht er, Ihre Aufmerksamkeit von dem durchdringenden Gefühl der Panik und Leere abzulenken?

Jedes Mal, wenn Sie irgendwo eine Empfindung aufspüren, fragen Sie sich: Wenn diese Empfindung eine Emotion wäre, was wäre sie dann? Einsamkeit? Angst? Verärgerung? Hoffnungslosigkeit? Und welches wären die Bedürfnisse, die diesen Emotionen zugrunde liegen? Sind Sie erschöpft und sehnen Sie sich nach warmer Unterstützung, die Sie mühelos durchs Leben schweben lässt? Wäre es schön, eine magische Wolke zu besitzen, die sich ausschließlich Ihrem Komfort und Erfolg verschrieben hat? Fühlen Sie sich hilflos angesichts der Komplexität Ihrer Tage, und wünschen Sie sich Einfachheit und Leichtigkeit? Wüssten Sie gern, welches genau der beste nächste Schritt wäre, für Sie und die Menschen, die Sie lieben? Und welches der beste Schritt danach? Sehnen Sie sich nach garantierter Sicherheit? Und brauchen Sie eine Anerkennung dessen, wie sensibel ausbalanciert alles ist, wie zerbrechlich Ihr Leben ist und die Leben der Menschen sind, die Ihnen etwas bedeuten? Wäre es angenehm, wenn jemand – und sei es nur für einen Augenblick – tatsächlich verstünde, was Sie alles halten und ausbalancieren und mit welcher Sorgfalt Sie sich um alles kümmern?

Kommen Sie zurück zu Ihrem Körper und schauen Sie, was jetzt mit Ihren Empfindungen, Ihren Emotionen und Ihren Bedürfnissen geschieht. Folgen Sie diesem emotionalen Weg dorthin, wo er Sie hinführt, und beachten Sie, dass Sie jeden der Prozesse anwenden können, die Sie bisher gelernt haben: Wenn Sie feststellen, dass Sie sich eine schädliche Überzeugung einreden, die das Selbst betrifft, gehen Sie ihr nach. Wenn Sie eine schmerzhafte Erinnerung finden, lassen Sie Ihren resonierenden Selbstbeobachter mit Sanftheit und Fürsorge zurück in die Erinnerung reisen und verfolgen erneut Ihre Körperempfindungen, indem Sie Vermutungen zu Gefühlen und Bedürfnissen anstellen.

Während Ihr Körper sich entspannt, nutzen Sie die Gelegenheit, um jene Ansätze der Selbstfürsorge in die Tat umzusetzen, die für Sie im Zusammenhang mit Ihrer Sucht am besten funktionieren. Das könnte zum Beispiel bedeuten, dass Sie jemanden aus Ihrem Unterstützungsnetzwerk anrufen, mit Ihrer Achtsamkeitsmeditation beginnen oder hinausgehen, um sich zu bewegen.

Warum sollte ich diese Meditation praktizieren?

Unsere gesamte Arbeit besteht darin, dass wir uns mit unserem Körper verbinden und uns von dem alten Zeug befreien, das uns zu Fall bringt und uns wütend, ängstlich oder traurig macht. Damit schaffen wir Raum für mehr Wahlmöglichkeiten, mehr Leichtigkeit und mehr Bereitschaft, Unterstützung von anderen zu erhalten. Wenn wir mehr Raum haben, um mit uns selbst im Gleichgewicht zu leben, können wir Platz schaffen: Platz für die Teilnahme an Gruppen. Platz, um das zu lernen, was wir brauchen, um das existenzielle Alleinsein bei der Sucht in die Fähigkeit umzuwandeln, Teil einer warmen Gemeinschaft zu sein und uns wieder der Menschheit anzuschließen. Verbinden wir uns im Laufe dieses Prozesses erneut mit unserem resonierenden Selbstbeobachter, sind wir auf dem Weg der Heilung. Dabei ist es egal, ob wir rückfällig werden oder nicht (wie wir im nächsten Abschnitt sehen werden).

Genau wie bei der Genesung von einer Depression (siehe Kapitel 12) ist es äußerst hilfreich, kreativ zu sein und bei der Heilung mehr als nur einen Ansatz zur Anwendung zu bringen. Wenn stationäre oder ambulante Behandlungsmethoden, Beratung und ein Zwölf-Schritte-Programm miteinander kombiniert werden, sind die Genesungsraten bei einer Sucht höher, als wenn nur einer der Ansätze verfolgt würde.

Mit Rückfällen arbeiten

Es gibt Statistiken darüber, wie oft Menschen versuchen, eine Sucht zu beenden, bevor sie Phasen beständiger Genesung erleben. Und diese Statistiken zeigen: Das Wichtigste ist, es immer wieder zu versuchen. Bis Zigarettenraucher tatsächlich eine Zeit lang nicht mehr rauchen, haben sie bereits mehrmals „aufgehört“, und Alkoholabhängige machen wiederholt mit dem Trinken Schluss, bevor sich grundlegend etwas ändert. Wenn Menschen mit der sehr menschlichen Neigung kämpfen, sich mit Substanzen oder Aktivitäten zu trösten, brauchen sie vor allem Hoffnung, Selbstvertrauen, Glauben und Resilienz.

Je länger diese kurzen Abstinenzphasen andauern und die Betroffenen genesen können, umso höher ist die Wahrscheinlichkeit einer langfristigen Abstinenz. Zum Beispiel bleibt nur etwa ein Drittel der Menschen, die weniger als ein Jahr abstinent sind, nüchtern. Von denjenigen, die einjährige Enthaltsamkeit zustande bringen, wird weniger als die Hälfte rückfällig. Bei denen, die es schaffen, fünf Jahre nüchtern zu bleiben, liegt die Wahrscheinlichkeit eines Rückfalls bei weniger als 15 Prozent.[327]

Je mehr wir uns selbst demütigen, wenn wir rückfällig werden, umso länger wird der Rückfall andauern. Dies liegt daran, dass Süchte gut in den Wut-und-Scham-Kreislauf des Selbsthasses passen. Werde ich etwa wütend auf mich selbst und schäme ich mich, wenn ich ein Stück Schokolade verspeise – obwohl ich von mir verlangt hatte, keine Süßigkeiten zu essen, weil ich meine Ernährungsweise ändern möchte –, gerät mein System noch weiter aus dem Gleichgewicht und ich brauche mehr Zucker, um zurechtzukommen: Ich fühle mehr Scham, esse mehr Schokolade und so weiter. Dies ist ein fortwährender Kreislauf. Gehen wir hingegen sanft mit uns um, gießen wir auch kein Öl ins Feuer des Rückfalls. Und mithilfe unseres resonierenden Selbstbeobachters sind wir in der Lage, zur Integrität und zu unseren ursprünglichen Genesungsabsichten zurückzukehren.

Ein durch Selbstresonanz gekennzeichneter Ansatz bei einem Rückfall könnte sich etwa folgendermaßen anhören:
Sarah, bist du wütend auf dich selbst? Sehnst du dich nach engagierter Selbstfürsorge? Bist du entmutigt und erschöpft, wenn du daran denkst, wie viele Male du gesagt hast, du würdest aufhören? Erinnerst du dich daran, dass du sagtest, du wolltest dein Leben verändern, und verwirrt dich die Art, wie deine Absicht an Bedeutung verliert, sobald du auf Schwierigkeiten stößt? Willst du anhaltende Fokussierung und möchtest du dich auf dich selbst verlassen können? Schämst du dich, bist du besorgt und wünschst du dir Integrität? Brauchst du Unterstützung, Wärme und Sanftheit? Möchtest du wissen, dass du als Mensch wertvoll bist und etwas beitragen kannst, auch wenn du mit deiner Menschlichkeit zu kämpfen hast? Sehnst du dich danach, dass alle Menschen

wissen, sie sind Teil des Tanzes der wahren Beziehung, selbst wenn sie ebenfalls Substanzen oder Aktivitäten zum Überleben nutzen?

Was aber, wenn der Schmerz nicht unser eigener ist?

Manchmal geht das, was Menschen überleben, weit über das Persönliche hinaus. Sie haben vielleicht mit den sozioökonomischen Folgen von Armut, Bildungsniveau, Krieg und Vertreibung sowie mit den Nachwirkungen von Traumata zu kämpfen. Außerdem könnten sie mit den generationsübergreifenden Auswirkungen sämtlicher dieser Einflüsse leben müssen. Das bedeutet, dass sie – wie es das Fachgebiet der Epigenetik zeigt – den Schmerz vorangegangener Generationen in ihrem Körper tragen.

Die Prognose von Epigenetik-Forscher Moshe Szyf lautet, dass wir bald in der Lage sein werden, die Traumageschichte unserer Familie durch einen Blick auf unsere epigenetische Struktur zu deuten. Er stützt diese Schlussfolgerung auf seine Arbeit mit Überlebenden des Eissturms, der 1998 die kanadische Provinz Québec traf. Alle diese Menschen wiesen ähnliche epigenetische Traumamuster auf.[328] Moshe Szyfs Forschung enthält Hinweise dazu, dass Menschen, die unter einer Depression oder einer Sucht leiden, womöglich einen emotionalen Schmerz in sich tragen, den sie von vorhergehenden Generationen geerbt haben. Nachdem ich Szyfs Vortrag gehört hatte, fragte ich mich bei allen Menschen, die ich fortan sah: Tragen wir alle zusätzlich zu dem, was wir selbst in diesem Leben erfahren haben, die Muster des emotionalen Schmerzes unserer Eltern und Großeltern in uns?

Diese Neugier bewirkte eine Vertiefung meiner Überlegung, wie sich mit Resonanz selbst dann förderliche Veränderung erzeugen lässt, wenn das zu behandelnde Problem Trauer, Depression oder Sucht ist. In meiner Praxis habe ich die von Susan Skye entwickelten grundlegenden Prozesse angewandt und durch andere körperbasierte Methoden ergänzt. Bei Letzteren deuten wir die Hinweise unseres Körpers und folgen ihnen dahin, wohin sie uns weisen.

Ich bin meinem eigenen Körper auf dem Weg der Heilung gefolgt, und genauso den Körpern meiner Klienten. Und dabei stellte ich fest, dass viele Menschen tatsächlich zugängliche emotionale Lasten tragen, die nicht ihre eigenen sind – Lasten, die in Wirklichkeit vorhergehenden Generationen gehören. Als ich mit ihnen die Resonanzfähigkeit 13.1 ausprobierte, entspannten sich die Körper meiner Klienten auf neue Art und Weise, denn diese Resonanzfähigkeit macht die implizite Last leichter. Neugierig darauf, meiner eigenen Erfahrung nachzugehen, bat ich zwei Freundinnen, sich zu mir zu setzen, während ich in die Empfindung meines unersättlichen Hungers abtauchte.

Sarahs Geschichte: Der Hunger meines Vaters

Schon immer hatte ich eine Schwäche für Zucker und Süßes. Wenn ich versuchte, meinem Verlangen mit Empathie zu begegnen, nahm die Schwäche ab, aber sie verschwand nie vollständig. Während meiner 50 Lebensjahre war mir niemals schlecht und war ich niemals satt von Süßigkeiten. Wenn andere Leute sagten: „Das ist mir zu gehaltvoll", zogen sich meine Augenbrauen vor Unverständnis zusammen und ich fragte mich, wie es wohl sein würde, Sättigung zu empfinden.

Also entschied ich mich, an meinem unstillbaren Hunger die Frage auszuprobieren, die ich immer meinen Klienten stellte: „Wenn dies nicht Ihr Eigenes wäre, wessen wäre es dann?" Bei diesem Ansatz experimentieren wir mit unserer Intuition. Wir tun unser Bestes, um die Wahrheit unseres Körpers zu erspüren. Manchmal tragen wir Botschaften in uns, die schwer zu verdauen sind. Die Frage dreht sich weniger um die wortwörtliche Wahrheit als um die Spuren, die Familiengeschichten und -überzeugungen in physischer Hinsicht bei uns hinterlassen haben.

Ich fragte mich: „Wenn dieser Hunger nicht dein eigener ist, wessen ist er dann?" Ich probierte es damit aus, meinen Körper mit dem meiner Mutter zu überlagern, aber es fühlte sich nicht so an, als sei dies ihr Hunger. Als ich fragte, ob der Hunger mit dem Körper meines Vaters zu tun habe, schien die Hungerempfindung der Wahrheit näher zu kommen. Ich begann seine Stimme zu hören. Mein Herz war schwer und mein Magen fühlte sich leer an. Der dreizehnjährige Junge, der mein Vater gewesen war, fing an, aus meinem Inneren zu sprechen. Ich spürte seine Erschöpfung und Verzweiflung, die er erfahren hatte, als sein Vater infolge des Ersten Weltkriegs an einer Posttraumatischen Belastungsstörung litt und seine Mutter während der Weltwirtschaftskrise wegen eines Nervenzusammenbruchs in eine psychiatrische Klinik eingewiesen wurde. Als dies geschah, wurden mein Vater und seine Brüder und Schwester getrennt, um bei unterschiedlichen Verwandten zu leben, die gewalttätig und beängstigend waren. Ich konnte durch den Schmerz und die Angst in meinem Magen spüren, dass ich die Sorge meines Vaters um seine Mutter und seine jüngeren Geschwister in mir trug sowie seine Wut und Hoffnungslosigkeit, wenn er an die Hilflosigkeit seines Vaters dachte. Ich stellte laut Vermutungen über sein Verlangen an, etwas beizutragen, und über seine Sehnsucht nach Sicherheit und Unterstützung. Ich fragte, ob er Heimweh habe und ein Bedürfnis nach Vertrautheit, fragte ihn vor allem, ob er sich danach sehne, dass es seiner Mutter wohlergehen möge. Meine Wahrnehmung des Hungers meines Vaters und seine Präsenz in meinem Inneren ließen nach, als die resonanten Vermutungen zutrafen.

Ich blieb bei meinem Körper, und meine Empfindungen wandelten sich. Ich spürte, wie meine physischen Erfahrungen in den stillen Schrecken meiner Großmutter angesichts ihres emotionalen Zusammenbruchs umschlugen. Es war beinah so, als würde sich in meinem Bauch ein schwarzes Loch öffnen. Ich fragte, ob sie einen Hunger nach Stabilität und Stärke verspüre und eine Entschlossenheit, gesund zu sein. Jetzt machte sich in meinem Magen der zaghafte Wunsch breit, das Gleichgewicht halten zu können. Ich fragte meine Großmutter in meinem Inneren, ob sie sich danach sehnte, mit Fürsorge umgeben zu werden. Brauchte sie Zärtlichkeit, Stabilität, eine Erneuerung ihres Energieflusses und das Wissen, wo sie festen Boden finden könne?

Als mein Körper sich entspannte und das Gefühl der Präsenz meiner Großmutter in meinem Inneren nachließ, dachte ich an ihr Kochbuch. In diesem stehen, in ihrer Handschrift geschrieben, 56 verschiedene Backrezepte: Schneekuchen, Eclair mit Feigenfüllung, Bananenkuchen, Haselnusstorte, Orangen-Wolkenkuchen … Meiner Einschätzung nach buk sie in der Kindheit meines Vaters jeden Tag Kuchen, abgesehen von der Zeit ihrer psychischen Erkrankung. Als ich an diese Kuchen dachte, begann ich zu verstehen, welche Bedeutung Süßes im Körper meines Vaters hatte. Zugleich begriff ich, was ich von ihm gelernt hatte, ohne es auch nur zu ahnen.

Einige Tage nach dieser Arbeit mit dem Hunger und nach mehreren Wochen der Abstinenz von Zucker, der normalerweise meine beste Unterstützung im Umgang mit dem bodenlosen Hunger ist, gab es auf einer Party meinen Lieblingsschokoladenkuchen mit Kokosnuss-Pecan-Füllung. Ich probierte ein kleines Stück, um zu sehen, was mit dem endlosen schwarzen Loch passieren würde, und stellte fest, dass das Stück für mich gerade richtig war und ich nicht mehr brauchte. Seitdem bin ich mit der seltsamen Erfahrung der Sättigung vertrauter geworden.

Als ich die Frage stellte: „Wenn dieser Hunger nicht dein eigener wäre, wessen wäre er dann?“, fand ich heraus, dass ich die Geschichten meines Vaters und meiner Großmutter in meinem Körper trug. Als ich Vermutungen dazu anstellte, was meinen Empfindungen zugrunde liegen könnte, beruhigte sich mein Körper. Er entspannte sich in einer Weise, wie er es nicht getan hatte, als ich mich für eine Person gehalten hatte, die ausschließlich der Geschichte ihres eigenen Lebens ausgesetzt ist. Was immer wir fühlen und verstehen können, wird sich in unserem Inneren verwandeln. Dabei ist es egal, ob wir diejenigen waren, welche die Geschichte ursprünglich erlebt haben, oder nicht.

Die Aufforderung lautet also folgendermaßen: Stellen Sie die einfache Frage: „Wenn dies (der Hunger, die Sucht, die Depression, der Schrecken oder die Dissoziation) nicht meins wäre, wem würde es dann gehören?“ Und folgen Sie anschließend der Lebendigkeit der Empfindung in Ihrem Körper, um zu sehen, wo sie hinführt. Die unten beschriebene Resonanzfähigkeit zeigt Ihnen beispielhaft, wie Sie diese Erkundung anstellen können.

Resonanzfähigkeit 13.1: Die implizite Last erleichtern

1. Nehmen Sie wahr, wie sich die Depression, die Angst, das heftige Verlangen oder ein anderer emotionaler Schmerz in Ihrem Körper anfühlen.
2. Fragen Sie sich: „Wenn dieser Schmerz nicht meiner wäre, wessen wäre er dann?“ Prüfen Sie, ob Sie das Gefühl haben, die Depression, die Angst oder das heftige Verlangen könnten auch bei jemand anderem in Ihrer Familie auftreten (Mutter, Vater, Onkel, Tanten, Großeltern usw.).

3. Lassen Sie es zu, Ihren betroffenen Angehörigen in Ihrem Inneren zu spüren. Geben Sie sich der Vorstellungskraft oder der gefühlten Körperwahrnehmung hin. (Wagen Sie sich ruhig sehr weit vor. Dies ist ein kühnes und ungewöhnliches Unterfangen, aber man kennt die Weisheit des Körpers so lange nicht, bis man sich der Möglichkeit öffnet, sie zu hören.) Sind die Empfindungen der Depression, der Angst oder des heftigen Verlangens ähnlich?
4. Sobald Sie eine Vorstellung davon haben, mit wem Sie arbeiten, bringen Sie Ihren resonierenden Selbstbeobachter ins Spiel. Stellen Sie auf der Grundlage dessen, was in Ihrem Körper passiert, Vermutungen zu Gefühlen und Bedürfnissen an.
5. Überprüfen Sie Ihr eigenes Gefühl der Depression, der Angst oder des heftigen Verlangens.
6. Wiederholen Sie die Schritte 1–5 und suchen Sie dabei nach Schichten der Erfahrungen anderer Menschen. Ihr eigener, persönlicher Schmerz kann ebenfalls in die komplexe Familienerfahrung eingeschichtet sein. Solange Sie Ihrem Körper folgen, sind Sie an der richtigen Stelle.

Es ist nicht so, dass wir bei dieser Arbeit beispielsweise zur Mutter oder zum Vater unserer Mutter würden. Wir kümmern uns um diese Personen nicht in der äußeren Welt. Wir arbeiten mit den emotionalen Mustern, die in unserem eigenen Körper leben.

Falls Sie auf irgendwelche dieser Angehörigen wütend sind oder falls es in Ihrer Familie Trauma oder Missbrauch gegeben hat, empfinden Sie unter Umständen nicht viel Empathie für diese Menschen. Dann ist dieser Prozess möglicherweise nicht der richtige Ansatz. Falls Ihr Körper vor dem Gedanken an diese Arbeit voller Entsetzen zurückschreckt – hören Sie auf ihn. Zum geeigneten Zeitpunkt – sollte er jemals kommen – wird die Vorstellung Sie nicht schockieren, Ihren Familienangehörigen Resonanz anzubieten, da sie in Ihnen weiterleben.

Sind wir auch anfällig für die Folgen der Traumata, die vorangegangene Generationen erlitten haben, können wir doch von unserem Platz in der Familiengeschichte und -historie aus Erkenntnis erlangen. Jede Empfindung, die wir zu spüren vermögen, wird sich mit einem durch Einstimmung gewonnenen Verständnis irgendwie verändern. Unsere Arbeit besteht darin, unser bestes Selbst zu werden, die Person, die zu sein wir geboren wurden. Manchmal beinhaltet der Weg zu unserem besten Selbst Verständnis und Empathie für die Leben, welche die vorangegangenen Generationen geführt haben. Manchmal werden wir durch alte Trauer und Sorgen, die wir wegen eines Großelternteils oder eines Vorfahren in uns tragen, sowie durch Schandtaten, Ungerechtigkeit, nicht anerkannten Schmerz oder großen Kummer am Weitergehen gehindert. Begegnen wir diesen Erfahrungen jedoch mit Mitgefühl, sind wir befreit und können wir uns vollständiger in unser eigenes Leben hineinbewegen.

14. Freude, Gemeinschaft und eine nach außen gerichtete Stimme: Unseren resonierenden Selbstbeobachter in die Welt bringen

Willkommen am Ende dieses Buches!

Wir sind bei unserem letzten Kapitel angekommen. Die Arbeit, die wir geleistet haben, hat unser Nervensystem in kleinem Maße aktiviert und uns mit etwas Glück dazu gebracht, uns selbst sanfter und mitfühlender zu betrachten, als wir es zuvor gewohnt waren.

Genauso wie Menschen Resonanz für Emotionen brauchen, die zu erfahren Schwierigkeiten bereitet, brauchen sie Empathie für Gefühle wie Vergnügen, Vorfreude, Begeisterung, Glück, Entzücken, Freude, Leidenschaft, Liebe und Feiern. Werden diese positiven Ausdrücke nicht geteilt, kann die Empfindung in der Brust hängen bleiben wie gefrorene Sektbläschen und Unbehagen, ja, sogar Scham erzeugen. Die Scham ist am intensivsten, wenn eine emotionale Brücke der Begeisterung, der Freude oder des Feierns nicht erwidert oder, schlimmer noch, mit Spott oder Verachtung beantwortet wird.

Sobald wir uns der Möglichkeit annähern, dass wir in Sicherheit sind, dass wir in unserem Denken und Fühlen einen Sinn ergeben und dass wir auf diese Erde und zu dieser Menschheit gehören, entspannen sich unser Nervensystem und unser Körper. Unser Herz kann mit allem, was um uns herum geschieht, einen Beziehungstanz eingehen. Unsere Gesichtsmuskeln können lebendig sein und feinfühlig auf die Gesichter, denen wir begegnen, reagieren. Wir können andere anschauen und hinter ihr Trauma und ihre Zurückhaltung blicken. Dort sehen wir, wie ihr Herz sich ausdrücken würde, wenn auch sie sich sicher fühlen würden. Wir können uns und andere tiefer kennen.

Gehirnkonzept 14.1: Der ventrale Vaguskomplex (soziales Engagement und Selbstverbindung)

Sicher erinnern Sie sich noch an die Beschreibung des Vagusnervs in Kapitel 7, dieser großen Nervenbündel, die das Innere des Rumpfes mit dem Gehirn verbinden. Vielleicht erinnern Sie sich auch noch daran, was mit dem Vagus geschieht, wenn wir uns sicher fühlen: Die Energie und die Informationen, die zwischen dem Körper und dem Gehirn fließen, wechseln in die myelinisierten (schnellen) Fasern dieses großen Nervs über. Der Forscher Stephen Porges spricht hierbei von der Aktivierung des ventralen Vagus oder des sozialen Engagements (was im Gegensatz steht zum Übergang in die Kampf-oder-Flucht- und Immobilisierungsreaktion). Alles beginnt sich schneller zu bewegen, und unser Gehirn kann mit den ganzen komplexen Emotionen Schritt halten, die wir und andere beim Bewohnen unserer sozialen Welt empfinden.

Wir begeben uns automatisch in diese Art des Seins, wenn wir uns sicher und willkommen fühlen. Unsere Atmung ist tief und voll, wir lachen und lächeln mühelos, Augenkontakt fällt uns leicht, unser Ohr ist auf den Schallbereich der menschlichen Sprache eingestellt, ohne nachzudenken finden wir einen guten Umgang miteinander, wir verlieren unsere Befangenheit und wir entspannen uns wahrhaftig und kommen in einen Flow. Egal, wie weit entfernt dieser Zustand im Moment erscheint, lebt er doch in einem jeden von uns. Wenn wir ihn nie wirklich erfahren haben, haben wir uns nie wirklich sicher gefühlt. Dann dürfen wir uns weiterhin darauf freuen, uns selbst besser kennenzulernen, wenn wir uns entspannen.

Die folgende Auflistung zeigt, wie sich unser Körper entspannt und wie gut er funktioniert, wenn wir uns im Zustand des sozialen Engagements befinden (wenn wir das Gefühl haben, dass wir wichtig sind und dazugehören):[329]

- Die feinen Muskeln des Gesichts werden lebendig, um Emotionen auszudrücken und uns zu helfen, andere zu verstehen.[330]
- Die Augen fokussieren auf das menschliche Gesicht.[331]
- Die Muskeln des Mittelohres spannen sich an, um sich auf den Schallbereich der menschlichen Sprache zu konzentrieren.[332]
- Der Kehlkopf entspannt sich, um einen lebendigen stimmlichen Ausdruck zu unterstützen.[333]
- Das Herz zeigt eine hohe Herzfrequenzvariabilität.[334]
- Die Bronchien der Lungen weiten sich, um mehr Sauerstoff aufzunehmen.[335]
- Die Eingeweide werden vollständig durchblutet, funktionieren deshalb besser und erhalten so das Signal zum Arbeiten.[336]

In diesem Buch geht es darum, wie wir die Hindernisse beseitigen, die uns davon abhalten, unseren ganz individuellen, natürlichen Zustand der Anmut zu erreichen. Wir sind jetzt auf einem Weg, der anerkennt, was wahr ist; der sämtliche Emotionen als Gefühlsregungen validiert, für die es einen sehr guten Grund gibt, und der uns zu Resonanz und Selbstmitgefühl führt.

Geschichte eines Lesers: Inwiefern es jetzt anders ist

Wenn mein Standardnetzwerk heute zu den Erinnerungen an Schmerz und Scham zurückkehrt, bin ich mehr und mehr in der Lage, mich mit Fürsorge und sanfter Neugier neben mich zu setzen. Mithilfe von Resonanz helfe ich meiner Amygdala, sich zu beruhigen. Aus schmerzhaften Erinnerungen werden so reine autobiografische Geschichten. Wenn die Emotionen zu groß sind, als dass ich sie allein tragen könnte, weiß ich, wie ich mir Hilfe suchen kann.

Hierfür muss ich glauben, dass meine eigene Erfahrung wichtig ist. All die alten Grundüberzeugungen, dass ich es allein schaffen muss, kommen in diesen Momenten dröhnend an die Oberfläche. Jene, die besagen, dass ich der Mühe anderer nicht wert bin, sind besonders mächtig. Um dieser Neigung in mir entgegenzuwirken, verabrede ich mich mit meinen Freunden. Auf unseren Treffen möchte ich gehört werden, ohne Ratschläge oder Kommentare zu erhalten, nur Resonanz, damit mich diese veralteten Überzeugungen nicht weiter von anderen isolieren.

Diese Reise hat mich zu intensiver Freude geführt, die manchmal leise ist, manchmal laut. Häufig bin ich zufrieden und glücklich darüber, dass ich einen Beitrag leiste, mich selbst verstehe und Mitgefühl empfinde. Es gibt Augenblicke, in denen ich das erwachende Verständnis spüre, dass Glück möglich sein und sogar normal werden könnte. Es gibt viele Momente, in denen ich weiterhin mit Scham zu kämpfen habe, in denen ich die Welt so betrachte und interpretiere, als hätte ich etwas falsch gemacht. Und dann weiß ich, dass ich um Unterstützung bitten und wieder zum Erkunden zurückkehren und dem Leben vollständig begegnen kann.

Wenn wir unser Gehirn betrachten und sehen, dass wir einander beeinflussen, sind wir verändert. Worte eignen sich nicht, um die soziale Verbindung zu beschreiben, die unverzichtbar für menschliches Wohlbefinden ist. Es ist beinah so, als müssten wir das Wort *Beziehung* sagen und dann innehalten, atmen und uns – voller Fantasie für Reichtum und Möglichkeiten – spüren lassen, was beim Sprechen dieses Wortes in unserem Körper geschieht.

Wenn wir geübter im Umsetzen dieser Ideen werden, wird unser Gehirn für andere Gehirne zu einem Modell, dem sie folgen können, um Trost und Heilung zu finden. Wir können uns die Arbeit von James Coan ansehen und feststellen, dass unser körperlicher Schmerz und unser Gefühl der Anstrengung im Leben durch die Präsenz eines anderen gemindert werden[337] – und wir sind verändert. Wir sind zu etwas Lebendigem und Undefinierbarem eingeladen. Es ist eine Einladung, Zeit auf

Beziehung zu verwenden, die Beiträge zu schätzen, die wir füreinander leisten, und warmer Gemeinschaft den Vorrang einzuräumen. Es ist außerdem eine wunderbare und schöne Einladung zur Selbstresonanz.

Es gibt noch mehr zu erreichen, gibt noch weitere Gebiete, in die wir durch Heilung gelangen können. Doch befinden wir uns hier an einem Ort, an dem es sich stabil stehen lässt. Mit diesem Ansatz finden wir für uns eine verlässliche und beständige Grundlage und werden fähiger, auf andere zuzugehen, um Unterstützung sowohl zu erhalten als auch zu geben.

Geführte Meditation 14.1: Meditation zur Unterstützung von Freude

Soziales Engagement in vollem Umfang ist schwierig, wenn niemand in unserem Umfeld entspannt ist. Und es ist schwer, eigene Leistungen und Erfolge allein zu feiern. Diese Meditation unterstützt die Erfahrung von Begleitung. Sie ist gedacht für Momente des Feierns, in denen wir ansonsten möglicherweise allein wären. Bevor Sie anfangen, wählen Sie etwas aus, das Sie kürzlich getan oder erlebt haben und auf das Sie stolz sind. Das kann eine kleine Befriedigung sein, ein Augenblick des Vergnügens oder ein Hauch von Ehrfurcht – etwas, das Sie nicht haben teilen können.

Beginnen Sie damit, dass Sie bewusst atmen. Beim Spüren der Bewegung des Atems in Ihrem Körper achten Sie darauf, wie weit die Luft in Ihre Lungen hineingelangt. Begleiten Sie Ihren Atem ein paar Augenblicke lang in Ihren Körper hinein, so tief hinab, wie er mühelos kommt, und aus Ihren Lungen und Ihrer Nase heraus. Lassen Sie Ihre Aufmerksamkeit Ihrem Atem folgen. Möglicherweise wandert Ihre Aufmerksamkeit umher. Bringen Sie sie dann behutsam und mit Wärme zurück zu der Empfindung der Bewegung Ihres Atems.

Richten Sie Ihre sanfte Aufmerksamkeit jetzt auf Ihren befriedigenden Moment. Welches sind die Körperempfindungen dieses Feierns? Bilden sich Fältchen um Ihre Augen? Wird Ihre Atmung ein wenig tiefer? Weiten sich Ihre Rippen? Oder spüren Sie einen kleinen Schmerz oder ein leichtes Zusammenziehen in Ihrer Brust? Wenn das Feiern nicht mit anderen geteilt wurde, kann es wie ein kleiner Krampf in unserem Körper wohnen und Entspannung und Ausweitung verhindern.

Lenken Sie Ihre Aufmerksamkeit auf Ihr Herz. Ist Ihr Herz stolz auf Sie? Ist es ein wenig (oder ganz besonders) glücklich darüber, dass Sie diesen Erfolg erzielt haben? Bereitet es ihm Vergnügen, sich an Ihren Beitrag zu erinnern? Beim Anerkennen der Erfahrung Ihres Herzens haben Sie vielleicht das physische Empfinden, dass ein Schein des Glücks von Ihrer Brust aus in alle Richtungen strahlt.

Schauen Sie nun, was mit Ihrem Magen geschieht. Sind Ihre Bauchmuskeln angespannt, weil sie versuchen, Sie beim einsamen Feiern dieses Erfolgs zu unterstützen? Sind sie nicht sicher, ob Sie sich wirklich gefahrlos einige Augenblicke lang freuen können? Falls ja, bieten Sie ihnen ein wenig Anerkennung für die Tatsache, dass es sich merkwürdig anfühlen kann, Dinge allein zu feiern. Schauen Sie, ob die Muskeln gern eine kleine versteckte Befriedigung verspüren würden, vielleicht eine Empfindung, die perlenden Sektblasen ähnelt, welche vom Bauch zur Brust aufsteigen. Entspannen sich diese Muskeln überhaupt, während Sie sie und ihre sorgsame Art, Sie zu halten, anerkennen?

Wenn Sie möchten, können Sie etwas Intensiveres erforschen – vielleicht einen wilden Freudenschock, der scharf und plötzlich wie ein Blitz in Ihren Rumpf, Nacken oder Kopf fährt, oder vielleicht ein Grinsen, das Ihnen entweicht und Ihr gesamtes Gesicht erhellt. Wollen Ihr Mund und Ihre Kehle in einen Schrei freudiger Erregung ausbrechen? Wackeln Ihre Füße? Wollen Ihre Zellen in einem glücklichen Tanz auf und ab hüpfen? Sind Sie ein wenig verblüfft darüber, was Sie getan haben? Überrascht es Sie, dass Sie sich an der Ziellinie befinden? Herrscht eine Mischung aus Hineinsinken in die Erleichterung und Abheben in Ausdrücke der Freude?

Kehren Sie nun zu Ihrer Atmung zurück. Ist sie jetzt, nachdem Sie diese Reise positiver Anerkennung unternommen haben, in irgendeiner Weise anders? Lassen Sie Ihre Aufmerksamkeit auf Ihrem Atem hinunter in Ihre Lungen reiten. Wie tief hinab kommen Sie? Was passiert am unteren Ende Ihrer Atmung? Folgen Sie ihr dann wieder heraus und bringen Sie Ihre Aufmerksamkeit zurück in die äußere Welt.

Resonanzfähigkeit 14.1: Ihre Resonanz in die Welt tragen

Eine weitere Möglichkeit, etwas über Resonanz zu erfahren, besteht darin, dass wir uns auf andere einstimmen und mit ihnen gemeinsam laut über die Frage nachdenken, ob wir sie verstehen. Es hilft, sich mit den Listen „angenehmer" und „unangenehmer" Gefühle (Kapitel 3) und den Listen universeller menschlicher Bedürfnisse und Werte (Kapitel 4) vertraut zu machen. In der Gewaltfreien Kommunikation lautet die traditionelle Formulierung: „Fühlst du dich ________________, weil du ________________ brauchst?" Diese Art zu fragen fühlt sich vielleicht komisch und ein wenig hölzern an, und manchmal kann es schon aufdringlich wirken, wenn man Gefühle nur berührt. Im Folgenden finden Sie die vier wesentlichen Schritte, die es vereinfachen, diese Frage anzuwenden – auch bei anderen Menschen:

1. Nähern Sie sich der anderen Person mit Respekt. Sie wissen nicht, was in ihr vorgeht, und ihre Erfahrung ist heilig. Deshalb fragen Sie sie, statt ihr etwas zu sagen. Ihre Äußerung ist eine Vermutung, keine Mitteilung.

2. Versuchen Sie die Gefühle der anderen Person still zu erraten, aber benennen Sie sie nicht – es sei denn, Sie haben eine sehr enge und vertrauensvolle Beziehung mit dieser Person oder Sie haben sich ausdrücklich mit ihr darüber verständigt, dass Gefühlswörter verwendet werden dürfen.
3. Vermuten Sie, welches Bedürfnis am wichtigsten sein könnte: „Musst du gehört werden?"
4. Hören Sie sich dann an, was die Person sagt.

Ich lade Sie ein, damit zu experimentieren, sich einfach über Bedürfnisse Gedanken zu machen, und vielleicht auch damit, sie allgemein auszudrücken. Hier sind einige Beispiele:

- Zu der Kassiererin, die sich gerade mit einem schwierigen Kunden abgegeben hat, der vor Ihnen an der Reihe war: „Hätten Sie gern etwas Respekt?"
- Zu Ihrem Kind, wenn sein Lehrer ihm eine schlechte Note gegeben hat: „Ich frage mich, ob es einfacher für dich ist, wenn deine Absichten gesehen werden?"
- Zu Ihrem Bruder, nachdem er eine schwierige Unterhaltung mit Ihrem Vater geführt hat: „Magst du es gern, wenn mit ruhigem Tonfall und vielleicht sogar ein bisschen Sanftheit gesprochen wird?"
- Zu Ihrer Freundin, wenn sie herausgefunden hat, dass ihr Partner sie angelogen hat: „Brauchst du Ehrlichkeit und Zuverlässigkeit?"

Wenn Sie den Mut aufbringen, Sprache in dieser ungewohnten Weise zu verwenden, sollten Sie darauf achten, was geschieht, nachdem Sie Ihre Frage gestellt haben. Sagt diese Person Ja und nickt sie empathisch? Sagt diese Person: „Nein, es ist eher so, dass ..."? Sagt diese Person (vielleicht ein Teenager): „Ach nee!"? Jede dieser Antworten signalisiert wahre Kommunikation, denn in jedem Fall lässt die Person Sie wissen, dass Ihr aufrichtiges Bemühen, eine Verbindung herzustellen, gehört wurde. Es spielt keine Rolle, ob wir recht haben oder nicht, auch wenn wir unser Bestes tun, um das widerzuspiegeln, was unserem Verständnis nach gerade geschieht. Wichtig ist nur, dass wir ernsthaft und warmherzig daran interessiert sind, zu wissen, was die andere Person wirklich erfahren hat.

Vielleicht fällt es schwer, Vermutungen anzustellen, wenn jemand mit „Ach nee!" antwortet, denn ist diese Antwort auch ein eindeutiges Ja, fühlen Sie doch möglicherweise Scham in sich aufsteigen. Achten Sie einfach darauf, ob Sie dadurch dichtmachen, und zwingen Sie sich nicht dazu, diese Form der Kommunikation in dieser speziellen Beziehung auszuprobieren – es sei denn, Sie können das Ja wirklich hören und fühlen sich mit dieser Person stärker verbunden. Begegnen Sie sich selbst mit Sanftheit. Erkunden Sie diese neue Kommunikationsmöglichkeit, wenn Ihnen das wertvoll und lohnend erscheint.

Denken Sie daran zurück, wie Sie sich fühlten, bevor Sie anfingen, dieses Buch zu lesen. Fühlen Sie sich jetzt anders? Das Folgende ist ein Gesamtblick auf die Landschaft, die wir durchreist haben.

Was haben wir in diesem Land der Heilung gefunden?

Lassen Sie uns über die Reise nachdenken, die wir unternommen haben. Als Erstes forderten wir unser Gehirn auf anzufangen, sich selbst zu verstehen. Es sollte darauf achten, wie wir mit uns selbst sprechen, wenn wir nichts Besonderes tun. Wir ließen es unserem Ruhezustandsnetzwerk lauschen. Und so langsam erkannten wir, welche Art von Worten unser erbarmungsloses Ruhezustandsnetzwerk verwendet, um uns zu steuern.

Diese Erkenntnis öffnete die Tür für das Verständnis der Beziehung zwischen dem Teil des Gehirns, den wir unser emotionales Alarmsystem nennen (die Amygdala), und dem Teil, den wir unseren resonierenden Selbstbeobachter nennen und zu dem der präfrontale Cortex (PFC) gehört. Wir konnten zudem begreifen, wie das Alarmsystem im Dienste des Überlebens alles andere abstellen kann, und verstanden: Gehirnteile, die für bewusstes Lernen und Erinnern bestimmt sind, werden bei hohem Stress ausgeschaltet. Vielleicht wachsen wir in dem Glauben auf, dass wir dumm sind. Tatsächlich haben wir aber alle Gehirnzellen, die wir brauchen, konnten sie jedoch nicht nutzen, weil wir alles taten, um Stress und Traumata zu überleben. Sobald unser PFC stärker wird und besser in der Lage ist, die Wärme zu verinnerlichen, welche wir in unserem Leben erfahren haben, können wir in einer ganz neuen Weise auf uns selbst reagieren: mit Resonanz. Dann können wir auch einige der emotionalen Lasten der Vergangenheit loslassen.

Unsere Amygdala ist nicht nur unser emotionales Alarmsystem – um uns zu schützen, nimmt sie emotionale Erinnerungen ohne jede Zeitangabe in ihr Register auf. So werden traumatische Erinnerungen gespeichert. Wenn eine von der Amygdala bewahrte Erinnerung an die Oberfläche kommt, sodass wir sie fühlen können, steht sie für eine resonante Antwort und Auflösung zur Verfügung.

Die andere Art der Erinnerung ist die vom Hippocampus gesteuerte explizite Erinnerung. Diese Erinnerungen werden im gesamten Gehirn gespeichert, mit einem Zeitstempel versehen und geordnet, sodass Vergangenes eindeutig der Vergangenheit zugerechnet wird. Sobald wir dies verstehen, sehen wir, dass sich in jeder Erinnerung, die weiterhin an uns nagt – was sich in kleinen Dingen wie Groll oder Verärgerung oder großen Dingen wie posttraumatischem Stress äußert –, ein Trauma verbirgt. Die gute Nachricht ist, dass alles, was wir fühlen können (in das wir behutsam eintreten können, damit unser Körper voller Empfindung, aber nicht überflutet ist), für Resonanz und Heilung zur Verfügung steht.

Resonanz geschieht mühelos, wenn andere Menschen uns wirklich verstehen. Es ist so, als würde ihre emotionale Welt auf derselben Frequenz schwingen wie unsere. Um sich mit einem anderen Menschen in Einstimmung zu bringen, müssen Sie Ihren Körper mit einbeziehen. Sie können sich nicht einstimmen, indem Sie Rat anbieten, jemandem sagen, wie er über etwas zu denken hat, oder das Thema wechseln. In einen resonanten Zustand finden Sie, indem Sie anderen von Ihren Körperempfindungen erzählen oder sich fragen, wonach Menschen sich sehnen, was sie antreibt oder was sie zu erreichen suchen. Sie können der Einstimmung näher kommen, indem Sie fragen, ob ein visuelles Bild oder eine Metapher, die Ihnen beim Zuhören einfallen, irgendeine Bedeutung für die sprechende Person haben. Wenn das Gespräch in diese Richtung geht, erreichen beide Beteiligten eine Art von Präzision: eine emotionale Präzision bezüglich dessen, was tatsächlich gerade geschieht. Diese trägt zur Entspannung bei und hilft uns, Verständnis zu erlangen.

Sobald wir anfangen, unserem Körper aufmerksamer zuzuhören, können wir eine Akzeptanz dafür entwickeln, was unsere frühe Beziehung mit der Neurobiologie unserer Mutter heute bedeutet. Wir fragen: Wie war es damals in dem Schoß, der uns nährte? War unsere Mutter ängstlich oder vielleicht depressiv? Wurde sie während ihrer Schwangerschaft gut unterstützt? Wie war es für sie im Schoß *ihrer* Mutter? Wie viele Generationen eines ähnlichen emotionalen Tons sind auf unser pränatales Selbst übertragen worden? Wir vereinigen das erwachende Gefühl, einen resonierenden Selbstbeobachter zu besitzen, mit diesem Wissen und können uns so mit unseren frühesten Körpererinnerungen und -empfindungen verbinden. Und wir erkennen, dass wir allem, das wir fühlen können, begegnen können. Alles, was wir fühlen können, können wir beruhigen.

Die Beziehung, die unsere Mutter zu ihrem Gehirn hat, wird an uns weitergegeben. Wir neigen dazu, unser Gehirn genauso zu benutzen, wie sie es tat. Das gilt insbesondere für Selbstmanagement oder Selbstregulation. Diese Neigungen nennt man auch Bindungsmuster. Wir haben etwas über die vermeidende Bindung erfahren, bei der wir immer alles im Alleingang machen; über die ambivalente Bindung, bei der wir von Lebensfreude direkt in eine Stressreaktion wechseln, ohne dass es einen Mittelweg gäbe; über die paradoxe Furcht vor Nähe, die eine desorganisierte Bindung kennzeichnet; und schließlich über die beste aller möglichen Welten, in der alles im Einklang ist: die sichere oder erworbene sichere Bindung. Was sicher gebundene Eltern von sämtlichen anderen Eltern unterscheidet, ist ihre Sensibilität und ihr feinfühliges Eingehen auf das, was im Kind vorgeht.[338]

Alle Menschen, die uns wichtig sind, schenken uns das Muster ihrer Gehirnnutzung. Mütter, Väter, Großeltern, Geschwister, Lehrer und Freunde, sie alle machen uns diesen Teil ihrer selbst zum Geschenk. Wir lernen voneinander und wir werden voneinander geprägt. Im Kontakt mit jeder Person haben wir einen anderen Bindungsstil, der jeweils abhängig davon ist, wie sicher wir uns fühlen und ob die jeweilige Person imstande ist, sich an uns zu erfreuen.

Eine wesentliche Rolle beim Erwachen des Selbstgefühls in unseren ersten zwei Lebensjahren spielen die Tatsache, dass andere sich an uns als einer Seele freuen, und die Einzigartigkeit dessen, was wir in dieses Leben mitgebracht haben, vermischt mit den Beiträgen eines jeden, der uns jemals wichtig gewesen ist. Bekommen wir als Säuglinge und Kleinkinder nicht die Einstimmung und die Resonanz, die wir brauchen, nähren wir beim Älterwerden die erworbene sichere Bindung. Wir nehmen Wärme und Liebe auf, wo wir sie finden, damit Heilung möglich wird. Falls es schwerfällt, ausreichend zu vertrauen, um Wärme und Liebe aufzunehmen, können wir immer noch lernen, uns genau da, wo wir stehen, mit Anerkennung und Akzeptanz selbst zu halten.

Wenn wir älter werden, unsere Eltern verlassen und uns in die Welt hinausbegeben, gehen wir neue Beziehungen mit anderen Menschen ein. Die Arten von Bindungsbeziehungen, die wir mit diesen Menschen haben, unterscheiden sich von denen, die wir mit unseren Eltern hatten. Und wenn wir aus einer durch unsichere Bindung gekennzeichneten Herkunftsfamilie stammen, aber Menschen kennenlernen, die für uns Quellen sicherer Bindung sind, heilen wir und nähern uns der erworbenen sicheren Bindung. Andere Menschen werden für uns zu Mitmenschen, und wir merken es, wenn wir die zwischenmenschliche Verbindung unterbrechen. Wir haben aber auch die Fähigkeit, sie wiederaufzunehmen – wenn wir es denn wollen.

Der Körper spielt bei jedem Teil unserer Reise in Richtung Integration eine entscheidende Rolle. Was das emotionale Verständnis angeht, ist er uns immer einen Schritt voraus. Zu den Wegen, die der Körper für seine Kommunikation mit dem Gehirn nutzt, gehören das Netzwerk der verkörperten Selbstwahrnehmung und der Vaguskomplex. Sie erinnern sich sicher noch daran, was wir in vorangegangenen Kapiteln über den Vagus gelernt haben: Es handelt sich hierbei um das vor unserer Wirbelsäule und hinter unserem Herzen liegende Nervenbündel, das vom Körper zum Schädelhirn verläuft (die meisten Fasern laufen aufwärts und nur 10–20 Prozent laufen zurück in den Bauchraum). Der Vagusnerv ist eine Informationsautobahn, die uns wissen lässt, wie es uns in unserer Welt geht. Sehr häufig glauben wir, unsere Entscheidungen basieren auf rationalen Vorstellungen davon, was wir tun und nicht tun sollten. Sobald wir jedoch mit der unglaublichen Menge an Information in Verbindung treten, die unser Körper uns bietet, erkennen wir: Wenn ein Körper von einem gut regulierten Gehirn unterstützt wird, ist er unser bestes Mittel, um zu wissen, wonach wir uns sehnen, und um Maßnahmen zur Verwirklichung unserer Träume zu ergreifen.

Möglicherweise erinnern Sie sich daran, dass der Vaguskomplex der Teil des Körpers ist, der als Antwort auf unser jeweiliges Sicherheitsgefühl in der Welt Bewegung herbeiführt: Kampf (oder Wut), Flucht (oder Furcht) und Immobilisierung (oder Dissoziation). Die Wahl hängt davon ab, als wie wirksam die jeweilige Reaktion eingeschätzt wird, und/oder von der empfundenen Hoffnungslosigkeit. Je nach dem emotionalen Ton, der in unserer Herkunftsfamilie vorherrschte, leben wir beim Eintritt ins Erwachsenenalter größtenteils in einem Zustand von Kampf, Flucht oder Immobilität. Auch hier gilt für die meisten von uns: Sobald es uns gelingt, unseren Körper zu spüren, Empfindungen und Emotionen zu benennen und die Sehnsüchte ausfindig zu machen, die unserer Erfahrung zugrunde liegen, wird sich auch unser Zustand verändern. Und es wird einfacher werden, in unserem Körper zu leben.

Es ist wichtig zu wissen, dass wir die Welt alle auf unsere eigene Art und Weise erleben und dass jeder von uns offen für die Formen der Resonanz sein muss, die für ihn am hilfreichsten sind. Diejenigen unter uns, die Teile abgespalten haben, können beispielsweise lernen, äußerst sanft und annehmend zu sein. Jeder findet das, was bei ihm funktioniert.

Wenn uns einmal klarer wird, welche neurobiologische Last wir neben unseren emotionalen Bürden tragen, erkennen wir Folgendes: welche Auswirkungen Scham hat, wie diese in unser Selbstgefühl hineinspielen kann, welche Bedeutung es hat, mit Freude empfangen zu werden, und wie selten wir diese wesentliche Erfahrung möglicherweise gemacht haben. Dieselben Schaltkreise, die bei körperlichem Schmerz aktiv werden, leuchten auf, wenn wir ausgeschlossen sind oder das Gefühl haben, nicht dazuzugehören.[339] Aufgrund der Begrenzungen des kindlichen Gehirns glauben wir letztlich, wir seien schlecht, anstatt die Begrenzungen der Menschen zu sehen, die für uns sorgen.

Wir sind wahrhaft emotionszentrierte Wesen. Ohne Zugang zu unseren Emotionen können wir nicht einmal gute Entscheidungen darüber fällen, wie wir unser Geld verwenden – also nicht einmal etwas vermeintlich auf Logik Gegründetes tun.[340] Fehlt es an einem starken und resonierenden Selbstbeobachter, leiten uns unsere Emotionen, statt uns nur Input zu geben. Da wir unendlich einfallsreiche Wesen sind, setzen wir die Emotionen gegen uns selbst ein, um auf diese Weise Selbstmanagement zu betreiben. Bringen wir z. B. eine größere Energie zum Ausdruck, als es in unserer Herkunftsfamilie gern gesehen war oder als ursprünglich sicher war, können wir uns durch Selbstbeschämung fügsam machen. Die gegen uns selbst gerichtete Wut und Verachtung des Selbsthasses sind ein praktisches, immer verfügbares

Werkzeug, mit dem wir uns klein genug machen, um in unserem verinnerlichten Willkommensfenster für Emotionen und Ausdruck zu bleiben.

Der Kreislauf des Selbsthasses spielt außerdem eine Schlüsselrolle bei Angst, Depressionen, Süchten jeder Art, Suizidgedanken und Vollzug des Suizids. Je mehr Anerkennung wir in unserer Erziehung erfahren haben und je mehr Schäden repariert wurden, umso resilienter sind wir und umso unwahrscheinlicher ist es, dass wir uns auf diese Weise selbst zerstören.

Indem wir das Gehirn sich selbst betrachten und über sich selbst nachdenken lassen, erzeugen wir neuronale Netzwerke, die uns dabei unterstützen, auf neue, sanftere Art zu leben – weniger innerlich getrieben, mit mehr Wahlmöglichkeiten und stärker in Kontakt mit dem gegenwärtigen Augenblick. Wir haben erfahren, dass wir das Wohlbefinden unseres Gehirns fördern, wenn wir die emotionale Erfahrung benennen. Und wir haben gelernt, dass wir uns unsere natürliche Fähigkeit zunutze machen können, in einer Weise zu lernen, die uns beim Heilen helfen wird.

Sobald wir unsere nach innen gerichtete Stimme transformieren, verändern wir auch unsere nach außen gerichtete Stimme. Wir bringen neues Leben in unsere Familien und Gemeinschaften und gehen mit anderen, die ihre nach innen gerichtete Stimme transformieren, neue Verbindungen ein. Wenn wir uns sicher fühlen, hilft unsere Art und Weise zu sprechen auch anderen, sich sicher zu fühlen. Die veränderten Kommunikationsmuster sorgen dafür, dass sich unsere Körper entspannen können, und wir lernen, mehr Verantwortung für unsere Gedanken, Worte und Handlungen zu übernehmen.

Gleichzeitig sind wir unendlich menschlich und endlos am Spielen im Bereich des Impliziten. Unser Unwissen lässt uns demütig sein, unsere Ängste, Eifersüchte und unsere Kleinlichkeit zwingen uns in die Knie. Und wir werden wieder aufgerichtet und gestützt durch die zeitlose Wärme, die wir von denen empfangen haben, die uns geliebt haben.

Es reicht schon, etwas über die einzelnen Gehirnteile – insbesondere über den PFC und die Amygdala – zu lesen, damit sich Verbindungen zwischen ihnen bilden und so der resonierende Selbstbeobachter zum Leben erweckt wird. Das geschieht selbst dann, wenn nichts ferner zu liegen scheint als die Möglichkeit, Selbstmitgefühl zu empfinden. Dieser Lernprozess fängt klein an in unserem Gehirn; und er wird allmählich tiefer und komplexer, je mehr wir das erworbene Wissen praktisch anwenden. Die Überzeugung, wir oder andere Menschen hätten unrecht oder seien schlecht, verliert zunehmend an Boden, und wir erkennen, auf welche Weise Traumafolgen den Alltag prägen. Unsere früheren Vorstellungen darüber, was Menschen verdient haben und wie das Leben sein sollte – auch das erkennen wir –, sind enger und beschränkter, als uns lieb sein kann. Andere Menschen werden interessanter; Kinder werden wieder zu Wundern. Es braucht nicht mehr viel, um weitere Auswirkungen und Zusammenhänge aufzudecken, die unser gesamtes Leben betreffen.

Wenn wir mit der Lebensenergie anderer Menschen resonieren und wenn mit unserer eigenen resoniert wird, entsteht eine gemeinsame Neurozeption von Sicherheit (wir wissen auf Zellebene, dass wir in Sicherheit sind). Vor der Lektüre dieses Buches gab es möglicherweise keine gelebte Erfahrung, bei einer anderen Person, geschweige denn in einer Gruppe in Sicherheit und willkommen zu sein; das war komplettes Neuland. Die Buchinhalte verändern die Art, wie wir miteinander reden und wie wir zuhören. Unser System geht mit Wärme, Sanftheit und Freude in seinen wirklich sozialen Zustand über. In diesem Zustand sind wir mühelos in der Lage, zu integrieren, zu verstehen und auf Stressbotschaften in unserer Sprache und Gestik zu verzichten. Stattdessen lassen wir sanften und spielerischen Respekt an die Stelle des Stresses treten. Ist diese Art des Seins einmal etabliert, verwandeln sich damit auch unsere Beziehungen und Gemeinschaften.

Wie war es, dieses Buch zu lesen?

Ich frage mich, ob Sie erleichtert sind, am Ende dieses Buches angekommen zu sein. Freuen Sie sich ein wenig über die Hoffnung, die Sie auf diesen Seiten gefunden haben? Sind Sie sich selbst dankbar dafür, dass Sie diese Reise unternommen haben? Gibt es vielleicht auch ein leises Gefühl der Überwältigung und eine Sehnsucht nach Leichtigkeit? Hätten Sie all das Wissen jetzt, da Sie den Text gelesen haben, gern mühelos in Ihrem Gehirn und Ihrem Körper verankert? Trauern Sie um die Zeit und die Lebensenergie, die Sie verloren haben, bevor Sie dies alles erfahren haben? Falls ja, würden Sie diese Trauer gern direkt überspringen? Oder brauchen Sie Zeit zum Trauern und zum Loslassen von Wut, Groll oder Hilflosigkeit? Muss das enorme Ausmaß Ihrer Trauer anerkannt werden? Und gibt es nun Hoffnung, weil Sie das Gefühl haben, die Heilungsreise in ihrer Gesamtheit sehen zu können, und weil Sie diesen Weg jetzt gehen werden?

Anhang

1. Checkliste zur Selbsteinschätzung

In der folgenden Checkliste wird der behandelte Stoff wiederholt, damit Sie noch einmal alles durchgehen können, was Sie in diesem Buch gelernt haben. Lassen Sie Ihren Körper beim Lesen der einzelnen Sätze jeweils mit Ja oder Nein antworten. Die Punkte, die Sie mit Nein beantworten, geben Ihnen einen Hinweis darauf, wo Sie welchen Schwerpunkt bei Ihren geführten Meditationen setzen sollten. Es gibt keine richtigen oder falschen Antworten. Es gibt lediglich eine Reihe von Türen, die Sie öffnen können, um herauszufinden, wohin sie möglicherweise führen. Lassen Sie Ihren resonierenden Selbstbeobachter beim Lesen Ihre Hand nehmen:

Einleitung

0.1. Ich weiß, dass mein Gehirn besser werden kann.

Kapitel 1

1.1 Ich weiß, was ein Ruhezustandsnetzwerk ist und wie sein Ton mich beeinflusst.

1.2 Ich kann die Stimme meines Ruhezustandsnetzwerks hören.

1.3 Dies sind einige der Dinge, die mein Ruhezustandsnetzwerk mir erzählt: ____

1.4 Ich kann meine Aufmerksamkeit dazu auffordern, zu meinem Atem zu kommen.

1.5 Ich verstehe, dass es ganz natürlich ist, dass meine Aufmerksamkeit von dem abschweift, was ich sie bitte zu tun. Sie versucht darauf zu achten, dass ich alles mitbekomme, was sie für wichtig hält.

1.6 Ich kann meiner Aufmerksamkeit mit Sanftheit und Wärme begegnen, egal, was sie tut.

Kapitel 2

2.1 Ich weiß, dass ich eine Amygdala, Körperempfindungen und ein Gefühlsleben habe.

2.2 Ich weiß, dass ich einen präfrontalen Cortex (PFC) habe, der mir helfen kann, zu Mitgefühl und Empathie fähig zu sein.

2.3 Ich erkenne: Wenn ich meiner Aufmerksamkeit plötzlich Wärme entgegenbringen kann, könnte ich auch in der Lage sein, Wärme für mein gesamtes Selbst zu empfinden.
2.4 Wenn es mir schwerfällt, Selbstwärme zu verspüren, kann ich den Schwierigkeitsgrad verringen, indem ich mich lediglich auf eine repräsentative Zelle konzentriere.

Kapitel 3

3.1 Ich verstehe, was ein resonierender Selbstbeobachter ist und dass dieses Konzept ein Netz aus Assoziationen repräsentiert, welches bewirkt, dass mein PFC meine Amygdala sicher hält und mich beruhigt, besänftigt und reguliert.
3.2 Ich glaube, dass ich einen resonierenden Selbstbeobachter entwickle oder hierzu in der Lage sein werde.
3.3 Ich kann dafür sorgen, dass dieser Weg des Selbstmitgefühls stabil ist und mich in den Turbulenzen des Lebens stützt.
3.4 Ich verstehe, dass die Empfindungen in meinem Körper mir helfen zu wissen, welche Emotionen ich fühle.
3.5 Ich kann Abstufungen und Nuancen meiner Emotionen erkennen.
3.6 Ich glaube, dass ich eine komplexe Person bin, die nicht nur einige wenige, sondern sämtliche Emotionen empfindet.
3.7 Ich verstehe Folgendes: Empfinde ich jedes Mal, wenn ich mir meiner Existenz bewusst bin, eine Emotion, kann diese Emotion sich mit meinem Selbstgefühl verflechten. Ich kann mich letztlich so fühlen, als sei ich von Geburt an wütend oder beschämt oder ängstlich oder verängstigt.
3.8 Auch wenn das Empfinden von Selbstwärme schwerfällt, erkenne ich doch, dass ich über einen in meine Gehirnmuster eingebetteten Schaltkreis der FÜRSORGE verfüge – wie alle Säugetiere. Aufgrund der Tatsache, dass ich ein Säugetier bin, gibt es in meinem Gehirn die Struktur, die das Empfinden von Wärme für mich selbst und für andere unterstützt.

Kapitel 4

4.1 Ich verstehe, dass mein Selbstgefühl aus sämtlichen Interaktionen hervorgegangen ist, die ich je mit anderen Menschen gehabt habe.
4.2 Ich glaube, es ist möglich, dass die Stimme meines erbarmungslosen Ruhezustandsnetzwerks versucht, einen Beitrag zu leisten.
4.3 Ich kann mir vorstellen, dass jede Emotion, die ich habe, mit meinen tiefen Sehnsüchten und Werten verknüpft ist.

4.4 Wenn ich die Stimme meines Körpers und meiner Emotionen nicht hören kann, ignoriere ich womöglich meine eigene Erfahrung und Intuition oder tue sie ab.

4.5 Ohne einen resonierenden Selbstbeobachter würde ich vermutlich versuchen, mein Gefühlsleben dadurch zu bewältigen, dass ich mich selbst beschäme und kritisiere oder meine Außen- oder Innenwelt kontrolliere.

4.6 Ich verstehe, dass mein innerer Kritiker sein Bestes versucht, um zu meinem Wohlbefinden beizutragen. Mit anderen Worten will mein innerer Richter mein Leben bereichern, meine Situation verbessern und mir helfen, meinen Werten gerecht zu werden und meinen höchsten Absichten treu zu bleiben. Er ist also ein auf Integrität pochender Nörgler oder Tyrann.

4.7 Ich erkenne, dass ich mit der Stimme meines inneren Kritikers arbeiten kann, indem ich meinen Körperempfindungen folge und resonante Vermutungen zu Gefühlen und Bedürfnissen anstelle.

Kapitel 5

5.1 Ich habe über die Wurzeln meiner Angst nachgedacht (falls ich Angst habe).

5.2 Falls ich Angst habe, habe ich mir angeschaut, welchen Sinn meine erste Erfahrung dieser tiefen Sorge ergibt.

5.3 Ich habe mir Gedanken darüber gemacht, wie es war, im Schoß meiner Mutter zu sein, und über die Erfahrung meiner Mutter nachgedacht, als sie mit mir schwanger war, und über die Erfahrung ihrer Mutter und die Erfahrung derer Mutter.

5.4 Ich verstehe, dass Angst zwei Ursachen haben kann: Furcht und Einsamkeit.

5.5 Ich habe zumindest eine flüchtige Kenntnis meines anterioren cingulären Cortex (ACC), meines Hamsterrads der Angst.

5.6 Ich begreife, dass – egal, was in der äußeren Welt geschieht – meine Angst sich beruhigen wird, sobald mein resonierender Selbstbeobachter meinem ängstlichen Selbst mit immer mehr Stärke, Sanftheit und Verständnis begegnet.

Kapitel 6

6.1 Ich erkenne, dass eine Erinnerung, die schmerzhaft und lebhaft ist, für rückwirkende Resonanz zur Verfügung steht.

6.2 Ich verstehe, warum es nützlich ist, mir Notizen über meine schmerzhaften Erinnerungen zu machen.

6.3 Ich untersuche, wie es ist, mit Resonanz eine Zeitreise zu diesen schmerzhaften Erinnerungen zu unternehmen und ihnen warme Neugier und Verständnis entgegenzubringen.

6.4 Ich verstehe, dass ich die für mich bestimmte emotionale Information erhalten habe, wenn mein Körper sich angesichts der zuvor schmerzhaften Erinnerung entspannt.
6.5 Ich verstehe die vielfältigen Schicksalsschläge, die bei mir posttraumatischen Stress erzeugt haben. Und ich verpflichte mich dazu, dem Teil von mir, der die Nachwirkungen der Traumata in sich trägt, mit äußerster Sanftheit zu begegnen.

Kapitel 7

7.1 Ich weiß, dass in meiner eigenen Wut sowie in der anderer Menschen Lebensenergie steckt.
7.2 Ich kann den Unterschied zwischen sozialem Engagement und der Kampf-oder-Flucht-Reaktion bei mir und bei anderen erkennen.
7.3 Ich kann Wut ausgesetzt sein und mich daran erinnern, dass ich in Sicherheit bin.
7.4 Ich kann erkennen, wann ich im Kampfmodus bin statt in wirklicher Beziehung mit anderen.
7.5 Ich begreife, was es bedeutet, mit anderen, die unter meiner Wut gelitten haben, „Reparaturen" vorzunehmen.
7.6 Ich nutze jetzt den Prozess des nachträglichen Einübens dafür, meine Reaktionsweise auf bestimmte Dinge zu ändern und das Niveau der alltäglichen Wut in mir zu senken.
7.7 Ich fürchte mich nicht mehr vor meiner eigenen Wut und der Wut anderer Menschen.

Kapitel 8

8.1 Ich habe Mitgefühl für meine Furcht, und wenn ich mich fürchte, kann ich meinen resonierenden Selbstbeobachter dazu veranlassen, neben mir zu stehen.
8.2 Ich erkenne an, wie wichtig es ist, einen sicheren Ort zu haben, auch wenn ich mir keinen vorstellen kann.
8.3 Ich verstehe, wie verängstigt Kinder sein können und wie verängstigt ich als Kind gewesen sein könnte.
8.4 Ich erkenne, dass sowohl Schrecken als auch Wut das Verdauungssystem zum Erliegen bringen und dass ich für meine volle Gesundheit und mein komplettes Wohlbefinden eine Neurozeption von Sicherheit brauche.
8.5 Ich weiß, wenn ich meine schreckliche Furcht ignoriere, ist die abtuende Stimme nicht mit meinem Körper und meinen Emotionen verbunden.
8.6 Ich bin bereit zu versuchen, mir einen sicheren Ort für mich vorzustellen.

Kapitel 9

9.1 Ich erkenne, dass die Dissoziation immer eine Schutzstrategie gewesen ist, auch wenn es jetzt schwieriger geworden ist, mit ihr zu leben.

9.2 Ich habe eine recht gute Vorstellung davon, inwiefern meine Kindheit nicht sicher war oder mir nicht ermöglichte, Hoffnung, Begleitung und Unterstützung zu finden oder ein Gefühl zu entwickeln, handlungsfähig zu sein. Diese Möglichkeiten wünsche ich mir für jedes Kind.

9.3 Ich weiß, wenn ich mich nicht sicher fühle, schaltet mein Nervensystem als Erstes in den Kampf-oder-Flucht-Modus und dann, falls dieser Zustand nicht hilfreich ist, in den Immobilisierungsmodus.

9.4 Ich verstehe, dass ich überwiegend im Zustand der Beunruhigung (Kampf oder Flucht) oder der Dissoziation (Immobilität) leben kann und dass, wenn mein resonierender Selbstbeobachter festen Fuß fasst, ich mich häufiger sicher fühlen werde und mein Nervensystem häufiger im Zustand des sozialen Engagements sein wird.

Kapitel 10

10.1 Ich verstehe, dass die Art und Weise, wie meine Eltern ihr Gehirn zum Zwecke des Selbstmanagements und der Selbstregulation nutzten, wahrscheinlich die Art und Weise ist, wie ich mein Gehirn nutze.

10.2 Ich empfinde etwas Wärme für den Teil meiner selbst, der glaubt, ich müsse alles ganz allein machen (vermeidende Bindung).

10.3 Ich kann dem Teil von mir, der sofort beunruhigt und verstört ist (ambivalente Bindung), mit Zärtlichkeit und Resonanz begegnen.

10.4 Wenn ich das Gefühl habe, ich trete meine Heilungsreise nicht mit der sicheren Bindung an, sondern mit einem anderen Bindungsstil, weiß ich, dass ich nach der erworbenen sicheren Bindung streben kann, indem ich mich mit Wärme, Fürsorge und Verständnis begleite.

Kapitel 11

11.1 Ich verstehe, dass der Kreislauf des Selbsthasses ein Versuch ist, zu überleben.

11.2 Ich erkenne, dass ich, wenn ich auf mich selbst wütend werde, meine Lebensenergie möglicherweise klein und beherrschbar mache, indem ich in die Immobilität verfalle (mich durch Selbstbeschämung fügsam mache).

11.3 Ich erkenne, dass ich Wut möglicherweise dafür nutze, mich selbst zu geißeln, damit ich aus der Immobilität herauskomme (durch Selbstbeschämung aktiv werde).

11.4 Ich entwickle langsam eine gewisse Skepsis, ob die Stimme meines inneren Kritikers (des Ruhezustandsnetzwerks) glaubwürdig ist.
11.5 Ich verstehe allmählich die Konsequenzen desorganisierter Bindung und fange an zu begreifen, auf welche Weise Schrecken ein Gehirn fragmentieren kann.
11.6 Ich beginne das nicht verhandelbare Bedürfnis nach Zugehörigkeit beim Menschen zu begreifen.
11.7 Ich verstehe das Konzept des Willkommensfensters – des Raumes, der in einer Beziehung für emotionalen Ausdruck und emotionale Intensität geöffnet ist.
11.8 Ich sehe jetzt, wie mein Willkommensfenster, das ich für mich und für andere habe, funktioniert.
11.9 Ich sehe den Zusammenhang zwischen fehlender Anerkennung und dem Schamgefühl, das in sozialen Situationen entstehen kann.
11.10 Ich weiß, dass wir alle Scham empfinden können, wenn unsere Lebensenergie nicht anerkannt wird.
11.11 Ich verstehe, wie ich meinem beschämten Selbst sanfte Bestärkung entgegenbringen kann.

Kapitel 12

12.1 Falls ich an einer Depression leide: Ich erkenne so langsam, welche Rolle mein negatives Selbstgespräch bei meiner Erfahrung anhaltender Depression spielt.
12.2 Ich begreife, dass es zwei Formen der Depression gibt, von denen die eine durch lebenslange Einsamkeit gekennzeichnet ist und die andere durch ein negatives Selbstbild.
12.3 Wenn ich eine oder beide Form/en der Depression selbst erfahren habe: Ich empfinde Selbstmitgefühl für eine oder für beide dieser Erfahrungen.
12.4 Diesen Zusammenhang erkenne ich jetzt: Je mehr Wärme und Resonanz ich den kritischen Stimmen entgegenbringe, die meine depressiven Erfahrungen verstärken, desto mehr Energie habe ich für das Erkunden der Heilungswege, die mich darin unterstützen, mich wieder wohlzufühlen.

Kapitel 13

13.1 Ich verstehe, dass Süchte oder Zwänge einen Versuch unseres Gehirns darstellen, Selbstregulation zu betreiben.
13.2 Ich begreife die Auswirkungen, die frühere Traumata – insbesondere die Zahl unterschiedlicher Arten von Traumata – auf das Gehirn haben, und sehe, wie sie das Gehirn fragmentieren. Dies macht Süchte verlockender, muss doch die Gehirnfunktion erhalten bleiben.
13.3 Ich begreife die Auswirkungen, die Traumata vergangener Generationen auf die heutige Suchterfahrung von Familien haben können.

13.4 Folgendes ist für mich jetzt nachvollziehbar: Je mehr Resonanz wir transformierenden Selbstregulationsstrategien entgegenbringen, umso mehr Raum schaffen wir für die Unterstützung unserer Genesung.

Kapitel 14

14.1 Ich verstehe intuitiv die Bedeutung einer empathischen, resonanten Antwort auf angenehme Emotionen wie Freude, Ehrfurcht, Vergnügen, Begeisterung und Glück sowie auf Emotionen, die gemeinhin als eher schwierig gelten.

14.2 Meine Wärme und meine Zuwendung für andere kann ich sichtbar machen, und mich selbst kann ich als einen Menschen wahrnehmen, der in der Lage ist, Bindungen mit anderen einzugehen.

14.3 Ich erkenne die Bedeutung einer warmen Gemeinschaft.

14.4 Ich glaube, dass ich ein Leben in Gemeinschaft und Verbindung mit mir selbst und anderen führen kann.

14.5 Wenn ich überwältigt, erstarrt, verängstigt oder aufgebracht bin, bin ich bereit, meine Gemeinschaft um Hilfe und Unterstützung zu bitten.

14.6 Ich kann Entscheidungen auf der Basis meines Gefühls der Integrität und der Verbindung mit mir selbst treffen.

14.7 Ich stelle fest, dass mein Sinn und Zweck aus meinem Gefühl für mein wahres Selbst hervorgehen.

14.8 Ich entwickle die Bereitschaft, mit Resonanz auf andere sowie auf mich selbst zu reagieren.

2. Internetressourcen

Meditationen:

Alle geführten Meditationen finden Sie in der deutschen Übersetzung auf:
↗ http://www.junfermann.de.

Die englischsprachigen Originalversionen der Meditationen können Sie herunterladen unter:
↗ http://www.yourresonantself.com

Website von Sarah Peyton:

↗ http://www.empathybrain.com

Informationen über körperorientierte Therapieverfahren:

Körperpsychotherapie:
↗ http://usabp.org
↗ https://koerperpsychotherapie-dgk.de

Hakomi:
↗ http://hakomi.com
↗ https://www.hakomi.de

Rosen-Methode:
↗ http://roseninstitute.net
↗ http://www.rosenmethode.de

Somatic Experiencing:
↗ http://somaticexperiencing.com
↗ https://www.somatic-experiencing.de

Informationen über die Gewaltfreie Kommunikation:

Center for Nonviolent Communication:
↗ http://www.cnvc.org

Infoportal GFK:
↗ https://www.gfk-info.de,
↗ https://gewaltfrei.de

Your Resonant Self Integration Program:
↗ http://www.yourresonantself.org

Literatur und andere Informationsquellen zum Thema interpersonelle Neurobiologie:

Bonnie Badenoch: ↗ http://www.nurturingtheheart.com (Bonnie Badenoch ist die Autorin von *Being a brain-wise therapist;* dt. *Gehirn und Psyche* und schrieb das Vorwort zu diesem Buch. Auch wenn Sie Bonnies Namen auf dieser Homepage nicht finden: Lassen Sie sich davon nicht beirren – dies ist ihre Website.)

Global Association for Interpersonal Neurobiology Studies:
↗ http://www.mindgains.org

Dr. Daniel Siegel:
↗ http://www.drdansiegel.com

Websites einiger der in diesem Buch erwähnten Forscher:

Dr. James Coan:
↗ https://jamescoan.com

Dr. Matthew D. Lieberman:
↗ http://www.scn.ucla.edu/people/lieberman.html

Dr. Jaak Panksepp (2017 verstorben):
↗ https://ipn.vetmed.wsu.edu/people/faculty-ipn/panksepp-j

Dr. Stephen Porges:
↗ http://stephenporges.com

3. Literaturempfehlungen

Badenoch, B. (2008). *Being a brain-wise therapist: A practical guide to interpersonal neurobiology.* New York, NY: Norton; dt. *Gehirn und Psyche: Interpersonelle Neurobiologie als Grundlage einer erfolgreichen therapeutischen Praxis.* Freiburg: Arbor, 2010.

Badenoch, B. (2011). *The brain-savvy therapist's workbook.* New York, NY: Norton.

Bowers, E. (2016). *Meet me in hard-to-love places: The heart and science of relationship success.* Vancouver, BC: Eric Bowers.

Fogel, A. (2013). *Body sense: The science and practice of embodied self-awareness.* New York, NY: Norton; dt. *Selbstwahrnehmung und Embodiment in der Körperpsychotherapie.* Stuttgart: Schattauer, 2013.

Maté, G. (2010). *In the realm of hungry ghosts: Close encounters with addiction.* Berkeley, CA: North Atlantic Books.

McGilchrist, I. (2009). *The master and his emissary: The divided brain and the making of the Western world.* New Haven, CT: Yale University Press.

Morgan, B. (2015). *Coming home: A first step into the world of family constellations.* Bucharest: Editura Har Tios.

Perry, B. D. & Szalavitz, M. (2006). *The boy who was raised as a dog, and other stories from a child psychiatrist's notebook: What traumatized children can teach us about loss, love, and healing.* New York, NY: Basic Books; dt. *Der Junge, der wie ein Hund gehalten wurde: Was traumatisierte Kinder uns über Leid, Liebe und Heilung lehren können.* München: Kösel, 2008.

Siegel, D. J. (2015). *The developing mind: Toward a neurobiology of interpersonal experience.* New York, NY: Guilford Press; dt. *Wie wir werden, die wir sind: Neurobiologische Grundlagen subjektiven Erlebens & die Entwicklung des Menschen in Beziehungen.* Paderborn: Junfermann, 2006.

Van der Kolk, B. (2015). *The body keeps the score: Brain, mind and body in the healing of trauma.* New York, NY: Penguin Books; dt. *Verkörperter Schrecken: Traumaspuren in Gehirn, Geist und Körper und wie man sie heilen kann.* Lichtenau: G. P. Probst Verlag, 2018.

Wolynn, M. (2016). *It didn't start with you: How inherited family trauma shapes who we are and how to end the cycle.* New York, NY: Viking; dt. *Dieser Schmerz ist nicht meiner: Wie wir uns mit dem seelischen Erbe unserer Familie aussöhnen.* München: Kösel, 2017.

4. Glossar

Ablenkung: An etwas anderes denken als an das, was uns beschäftigt; eine Form der Selbstregulation.

Abweisend-vermeidende Bindung: Ein → **erwachsener Bindungsstil**, bei dem Menschen sich ohne enge emotionale Beziehungen wohlfühlen; es ist ihnen sehr wichtig, sich unabhängig und selbstständig zu fühlen, und sie ziehen es vor, andere nicht zu brauchen oder von anderen nicht gebraucht zu werden.

Ängstlich-besorgte Bindung: Ein → **erwachsener Bindungsstil**, bei dem Menschen sich vollständige emotionale Nähe wünschen, aber häufig feststellen, dass andere nur ungern so nahe kommen, wie sie es gerne hätten. Sie fühlen sich unwohl damit, keine engen Beziehungen zu haben, machen sich aber manchmal Sorgen, dass andere sie nicht wertschätzen.

ACC: Anteriorer cingulärer Cortex; der vordere Teil eines gürtelförmigen Teils des → **Cortex**, im → **Schädelhirn** vor dem → **posterioren cingulären Cortex** gelegen; vor allem wichtig für die Integration von Emotionen und Gedanken sowie für das Überprüfen unserer Autobiografie. Er hilft uns dabei, uns in den vergangenen, gegenwärtigen und zukünftigen sozialen Kontext unserer Welt hineinzuversetzen; spielt bei Angst eine führende Rolle und wird manchmal als Bestandteil des → **Ruhezustandsnetzwerks** betrachtet.

ACE-Studie: Die *Adverse Childhood Experiences Study*, eine groß angelegte Studie zu negativen Kindheitserfahrungen (17.000 Teilnehmer), die traumatische Erfahrungen in der Kindheit mit schlechter Gesundheit, Sucht und frühem Tod in Beziehung setzte.

Alexithymie: Die Unfähigkeit, emotionale Botschaften des Körpers zu deuten; Gefühlsblindheit.

Ambivalente Bindung: Ein Bindungsmuster, bei dem Menschen unter Stress sofort in den Kampf-oder-Flucht-Zustand geraten. Diese Menschen versuchen ständig, Unterstützung zu erhalten, und senden Verhaltenssignale der Verstörung aus. Sie lassen sich nicht leicht beruhigen.

Amygdala: Ein Organ im → **limbischen System**, das für die emotionale und → **implizite** (unbewusste) **Erinnerung** zuständig ist und alles filtert, was einströmt. Die Amygdala sortiert automatisch unsere aktuellen Erfahrungen, um Ähnlichkeiten mit schwierigen oder gefährlichen Situationen aus der Vergangenheit zu erkennen und die Alarmglocken zu läuten, wenn sie Übereinstimmungen findet.

Angst: Eine Emotion, die der Körper als Warnhinweis interpretiert, dass etwas nicht stimmt; ein anhaltender Gefühlszustand der Furcht und Vorahnung; geht in 50 Prozent der Fälle mit einer → **Depression** einher.

Anterior: Eine Richtung in Gehirn und Körper, nach vorne; auch → **frontal**.

Assoziationen: Die durch Gedankenmuster erfolgende Verknüpfung von Neuronen und Hirnarealen, die sich möglicherweise nicht einmal berühren.

Axon: Die Wurzel eines → **Neurons**.

Begleitung: Die tatsächliche oder vorgestellte Präsenz einer Person, von der wir glauben, dass sie uns mag; eine Form der Selbstregulation.

Benennen von Emotionen: Gefühle in Worte fassen; eine Form der Selbstregulation.

Bindung: Das erlernte Wissen darum, wie man innere Verbundenheit herstellt und was man von Beziehungen zu erwarten hat.

Cerebellum: Ein kleiner, tief gelegener Teil des → **Schädelhirns**; koordiniert Gedanken und Handlungen; wird durch Missbrauch beeinträchtigt; auch → **Kleinhirn**.

Cortex: Der Teil unseres Gehirns, der denkt; ähnelt einer Haut, die das gesamte → **Schädelhirn** bedeckt. Der Cortex (lateinisch für „Rinde") wird auch als graue Substanz bezeichnet.

Cortisol: Ein Hormon, das Gehirn und Körper gemeinsam bilden, um bei Stress Ressourcen zu mobilisieren und die Stressreaktion bei Rückkehr der Sicherheit abzustellen.

Dendrit: Ein Ast eines **Neurons**.

Depression: Ein ständiges Gefühl bzw. anhaltender Zustand der Traurigkeit; Verlust von Glücksgefühl und Mangel an Interesse am Leben. Kann einhergehen mit Erschöpfung und permanenter Überwältigung, wird in 50 Prozent der Fälle von → **Angst** begleitet.

Desorganisierte Bindung: Ein Bindungsmuster, gekennzeichnet durch Depression, überaus große Angst, Sucht, psychische Erkrankung, Gewalt, Missbrauch, Vernachlässigung, Gefühlsausbrüche und Schamgefühle; durch den dringenden Bedarf nach Nähe, die gleichzeitig als beunruhigend empfunden wird und der auf unvorhersehbare Weise begegnet wird; durch seltsames und unberechenbares Reagieren auf Beziehungen und Nähe.

Dissoziation: Das Gefühl, nicht länger mit seinem Körper verbunden zu sein; die Trennung zwischen der gefühlten Wahrnehmung des Im-Körper-Seins und dem → **Selbstgefühl**.

Dopamin: Einer der wichtigsten → **Neurotransmitter** des → **Gehirns**; unterstützt in hohem Maße den → **Schaltkreis der SUCHE**; liefert Energie und Vergnügen.

Dorn: Ausstülpung auf einem → **Dendriten**, die Information von dem → **Axon** eines anderen Neurons empfangen kann, um eine neue Verbindung herzustellen. Kann bei ausreichender Nutzung zu einem neuen Dendriten heranwachsen.

Dorsal: Eine Richtung in Gehirn und Körper, zur Wirbelsäule hin; auch → **posterior**. Dorsal bezeichnet zudem eine Richtung innerhalb des → **Schädelhirns**, wird doch der → **PFC** in zwei Teile untergliedert: einen nach vorne und unten gerichteten, den → **ventralen**, und einen leicht nach hinten und oben gerichteten, den **dorsalen**.

Dorsaler Vaguskomplex: Eine Reihe → **unmyelinisierter** Nervenbahnen im → **Vagusnerv**-System, die hauptsächlich Information aus unseren Eingeweiden – wie dem Darm, dem Herzen und den Lungen – integrieren, indem sie diese hoch zum → **Schädelhirn** transportieren. Eine Aktivierung dieses Komplexes löst den Zustand der Immobilität aus.

Dorsomedialer PFC: Ein Bereich des → **PFC**, nahe der Mittellinie des → **Gehirns** gelegen, strebt von der Stirn aufwärts und nach hinten; als Teil des → **Ruhezustandsnetzwerks** besonders wichtig für das Überdenken unserer Autobiografie. Er hilft uns außerdem, uns in die vergangenen, gegenwärtigen und zukünftigen sozialen Kontexte unserer Welt hineinzuversetzen.

Dysregulation: Erhöhte Reaktionsbereitschaft und eine ungesunde Antwort auf Stress. Dazu kann gehören, dass Menschen Wutanfälle haben, gewalttätig und missbräuchlich handeln oder mit den Nachwirkungen eines ungeheilten → **Traumas** und einer → **Dissoziation** leben müssen.

Einstimmung: Jemand lässt seine Aufmerksamkeit mit Wärme, Respekt und Neugier auf uns ruhen. Das gesamte Körper-Gehirn-System dieser Person fragt sich, wie es ist, an unserer Stelle zu sein.

Emotionale Schaltkreise: Die von dem Neurowissenschaftler Jaak Panksepp definierten, sieben grundlegenden emotionalen Netzwerke, die allen Säugetieren einschließlich uns Menschen eigen sind und unsere unterschiedlichen Lebensenergien enthalten: → **FÜRSORGE,** → **SUCHE,** → **PANIK/TRAUER,** → **WUT, LUST,** → **FURCHT** und → **SPIEL.**

Emotionales Trauma: Die Momente, in denen das Geschehen für den Gehirnkörper zu schwierig, furchterregend oder schmerzhaft ist, um es zu ertragen. Die Integration der Erfahrung ist dann unmöglich.

Emotionale Wärme: Die Erfahrung, dass jemand uns Zuneigung entgegenbringt und uns ein Gefühl des Willkommenseins vermittelt oder wir anderen auf diese Art begegnen. Auf körperlicher Ebene ist Wärme vorhanden, wenn wir uns nah genug sind, um gegenseitig des anderen Körperwärme zu spüren. Dieser Begriff umfasst folglich auch Nähe und die Möglichkeit der Geborgenheit mit Körperkontakt.

Endocannabinoide: Die Ausschüttung dieser chemischen Stoffe ist eine der wichtigsten Reaktionen des Gehirns zur Unterstützung der Traumaheilung.

Endogene Benzodiazepine: Eine Gruppe chemischer Stoffe, die, wie Valium, angstlösende, muskelentspannende, beruhigende und hypnotische Wirkung haben.

Endogene Opioide: Auch Endorphine genannt; das gehirneigene Morphium und Valium. Sie dämpfen Schmerz und unterstützen ein Gefühl des Wohlbefindens.

Enterisches Nervensystem: Das Bauchhirn; besteht aus etwa 500 Millionen Neuronen, die in die Wände des Verdauungssystems eingebettet sind. Dieses verläuft von der Speiseröhre bis zum Anus.

Epigenetik: Ein Forschungszweig, der die Modifikation der Genexpression untersucht und nicht die Veränderung des genetischen Codes an sich.

Ergorezeptoren: Nervenenden, die Druck, Spannung, Müdigkeit, Temperatur, Schmerz und alle anderen aus dem Inneren unseres Körpers stammenden Empfindungen spüren.

Erwachsene Bindungsstile: Die Kategorien, die Wissenschaftler verwenden, wenn sie über die Bindungsmuster Erwachsener sprechen: sicher, furchtsam-vermeidend, abweisend-vermeidend und ängstlich-besorgt.

Erworbene sichere Bindung: Der durch heilende Arbeit oder unterstützende Beziehungen erfolgende Schritt aus der unsicheren Bindung in ein größeres Gleichgewicht und die Erwartung von Wärme von anderen und für uns selbst.

Explizite Erinnerung: Erinnerung, derer wir uns bewusst sind – Dinge, von denen wir wissen, dass wir sie wissen.

Frontal: Eine Richtung in Gehirn und Körper, nach vorne; auch → **anterior**.

Frontallappen: Der vorderste Bereich des → **Schädelhirns**; auch → **Stirnlappen**.

Funktionelle Magnetresonanztomografie: Ein bildgebendes Verfahren, mit dem sich die inneren Abläufe des Gehirns darstellen lassen, indem Durchblutungsänderungen sichtbar gemacht werden.

Furchtsam-vermeidende Bindung: Ein → **erwachsener Bindungsstil**, bei dem Menschen sich unwohl dabei fühlen, anderen nahe zu kommen. Sie wünschen sich emotional nahe Beziehungen, aber es fällt ihnen schwer, anderen vollständig zu vertrauen oder von ihnen abhängig zu sein. Sie machen sich Sorgen, dass sie verletzt werden, wenn sie zu große Nähe zu anderen zulassen.

GABA: Gamma-Aminobuttersäure, eine Aminosäure, die als Neurotransmitter im → **Schädel**- und im **Körpergehirn** wirkt. Sie bremst die Reizübertragung zwischen den Neuronen und hemmt deren Aktivität.

Gehirn: Das gesamte den Körper durchziehende Nervensystem, einschließlich des Gehirns im Schädel.

Generationsübergreifende Traumatisierung: Die Auswirkungen schwieriger historischer und persönlicher Ereignisse zeigen sich in der Neurobiologie der Kinder und Enkelkinder des Traumaüberlebenden.

Gyrus frontalis inferior: Ein Bereich des → **PFC**. Probleme bei der Konnektivität zwischen dieser Region und dem → **Ruhezustandsnetzwerk** führen zu einer Verknüpfung von negativen Gedanken und Lebensinterpretationen und Selbstgefühl.

Hemisphären: Die zwei Hälften des → **Schädelhirns**; auch Gehirnhälften.

Herzfrequenzvariabilität: Das wechselnde Tempo unseres Herzschlags.

Hinterhauptslappen: Der Abschnitt des → **Schädelhirns**, der sich im Hinterkopf befindet; auch → **Okzipitallappen**.

Hippocampus: Ein Organ im → **limbischen System**, das an der Bildung, Speicherung und Verarbeitung von Erinnerungen beteiligt ist, speziell der → **expliziten Erinnerung**.

Implizite Erinnerung: Erinnerungen, derer wir uns nicht bewusst sind – Dinge, von denen wir nicht wissen, dass wir sie wissen.

Immobilisierung: Die Reaktion des Körpers, wenn weder Kampf noch Flucht sich als wirksam erweisen; der Sympathikus wird heruntergefahren und der → **dorsale Vaguskomplex** aktiviert, wenn bei Stress Hilflosigkeit herrscht; äußert sich in Schock, Verhaltensstarre, Totstellen, Ohnmacht, Hoffnungslosigkeit, Immobilität und → **Dissoziation**.

Inferior: Eine Richtung in Gehirn und Körper, hinunter in Richtung Füße.

Insula (Inselrinde): Liegt in einer inneren Schicht des → **Cortex**; empfängt die von der → **Amygdala** kommende Ladung an roher Emotion und hilft uns, unser Gefühl zu benennen.

Interpersonelle Neurobiologie (IPNB): Die Untersuchung des Beziehungsgehirns (nicht nur des Gehirns allein, sondern auch der Frage, wie Gehirne sich gegenseitig beeinflussen); integriert Erkenntnisse aus den Bereichen der kognitiven und der sozialen Neurowissenschaft, der Bindungsforschung, der Komplexitätstheorie und der Psychologie.

Kleinhirn: Ein kleiner, tief gelegener Teil des → **Schädelhirns**; koordiniert Gedanken und Handlungen; wird durch Missbrauch beeinträchtigt; auch → **Cerebellum**.

Lateral: Eine Richtung in Gehirn und Körper, weg von der Mittellinie und seitwärts.

Lappen: Ein Bereich des → **Schädelhirns**.

Limbisches System: Gehirngewebe tief im Inneren des → **Schädelhirns**, das Körper- und Schädelhirn verbindet und uns bei der Verarbeitung von Emotionen, der Gedächtnisbildung, Bindung und Achtsamkeit für Gefahr hilft; eine andere Art von Gehirngewebe als der → **Cortex**; umfasst neben anderen Organen und Geweben die → **Amygdala** und den → **Hippocampus**.

Linke Hemisphäre: Die Hälfte des → **Schädelhirns**, die in der linken Körperhälfte liegt; auch linke Gehirnhälfte.

Medial: Eine Richtung in Gehirn und Körper, zur Mittellinie.

Medialer Temporallappen: Der Teil des → **Temporallappens**, der nahe der Mittellinie des Gehirns liegt; wichtig für das Gedächtnis; Teil des → **Ruhezustandsnetzwerks**.

Medialer PFC: ein Bereich des → **PFC**, entlang der Mittellinie des Gehirns gelegen; Teil des → **Ruhezustandsnetzwerks**; besonders wichtig für das retrospektive und das prospektive Gedächtnis sowie für unsere Fähigkeit, uns in andere hineinzuversetzen.

Myelin: Die isolierende Schicht, die das Äußere eines → **Axons** umhüllt (Myelinscheide). Sie erhöht die Geschwindigkeit der Übertragung von Energie und Information. Myelin ist weiß, wodurch die → **weiße Substanz** ihre Farbe erhält.

Myelinisiert: von → **Myelin** umgeben.

Nachträgliches Einüben: Ein absichtliches erneutes Durchspielen einer Erfahrung, die bei uns einen Triggereffekt auslöst oder die wir bedauern oder beides. Hierbei wollen wir dem Teil des Selbst, der im Moment des Ereignisses überwältigt und ohne → **Begleitung** war, → **Resonanz** entgegenbringen.

Netzwerk der fokussierten visuellen Aufmerksamkeit: Das Netzwerk, das in Betrieb geht, wenn wir uns neuen Aufgaben widmen, die volle Aufmerksamkeit verlangen und nichts mit dem Selbst zu tun haben. Dieses Netzwerk schaltet das → **Ruhezustandsnetzwerk** am vollständigsten aus.

Netzwerk der verkörperten Selbstwahrnehmung: Das Netzwerk, das sämtliche sensorischen Informationen über die Stellung und Bewegung unseres Körpers im Raum und über seine Grenzen sowie interozeptive Informationen (sensorischen Input aus dem Inneren des Körpers, wie dem Bauch, dem Herzen und den Lungen) durch den Hirnstamm hinauf in das → **limbische System** leitet. Dann verknüpft es sie mit → **Assoziationen** im → **Schädelhirn**, die uns diese Information deuten und verstehen lassen, um unsere Beziehung zur Welt zu entschlüsseln.

Neurogenese: Das Wachstum neuer → **Neurone**.

Neuronaler Umbau: Das Wachstum oder der Verlust → **dendritischer Dornen**.

Neuron: Eine Basiszelle im Gehirn (Nervenzelle).

Neurozeption von Sicherheit: Ein Gefühl, in Sicherheit zu sein, das auf der Ebene des Nervensystems stattfindet.

Neurotransmitter: Eine Vielzahl chemischer Stoffe im → **Gehirn**, die Information zwischen den → **Neuronen** übertragen.

Neuroplastizität: Das wissenschaftliche Wort für die Veränderungsfähigkeit des Gehirns.

Okzipitallappen: Der Abschnitt des → **Schädelhirns**, der sich im Hinterkopf befindet; auch → **Hinterhauptslappen**.

Oxytocin: Ein Bindungshormon.

Parietaler Cortex: Die äußerste Oberfläche (die graue Substanz) des → **Parietallappens**; besonders wichtig für die Selbsterkenntnis und die Orientierung im Raum.

Parietallappen: Der Abschnitt des → **Schädelhirns**, der sich an den beiden Seiten des Kopfes befindet, auch → **Scheitellappen**.

PFC: Der präfrontale Cortex, befindet sich im vorderen Bereich des → **Frontallappens**; Sitz des bewussten Teils des → **resonierenden Selbstbeobachters**, denn dies ist die Region, die dem Gehirn bei der → **Selbstregulation** hilft sowie bei der Planung und Ausführung der Handlungen, die unser Leben ausmachen.

Posterior: Eine Richtung in Gehirn und Körper, zur Wirbelsäule hin; auch → **dorsal**.

Posteriorer cingulärer Cortex: Der hintere Teil eines gürtelförmigen Abschnitts des → Cortex im Inneren des → **Schädelhirns**, so tief gelegen, dass er von einigen Menschen als Teil des → **limbischen Systems** betrachtet wird, das uns hilft, alles zu integrieren; Teil des → **Ruhezustandsnetzwerks**.

Precuneus: Ein keilförmiger Abschnitt des Gehirngewebes, im hinteren Teil des → **Parietallappens** gelegen; bewahrt Erinnerungen an und Betrachtungen über das Selbst und verfolgt, was andere tun; Teil des → **Ruhezustandsnetzwerks**.

PTBS: Posttraumatische Belastungsstörung, ein durch traumatische Ereignisse verursachter Gehirnzustand anhaltender Verletzung und Beeinträchtigung; kann sich aufdrängende Erinnerungen an das Trauma und → **Dissoziation** beinhalten.

Rechte Hemisphäre: Die Hälfte des → **Schädelhirns**, die in der rechten Körperhälfte liegt; auch rechte Gehirnhälfte.

Resonante Sprache: Sprache, die uns in den Beziehungsraum bringt. Sie nimmt Bezug auf das, was in der Beziehung passiert, und beinhaltet das Nachdenken über und das Benennen von Emotionen; Träume, Sehnsüchte und Bedürfnisse; Körperempfindungen; frische Metaphern, Bildsprache und Poesie.

Resonanz: Die Erfahrung, zu spüren, dass ein anderes Wesen uns vollkommen versteht und mit emotionaler Wärme und Wohlwollen betrachtet. *Wir wissen*, der andere könnte in unsere Haut schlüpfen und unsere Gefühle und Sehnsüchte wären für ihn nachvollziehbar.

Resonanzfähigkeiten: Das Wissen, wie man Sprache in einer Weise benutzt, die uns anderen oder uns selbst näherbringt; in der Lage sein, informationsorientierte Formulierungen von beziehungsorientierten Formulierungen zu unterscheiden; imstande sein, die Beziehungssprache zu wählen.

Resonierender Selbstbeobachter: Eine Personifizierung der Teile des Gehirns, die zu Selbstwärme und → **Selbstregulation** fähig sind.

Rezeptor: Region am Ende des → **Dendriten**, die chemische Botschaften empfängt.

Ruhezustandsnetzwerk: Ein automatisches Gedankennetzwerk, das Erinnerung und kreatives Denken mit dem Selbstgefühl integriert; wird auch *Default Mode Network* oder Standardnetzwerk genannt.

Schaltkreis der FÜRSORGE: Einer von Pankrepps sieben → **emotionalen Schaltkreisen**; unterstützt Wärme und Zuneigung und das Sorgen für andere und uns selbst.

Schaltkreis der FURCHT: Einer von Pankrepps sieben → **emotionalen Schaltkreisen**; unterstützt Weglaufen, Rückzug und das Verstecken angesichts von Gefahr.

Schaltkreis der LUST: Einer von Pankrepps sieben → **emotionalen Schaltkreisen**; unterstützt Sexualität.

Schaltkreis der PANIK / TRAUER: Einer von Pankrepps sieben → **emotionalen Schaltkreisen**; reagiert auf Verlassenwerden, Einsamkeit, Verlust und Trauer.

Schaltkreis des SPIELS: Einer von Pankrepps sieben → **emotionalen Schaltkreisen**; unterstützt aktive und wechselseitige Interaktion, die Spaß macht und Menschen wie Tiere zum Lachen bringt.

Schaltkreis der SUCHE: Einer von Pankrepps sieben → **emotionalen Schaltkreisen**; unterstützt das Ergreifen von Maßnahmen, um zu bekommen, was benötigt wird, und um zu erkunden und zu entdecken.

Schaltkreis der WUT: Einer von Pankrepps sieben → **emotionalen Schaltkreisen**; reagiert auf Frustration der Bedürfnisse nach Sicherheit, Respekt, Wohlbefinden und Leistungsfähigkeit.

Schädelhirn: Das Hirngewebe, das sich innerhalb des Schädels befindet.

Scheitellappen: Der Abschnitt des → **Schädelhirns**, der sich an den beiden Seiten des Kopfes befindet; auch → **Parietallappen**.

Schläfenlappen: Der Abschnitt des → **Schädelhirns**, der in der Region der Schläfen liegt. Hier ist ein großer Teil unserer Erinnerung gespeichert; auch → **Temporallappen**.

Selbstmanagement: Äußere Strategien, die wir anwenden, um auf Stress zu reagieren; dazu gehören Süchte, Zwänge, das Kontrollieren anderer und der Umgebung und dass wir uns selbst von außen betrachten, um uns zu beurteilen und zu kritisieren.

Selbstregulation: Die Fähigkeit, die Körperfunktionen zu steuern, nach dem Empfinden starker Emotionen wieder ins Gleichgewicht zu kommen und Konzentration und Aufmerksamkeit aufrechtzuerhalten.

Sichere Bindung: Ein Bindungsmuster; umfasst die Erwartung, sich darauf verlassen zu können, vom anderen berechenbare Wärme, feinfühlige Reaktionsbereitschaft und → **Resonanz** zu erhalten.

Soziales Engagement: Der Zustand des Nervensystems, bei dem der → **ventrale Vaguskomplex** in Anspruch genommen wird und der eintritt, wenn Menschen die → **Neurozeption von Sicherheit** haben. In diesem Zustand ist Sauerstoff unser hauptsächlicher „Treibstoff", und unser Gehirn und unser Körper haben die Fähigkeit zum differenzierten Lesen und Äußern sozialer Signale.

Spiegelneurone: → **Neurone** im motorischen → **Cortex**, die uns helfen, die Handlungen anderer zu verstehen.

Stirnlappen: Der vorderste Bereich des → **Schädelhirns**; auch → **Frontallappen**.

Superior: Eine Richtung in Gehirn und Körper, hoch in Richtung Kopfkrone.

Sympathische Aktivierung: Bezieht sich auf die Kampf-oder-Flucht-Reaktion; Aktivierung der Körperreaktion auf Stress, äußert sich in einer erhöhten Herzfrequenz und dem Bedürfnis, entweder Maßnahmen zum Schutz oder zur Verteidigung zu ergreifen oder sich von der Gefahrenquelle zu entfernen.

Synapse: Eine Verbindungsstelle zwischen zwei → **Neuronen**.

Temporallappen: Der Abschnitt des → **Schädelhirns**, der in der Region der Schläfen liegt. Hier ist ein großer Teil unserer Erinnerung gespeichert; auch → **Schläfenlappen**.

Toleranzfenster: Das Maß an Stress, das ein tierisches oder menschliches Lebewesen erfahren und von dem es sich erholen kann, ohne in die Kampf-oder-Flucht- oder Immobilisierungsreaktion zu verfallen.

Traumatische Dissoziation: Ein durch Abspaltung gekennzeichneter Seinszustand; ein Zustand, in dem die Verbindung zwischen der inneren Welt und der äußeren Welt sowie zwischen dem Selbstgefühl und dem Körpergefühl sich auflöst.

Umdeutung: Über eine Situation anders denken; eine Form der → **Selbstregulation**.

Unmyelinisert: ohne → **Myelin**.

Vagusnerv: Das Nervenbündel, das vom Bauchraum hoch zum → **Schädelhirn** und zurück verläuft (etwa 80 Prozent der Fasern laufen zum Gehirn und etwa 20 Prozent in den Körper). Überträgt hauptsächlich Informationen von sämtlichen Organen und dem Verdauungssystem.

Ventral: Eine Richtung in Gehirn und Körper, zur Vorderseite des Körpers hin. *Ventral* bezeichnet auch eine Ausrichtung innerhalb des → **Schädelhirns**, wird doch der → **PFC** in zwei Teile untergliedert: einen nach vorne und unten gerichteten, den ventralen, und einen leicht nach hinten und oben gerichteten, den → **dorsalen**.

Ventraler Vaguskomplex: Der myelinisierte Teil des → **Vagusnervs**, der genutzt wird, wenn das System eine → **Neurozeption von Sicherheit** hat. In diesem Zustand des → **sozialen Engagements** ist Sauerstoff unser hauptsächlicher „Treibstoff", und unser Gehirn und unser Körper haben die Fähigkeit, soziale Signale differenziert zu lesen und zu äußern.

Ventrolateraler PFC: Ein Teil des → **Gyrus frontalis inferior** im → **PFC**, liegt entfernt von der Mittellinie des Gehirns, zieht sich von der dorsal-ventralen Linie nach unten und vorne; Teil des → **Ruhezustandsnetzwerks**, insbesondere wichtig für die Entscheidung, mit etwas aufzuhören und seine Aufmerksamkeit auf Wahrnehmungsereignisse zu richten, die außerhalb des augenblicklichen Zentrums der Aufmerksamkeit stattfinden.

Ventromedialer PFC: Ein Bereich des → **PFC**, entlang der Mittellinie des Gehirns gelegen, strebt von der dorsal-ventralen Linie abwärts und nach vorne; ein Teil des → **Ruhezustandsnetzwerks**, der insbesondere für die Verbindung von Körper und emotionalem Bewusstsein sowie für die Emotionssteuerung wichtig ist.

Vermeidende Bindung: Ein → **Bindungsmuster**, bei dem Menschen gelernt haben, sich selbst um sich zu kümmern, weil sie nicht das Gefühl haben, dass andere für sie eine Ressource sein könnten.

Verteiltes Nervensystem: Sämtliche Nerven des Körpers, einschließlich der → **Neurone** des → **Schädelhirns**.

Willkommensfenster: Der emotionale Ausdruck und die emotionale Intensität, die tatsächlich mit Wärme und Verständnis aufgenommen werden können; die mühelos innerhalb einer Beziehung gespiegelt werden und mit denen resoniert wird.

Quellenangaben

1 Wilson, T. D., Reinhard, D. A., Westgate, E. C., Gilbert, D. T., Ellerbeck, N., Hahn, C., Brown, C. L. & Shaked, A. (2014). Just think: The challenges of the disengaged mind. *Science, 345*(6192), 75–77. doi:10.1126/science.1250830

2 Lieberman, M. D. (2013). *Social: Why our brains are wired to connect.* New York, NY: Broadway Books, S. 21.

3 Buchheim, A. (2000). The relationship among attachment representation, emotion-abstraction patterns, and narrative style: A computer-based text analysis of the adult attachment interview. *Psychotherapy Research, 10*(4), 390–407. doi:10.1093/ptr/10.4.390

4 Pelvig, D., Pakkenberg, H., Stark, A., & Pakkenberg, B. (2008). Neocortical glial cell numbers in human brains. *Neurobiology of Aging, 29*(11), 1754–1762. doi:10.1016/j.neurobiolaging.2007.04.013

5 Yuan, T., Li, J., Ding, F., & Arias-Carrion, O. (2014). Evidence of adult neurogenesis in nonhuman primates and human. *Cell and Tissue Research, 358*(1), 17–23. doi:10.1007/s00441-014-1980-z

6 Fukazawa, Y., Saitoh, Y., Ozawa, F., Ohta, Y., Mizuno, K., & Inokuchi, K. (2003). Hippocampal LTP is accompanied by enhanced F-actin content within the dendritic spine that is essential for late LTP maintenance in vivo. *Neuron, 38*(3), 447–460. doi:10.1016/s0896-6273(03)00206-x

7 Kiebel, S. J., & Friston, K. J. (2011). Free energy and dendritic self-organization. *Frontiers in Systems Neuroscience, 5.* doi:10.3389/fnsys.2011.00080

8 Coan, J. A., Beckes, L., & Allen, J. P. (2013). Childhood maternal support and social capital moderate the regulatory impact of social relationships in adulthood. *International Journal of Psychophysiology, 88*(3), 224–231. doi:10.1016/j.ijpsycho.2013.04.006

9 Ebenda.

10 Saunders, R., Jacobvitz, D., Zaccagnino, M., Beverung, L. M., & Hazen, N. (2011). Pathways to earned-security: The role of alternative support figures. *Attachment and Human Development, 13*(4), 403–420. doi:10.1080/14616734.2011.584405

11 Raichle, M. E. (2015). The restless brain: How intrinsic activity organizes brain function. *Philosophical Transactions of the Royal Society B: Biological Sciences, 370*(1668). doi:10.1098/rstb.2014.0172

12 Lieberman, M. D. (2013). *Social: Why our brains are wired to connect.* New York, NY: Crown, S. 21.

13 Ostby, Y., Walhovd, K. B., Tamnes, C. K., Grydeland, H., Westlye, L. T., & Fjell, A. M. (2012). Mental time travel and default-mode network functional connectivity in the developing brain. *Proceedings of the National Academy of Sciences of the USA, 109*(42), 16800–16804. doi:10.1073/pnas.1210627109

14 Greicius, M. D., Kiviniemi, V., Tervonen, O., Vainionpää, V., Alahuhta, S., Reiss, A. L., & Menon, V. (2008). *Persistent default-mode network connectivity during light sedation.* Human Brain Mapping, 29(7), 839–847. doi:10.1002/hbm.20537

15 Raichle (2015)

16 Shannon, B. J., Dosenbach, R. A., Su, Y., Vlassenko, A. G., Larson-Prior, L. J., Nolan, T. S., Snyder, A. Z. & Raichle, M. E. (2012). Morning-evening variation in human brain metabolism and memory circuits. *Journal of Neurophysiology, 109*(5), 1444–1456. doi:10.1152/jn.00651.2012

17 Shamloo, F., & Helie, S. (2016). Changes in default mode network as automaticity develops in a categorization task. *Behavioural Brain Research, 313,* 324–333. doi:10.1016/j.bbr.2016.07.029

18 Howard-Jones, P. A., Jay, T., Mason, A., & Jones, H. (2016). Gamification of learning deactivates the default mode network. *Frontiers in Psychology, 6.* doi:10.3389/fpsyg.2015.01891

19 Welborn, B. L., & Lieberman, M. D. (2015). Person-specific theory of mind in medial PFC. *Journal of Cognitive Neuroscience, 27*(1), 1–12. doi:10.1162/jocn_a_00700

20 Bado, P., Engel, A., Oliveira-Souza, R. D., Bramati, I. E., Paiva, F. F., Basilio, R., Moll, J. (2013). Functional dissociation of ventral frontal and dorsomedial default mode network components during resting state and emotional autobiographical recall. *Human Brain Mapping, 35*(7), 3302–3313. doi:10.1002/hbm.22403

21 Spunt, R. P., Meyer, M. L., & Lieberman, M. D. (2015). The default mode of human brain function primes the intentional stance. *Journal of Cognitive Neuroscience, 27*(6), 1116–1124. doi:10.1162/jocn_a_00785

22 Carvalho, F. M., Chaim, K. T., Sanchez, T. A., & Araujo, D. B. (2016). Timeperception network and default mode network are associated with temporal prediction in a periodic motion task. *Frontiers in Human Neuroscience, 10.* doi:10.3389/fnhum.2016.00268

23 Sheline, Y. I., Barch, D. M., Price, J. L., Rundle, M. M., Vaishnavi, S. N., Snyder, A. Z., Raichle, M. E. (2009). The default mode network and self-referential processes in depression. *Proceedings of the National Academy of Sciences of the USA, 106*(6), 1942–1947. doi:10.1073/pnas.0812686106

24 Soch, J., Deserno, L., Assmann, A., Barman, A., Walter, H., Richardson-Klavehn, A., & Schott, B. H. (2016). Inhibition of information flow to the default mode network during self-reference versus reference to others. *Cerebral Cortex.* Advance online publication. doi:10.1093/cercor/bhw206

25 Lieberman, M. D. (2007). Social cognitive neuroscience: A review of core processes. *Annual Review of Psychology, 58*(1), 259–289. doi:10.1146/annurev.psych.58.110405.085654

26 Spreng, R., & Andrews-Hanna, J. (2015). The default network and social cognition. *Brain Mapping,* 165–169. doi:10.1016/b978-0-12-397025-1.00173-1

27 Yang, R., Gao, C., Wu, X., Yang, J., Li, S., & Cheng, H. (2016). Decreased functional connectivity to posterior cingulate Cortex in major depressive disorder. *Psychiatry Research: Neuroimaging, 255,* 15–23. doi:10.1016/j.pscychresns.2016.07.010

28 Devinsky, O., Morrell, M. J., & Vogt, B. A. (1995). Contributions of anterior cingulate Cortex to behaviour. *Brain, 118*(1), 279–306. doi:10.1093/brain/118.1.279

29 Soch et al. (2016)

30 Spreng, R. N., & Mar, R. A. (2012). I remember you: A role for memory in social cognition and the functional neuroanatomy of their interaction. *Brain Research, 1428,* 43–50. doi:10.1016/j.brainres.2010.12.024

31 Turner, G. R., & Spreng, R. N. (2015). Prefrontal engagement and reduced default network suppression co- occur and are dynamically coupled in older adults: The default-executive coupling hypothesis of aging. *Journal of Cognitive Neuroscience, 27*(12), 2462–2476. doi:10.1162/jocn_a_00869

32 Daniels, J. (2011). Default mode alterations in posttraumatic stress disorder related to early- life trauma: A developmental perspective. *Journal of Psychiatry and Neuroscience, 36*(1), 56–59. doi:10.1503/jpn.100050

33 Ebenda

34 Hao, L., Yang, J., Wang, Y., Zhang, S., Xie, P., Luo, Q., Ren, G. & Qiu, J. (2015). Neural correlates of causal attribution in negative events of depressed patients: Evidence from an fMRI study. *Clinical Neurophysiology, 126*(7), 1331–1337. doi:10.1016/j.clinph.2014.10.146

35 Cha, J., Dedora, D., Nedic, S., Ide, J., Greenberg, T., Hajcak, G., & Mujica-Parodi, L. R. (2016). Clinically anxious individuals show disrupted feedback between inferior frontal gyrus and prefrontal-limbic control circuit. *Journal of Neuroscience, 36*(17), 4708–4718. doi:10.1523/jneurosci.1092- 15.2016

36 Wilson, T. D., Reinhard, D. A., Westgate, E. C., Gilbert, D. T., Ellerbeck, N., Hahn, C., Brown, C. L. & Shaked, A. (2014). Just think: The challenges of the disengaged mind. *Science, 345*(6192), 75–77. doi:10.1126/science.1250830

37 Howard- Jones et al. (2016)

38 Hahn, B., Ross, T. J., Yang, Y., Kim, I., Huestis, M. A., & Stein, E. A. (2007). Nicotine enhances visuospatial attention by deactivating areas of the resting brain default network. *Journal of Neuroscience, 27*(13), 3477–3489. doi:10.1523/jneurosci.5129-06.2007

39 Simon, R., & Engstrã, M. M. (2015). The default mode network as a biomarker for monitoring the therapeutic effects of meditation. *Frontiers in Psychology, 6.* doi:10.3389/fpsyg.2015.00776

40 Mantovani, A. M., Fregonesi, C. E., Lorençoni, R. M., Savian, N. U., Palma, M. R., Salgado, A. S., ... Parreira, R. B. (2016). Immediate effect of basic body awareness therapy on heart rate variability. *Complementary Therapies in Clinical Practice, 22,* 8–11. doi:10.1016/j.ctcp.2015.10.003

41 Tamir, D. I., Bricker, A. B., Dodell-Feder, D., & Mitchell, J. P. (2015). Reading fiction and reading minds: The role of simulation in the default network. *Social Cognitive and Affective Neuroscience, 11*(2), 215–224. doi:10.1093/scan/nsv114

42 Goldstein, T. R., & Winner, E. (2012). Enhancing empathy and theory of mind. *Journal of Cognition and Development, 13*(1), 19–37. doi:10.1080/15248372.2011.573514

43 Lutz, J., Brühl, A., Doerig, N., Scheerer, H., Achermann, R., Weibel, A., ... Herwig, U. (2016). Altered processing of self-related emotional stimuli in mindfulness meditators. *NeuroImage, 124,* 958–967. doi:10.1016/j.neuroimage.2015.09.057

44 Kornfield, J. (ohne Datum). Even the best meditators have old wounds to heal. Abrufbar unter http:/www.buddhanet.net/psymed1.htm, zuletzt besucht am 28.08.2016.

45 Lanius, R. A., Bluhm, R. L., Coupland, N. J., Hegadoren, K. M., Rowe, B., Théberge, J., ... Brimson, M. (2010). Default mode network connectivity as a predictor of post-traumatic stress disorder symptom severity in acutely traumatized subjects. *Acta Psychiatrica Scandinavica, 121*(1), 33–40. doi:10.1111/j.1600-0447.2009.01391.x

46 Modi, S., Kumar, M., Kumar, P., & Khushu, S. (2015). Aberrant functional connectivity of resting state networks associated with trait anxiety. *Psychiatry Research:Neuroimaging, 234*(1), 25–34. doi:10.1016/j.pscychresns.2015.07.006

47 Beaty, R. E., Kaufman, S. B., Benedek, M., Jung, R. E., Kenett, Y. N., Jauk, E., ... Silvia, P. J. (2015). Personality and complex brain networks: The role of openness to experience in default network efficiency. *Human Brain Mapping, 37*(2), 773–779. doi:10.1002/hbm.2306

48 Siegel, D. J. (2012). *The developing mind: How relationships and the brain interact to shape who we are.* New York, NY: Guilford Press, S. 20.

49 Lalo, E., Gilbertson, T., Doyle, L., Di Lazzaro, V., Cioni, B., & Brown, P. (2007). Phasic increases in cortical beta activity are associated with alterations in sensory processing in the human. *Experimental Brain Research, 177*(1), 137–45. doi:10.1007/s00221-006-0655-8.

50 Hughes, J. R. (2008). Gamma, fast, and ultrafast waves of the brain: Their relationships with epilepsy and behavior. *Epilepsy and Behavior, 13*(1), 25–31. doi:10.1016/j.yebeh.2008.01.011

51 Shafer, A. T., & Dolcos, F. (2014). Dissociating retrieval success from incidental encoding activity during emotional memory retrieval, in the medial temporal lobe. *Frontiers in Behavioral Neuroscience, 8*(177), 1–15. doi:10.3389/fnbeh.2014.00177

52 Bisby, J. A., Horner, A. J., Hørlyck, L. D., & Burgess, N. (2016). Opposing effects of negative emotion on amygdalar and hippocampal memory for items and associations. *Social Cognitive and Affective Neuroscience, 11*(6), 981–990. doi:10.1093/scan/nsw028

53 Coan, J. A., Beckes, L., & Allen, J. P. (2013). Childhood maternal support and social capital moderate the regulatory impact of social relationships in adulthood. *International Journal of Psychophysiology, 88*(3), 224–231. doi:10.1016/j.ijpsycho.2013.04.006

54 Vrticka, P., Sander, D., Anderson, B., Badoud, D., Eliez, S., & Debbané, M. (2014). Social feedback processing from early to late adolescence: Influence of sex, age, and attachment style. *Brain and Behavior, 4*(5), 703–720. doi:10.1002/brb3.251

55 Sakaki, M., Yoo, H. J., Nga, L., Lee, T., Thayer, J. F., & Mather, M. (2016). Heart rate variability is associated with amygdala functional connectivity with MPFC across younger and older adults. *NeuroImage, 139,* 44–52. doi:10.1016/j.neuroimage.2016.05.076

56 Lanius, R. A., Frewen, P. A., Tursich, M., Jetly, R., & McKinnon, M. C. (2015). Restoring large- scale brain networks in PTSD and related disorders: A proposal for neuroscientifically-informed treatment interventions. *European Journal of Psychotraumatology, 6.* doi:10.3402/ejpt.v6.27313

57 Szyf, M. (2013, July). *Epigenetics.* Paper presented at the Brain Development and Learning Conference, Vancouver, British Columbia, Canada.

58 Lieberman, M. D., Inagaki, T. K., Tabibnia, G., & Crockett, M. J. (2011). Subjective responses to emotional stimuli during labeling, reappraisal, and distraction. *Emotion, 11*(3), 468–480. doi:10.1037/a0023503

59 Coan, J. A., Schaefer, H. S., & Davidson, R. J. (2006). Lending a hand: Social regulation of the neural response to threat. *Psychological Science, 17*(12), 1032–1039. doi:10.1111/j.1467-9280.2006.01832.x

60 Lieberman et al. (2011)

61 Coan, J. A. (2011). The social regulation of emotion. In J. Decety & J. T. Cacioppo (Hg.), *The Oxford Handbook of Social Neuroscience.* Oxford Handbooks Online. doi:10.1093/oxfordhb/9780195342161.013.0041

62 Coan et al. (2013)

63 Hopper, J. W., Frewen, P. A., Kolk, B. A., & Lanius, R. A. (2007). Neural correlates of reexperiencing, avoidance, and dissociation in PTSD: Symptom dimensions and emotion dysregulation in responses to script-driven trauma imagery. *Journal of Traumatic Stress, 20*(5), 713–725. doi:10.1002/jts.20284

64 Tabibnia, G., Lieberman, M. D., & Craske, M. G. (2008). The lasting effect of words on feelings: Words may facilitate exposure effects to threatening images. *Emotion, 8*(3), 307–317. doi:10.1037/1528- 3542.8.3.307

65 Park, E. R., Traeger, L., Vranceanu, A., Scult, M., Lerner, J. A., Benson, H., ... Fricchione, G. L. (2013). The development of a patient-centered program based on the relaxation response: The Relaxation Response Resiliency Program (3RP). *Psychosomatics, 54*(2), 165–174. doi:10.1016/j.psym.2012.09.001

66 Uher, T. (2010). Alexithymia and immune dysregulation: A critical review. *Activitas Nervosa Superior, 52*(1), 40–44. doi:10.1007/bf03379564

67 Foran, H. M., & O'Leary, K. D. (2012). The role of relationships in understanding the alexithymia-depression link. *European Journal of Personality, 27*(5). doi:10.1002/per.1887

68 Frewen, P.A., Lanius, R.A., Dozois, D.J.A., Neufeld, R.W.J., Pain, C., Hopper, J.W., ... Stevens, T. K. (2008). Clinical and neural correlates of alexithymia in posttraumatic stress disorder. *Journal of Abnormal Psychology, 117*(1):171- 181. doi:10.1037/0021–843x. 117.1.171

69 Teicher, M. H., & Samson, J. A. (2016). Annual research review: Enduring neurobiological effects of childhood abuse and neglect. *Journal of Child Psychology and Psychiatry, 57*(3), 241–266. doi:10.1111/jcpp.12507

70 Coan et al. (2006)

71 Telzer, E. H., Qu, Y., Goldenberg, D., Fuligni, A. J., Galván, A., & Lieberman, M. D. (2014). Adolescents' emotional competence is associated with parents' neural sensitivity to emotions. *Frontiers in Human Neuroscience, 8*(558), 1–12. doi:10.3389/fnhum.2014.00558

72 Natalie, E., & Fischer, H. (2015). *Emotion and aging: Recent evidence from brain and behavior.* Frontiers Media. doi:10.3389/978-2-88919-425-4

73 Siegel, D. J. (2012). *Pocket guide to interpersonal neurobiology: An integrative handbook of the mind.* New York, NY: Norton, S. 6.

74 Ebenda., S. 19.

75 Panksepp, J. (1998). *Affective neuroscience: The foundations of human and animal emotions.* New York, NY: Oxford University Press, pp. 246–260.
76 Salat, D. H., Kaye, J. A., & Janowsky, J. S. (2001). Selective preservation and degeneration within the prefrontal Cortex in aging and Alzheimer disease. *Archives of Neurology, 58,* 1403–1408. doi:10.1001/archneur.58.9.1403
77 Dolcos, S., Katsumi, Y., & Dixon, R. A. (2014). The role of arousal in the spontaneous regulation of emotions in healthy aging: A fMRI investigation. *Frontiers in Psychology, 5.* doi:10.3389/fpsyg.2014.00681
78 Hecht, D. (2014). Cerebral lateralization of pro- and anti-social tendencies. *Experimental Neurobiology, 23*(1), 1. doi:10.5607/en.2014.23.1.1
79 Coan, J. A., Beckes, L., & Allen, J. P. (2013). Childhood maternal support and social capital moderate the regulatory impact of social relationships in adulthood. *International Journal of Psychophysiology, 88*(3), 224–231. doi:10.1016/j.ijpsycho.2013.04.006
80 Lewis, M., Haviland-Jones, J. M., & Barrett, L. F. (2008). *Handbook of emotions.* New York, NY: Guilford Press. pp. 116–119.
81 Hebb, D. O. (1949). *The organization of behavior.* New York, NY: Wiley.
82 Der Aphorismus wird normalerweise Carla Shatz von der Standford University zugeschrieben, so zum Beispiel in Doidge, N. (2007). *The brain that changes itself.* New York: Viking Press, S. 427.
83 Longe, O., Maratos, F. A., Gilbert, P., Evans, G., Volker, F., Rockliff, H., & Rippon, G. (2010). Having a word with yourself: Neural correlates of self-criticism and selfreassurance. *NeuroImage, 49*(2), 1849–1856. doi:10.1016/j.neuroimage.2009.09.019
84 Peasley-Miklus, C. E., Panayiotou, G., & Vrana, S. R. (2016). Alexithymia predicts arousal-based processing deficits and discordance between emotion response systems during emotional imagery. *Emotion, 16*(2), 164–171. doi:10.1037/emo0000086
85 Thoma, P., & Bellebaum, C. (2012). Your error's got me feeling — How empathy relates to the electrophysiological correlates of performance monitoring. *Frontiers in Human Neuroscience, 6.* doi:10.3389/fnhum.2012.00135
86 Cauda, F., D'agata, F., Sacco, K., Duca, S., Geminiani, G., & Vercelli, A. (2011). Functional connectivity of the insula in the resting brain. *NeuroImage, 55*(1), 8–23. doi:10.1016/j.neuroimage.2010.11.049
87 Joseph, R. (1988). The right cerebral hemisphere: Emotion, music, visual-spatial skills, body-image, dreams, and awareness. *Journal of Clinical Psychology, 44*(5), 630–673. doi:10.1002/1097-4679(198809)44:53.0.co;2-v
88 Godfrey, H. K., & Grimshaw, G. M. (2015). Emotional language is all right: Emotional prosody reduces hemispheric asymmetry for linguistic processing. *Laterality: Asymmetries of Body, Brain and Cognition, 21*(4–6), 568-584. doi:10.1080/1357650x.2015.1096940
89 Jackson, P. L., Brunet, E., Meltzoff, A. N., & Decety, J. (2006). Empathy examined through the neural mechanisms involved in imagining how I feel versus how you feel pain. *Neuropsychologia, 44*(5), 752–761. doi:10.1016/j.neuropsychologia.2005.07.015
90 Laeng, B., Zarrinpar, A., & Kosslyn, S. M. (2003). Do separate processes identify objects as exemplars versus members of basic-level categories? Evidence from hemispheric specialization. *Brain and Cognition, 53*(1), 15–27. doi:10.1016/s0278-2626(03)00184-2
91 Perani, D., Cappa, S. F., Bettinardi, V., Bressi, S., Gorno-Tempini, M., Matarrese, M., & Fazio, F. (1995). Different neural systems for the recognition of animals and manmade tools. *Neuro-Report, 6*(12), 1637–1641. doi:10.1097/00001756-199508000-00012
92 Balconi, M., & Pagani, S. (2014). Social hierarchies and emotions: Cortical prefrontal activity, facial feedback (EMG), and cognitive performance in a dynamic interaction. *Social Neuroscience, 10*(2), 166–178. doi:10.1080/17470919.2014.977403

93 Ocklenburg, S., Friedrich, P., Güntürkün, O., & Genç, E. (2016). Intrahemispheric white matter asymmetries: The missing link between brain structure and functional lateralization? *Reviews in the Neurosciences, 27*(5). doi:10.1515/revneuro-2015-0052

94 Chance, S. A. (2014). The cortical microstructural basis of lateralized cognition: A review. *Frontiers in Psychology, 5.* doi:10.3389/fpsyg.2014.00820

95 Lamb, M. R., Robertson, L. C., & Knight, R. T. (1989). Attention and interference in the processing of global and local information: Effects of unilateral temporalparietal junction lesions. *Neuropsychologia, 27*(4), 471–483. doi:10.1016/0028-3932(89)90052-3

96 Exchange of views. (ohne Datum). Abrufbar unter http://iainmcgilchrist.com/exchange-of-views/, zuletzt besucht am 27.12.2016.

97 Faust, M., & Mashal, N. (2007). The role of the right cerebral hemisphere in processing novel metaphoric expressions taken from poetry: A divided visual field study. *Neuropsychologia, 45*(4), 860–870. doi:10.1016/j.neuropsychologia.2006.08.010

98 Foldi, N. S. (1987). Appreciation of pragmatic interpretations of indirect commands: Comparison of right and left hemisphere brain-damaged patients. *Brain and Language, 31*(1), 88–108. doi:10.1016/0093-934x(87)90062-9

99 Sidtis, D. V., & Postman, W. A. (2006). Formulaic expressions in spontaneous speech of left- and right-hemisphere-damaged subjects. *Aphasiology, 20*(5), 411–426. doi:10.1080/02687030500538148

100 Huth, A. G., Heer, W. A., Griffiths, T. L., Theunissen, F. E., & Gallant, J. L. (2016). Natural speech reveals the semantic maps that tile human cerebral Cortex. *Nature, 532*(7600), 453–458. doi:10.1038/nature17637

101 Foldi (1987)

102 Tranel, D., Bechara, A., & Denburg, N. L. (2002). Asymmetric functional roles of right and left ventromedial prefrontal cortices in social conduct, decision-making, and emotional processing. *Cortex, 38*(4), 589–612. doi:10.1016/s0010-9452(08)70024-8

103 Rosenberg, M. B. (2015). *Nonviolent communication: A language of life: Life-changing tools for healthy relationships.* Encinitas, CA: PuddleDancer Press, S. 52.

104 Ebenda., S. 52

105 Ball, T. M., Ramsawh, H. J., Campbell-Sills, L., Paulus, M. P., & Stein, M. B. (2012). Prefrontal dysfunction during emotion regulation in generalized anxiety and panic disorders. *Psychological Medicine, 43*(7), 1475–1486. doi:10.1017/s0033291712002383

106 Panksepp, J. (2007). Neuroevolutionary sources of laughter and social joy: Modeling primal human laughter in laboratory rats. *Behavioural Brain Research, 182*(2), 231–244. doi:10.1016/j.bbr.2007.02.015

107 Panksepp, J. (2011). What is an emotional feeling? Lessons about affective origins from cross-species neuroscience. *Motivation and Emotion, 36*(1), 4–15. doi:10.1007/s11031-011-9232-y

108 Panksepp, J., & Biven, L. (2012). *The archaeology of mind: Neuroevolutionary origins of human emotions.* New York, NY: Norton, S. 189

109 Ebenda, S. 333

110 Ebenda, S. 333

111 Ebenda, S. 333

112 Ebenda, S. 335

113 Kidd, T., Hamer, M., & Steptoe, A. (2013). Adult attachment style and cortisol responses across the day in older adults. *Psychophysiology, 50*(9), 841–847. doi:10.1111/psyp.12075

114 Panksepp & Biven (2012), S. 335

115 Kazi, A., & Oommen, A. (2014). Chronic noise stress-induced alterations of glutamate and gamma-aminobutyric acid and their metabolism in the rat brain. *Noise Health, 16*(73), 343. doi:10.4103/1463-1741.144394

116 Bowers, M. E., Choi, D. C., & Ressler, K. J. (2012). Neuropeptide regulation of fear and anxiety: Implications of cholecystokinin, endogenous opioids, and neuropeptide Y. *Physiology and Behavior, 107*(5), 699–710. doi:10.1016/j.physbeh.2012.03.004

117 Laeger, I., Dobel, C., Radenz, B., Kugel, H., Keuper, K., Eden, A., ... Zwanzger, P. (2014). Of "disgrace" and "pain" – Corticolimbic interaction patterns for disorderrelevant and emotional words in social phobia. *PLoS ONE, 9*(11). doi:10.1371/journal.pone.0109949

118 Giebels, V., Repping-Wuts, H., Bleijenberg, G., Kroese, J. M., Stikkelbroeck, N., & Hermus, A. (2014). Severe fatigue in patients with adrenal insufficiency: Physical, psychosocial and endocrine determinants. *Journal of Endocrinological Investigation, 37*(3), 293–301. doi:10.1007/s40618-013-0042-9

119 Oliveira, J. F., Dias, N. S., Correia, M., Gama-Pereira, F., Sardinha, V. M., Lima, A., ... Sousa, N. (2013). Chronic stress disrupts neural coherence between corticolimbic structures. *Frontiers in Neural Circuits, 7.* doi:10.3389/fncir.2013.00010

120 Bierer, L. M., Bader, H. N., Daskalakis, N. P., Lehrner, A. L., Makotkine, I., Seckl, J. R., & Yehuda, R. (2014). Elevation of 11β-hydroxysteroid dehydrogenase type 2 activity in Holocaust survivor offspring: Evidence for an intergenerational effect of maternal trauma exposure. *Psychoneuroendocrinology, 48,* 1–10. doi:10.1016/j.psyneuen.2014.06.001

121 Olsson, A., Kross, E., Nordberg, S. S., Weinberg, A., Weber, J., Schmer-Galunder, S., ... Ochsner, K. N. (2014). Neural and genetic markers of vulnerability to posttraumatic stress symptoms among survivors of the World Trade Center attacks. *Social Cognitive and Affective Neuroscience, 10*(6), 863–868. doi:10.1093/scan/nsu125

122 Robinson, O. J., Krimsky, M., Lieberman, L., Allen, P., Vytal, K., & Grillon, C. (2014). The dorsal medial prefrontal (anterior cingulate) Cortex–amygdala aversive amplification circuit in unmedicated generalised and social anxiety disorders: An observational study. *Lancet Psychiatry, 1*(4), 294–302. doi:10.1016/s2215-0366(14)70305-0

123 Vogt, B. A., & Peters, A. (1981). Form and distribution of neurons in rat cingulate Cortex: Areas 32, 24, and 29. *Journal of Comparative Neurology, 195*(4), 603–625. doi:10.1002/cne.901950406

124 King, A. P., Block, S. R., Sripada, R. K., Rauch, S., Giardino, N., Favorite, T., ... Liberzon, I. (2016). Altered default mode network (DMN) resting state functional connectivity following a mindfulness-based exposure therapy for posttraumatic stress disorder (PTSD) in combat veterans of Afghanistan and Iraq. *Depression and Anxiety Depress Anxiety, 33*(4), 289–299. doi:10.1002/da.22481

125 Liu, T., Li, J., Zhao, Z., Zhong, Y., Zhang, Z., Xu, Q., ... Chen, F. (2016). Betel quid dependence is associated with functional connectivity changes of the anterior cingulate Cortex: A resting-state fMRI study. *Journal of Translational Medicine, 14*(1). doi:10.1186/s12967-016-0784-1

126 Jahn, A., Nee, D. E., Alexander, W. H., & Brown, J. W. (2014). Distinct regions of anterior cingulate Cortex signal prediction and outcome evaluation. *NeuroImage, 95,* 80–89. doi:10.1016/j.neuroimage.2014.03.050

127 Smith, R., Alkozei, A., & Killgore, W. D. (2016). Contributions of self-report and performance-based individual differences measures of social cognitive ability to large-scale neural network functioning. *Brain Imaging and Behavior. Online-Vorabpublikation.* doi:10.1007/s11682-016-9545-2

128 Zendehrouh, S., Gharibzadeh, S., & Towhidkhah, F. (2014). Reinforcement-conflict based control: An integrative model of error detection in anterior cingulate Cortex. *Neurocomputing, 123,* 140–149. doi:10.1016/j.neucom.2013.06.020

129 Marcus, S., Lopez, J. F., Mcdonough, S., Mackenzie, M. J., Flynn, H., Neal, C. R., ... Vazquez, D. M. (2011). Depressive symptoms during pregnancy: Impact on neuroendocrine and neonatal outcomes. *Infant Behavior and Development, 34*(1), 26–34. doi:10.1016/j.infbeh.2010.07.002

130 Veenendaal, M., Painter, R., Rooij, S. D., Bossuyt, P., Post, J. V., Gluckman, P., ... Roseboom, T. (2013). Transgenerational effects of prenatal exposure to the 1944–45 Dutch famine. *BJOG:*

An International Journal of Obstetrics and Gynaecology, 120(5), 548–554. doi:10.1111/1471-0528.12136

131 Yehuda, R., Daskalakis, N. P., Bierer, L. M., Bader, H. N., Klengel, T., Holsbuer, F., & Binder, E. B. (2016) Holocaust exposure induced intergenerational effects on FKBPS methylation. *Biological Psychology, 80*(5), 375–380. doi:10/1016/j.piopsych.2015.08.005

132 Vukojevic, V., Kolassa, I., Fastenrath, M., Gschwind, L., Spalek, K., Milnik, A., ... Quervain, D. J. (2014). Epigenetic modification of the glucocorticoid receptor gene is linked to transmatic memory and post-traumatic stress disorder risk in genocide survivors. *Journal of Neuroscience, 34*(31), 10274–10284. doi:10.1523/jneurosci.1526-14.2014

133 Stalder, T., Evans, P., Hucklebridge, F., & Clow, A. (2011). Associations between the cortisol awakening response and heart rate variability. *Psychoneuroendocrinology, 36*(4), 454–462. doi:10.1016/j.psyneuen.2010.07.020

134 Kao, L., Liu, Y., Tzeng, N., Kuo, T. B., Huang, S., Chang, C., & Chang, H. (2016). Linking an anxiety-related personality trait to cardiac autonomic regulation in well-defined healthy adults: Harm avoidance and resting heart rate variability. *Psychiatry Investigation, 13*(4), 397. doi:10.4306/pi.2016.13.4.397

135 Lehman, B. J., Cane, A. C., Tallon, S. J., & Smith, S. F. (2014). Physiological and emotional responses to subjective social evaluative threat in daily life. *Anxiety, Stress, and Coping, 28*(3), 321–339. doi:10.1080/10615806.2014.968563

136 Kolesnikov, O. L., Dolgushin, I. I., Selyanina, G. A., Shadrina, I. V., Shalashova, M. A., & Kolesnikova, A. A. (2006). Dependence of immune system function and metabolism on reactive anxiety. *Bulletin of Experimental Biology and Medicine, 142*(2), 219–221. doi:10.1007/s10517-006-0332-8

137 Smith, A. P. (2011). Breakfast cereal, digestive problems and well-being. *Stress and Health, 27*(5), 388–394. doi:10.1002/smi.1390

138 McAuley, M. T., Kenny, R., Kirkwood, T. B., Wilkinson, D. J., Jones, J. J., & Miller, V. M. (2009). A mathematical model of aging-related and cortisol induced hippocampal dysfunction. *BMC Neuroscience, 10*(1), 26. doi:10.1186/1471-2202-10-26

139 Laar, M. V., Pevernagie, D., Mierlo, P. V., & Overeem, S. (2014). Subjective sleep characteristics in primary insomnia versus insomnia with comorbid anxiety or mood disorder. *Sleep and Biological Rhythms, 13*(1), 41–48. doi:10.1111/sbr.12100

140 Coan, J. A., Beckes, L., & Allen, J. P. (2013). Childhood maternal support and social capital moderate the regulatory impact of social relationships in adulthood. *International Journal of Psychophysiology, 88*(3), 224–231. doi:10.1016/j.ijpsycho.2013.04.006

141 Bailey, C. H., Kandel, E. R., & Harris, K. M. (2015). Structural components of synaptic plasticity and memory consolidation. *Cold Spring Harbor Perspectives in Biology, 7*(7). doi:10.1101/cshperspect.a021758

142 Ritov, G., Ardi, Z., & Richter-Levin, G. (2014). Differential activation of amygdala, dorsal and ventral hippocampus following an exposure to a reminder of underwater trauma. *Frontiers in Behavioral Neuroscience, 8*. doi:10.3389/fnbeh.2014.00018

143 Kensinger, E. A., Addis, D. R., & Atapattu, R. K. (2011). Amygdala activity at encoding corresponds with memory vividness and with memory for select episodic details. *Neuropsychologia, 49*(4), 663–673. doi:10.1016/j.neuropsychologia.2011.01.017

144 Ge, R., Fu, Y., Wang, D., Yao, L., & Long, Z. (2012). Neural mechanism underlying autobiographical memory modulated by remoteness and emotion [Abstract]. *Proceedings of the SPIE, 8317*. doi:10.1117/12.910870

145 Zelikowsky, M., Hersman, S., Chawla, M. K., Barnes, C. A., & Fanselow, M. S. (2014). Neuronal ensembles in amygdala, hippocampus, and prefrontal Cortex track differential components of contextual fear. *Journal of Neuroscience, 34*(25), 8462–8466. doi:10.1523/jneurosci.3624-13.2014

146 Kensinger et al. (2011)

147 Roy-Byrne, P., Arguelles, L., Vitek, M. E., Goldberg, J., Keane, T. M., True, W. R., & Pitman, R. K. (2004). Persistence and change of PTSD symptomatology. Social Psychiatry and Psychiatric Epidemiology, 39(9), 681–685. doi:10.1007/s00127-004-0810-0

148 Lonsdorf, T. B., Haaker, J., & Kalisch, R. (2014). Long-term expression of human contextual fear and extinction memories involves amygdala, hippocampus and ventromedial prefrontal Cortex: A reinstatement study in two independent samples. *Social Cognitive and Affective Neuroscience, 9*(12), 1973–1983. doi:10.1093/scan/nsu018

149 Lanius, R. A., Frewen, P. A., Tursich, M., Jetly, R., & Mckinnon, M. C. (2015). Restoring large-scale brain networks in PTSD and related disorders: A proposal for neuroscientifically-informed treatment interventions. *European Journal of Psychotraumatology, 6.* doi:10.3402/ejpt.v6.27313

150 Nader, K. (2015). Reconsolidation and the dynamic nature of memory. In K. P. Giese & K. Radwanska (Eds.), *Novel mechanisms of memory* (pp. 1–20). doi:10.1007/978-3-319-24364-1_1

151 Tranel, D., Bechara, A., & Denburg, N. L. (2002). Asymmetric functional roles of right and left ventromedial prefrontal cortices in social conduct, decision-making, and emotional processing. *Cortex, 38*(4), 589–612. doi:10.1016/s0010-9452(08)70024-8

152 Sheline, Y. I., Barch, D. M., Price, J. L., Rundle, M. M., Vaishnavi, S. N., Snyder, A. Z., ... Raichle, M. E. (2009). The default mode network and self-referential processes in depression. *Proceedings of the National Academy of Sciences of the USA, 106*(6), 1942–1947. doi:10.1073/pnas.0812686106

153 Furini, C., Myskiw, J., & Izquierdo, I. (2014). The learning of fear extinction. *Neuroscience and Biobehavioral Reviews, 47,* 670–683. doi:10.1016/j.neubiorev.2014.10.016

154 Kohrt, B. A., Jordans, M. J., Tol, W. A., Perera, E., Karki, R., Koirala, S., & Upadhaya, N. (2010). Social ecology of child soldiers: Child, family, and community determinants of mental health, psychosocial well-being, and reintegration in Nepal. *Transcultural Psychiatry, 47*(5), 727–753. doi:10.1177/1363461510381290

155 Danese, A., & Mcewen, B. S. (2012). Adverse childhood experiences, allostasis, allostatic load, and age-related disease. *Physiology and Behavior, 106*(1), 29–39. doi:10.1016/j.physbeh.2011.08.019

156 BRFSS Adverse Childhood Experience (ACE) Module. (ohne Datum). Abrufbar unter https://www.cdc.gov/violenceprevention/acestudy/pdf/BRFSS_Adverse_Module.pdf, zuletzt besucht am 23.07.2019.

157 Child Abuse and Neglect: Consequences. (2016). Abrufbar unter https://www.cdc.gov/violenceprevention/childmaltreatment/consequences.html, zuletzt besucht am 29.12.2016.

158 Seedall, R. B., Butler, M. H., Zamora, J. P., & Yang, C. (2015). Attachment change in the beginning stages of therapy: Examining change trajectories for avoidance and anxiety. *Journal of Marital and Family Therapy, 42*(2), 217–230. doi:10.1111/jmft.12146

159 Bhasin, M. K., Dusek, J. A., Chang, B., Joseph, M. G., Denninger, J. W., Fricchione, G. L., ... Libermann, T. A. (2013). Relaxation response induces temporal transcriptome changes in energy metabolism, insulin secretion and inflammatory pathways. *PLoS ONE, 8*(5). doi:10.1371/journal.pone.0062817

160 Roisman, G. I., Padron, E., Sroufe, L. A., & Egeland, B. (2002). Earned-secure attachment status in retrospect and prospect. *Child Development, 73*(4), 1204–1219. doi:10.1111/1467-8624.00467

161 Ramo- Fernández, L., Schneider, A., Wilker, S., & Kolassa, I. (2015). Epigenetic alterations associated with war trauma and childhood maltreatment. *Behavioral Sciences and the Law, 33*(5), 701–721. doi:10.1002/bsl.2200

162 Teicher, M. H., Samson, J. A., Sheu, Y., Polcari, A., & Mcgreenery, C. E. (2010). Hurtful words: Association of exposure to peer verbal abuse with elevated psychiatric symptom scores and cor-

pus callosum abnormalities. *American Journal of Psychiatry, 167*(12), 1464–1471. doi:10.1176/appi.ajp.2010.10010030

163 Ebenda

164 Cancel, A., Comte, M., Truillet, R., Boukezzi, S., Rousseau, P., Zendjidjian, X. Y., ... Fakra, E. (2015). Childhood neglect predicts disorganization in schizophrenia through grey matter decrease in dorsolateral prefrontal Cortex. *Acta Psychiatrica Scandinavica, 132*(4), 244–256. doi:10.1111/acps.12455

165 Parks, R. W., Stevens, R. J., & Spence, S. A. (2007). A systematic review of cognition in homeless children and adolescents. *Journal of the Royal Society of Medicine, 100*(1), 46–50. doi:10.1258/jrsm.100.1.46

166 Sheikh, T. L., Mohammed, A., Agunbiade, S., Ike, J., Ebiti, W. N., & Adekeye, O. (2014). Psycho-trauma, psychosocial adjustment, and symptomatic posttraumatic stress disorder among internally displaced persons in Kaduna, northwestern Nigeria. *Frontiers in Psychiatry, 5.* doi:10.3389/fpsyt.2014.00127

167 Lanius, R. A., Hopper, J. W., & Menon, R. S. (2003). Individual differences in a husband and wife who developed PTSD after a motor vehicle accident: A functional MRI case study. *American Journal of Psychiatry, 160*(4), 667–669. doi:10.1176/appi.ajp.160.4.667

168 Cain, A. C. (2006). Parent suicide: Pathways of effects into the third generation. *Psychiatry: Interpersonal and Biological Processes, 69*(3), 204–227. doi:10.1521/psyc.2006.69.3.204

169 Benjet, C., Bromet, E., Karam, E. G., Kessler, R. C., Mclaughlin, K. A., Ruscio, A. M., ... Koenen, K. C. (2015). The epidemiology of traumatic event exposure worldwide: Results from the World Mental Health Survey Consortium. *Psychological Medicine, 46*(2), 327–343. doi:10.1017/s0033291715001981

170 Ebenda

171 Jenkins, E. J., Wang, E., & Turner, L. (2014). Beyond community violence: Loss and traumatic grief in African American elementary school children. *Journal of Child and Adolescent Trauma, 7*(1), 27–36. doi:10.1007/s40653-014-0001-4

172 Kousha, M., & Kiani, S. (2012). Normative life events and PTSD in children: How easy stress can affect children's brain? *Neuropsychiatrie de l'Enfance et de l'Adolescence, 60*(5). doi:10.1016/j.neurenf.2012.04.627

173 Tomoda, A., Polcari, A., Anderson, C. M., & Teicher, M. H. (2012). Reduced visual Cortex gray matter volume and thickness in young adults who witnessed domestic violence during childhood. *PLoS ONE, 7*(12). doi:10.1371/journal.pone.0052528

174 Benjet et al. (2015)

175 May, C. L., & Wisco, B. E. (2016). Defining trauma: How level of exposure and proximity affect risk for posttraumatic stress disorder. *Psychological Trauma: Theory, Research, Practice, and Policy, 8*(2), 233–240. doi:10.1037/tra0000077

176 Kun, P., Chen, X., Han, S., Gong, X., Chen, M., Zhang, W., & Yao, L. (2009). Prevalence of posttraumatic stress disorder in Sichuan Province, China after the 2008 Wenchuan earthquake. *Public Health, 123*(11), 703–707. doi:10.1016/j.puhe.2009.09.017

177 Burri, A., & Maercker, A. (2014). Differences in prevalence rates of PTSD in various European countries explained by war exposure, other trauma and cultural value orientation. *BMC Research Notes, 7*(1), 407. doi:10.1186/1756-0500-7-407

178 Loo, C. M., Fairbank, J. A., Scurfield, R. M., Ruch, L. O., King, D. W., Adams, L. J., & Chemtob, C. M. (2001). Measuring exposure to racism: Development and validation of a Race-Related Stressor Scale (RRSS) for Asian American Vietnam veterans. *Psychological Assessment, 13*(4), 503–520. doi:10.1037/1040-3590.13.4.503

179 Liberzon, I., Ma, S. T., Okada, G., Ho, S. S., Swain, J. E., & Evans, G. W. (2015). Childhood poverty and recruitment of adult emotion regulatory neurocircuitry. *Social Cognitive and Affective Neuroscience, 10*(11), 1596–1606. doi:10.1093/scan/nsv045

180 Ritchwood, T. D., Traylor, A. C., Howell, R. J., Church, W. T., & Bolland, J. M. (2014). Socio-ecological predictors of intercourse frequency and number of sexual partners among male and female African American adolescents. *Journal of Community Psychology, 42*(7), 765–781. doi:10.1002/jcop.21651

181 Langlois, K. A. & Garner, R. (2013). Trajectories of psychological distress among Canadian adults who experienced parental addiction in childhood. *Health Reports, 24*(3), 14–21.

182 Walsh, K., Wells, J. B., Lurie, B., & Koenen, K. C. (2015). Trauma and stressorrelated disorders. *Anxiety Disorders and Gender,* 113–135. doi:10.1007/978-3-319-13060-6_6

183 Levinson, C. A., Rodebaugh, T. L., & Bertelson, A. D. (2013). Prolonged exposure therapy following awareness under anesthesia: A case study. *Cognitive and Behavioral Practice, 20*(1), 74–80. doi:10.1016/j.cbpra.2012.02.003

184 Elmir, R., & Schmied, V. (2016). A meta-ethnographic synthesis of fathers' experiences of complicated births that are potentially traumatic. *Midwifery, 32,* 66–74. doi:10.1016/j.midw.2015.09.008

185 Benjet et al. (2015)

186 Hansson, J., Hurtig, A., Lauritz, L., & Padyab, M. (2016). Swedish police officers' job strain, work-related social support and general mental health. *Journal of Police and Criminal Psychology.* Online-Vorabpublikation. doi:10.1007/s11896-016-9202-0

187 Benjet et al. (2015)

188 Maybery, D., Reupert, A., Goodyear, M., Ritchie, R., & Brann, P. (2009). Investigating the strengths and difficulties of children from families with a parental mental illness. *Advances in Mental Health, 8*(2), 165–174. doi:10.5172/jamh.8.2.165

189 Benjet et al. (2015)

190 Ebenda

191 Chan, K. L. (2011). Correlates of childhood sexual abuse and intimate partner sexual victimization. *Partner Abuse, 2*(3), 365–381. doi:10.1891/1946-6560.2.3.365

192 Briere, J., & Runtz, M. (1988). Multivariate correlates of childhood psychological and physical maltreatment among university women. *Child Abuse and Neglect, 12*(3), 331–341. doi:10.1016/0145-2134(88)90046-4

193 Teicher, M. (2006). Sticks, stones, and hurtful words: Relative effects of various forms of childhood maltreatment. *American Journal of Psychiatry, 163*(6), 993. doi:10.1176/appi.ajp.163.6.993

194 Lanius et al. (2015)

195 Sato, W., Kochiyama, T., Uono, S., Matsuda, K., Usui, K., Inoue, Y., & Toichi, M. (2011). Rapid amygdala gamma oscillations in response to fearful facial expressions. *Neuropsychologia, 49*(4), 612–617. doi:10.1016/j.neuropsychologia.2010.12.025

196 Lieberman, M. D., Eisenberger, N. I., Crockett, M. J., Tom, S. M., Pfeifer, J. H., & Way, B. M. (2007). Putting feelings into words: Affect labeling disrupts amygdala activity in response to affective stimuli. *Psychological Science, 18*(5), 421–428. doi:10.1111/j.1467-9280.2007.01916.x

197 Ebenda

198 Couppis, M. H., & Kennedy, C. H. (2008). The rewarding effect of aggression is reduced by nucleus accumbens dopamine receptor antagonism in mice. *Psychopharmacology, 197*(3), 449–456. doi:10.1007/s00213-007-1054-y

199 Goldstein, R. Z., & Volkow, N. D. (2011). Dysfunction of the prefrontal Cortex in addiction: Neuroimaging findings and clinical implications. *Nature Reviews Neuroscience 12*(11), 652–659. doi:10.1038/nrn3119

200 Fulwiler, C. E., King, J. A., & Zhang, N. (2012). Amygdala-orbitofrontal resting-state functional connectivity is associated with trait anger. *NeuroReport, 23*(10), 606–610. doi:10.1097/wnr.0b013e3283551cfc

201 Keay, K. A., & Bandler, R. (2001). Parallel circuits mediating distinct emotional coping reactions to different types of stress. *Neuroscience and Biobehavioral Reviews, 25*(7–8), 669–678. doi:10.1016/s0149-7634(01)00049-5

202 Porges, S. W. (2009). The polyvagal theory: New insights into adaptive reactions of the autonomic nervous system. *Cleveland Clinic Journal of Medicine, 76*(Suppl. 2). doi:10.3949/ccjm.76.s2.17

203 Ebenda

204 Porges, S. W., Bazhenova, O. V., Bal, E., Carlson, N., Sorokin, Y., Heilman, K. J., ... Lewis, G. F. (2014). Reducing auditory hypersensitivities in autistic spectrum disorder: Preliminary findings evaluating the Listening Project Protocol. *Frontiers in Pediatrics, 2.* doi:10.3389/fped.2014.00080

205 Porges (2009)

206 Wang, Z., Deater-Deckard, K., & Bell, M. A. (2016). The role of negative affect and physiological regulation in maternal attribution. *Parenting, 16*(3), 206–218. doi:10.1080/15295192.2016.1158604

207 Porges (2009)

208 Soussignan, R., Chadwick, M., Philip, L., Conty, L., Dezecache, G., & Grèzes, J. (2013). Self-relevance appraisal of gaze direction and dynamic facial expressions: Effects on facial electromyographic and autonomic reactions. *Emotion, 13*(2), 330–337. doi:10.1037/a0029892

209 Geisler, F. C., Kubiak, T., Siewert, K., & Weber, H. (2013). Cardiac vagal tone is associated with social engagement and self-regulation. *Biological Psychology, 93*(2), 279–286. doi:10.1016/j.biopsycho.2013.02.013

210 Sinha, R., Lovallo, W. R., & Parsons, O. A. (1992). Cardiovascular differentiation of emotions. *Psychosomatic Medicine, 54*(4), 422–435. doi:10.1097/00006842-199207000-00005

211 Swartz, J. R., Williamson, D. E., & Hariri, A. R. (2015). Developmental change in amygdala reactivity during adolescence: Effects of family history of depression and stressful life events. *American Journal of Psychiatry, 172*(3), 276–283. doi:10.1176/appi.ajp.2014.14020195

212 Siegel, D. J. (2010). *The mindful therapist: A clinician's guide to mindsight and neural integration.* New York, NY: Norton, S. 50.

213 Porges, S. W. (2009). The polyvagal theory: New insights into adaptive reactions of the autonomic nervous system. *Cleveland Clinic Journal of Medicine, 76*(Suppl. 2). doi:10.3949/ccjm.76.s2.17

214 Beissner, F., Meissner, K., Bar, K., & Napadow, V. (2013). The autonomic brain: An activation likelihood estimation meta-analysis for central processing of autonomic function. *Journal of Neuroscience, 33*(25), 10503–10511. doi:10.1523/jneuro sci.1103-13.2013

215 Salz, D. M., Tiganj, Z., Khasnabish, S., Kohley, A., Sheehan, D., Howard, M. W., & Eichenbaum, H. (2016). Time cells in hippocampal area CA3. *Journal of Neuroscience, 36*(28), 7476–7484. doi:10.1523/jneurosci.0087-16.2016

216 Lalo, E., Gilbertson, T., Doyle, L., Lazzaro, V. D., Cioni, B., & Brown, P. (2006). Phasic increases in cortical beta activity are associated with alterations in sensory processing in the human. *Experimental Brain Research, 177*(1), 137–145. doi:10.1007/s00221-006-0655-8

217 Hughes, J. R. (2008). Gamma, fast, and ultrafast waves of the brain: Their relationships with epilepsy and behavior. *Epilepsy and Behavior, 13*(1), 25–31. doi:10.1016/j.yebeh.2008.01.011

218 Piccolo, L. D., Sbicigo, J. B., Grassi-Oliveira, R., & Salles, J. F. (2014). Do socioeconomic status and stress reactivity really impact neurocognitive performance? *Psychology and Neuroscience, 7*(4), 567–575. doi:10.3922/j.psns.2014.4.16

219 Young, E. (2012). Gut instincts: The secrets of your second brain. *New Scientist, 216*(2895), 38–42. doi:10.1016/s0262-4079(12)63204-7

220 Bonnet, M. S., Ouelaa, W., Tillement, V., Trouslard, J., Jean, A., Gonzalez, B. J., ... Mounien, L. (2013). Gastric distension activates NUCB2/nesfatin-1-expressing neurons in the nucleus of the solitary tract. *Regulatory Peptides, 187,* 17–23. doi:10.1016/j.regpep.2013.10.001

221 Dockray, G. J. (2013). Enteroendocrine cell signaling via the vagus nerve. *Current Opinion in Pharmacology, 13*(6), 954–958. doi:10.1016/j.coph.2013.09.007

222 Bonnet et al. (2013)

223 Ebenda

224 Ebenda

225 Ebenda

226 Panksepp, J. (1998). *Affective neuroscience: The foundations of human and animal emotions.* New York, NY: Oxford University Press, S. 208.

227 Nardone, G., & Compare, D. (2014). The psyche and gastric functions. *Digestive Diseases, 32*(3), 206–212. doi:10.1159/000357851

228 Panksepp (1998), S. 340.

229 Schneider-Hassloff, H., Straube, B., Jansen, A., Nuscheler, B., Wemken, G., Witt, S., ... Kircher, T. (2016). Oxytocin receptor polymorphism and childhood social experiences shape adult personality, brain structure and neural correlates of mentalizing. *NeuroImage, 134,* 671–684. doi:10.1016/j.neuroimage.2016.04.009

230 Fogel, A. (2011). Embodied awareness: Neither implicit nor explicit, and not necessarily nonverbal. *Child Development Perspectives, 5*(3), 183–186. doi:10.1111/j.1750-8606.2011.00177.x

231 Ebenda

232 Craig, A. D. (2002). How do you feel? Interoception: The sense of the physiological condition of the body. *Nature Reviews Neuroscience, 3*(8), 655–666. doi:10.1038/nrn894

233 Mickleborough, M. (2011). Effects of trauma-related cues on pain processing in posttraumatic stress disorder: An fMRI investigation. *Journal of Psychiatry and Neuroscience, 36*(1), 6–14. doi:10.1503/jpn.080188

234 Craig (2002)

235 Daniels, J. K., Coupland, N. J., Hegadoren, K. M., Rowe, B. H., Densmore, M., Neufeld, R. W., & Lanius, R. A. (2012). Neural and behavioral correlates of peritraumatic dissociation in an acutely traumatized sample. *Journal of Clinical Psychiatry, 73*(4), 420–426. doi:10.4088/jcp.10m06642

236 Pfeiffer, A., Brantl, V., Herz, A., & Emrich, H. (1986). Psychotomimesis mediated by kappa opiate receptors. *Science, 233*(4765), 774–776. doi:10.1126/science.3016896

237 Minshew, R., & D'Andrea, W. (2015). Implicit and explicit memory in survivors of chronic interpersonal violence. *Psychological Trauma: Theory, Research, Practice, and Policy, 7*(1), 67–75. doi:10.1037/a0036787

238 Frewen, P. A. (2006). Toward a psychobiology of posttraumatic self-dysregulation: Reexperiencing, hyperarousal, dissociation, and emotional numbing. *Annals of the New York Academy of Sciences, 1071*(1), 110–124. doi:10.1196/annals.1364.010

239 Whitlock, E. L., Rodebaugh, T. L., Hassett, A. L., Shanks, A. M., Kolarik, E., Houghtby, J., ... Avidan, M. S. (2015). Psychological sequelae of surgery in a prospective cohort of patients from three intraoperative awareness prevention trials. *Survey of Anesthesiology, 59*(3), 147–148. doi:10.1097/01.sa.0000464111.57640.a7

240 Mooren, N., & Minnen, A. V. (2014). Feeling psychologically restrained: The effect of social exclusion on tonic immobility. *European Journal of Psychotraumatology, 5.* doi:10.3402/ejpt.v5.22928

241 Porges, S. W. (2015). Making the world safe for our children: Down-regulating defence and up-regulating social engagement to 'optimise' the human experience. *Children Australia, 40*(2), 114- 123. doi:10.1017/cha.2015.12

242 Porges, S. W. (2009). The polyvagal theory: New insights into adaptive reactions of the autonomic nervous system. *Cleveland Clinic Journal of Medicine, 76*(Suppl. 2). doi:10.3949/ccjm.76.s2.17

243 Ebenda

244 Ebenda

245 Hsu, K., & Terakawa, S. (1996). Fenestration in the myelin sheath of nerve fibers of the shrimp: A novel node of excitation for saltatory conduction. *Journal of Neurobiology, 30*(3), 397–409. doi:10.1002/(sici)1097-4695(199607)30:33.0.co;2-

246 Mussa, B. M., Sartor, D. M., & Verberne, A. J. (2010). Dorsal vagal preganglionic neurons: Differential responses to CCK1 and 5- HT3 receptor stimulation. *Autonomic Neuroscience, 156*(1–2), 36–43. doi:10.1016/j.autneu.2010.03.001

247 Daniels et al. (2012)

248 Lemche, E., Surguladze, S. A., Brammer, M. J., Phillips, M. L., Sierra, M., David, A. S., ... Giampietro, V. P. (2013). Dissociable brain correlates for depression, anxiety, dissociation, and somatization in depersonalization-derealization disorder. *CNS Spectrums, 21*(01), 35–42. doi:10.1017/s1092852913000588

249 Frewen (2006)

250 Batey, H., May, J., & Andrade, J. (2010). Negative intrusive thoughts and dissociation as risk factors for self-harm. *Suicide and Life-Threatening Behavior, 40*(1), 35–49. doi:10.1521/suli.2010.40.1.35

251 Vermetten, E. (2015). Fear, helplessness, and horror— if it does not stop: Reflections on the evolving concept of impact of trauma. *European Journal of Psychotraumatology, 6.* doi:10.3402/ejpt.v6.27634

252 Dykema, R. (2006). How your nervous system sabotages your ability to relate: An interview with Stephen Porges about his polyvagal theory. Retrieved March 8, 2015, from http:/www.nexuspub.com/articles_2006/interview_porges_06_ma.php

253 Ebenda

254 Ebenda

255 Ebenda

256 Ebenda

257 Ebenda

258 Ebenda

259 Ebenda

260 Kensinger, E. A., Addis, D. R., & Atapattu, R. K. (2011). Amygdala activity at encoding corresponds with memory vividness and with memory for select episodic details. *Neuropsychologia, 49*(4), 663–673. doi:10.1016/j.neuropsychologia.2011.01.017

261 Ritchey, M., Dolcos, F., & Cabeza, R. (2008). Role of amygdala connectivity in the persistence of emotional memories over time: An event-related fMRI investigation. *Cerebral Cortex, 18*(11), 2494–2504. doi:10.1093/cercor/bhm262

262 Daniels et al. (2012)

263 Nazarov, A., Frewen, P., Parlar, M., Oremus, C., Macqueen, G., Mckinnon, M., & Lanius, R. (2013). Theory of mind performance in women with posttraumatic stress disorder related to childhood abuse. *Acta Psychiatrica Scandinavica, 129*(3), 193–201. doi:10.1111/acps.12142

264 Porges, S. W. (2003). Social engagement and attachment. *Annals of the New York Academy of Sciences, 1008*(1), 31–47. doi:10.1196/annals.1301.004

265 Becker-Blease, K., & Freyd, J. J. (2007). Dissociation and memory for perpetration among convicted sex offenders. *Journal of Trauma and Dissociation, 8*(2), 69–80. doi:10.1300/j229v08n02_05

266 Paret, L., Bailey, H. N., Roche, J., Bureau, J., & Moran, G. (2014). Preschool ambivalent attachment associated with a lack of vagal withdrawal in response to stress. *Attachment and Human Development, 17*(1), 65–82. doi:10.1080/14616734.2014.967786

267 Szyf, M. (Juli 2013). *Epigenetics.* Vortrag, gehalten auf der Brain Development and Learning Conference, Vancouver, British Columbia, Kanada.
268 Zelenko, M., Kraemer, H., Huffman, L., Gschwendt, M., Pageler, N., & Steiner, H. (2005). Heart rate correlates of attachment status in young mothers and their infants. *Journal of the American Academy of Child and Adolescent Psychiatry, 44*(5), 470–476. doi:10.1097/01.chi.0000157325.10232.b1
269 Beebe, B., & Steele, M. (2013). How does microanalysis of mother-infant communication inform maternal sensitivity and infant attachment? *Attachment and Human Development, 15*-(5–6), 583–602. doi:10.1080/14616734.2013.841050
270 Paret et al. (2014)
271 Saunders, R., Jacobvitz, D., Zaccagnino, M., Beverung, L. M., & Hazen, N. (2011). Pathways to earned-security: The role of alternative support figures. *Attachment & Human Development, 13*(4), 403–420. doi:10.1080/14616734.2011.584405
272 Roisman, G. I., Padron, E., Sroufe, L. A., & Egeland, B. (2002). Earned-secure attachment status in retrospect and prospect. *Child Development, 73*(4), 1204–1219. doi:10.1111/1467-8624.00467
273 Beckes, L., & Coan, J. A. (2011). Social baseline theory: The role of social proximity in emotion and economy of action. *Social and Personality Psychology Compass, 5*(12), 976–988. doi:10.1111/j.1751-9004.2011.00400.x
274 Leerkes, E. M., Parade, S. H., & Gudmundson, J. A. (2011). Mothers' emotional reactions to crying pose risk for subsequent attachment insecurity. *Journal of Family Psychology, 25*(5), 635–643. doi:10.1037/a0023654
275 Paret et al. (2014)
276 Siegel, D. J. (2012). *The developing mind: How relationships and the brain interact to shape who we are.* New York, NY: Guilford Press, S. 247.
277 Paret et al. (2014)
278 Beebe, B., Lachmann, F., Markese, S., & Bahrick, L. (2012). On the origins of disorganized attachment and internal working models: Paper I. A dyadic systems approach. *Psychoanalytic Dialogues, 22*(2), 253–272. doi:10.1080/10481885.2012.666147
279 Yehuda, R., & Bierer, L. M. (2007). Transgenerational transmission of cortisol and PTSD risk. *Progress in Brain Research, 167,* 121–135. doi:10.1016/s0079-6123(07)67009-5
280 Saunder et al. (2011)
281 Bartholomew, K., & Horowitz, L. M. (1991). Attachment styles among young adults: A test of a four-category model. *Journal of Personality and Social Psychology, 61*(2), 226–244. doi:10.1037/0022-3514.61.2.226
282 Duke, M. P., Lazarus, A., & Fivush, R. (2008). Knowledge of family history as a clinically useful index of psychological well-being and prognosis: A brief report. *Psychotherapy: Theory, Research, Practice, Training, 45*(2), 268–272. doi:10.1037/0033-3204.45.2.268
283 Bakermans-Kranenburg, M. J., & Ijzendoorn, M. H. (2009). The first 10,000 Adult Attachment Interviews: Distributions of adult attachment representations in clinical and nonclinical groups. *Attachment and Human Development, 11*(3), 223–263. doi:10.1080/14616730902814762
284 Baldwin, M. W., & Fehr, B. (1995). On the instability of attachment style ratings. *Personal Relationships, 2*(3), 247–261. doi:10.1111/j.1475-6811.1995.tb00090.x
285 Levy, K. N., & Kelly, K. M. (2009). Sex differences in jealousy: A contribution from attachment theory. *Psychological Science, 21*(2), 168–173. doi: 10.1177/0956797609357708
286 Stevenson, R. J., Hodgson, D., Oaten, M. J., Moussavi, M., Langberg, R., Case, T. I., & Barouei, J. (2012). Disgust elevates core body temperature and up-regulates certain oral immune markers. *Brain, Behavior, and Immunity, 26*(7), 1160–1168. doi:10.1016/j.bbi.2012.07.010

287 Simpson, J., Hillman, R., Crawford, T., & Overton, P. G. (2010). Self-esteem and self-disgust both mediate the relationship between dysfunctional cognitions and depressive symptoms. *Motivation and Emotion, 34*(4), 399–406. doi:10.1007/s11031-010-9189-2

288 Tsypes, A., Burkhouse, K. L., & Gibb, B. E. (2016). Classification of facial expressions of emotion and risk for suicidal ideation in children of depressed mothers: Evidence from cross-sectional and prospective analyses. *Journal of Affective Disorders, 197,* 147–150. doi:10.1016/j.jad.2016.03.037

289 Challacombe, F. L., Salkovskis, P. M., Woolgar, M., Wilkinson, E. L., Read, J., & Acheson, R. (2016). Parenting and mother-infant interactions in the context of maternal postpartum obsessive-compulsive disorder: Effects of obsessional symptoms and mood. *Infant Behavior and Development, 44,* 11–20. doi:10.1016/j.infbeh.2016.04.003

290 Gottman Institute. (ohne Datum). Research FAQs. Abrufbar unter http://www.gottman.com/research/research-faqs/, zuletzt besucht am 27.08.2016.

291 Kiecolt-Glaser, J. K., Malarkey, W. B., Chee, M., Newton, T., Cacioppo, J. T., Mao, H. Y., & Glaser, R. (2013). Negative behavior during marital conflict is associated with immunological down-regulation. *Psychosomatic Medicine, 55*(5), 395–409. doi:10.1097/00006842-199309000-00001

292 Keysers, C., & Gazzola, V. (2014). Hebbian learning and predictive mirror neurons for actions, sensations and emotions. *Philosophical Transactions of the Royal Society B: Biological Sciences, 369*(1644), 20130175. doi:10.1098/rstb.2013.0175

293 Coude, G., Festante, F., Cilia, A., Loiacono, V., Bimbi, M., Fogassi, L., & Ferrari, P. F. (2016). Mirror neurons of ventral premotor Cortex are modulated by social cues provided by others' gaze. *Journal of Neuroscience, 36*(11), 3145–3156. doi:10.1523/jneurosci.3220-15.2016

294 Livingstone, S. R., Vezer, E., Mcgarry, L. M., Lang, A. E., & Russo, F. A. (2016). Deficits in the mimicry of facial expressions in Parkinson's disease. *Frontiers in Psychology, 7.* doi:10.3389/fpsyg.2016.00780

295 Bernard, K., & Dozier, M. (2010). Examining infants' cortisol responses to laboratory tasks among children varying in attachment disorganization: Stress reactivity or return to baseline? *Developmental Psychology, 46*(6), 1771–1778. doi:10.1037/a0020660

296 Coan, J. A., & Sbarra, D. A. (2015). Social baseline theory: The social regulation of risk and effort. *Current Opinion in Psychology, 1,* 87–91. doi:10.1016/j.copsyc.2014.12.021

297 Ebenda

298 Odgen, P., & Fisher, J. (2015). Neuroception and the window of tolerance. *Neuropsychotherapist,* (12), 6–19. doi:10.12744/tnpt(12)006-019

299 Teicher, M. H., & Samson, J. A. (2016). Annual research review: Enduring neurobiological effects of childhood abuse and neglect. *Journal of Child Psychology and Psychiatry, 57*(3), 241–266. doi:10.1111/jcpp.12507

300 Teicher, M. H., & Parigger, A. (2015). The "Maltreatment and Abuse Chronology of Exposure" (MACE) scale for the retrospective assessment of abuse and neglect during development. *PLoS ONE, 10*(2). doi:10.1371/journal.pone.0117423

301 Teicher, M. H., & Samson, J. A. (2016). Annual research review: Enduring neurobiological effects of childhood abuse and neglect. *Journal of Child Psychology and Psychiatry, 57*(3), 241–266. doi:10.1111/jcpp.12507

302 Ebenda

303 Ebenda

304 Dickerson, S. S. (2008). Emotional and physiological responses to social-evaluative threat. *Social and Personality Psychology Compass, 2*(3), 1362–1378. doi:10.1111/j.1751-9004.2008.00095.x

305 Dube, S. R., Anda, R. F., Felitti, V. J., Chapman, D. P., Williamson, D. F., & Giles, W. H. (2001). Childhood abuse, household dysfunction, and the risk of attempted suicide throughout the life span. *JAMA, 286*(24), 3089. doi:10.1001/jama.286.24.3089

306 Nanayakkara, S., Misch, D., Chang, L., & Henry, D. (2013). Depression and exposure to suicide predict suicide attempt. *Depression and Anxiety, 10,* 991–996. doi:10.1002/da.22143

307 Burgdorf, J., Colechio, E., Stanton, P., & Panksepp, J. (2016). Positive emotional learning induces resilience to depression: A role for NMDA receptor-mediated synaptic plasticity. *Current Neuropharmacology, 14.* Advance online publication. doi:10.2174/1570159x14666160422110344

308 Chapman, D. P., Whitfield, C. L., Felitti, V. J., Dube, S. R., Edwards, V. J., & Anda, R. F. (2004). Adverse childhood experiences and the risk of depressive disorders in adulthood. *Journal of Affective Disorders, 82*(2), 217–225. doi:10.1016/j.jad.2003.12.013

309 Zeugmann, S., Buehrsch, N., Bajbouj, M., Heuser, I., Anghelescu, I., & Quante, A. (2013). Childhood maltreatment and adult proinflammatory status in patients with major depression. *Psychiatria Danubina, 25*(3), 227–235.

310 Satterthwaite, T. D., Cook, P. A., Bruce, S. E., Conway, C., Mikkelsen, E., Satchell, E., ... Sheline, Y. I. (2015). Dimensional depression severity in women with major depression and post-traumatic stress disorder correlates with frontoamygdalar hypoconnectivity. *Molecular Psychiatry, 21*(7), 894–902. doi:10.1038/mp.2015.149

311 Reser, J. E. (2016). Chronic stress, cortical plasticity and neuroecology. *Behavioural Processes, 129,* 105–115. doi:10.1016/j.beproc.2016.06.010

312 Renner, F., Siep, N., Lobbestael, J., Arntz, A., Peeters, F. P., & Huibers, M. J. (2015). Neural correlates of self-referential processing and implicit self-associations in chronic depression. *Journal of Affective Disorders, 186,* 40–47. doi:10.1016/j.jad.2015.07.008

313 Gradin, V. B., Pérez, A., Macfarlane, J. A., Cavin, I., Waiter, G., Tone, E. B., ... Steele, J. D. (2016). Neural correlates of social exchanges during the prisoner's dilemma game in depression. *Psychological Medicine, 46*(6), 1289–1300. doi:10.1017/s0033291715002834

314 Hao, L., Yang, J., Wang, Y., Zhang, S., Xie, P., Luo, Q., ... Qiu, J. (2015). Neural correlates of causal attribution in negative events of depressed patients: Evidence from an fMRI study. *Clinical Neurophysiology, 126*(7), 1331–1337. doi:10.1016/j.clinph.2014.10.146

315 Ebdlahad, S., Nofzinger, E. A., James, J. A., Buysse, D. J., Price, J. C., & Germain, A. (2013). Comparing neural correlates of REM sleep in posttraumatic stress disorder and depression: A neuroimaging study. *Psychiatry Research: Neuroimaging, 214*(3), 422–428. doi:10.1016/j.pscychresns.2013.09.007

316 Wang, K., Wei, D., Yang, J., Xie, P., Hao, X., & Qiu, J. (2015). Individual differences in rumination in healthy and depressive samples: Association with brain structure, functional connectivity and depression. *Psychological Medicine, 45*(14), 2999–3008. doi:10.1017/s0033291715000938

317 Wimalawansa, S. J. (2016). Endocrinological mechanisms of depressive disorders and ill health. *Expert Review of Endocrinology and Metabolism, 11*(1), 3–6. doi:10.1586/17446651.2016.1127755

318 Mccabe, C. (2014). Neural correlates of anhedonia as a trait marker for depression. In M. S. Ritsner (Ed.), *Anhedonia: A comprehensive handbook* (Vol. 2, pp. 159–174). doi:10.1007/978-94-017- 8610-2_6

319 Panksepp, J., & Yovell, Y. (2014). Preclinical modeling of primal emotional affects (SEEKING, PANIC and PLAY): Gateways to the development of new treatments for depression. *Psychopathology, 47*(6), 383–393. doi:10.1159/000366208

320 Panksepp, J. (2016). The cross-mammalian neurophenomenology of primal emotional affects: From animal feelings to human therapeutics. *Journal of Comparative Neurology, 524*(8), 1624–1635. doi:10.1002/cne.23969

321 Hill-Soderlund, A. L., Mills-Koonce, W. R., Propper, C., Calkins, S. D., Granger, D. A., Moore, G. A., … Cox, M. J. (2008). Parasympathetic and sympathetic responses to the strange situation in infants and mothers from avoidant and securely attached dyads. *Developmental Psychobiology, 50*(4), 361–376. doi:10.1002/dev.20302

322 Hughes, C. E., & Stevens, A. (2010). What can we learn from the Portuguese decriminalization of illicit drugs? *British Journal of Criminology, 50*(6), 999–1022. doi:10.1093/bjc/azq038

323 Dube, S. R., Felitti, V. J., Dong, M., Chapman, D. P., Giles, W. H., & Anda, R. F. (2003). Childhood abuse, neglect, and household dysfunction and the risk of illicit drug use: The Adverse Childhood Experiences study. *Pediatrics, 111*(3), 564–572. doi:10.1542/peds.111.3.564

324 Robins, L. N. (1993). Vietnam veterans' rapid recovery from heroin addiction: A fluke or normal expectation? *Addiction, 88*(8), 1041–1054. doi:10.1111/j.1360-0443.1993.tb02123.x

325 Lopez-Quintero, C., Cobos, J. P., Hasin, D. S., Okuda, M., Wang, S., Grant, B. F., & Blanco, C. (2011). Probability and predictors of transition from first use to dependence on nicotine, alcohol, cannabis, and cocaine: Results of the National Epidemiologic Survey on Alcohol and Related Conditions (NESARC). *Drug and Alcohol Dependence, 115*(1–2), 120–130. doi:10.1016/j.drugalcdep.2010.11.004

326 Alexander, B. K. (2008). *The globalisation of addiction: A study in poverty of the spirit.* Oxford, UK: Oxford University Press, S. 193–195.

327 Dennis, M. L., Foss, M. A., & Scott, C. K. (2007). An eight-year perspective on the relationship between the duration of abstinence and other aspects of recovery. *Evaluation Review, 31*(6), 585–612. doi:10.1177/0193841x07307771

328 Cao-Lei, L., Massart, R., Suderman, M. J., Machnes, Z., Elgbeili, G., Laplante, D. P., …, King, S. (2014). DNA methylation signatures triggered by prenatal maternal stress exposure to a natural disaster: Project Ice Storm. *PLoS ONE, 9*(9). doi:10.1371/journal.pone.0107653

329 Porges, S. W. (2009). The polyvagal theory: New insights into adaptive reactions of the autonomic nervous system. *Cleveland Clinic Journal of Medicine, 76*(Suppl. 2). doi:10.3949/ccjm.76.s2.17

330 Porges, S. W. (1998). Love: An emergent property of the mammalian autonomic nervous system. *Psychoneuroendocrinology, 23*(8), 837–861. doi:10.1016/s0306-4530(98)00057-2

331 Ebenda

332 Porges, S. W., Bazhenova, O. V., Bal, E., Carlson, N., Sorokin, Y., Heilman, K. J., …, Lewis, G. F. (2014). Reducing auditory hypersensitivities in autistic spectrum disorder: Preliminary findings evaluating the Listening Project Protocol. *Frontiers in Pediatrics, 2.* doi:10.3389/fped.2014.00080

333 Porges (1998)

334 Porges (2009)

335 Porges (1998)

336 Porges (2009)

337 Coan, J. A. (2011). The social regulation of emotion. In J. Decety & J. T. Cacioppo (Hrsg.), *The Oxford Handbook of Social Neuroscience.* Oxford Handbooks Online. doi:10.1093/oxfordhb/9780195342161.013.0041

338 Collins, N. L., & Ford, M. B. (2010). Responding to the needs of others: The caregiving behavioral system in intimate relationships. *Journal of Social and Personal Relationships, 27*(2), 235- 244. doi:10.1177/0265407509360907

339 Rotge, J., Lemogne, C., Hinfray, S., Huguet, P., Grynszpan, O., Tartour, E., ... Fossati, P. (2014). A meta-analysis of the anterior cingulate contribution to social pain. *Social Cognitive and Affective Neuroscience, 10*(1), 19–27. doi:10.1093/scan/nsu110

340 Aïte, A., Barrault, S., Cassotti, M., Borst, G., Bonnaire, C., Houdé, O., ... Moutier, S. (2014). The impact of alexithymia on pathological gamblers' decision making. *Cognitive and Behavioral Neurology, 27*(2), 59–67. doi:10.1097/wnn.0000000000000027

Index

A
ACC (anteriorer cingulärer Cortex) 32, 54, 129 ff., 138, 201
ACE-Studie 160, 258, 279, 281
Achtsamkeit 97, 161, 212, 283 f.
Alexander, Bruce 280
Amygdala 32 f., 64 f., 67 f., 71 ff., 77, 80, 82 f., 90, 94, 122 f., 141, 144 f., 147 f., 150 ff., 163, 167 ff., 174, 187, 189, 190, 201, 202 f., 205 f., 221, 223, 251, 266 f., 282, 293, 297, 301, 328, 331, 334
Angst 117, 119 f., 123, 128, 131, 133 f., 137
Assoziationen 28 f., 84, 89, 102, 145, 200, 210
Atem 41
Atemmeditation 43

B
Badenoch, Bonnie 43
Bedürfnisliste 106
Begleitung 18, 31, 34, 37, 70, 72 f., 75, 77, 88, 91, 93, 114, 151, 153, 174, 206, 217, 220, 257, 265, 294
Benennen einer Emotion 71
Benson, Herbert 71
Beziehungen, ungesunde 68
Bindung 217, 230 f.
Bindung, ambivalente 220
Bindung, desorganisierte 222, 234, 259
Bindung, erworbene sichere 228, 231
Bindung, sichere 219
Bindungsmuster 161, 217, 224 ff., 231, 269, 274, 298
Bindungsmuster, erwachsene 224
Bindung, vermeidende 220
Body-Scan 225

C
Cortisol 60, 123, 170, 172, 185, 218, 266 f.

D
Dendriten 27, 28, 84, 92, 102
Depression 21, 30, 35, 43, 55, 57, 70, 101, 114, 123 f., 127 f., 130, 132, 134, 145, 151, 160 f., 205, 221, 233, 238, 249, 259, 261 ff., 271, 273 ff., 285, 287, 289, 290, 327, 337
Dissoziation 34, 199 f., 202, 204, 206, 210, 215, 233
Dissoziation, traumatische 202, 205
Dopamin 28, 35, 123, 169, 273
Drogenabhängigkeit 278

E
Einsamkeit 32, 35, 60, 118 f., 133, 135, 177, 227, 230, 236, 267 f., 271, 273, 278, 284
emotionale Schaltkreise 83, 117 f., 190, 212
Empathie 14 f., 17, 23, 25, 35, 90 f., 93 f., 107 f., 110, 112, 115, 117, 123, 125, 132, 150, 174, 181, 195, 213, 216, 226 f., 230, 258, 275, 283, 288, 290 f.
enterisches Nervensystem 33, 194
Epigenetik 127, 287
Erinnerung, explizite 146
Erinnerung, implizite 145

F
Flashback 144, 202
Fogel, Alan 75, 200
Furcht 33, 185, 190, 195 ff.
Furcht, Kontinuum 188

G
Ganzkörpergehirn 25
Gefühlslisten 85
Gehirnanatomie 48
Gehirnintegration 25, 161
Gehirnkörper 26 f., 31, 74
Geografie des Schädelhirns 50
Gewaltfreie Kommunikation 105, 295
Gleichgewicht 113
Gottman, John 236
Gyrus frontalis inferior 55, 56, 266

H
Handmodell des Gehirns 63
Hebb, Donald 89
Heilung 17 ff., 24, 26, 28, 31, 34 f., 37, 40 f., 43, 59, 61, 77, 85, 92, 94, 98, 102, 106, 124, 137 f., 148 ff., 152 ff., 161, 163 f., 200, 206, 212, 214, 223, 225 ff., 231, 239, 250, 269, 273 f., 278, 283, 285, 287, 293 f., 297 ff.

Hemisphären (Gehirnhälften) 54, 101, 103 ff., 251, 266
Herzfrequenzvariabilität 137, 218 ff., 224, 243, 292
Hippocampus 44 f., 64, 146, 147 f., 150, 152, 163, 187, 251 f., 266, 297

I

Immobilisierung 171, 203, 243, 300
Immobilität 249
Immunsystem 237, 255
innere Richter 114
innerer Kritiker 32, 43, 60, 97, 108 ff., 115
innere Stimme 21 ff., 78, 99, 271
innere Stimme, kritische 113
Insula 200 ff., 242
interpersonelle Neurobiologie 66

K

Kampf-oder-Flucht-Reaktion 171 f., 218 f., 256
Kampf-oder-Flucht-Zustand 189, 194, 214, 220
Kindheitstraumata 232, 274
Körperempfindungen 71, 99, 121, 143, 155, 158, 176, 183, 211
körperlicher Missbrauch 163, 252

L

limbisches System 64, 144

M

Meditationen 40
Metaphern 24, 93, 102, 158
Missbrauch 57, 75, 203
Myelin 172

N

nachträgliches Einüben 174, 176, 181, 283
Netzwerk der verkörperten Selbstwahrnehmung 200, 202, 299
Neurobiologie 13, 19, 29, 35, 101, 216, 228, 256, 278, 298
Neuronen 27 f., 77, 145, 237
Neuroplastizität 27 f., 31, 73, 247
Neurotransmitter 55, 123 f., 151, 279
Neurozeption 171 f., 186 f., 191, 200, 212, 302

O

Oxytocin 123, 211, 256, 269, 273, 277, 333

P

Panik 30, 59, 111, 122, 145, 155, 189, 225, 227, 269, 277, 284
Panikattacken 195
Panksepp, Jaak 32, 83, 118 f., 267 ff., 325 f., 333, 337
PFC (präfrontaler Cortex) 32, 46 f., 53 f., 65, 67, 69, 72, 74, 77, 82, 84, 90, 94, 104, 106, 118, 123, 129, 138, 151 f., 167 ff., 223, 266 ff., 297, 301, 322
Phobien 196
Porges, Stephen 171
PTBS (Posttraumatischen Belastungsstörung) 33, 58 f., 68, 130, 148, 151 f.

R

Ramón y Cajal, Santiago 44
Reparatur 181 ff.
Resilienz 25, 33, 35, 60, 70, 114, 127, 172, 259, 261, 286
resonante Sprache 24 f., 58, 103, 183
Resonanz 19, 22 f., 31, 33 ff., 39, 61, 63, 67, 69, 73, 80 ff., 85, 89 ff., 94 f., 97, 102, 104, 107 f., 110, 114 f., 117, 119 f., 122 ff., 131 f., 134, 138, 141, 150, 154, 156, 159, 164 f., 168, 174 f., 177, 179, 183, 188, 191, 195, 197, 206, 209, 212, 215 ff., 219, 223 f., 227, 233, 239, 243, 245, 247 ff., 251, 257, 271, 273 f., 277, 287, 290 f., 293, 295, 297 ff.
Resonanzerfahrung 69
Resonanzfähigkeit 25, 30, 39, 84, 91, 104, 120, 125, 131, 148, 153, 177, 181, 184, 191, 206, 225, 245, 257, 265, 287, 289, 295
resonierender Selbstbeobachter 32, 35, 80 ff., 88 ff., 93 ff., 99 f., 103, 111, 114, 118, 120, 122, 131, 133, 148, 150, 153 f., 156 f., 159, 172, 175 f., 184, 192, 207, 211, 219, 230, 238, 244 f., 250, 254, 261, 266, 271 f., 274, 277 f., 281, 282, 284 f., 290 f., 297 f., 300 f., 303
Rezeptoren 28, 279
Rosenberg, Marshall B. 105
Rückfall 286
Ruhezustandsnetzwerk 31, 39, 51 ff., 68, 82, 95, 97, 101, 103, 108, 123, 130, 148, 151, 164, 185, 233, 239, 245, 264, 267 f., 274, 297
Ruhezustandsnetzwerk, erbarmungsloses 55, 98, 233, 241, 268 f., 274

S

Schädelhirn 27 f., 32, 44, 46, 52, 64, 70, 76, 84, 170 f., 195, 199, 299, 314
Scham 14, 21, 34, 39, 41, 43, 60, 75, 81, 84, 92, 98, 118, 125, 129, 134, 142 f., 146, 227, 236, 241, 244 f., 248 ff., 255 ff., 260, 267, 272, 286, 291, 293, 296, 300
Schmerz, emotionaler 99
Sehnsüchte 23 f., 32, 80, 99, 104 ff., 109, 111 ff., 117, 120, 125, 131 ff., 178, 220, 229 f., 239, 242, 247, 250, 270 f., 274, 300
Selbstausdruck 106, 108, 110, 117, 133, 177, 249, 271
Selbstbeschuldigung 26, 76, 248, 263
Selbstfreundlichkeit 32, 76, 81, 94, 257
Selbstfürsorge 61, 68, 77, 83, 88, 107, 124, 163, 177, 211, 233, 251, 261 f., 279, 283, 285 f.
Selbsthass 22, 34, 60, 68, 89, 94, 97, 109, 207, 227, 232 ff., 238, 244, 246, 248 ff., 257, 259, 279
Selbstmitgefühl 23, 25, 31 f., 34, 44, 58, 60, 76, 80, 101, 103, 114, 138, 233, 283, 293, 301
Selbst, pränatales 132, 135
Selbstregulation 31 f., 35, 63, 66 ff., 72 ff., 77, 80, 82, 84, 90 f., 99, 126, 161, 167 ff., 176, 184, 218, 220, 227, 235, 278, 298
Selbstregulationsfähigkeit 106
Selbstresonanz 24, 58, 63, 76, 249, 286, 294
Selbstverbindung 76, 88 f., 149, 153, 159, 167, 175, 184, 196, 199, 200, 244, 283, 292
Selbst-Verständnis 23, 35, 114, 138, 209, 277
Selbstwärme 17, 31, 39 f., 43, 58, 61, 69, 76, 82, 90 f., 131, 138, 143, 152, 156, 164, 212, 248, 251, 261, 268 f., 282
sexueller Missbrauch 212, 250, 252
sicherer Ort 112, 191 ff., 195, 209 f., 271
Sicherheit 17, 29, 36, 49, 60, 65, 74, 79, 85, 105, 107, 118 f., 121 f., 133 f., 136 f., 142, 145, 149 ff., 158, 171 f., 174, 176, 184 ff., 189 ff., 199 f., 207 f., 210, 212, 215, 223, 230, 232, 264, 267, 271 f., 284, 288, 291, 302, 314
Siegel, Daniel 66
soziales Engagement 36, 171, 209, 292
Spiegelneurone 34, 213, 237 f.
Sucht 21, 35, 68, 161, 210, 277 ff., 281, 283, 286
Suizid 160, 162, 235, 258, 263
Szyf, Moshe 287

T

Toleranzfenster 243
Traumaheilung 14, 33, 34, 58, 148, 153, 257
Trigger 125 f., 148, 151, 157, 175 f., 197, 205, 227

U

Umdeutung 70, 72 f., 77, 106

V

Vagus, dorsaler 172, 203, 211
Vagusnerv 34, 171, 209, 219, 299
Vagus, ventraler 171, 292
ventromedialer präfrontaler Cortex) 151
Vernachlässigung 57, 75, 236, 253

W

Wärme, emotionale 21 ff., 25 f., 28, 30 ff., 39, 41 ff., 61, 63, 65, 68 f., 72 ff., 88, 90 ff., 100 f., 103 ff., 107, 109, 111, 115, 117 f., 122, 124, 127, 132 ff., 136, 138, 145, 148 ff., 156 f., 159, 174, 175, 177, 182, 184 ff., 191 f., 196 f., 199, 208 ff., 215 ff., 219, 223, 227 f., 230 f., 233 f., 239, 241 ff., 250 f., 258, 260 f., 264, 272 ff., 277 ff., 286, 294, 297, 299, 301 f.
Willkommensein 155, 187, 194
Willkommensfenster 243 ff., 248, 301
Wut 33, 165, 167, 169 f., 172, 179 f., 184, 238
Wut, Kontinuum 173

Z

Zeitreise 33, 138, 141, 149 f., 153, 156, 159
Zorn 21, 118, 167, 173, 213
Zwang 281

Die Autorin

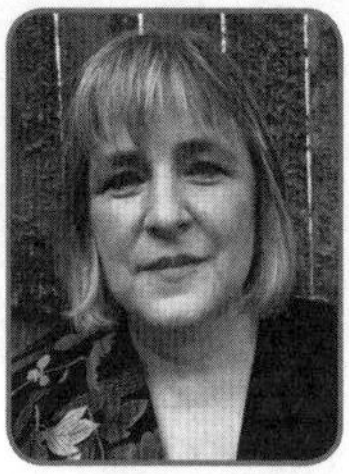

Sarah Peyton ist zertifizierte Trainerin für Gewaltfreie Kommunikation und lehrt im Bereich der Neurowissenschaften. Sie vermittelt, wie unsere Sprache unser Denken über die Welt und unsere Art, auf sie zu reagieren, beeinflusst. Sie gibt Seminare im In- und Ausland, um mitfühlendes Verständnis für die Folgen zu schaffen, die Beziehungstraumata auf das Gehirn haben.